中国药科大学研究生精品教材
一流学科建设研究生教学用书

先进给药系统
——原理、设计与应用

吴正红　何　伟　祁小乐　主编
平　渊　操　锋　鞠艳敏　邢　磊　副主编

化学工业出版社

·北京·

内容简介

《先进给药系统：原理、设计与应用》全书分为15章，重点介绍口服固体制剂给药系统、新型注射给药系统、眼部给药系统、口腔黏膜给药系统、吸入给药系统、腔道给药系统、经皮给药系统、靶向给药系统、长效给药系统等各类给药系统及其新技术、新剂型等，以及与先进给药系统设计相关的药物递送屏障、药物体内过程和工程化技术等内容。

《先进给药系统：原理、设计与应用》适合作为高等院校药学类研究生学习参考教材，以及药学类拔尖计划、卓越工程师计划本科提升教材；亦可作为从事药物制剂研究的科技人员的参考用书。

图书在版编目（CIP）数据

先进给药系统：原理、设计与应用 / 吴正红，何伟，祁小乐主编 . -- 北京：化学工业出版社，2025.3.
ISBN 978-7-122-47240-3

Ⅰ.R452

中国国家版本馆 CIP 数据核字第 2025TL8526 号

责任编辑：褚红喜　　　　　　　文字编辑：李文菡　朱　允
责任校对：李露洁　　　　　　　装帧设计：刘丽华

出版发行：化学工业出版社
　　　　（北京市东城区青年湖南街13号　邮政编码100011）
印　　装：三河市航远印刷有限公司
787mm×1092mm　1/16　印张27¼　字数681千字
2025年6月北京第1版第1次印刷

购书咨询：010-64518888　　　　　　售后服务：010-64518899
网　　址：http://www.cip.com.cn
凡购买本书，如有缺损质量问题，本社销售中心负责调换。

定　　价：98.00元　　　　　　　　　　　　　　版权所有　违者必究

《先进给药系统：原理、设计与应用》编写组

主　　编　吴正红　何　伟　祁小乐
副主编　平　渊　操　锋　鞠艳敏　邢　磊
编　　者　（按姓氏笔画排列）

平　渊（浙江大学）
邢　磊（中国药科大学）
吉远辉（东南大学）
乔宏志（南京中医药大学）
刘珊珊（江苏经贸职业技术学院）
祁小乐（中国药科大学）
苏志桂（中国药科大学）
杨　培（中国药科大学）
肖青青（南京中医药大学）
吴正红（中国药科大学）
吴琼珠（中国药科大学）
吴紫珩（Monash University）
何　伟（中国药科大学）
张　宇（沈阳药科大学）
张华清（中国药科大学）
陈宇轩（浙江大学）
姜虎林（中国药科大学）
钱程根（中国药科大学）
曹志婷（中国药科大学）
操　锋（中国药科大学）
鞠艳敏（中国药科大学）

前言

药剂学是药学学科的重要分支学科，是研究药物制剂的基本理论、处方设计、制备工艺、质量控制和合理使用等内容的综合性应用技术科学。当前，随着科学技术的发展，药品研发也在不断创新升级，药剂学在基础研究和新材料、新技术、新方法方面都进入了一个全新的发展阶段，高端制剂已经成为未来药品发展的主流。高端制剂不仅是药品研发的新领域，也是制药企业生产的重要方向。为适应新时期药剂学的发展，本教材在总结现有先进给药系统课程教学资源的基础上，汇聚了药剂学最新发展成果，以满足高阶药剂学教学需求，促进产教融合，提升高端制剂发展。

本教材根据给药系统的常规分类方法，以及给药系统的设计、工程化的需求，将全书分为十五章，即：第一章药物递送屏障（肖青青）；第二章口服固体制剂给药系统（吉远辉）；第三章新型注射给药系统（邢磊、姜虎林）；第四章眼部给药系统（操锋）；第五章口腔黏膜给药系统（乔宏志）；第六章吸入给药系统（张华清）；第七章腔道给药系统（吴正红、祁小乐）；第八章经皮给药系统（鞠艳敏）；第九章靶向给药系统（吴琼珠、刘珊珊）；第十章长效给药系统（张宇）；第十一章蛋白质、多肽类药物的口服给药系统（钱程根）；第十二章核酸给药系统（平渊、陈宇轩、吴紫珩）；第十三章微生物治疗系统（曹志婷）；第十四章先进给药系统工程化技术（苏志桂）；第十五章先进给药系统体内过程（何伟、杨培）。全书重点介绍各类给药系统及其新技术、新剂型等，以及与先进给药系统设计相关的药物递送屏障、药物体内过程和工程化技术等，以拓宽读者的视野，提升对先进给药系统的认知。

本教材适合作为高等院校药学类研究生学习参考教材，以及药学类拔尖计划、卓越工程师计划本科提升教材，亦可作为从事药物制剂研究的科技人员的参考书。

本教材编者由长期从事药剂学教学和科研工作的一线专业技术人员组成，对他们付出的艰辛努力，在此深表感谢。同时，感谢研究生许檬元、王晓雨、李宇璇、张诗晨等参与书稿的文字校对工作。另外，感谢中国药科大学-月旭科技联合共享创新实验平台，以及中国药科大学研究生精品教材项目的支持。

给药系统的技术发展涉及技术领域宽广，专业性较强。因编者水平所限，书中可能存有不足之处，敬请读者批评指正。

编　者
2025年4月

目录

第一章　药物递送屏障　001

第一节　概述 …………………………… 001
第二节　皮肤屏障 ……………………… 002
　一、皮肤屏障的组成与功能 ………… 002
　二、基于皮肤屏障的透皮药物递送系统 … 004
第三节　消化道屏障 …………………… 005
　一、消化道屏障的组成与功能 ……… 006
　二、基于消化道屏障的药物递送系统 … 007
第四节　血脑屏障 ……………………… 009
　一、血脑屏障的组成与功能 ………… 009
　二、基于血脑屏障的药物递送系统 … 012
第五节　血液-视网膜屏障 …………… 013
　一、视网膜的结构与功能 …………… 013
　二、基于血液-视网膜屏障的药物递送 … 014
第六节　细胞有关屏障 ………………… 015
　一、细胞屏障的类型与特点 ………… 015
　二、基于细胞屏障的药物递送系统 … 016
思考题 ……………………………………… **018**
参考文献 …………………………………… **018**

第二章　口服固体制剂给药系统　020

第一节　口服给药系统的概况 ………… 020
　一、口服给药系统基本概念 ………… 020
　二、口服给药系统发展史 …………… 020
　三、展望 ……………………………… 025
第二节　口服速释给药系统 …………… 026
　一、概述 ……………………………… 026
　二、口服速释给药系统的发展 ……… 029
　三、展望 ……………………………… 032
第三节　口服定速给药系统 …………… 033
　一、概述 ……………………………… 033
　二、口服定速给药系统的制剂设计进展 … 040
　三、展望 ……………………………… 046
第四节　口服定位给药系统 …………… 047
　一、口服定位给药系统的概念 ……… 047
　二、口服定位给药系统的特点 ……… 047
　三、口服定位给药系统的分类 ……… 047
　四、口服定位给药系统的制剂设计进展 … 053
　五、展望 ……………………………… 058
第五节　口服定时给药系统 …………… 058
　一、定时给药系统概述 ……………… 058
　二、口服定时给药系统的分类及设计原理 ……………………………… 059
　三、口服定时给药系统案例 ………… 061
　四、口服定时给药系统的研究进展 … 063
　五、展望 ……………………………… 064
思考题 ……………………………………… **065**
参考文献 …………………………………… **065**

第三章　新型注射给药系统　　075

第一节　概述……………………………… 075
 一、新型注射给药系统的概况………… 075
 二、注射给药系统的特点……………… 076
第二节　脂质体注射剂…………………… 076
 一、脂质体作为药物载体的特点……… 077
 二、脂质体的基本组成和分类………… 077
 三、脂质体的制备……………………… 079
 四、脂质体的作用原理………………… 081
 五、脂质体作为药物载体的应用……… 082
 六、脂质体研究所面临的难点………… 085
 七、展望………………………………… 087
第三节　纳米乳注射剂…………………… 088
 一、纳米乳特点………………………… 089
 二、纳米乳的基本组成和分类………… 089
 三、纳米乳的形成机制………………… 090
 四、纳米乳的制备方法………………… 090
 五、纳米乳的体内代谢过程…………… 092
 六、纳米乳作为药物载体的应用……… 092
 七、展望………………………………… 092
第四节　聚合物胶束注射液……………… 093
 一、聚合物胶束作为药物载体的特点… 094
 二、聚合物胶束的分类………………… 094
 三、药物包载方式……………………… 095
 四、载药胶束的制备…………………… 096
 五、影响聚合物胶束体内生物分布的因素………………………………… 096
 六、应用………………………………… 097
 七、展望………………………………… 098
第五节　纳米混悬剂……………………… 098
 一、纳米混悬剂的特性………………… 098
 二、纳米混悬剂的制剂理论…………… 099
 三、纳米混悬剂的制备方法…………… 099
 四、质量控制…………………………… 101
 五、应用………………………………… 102
 六、展望………………………………… 103
第六节　其他给药技术…………………… 103
 一、不溶性药物递送技术……………… 103
 二、贮库囊泡技术……………………… 104
 三、预填充注射剂……………………… 105
 四、无针头注射给药系统……………… 106
 五、包合物注射给药系统……………… 109
思考题…………………………………… **110**
参考文献………………………………… **110**

第四章　眼部给药系统　　113

第一节　概述……………………………… 113
第二节　眼部生理结构…………………… 114
 一、眼前段……………………………… 114
 二、眼后段……………………………… 117
第三节　眼部给药屏障…………………… 118
 一、眼前段与眼后段共有的给药屏障… 119
 二、眼前段的给药屏障………………… 121
 三、眼后段的给药屏障………………… 121
第四节　眼部给药系统…………………… 123
 一、普通溶液型滴眼剂………………… 123
 二、眼膏剂……………………………… 123
 三、凝胶剂……………………………… 124
 四、注射剂……………………………… 124
 五、混悬剂……………………………… 126
 六、乳剂………………………………… 127
 七、胶束………………………………… 127
 八、环糊精聚集体……………………… 128
 九、眼用喷雾剂………………………… 129
 十、鼻喷剂……………………………… 129
 十一、植入剂…………………………… 129
 十二、药物洗脱型隐形眼镜…………… 131
 十三、其他眼部给药系统……………… 131
思考题…………………………………… **134**
参考文献………………………………… **134**

第五章　口腔黏膜给药系统　　　　136

第一节　概述 …………………………… 136
　一、口腔的解剖和生理学特点 ………… 137
　二、口腔的生理与环境因素 …………… 138
　三、口腔黏膜的血管系统 ……………… 138
　四、药物的口腔黏膜吸收途径 ………… 139
　五、口腔黏膜吸收促进剂 ……………… 140
　六、影响口腔黏膜给药的因素 ………… 141
　七、口腔黏膜给药临床应用 …………… 143
第二节　口腔黏膜给药系统 …………… 144
　一、生物黏附给药系统 ………………… 144
　二、微纳米制剂 ………………………… 148
　三、喷雾剂 ……………………………… 149
　四、咀嚼胶与漱口剂 …………………… 149
　五、舌下滴丸 …………………………… 149
　六、OraVescent 口服透黏膜技术 ……… 150
　七、粉末与口腔 PowderJect® 系统 …… 150
　八、智能药物装置 ……………………… 150
思考题 …………………………………… **151**
参考文献 ………………………………… **151**

第六章　吸入给药系统　　　　153

第一节　呼吸道结构及影响药物吸收的因素 … 153
　一、药物的鼻腔吸收 …………………… 153
　二、药物的肺部吸收 …………………… 156
第二节　气雾剂 ………………………… 160
　一、气雾剂的定义与分类 ……………… 160
　二、气雾剂的组成 ……………………… 161
　三、气雾剂的制备工艺、生产设备及包装 … 165
　四、气雾剂质量评价 …………………… 168
　五、气雾剂处方设计 …………………… 172
第三节　吸入粉雾剂 …………………… 173
　一、粉雾剂的定义与分类 ……………… 173
　二、吸入粉雾剂的特点 ………………… 173
　三、吸入粉雾剂的质量要求 …………… 174
　四、吸入粉雾剂的处方、工艺与制备 … 174
　五、吸入粉雾剂的质量评价 …………… 180
　六、吸入粉雾剂的市场应用及展望 …… 181
第四节　鼻腔黏膜给药系统 …………… 181
　一、鼻黏膜给药系统的定义及特点 …… 181
　二、鼻黏膜给药系统的分类 …………… 182
　三、鼻黏膜给药系统的设计 …………… 183
　四、鼻黏膜给药系统的质量要求及质量评价 … 184
　五、鼻黏膜给药系统的研究进展 ……… 186
思考题 …………………………………… **189**
参考文献 ………………………………… **190**

第七章　腔道给药系统　　　　191

第一节　直肠给药系统 ………………… 191
　一、概述 ………………………………… 191
　二、栓剂的分类与作用特点 …………… 192
　三、影响直肠栓中药物吸收的因素 …… 192
　四、栓剂的质量要求 …………………… 193
　五、栓剂的基质及附加剂 ……………… 193
　六、栓剂的制备及包装 ………………… 194
　七、新型栓剂 …………………………… 194
　八、应用实例 …………………………… 197
　九、栓剂的应用及展望 ………………… 198
第二节　阴道给药系统 ………………… 199
　一、概述 ………………………………… 199
　二、阴道制剂 …………………………… 202
第三节　尿道给药系统 ………………… 206
　一、尿道的生理特点 …………………… 206
　二、尿道给药的各种剂型 ……………… 207
第四节　子宫给药系统 ………………… 208
　一、子宫的生理特点 …………………… 208

二、国内外子宫给药的各种剂型………… 209
思考题……………………………………… 210
参考文献…………………………………… 210

第八章　经皮给药系统　　　　　　　　　　213

第一节　概述……………………………… 213
　　一、经皮给药系统的定义………………… 213
　　二、经皮给药系统的优势及局限性……… 213
　　三、经皮给药系统的发展历程…………… 214
　　四、经皮给药系统的现代进展及未来
　　　　展望…………………………………… 216
第二节　药物的经皮转运及影响因素……… 218
　　一、皮肤结构与功能……………………… 218
　　二、药物经皮吸收的过程………………… 220
　　三、药物经皮吸收的影响因素…………… 222
　　四、促进药物经皮吸收的方法…………… 225
第三节　经皮给药系统的设计与生产……… 235
　　一、药物的选择…………………………… 235
　　二、经皮给药系统类型及其组成………… 235
　　三、经皮给药系统的材料组成…………… 238
　　四、经皮给药系统的制备与质量评价…… 245
　　五、经皮给药系统的质量控制…………… 247
　　六、经皮给药系统实例…………………… 248
　　七、经皮给药系统设计步骤……………… 250
第四节　经皮给药制剂的研究与评价……… 251
　　一、体外研究与评价……………………… 251
　　二、体内研究与评价……………………… 256
思考题……………………………………… 259
参考文献…………………………………… 259

第九章　靶向给药系统　　　　　　　　　　263

第一节　概述……………………………… 263
　　一、靶向给药系统的定义………………… 263
　　二、靶向给药系统的特点………………… 264
　　三、靶向给药系统的适用药物…………… 265
　　四、靶向给药系统的发展………………… 265
第二节　靶向给药系统的分类……………… 266
　　一、根据靶向源动力分类………………… 266
　　二、根据到达体内部位分类……………… 267
　　三、根据靶向性机制分类………………… 268
　　四、根据靶向器官组织分类……………… 268
第三节　靶向给药系统的设计与评价……… 269
　　一、靶向给药系统的设计………………… 269
　　二、靶向给药系统的评价………………… 286
第四节　主动靶向策略……………………… 289
　　一、抗体介导的主动靶向给药系统……… 289
　　二、受体介导的主动靶向给药系统……… 293
　　三、靶向性前体药物……………………… 295
第五节　主动靶向给药系统研究进展……… 298
　　一、靶向分子在载体中的设计…………… 299
　　二、实现器官和细胞的靶向……………… 300
　　三、实现细胞器内的靶向………………… 302
思考题……………………………………… 304
参考文献…………………………………… 304

第十章　长效给药系统　　　　　　　　　　306

第一节　概述……………………………… 306
　　一、微球/微囊给药系统…………………… 306
　　二、药物纳米晶技术……………………… 307
　　三、水凝胶给药系统……………………… 307
　　四、植入给药系统………………………… 307
第二节　微球/微囊给药系统……………… 308
　　一、微球及微囊概述……………………… 308
　　二、微球制剂……………………………… 308
　　三、微囊制剂……………………………… 316
第三节　药物纳米晶技术…………………… 320

一、概述 ………………………………… 320
　二、纳米晶的长效的机制 ……………… 320
　三、药物纳米晶的制备方法 …………… 321
　四、药物纳米晶的质量控制 …………… 325
第四节　水凝胶给药系统 …………………… 326
　一、概述 ………………………………… 326
　二、水凝胶的分类 ……………………… 326
　三、水凝胶的释放及调控 ……………… 328
　四、水凝胶的制备及材料 ……………… 329
　五、水凝胶给药系统的应用 …………… 330
第五节　植入给药系统 ……………………… 331
　一、概述 ………………………………… 331
　二、植入剂的材料 ……………………… 332
　三、植入剂的制备 ……………………… 333
　四、植入给药的影响因素 ……………… 334
　五、植入剂的应用 ……………………… 335
　六、质量评价 …………………………… 337
思考题 ………………………………………… **337**
参考文献 ……………………………………… **337**

第十一章　蛋白质、多肽类药物的口服给药系统　　**342**

第一节　蛋白质、多肽类药物概述 ………… 342
　一、蛋白质和多肽类药物的常见给药
　　　方式 ………………………………… 343
　二、影响蛋白质、多肽类药物口服生物
　　　利用度的因素 ……………………… 346
第二节　蛋白质、多肽类药物口服给药技术与
　　　　设计 ………………………………… 348
　一、蛋白质、多肽类药物口服给药系统
　　　发展史 ……………………………… 348
　二、蛋白质和多肽类药物口服给药技术 … 349
　三、已上市的蛋白质和多肽类药物的口服
　　　制剂 ………………………………… 352
　四、蛋白质和多肽类药物的口服制剂研究
　　　进展 ………………………………… 355
思考题 ………………………………………… **356**
参考文献 ……………………………………… **357**

第十二章　核酸给药系统　　**358**

第一节　概述 ………………………………… 358
　一、核酸药物的分类 …………………… 358
　二、核酸药物的合成 …………………… 360
　三、全球已上市的核酸药物 …………… 361
　四、核酸药物面临的挑战 ……………… 362
第二节　核酸药物的修饰设计 ……………… 363
　一、碱基修饰 …………………………… 363
　二、磷酸基团修饰 ……………………… 364
　三、核糖修饰 …………………………… 364
　四、核糖-磷酸骨架的修饰 ……………… 366
　五、化学修饰的反义寡核苷酸 ………… 366
　六、N-乙酰半乳糖胺配体修饰的siRNA … 368
　七、基于脂质纳米颗粒递送的信使RNA … 368
　八、核酶和脱氧核酶 …………………… 370
　九、CRISPR/Cas9基因编辑技术 ……… 370
第三节　核酸药物载体 ……………………… 370
　一、病毒载体 …………………………… 371
　二、非病毒载体 ………………………… 371
思考题 ………………………………………… **372**
参考文献 ……………………………………… **372**

第十三章　微生物治疗系统　　**374**

第一节　概述 ………………………………… 374
　一、肠道菌群疗法 ……………………… 374
　二、益生菌疗法 ………………………… 375
　三、噬菌体疗法 ………………………… 375

四、溶瘤细菌/溶瘤病毒疗法 ············ 376
第二节 溶瘤细菌 ······························ 376
　一、溶瘤细菌概述 ························ 376
　二、溶瘤细菌的基因工程改造 ········ 378
　三、溶瘤细菌与免疫治疗的抗肿瘤联合
　　　疗法 ···································· 379
　四、溶瘤细菌的临床研究 ················ 381
　五、溶瘤细菌产品 ························ 383
　六、溶瘤细菌面临的挑战 ················ 385
　七、溶瘤细菌从临床研究中吸取的教训和
　　　挑战 ···································· 386
第三节 溶瘤病毒 ······························ 387
　一、溶瘤病毒的概念及溶瘤机制 ······ 387
　二、已上市的溶瘤病毒产品 ············ 388
　三、溶瘤病毒临床面临的挑战 ········ 389
　四、溶瘤病毒联合疗法 ·················· 390
思考题 ·· **391**
参考文献 ·· **391**

第十四章　先进给药系统工程化技术　　　　　　　　　　　　　　　　　　　　**392**

第一节 概述 ···································· 392
第二节 脂质体工业化技术 ················ 392
　一、脂质体的工业化制备 ················ 393
　二、难点与展望 ··························· 396
第三节 脂质纳米粒工业化技术 ········ 396
　一、脂质纳米粒工业化制备 ············ 396
　二、难点与展望 ··························· 398
第四节 脂肪乳工业化技术 ················ 398
　一、脂肪乳制备工艺 ····················· 399
　二、脂肪乳的工业生产流程 ············ 399
　三、难点与展望 ··························· 400
第五节 纳米晶工业化技术 ················ 400
　一、纳米晶工业化制备 ·················· 400
　二、难点与展望 ··························· 402
思考题 ·· **403**
参考文献 ·· **403**

第十五章　先进给药系统体内过程　　　　　　　　　　　　　　　　　　　　　**405**

第一节 概述 ···································· 405
　一、生物膜的结构与药物跨膜转运机制 ··· 405
　二、药物转运体及其作用 ··············· 406
第二节 药物的吸收及其研究策略 ······ 409
　一、概述 ···································· 409
　二、口服药物吸收的研究策略 ········ 409
　三、眼部给药的吸收研究策略 ········ 412
　四、口腔黏膜和鼻黏膜给药系统的吸收及
　　　其研究策略 ··························· 412
　五、吸入给药的吸收及其研究策略 ··· 414
　六、直肠和阴道给药系统的吸收研究
　　　策略 ···································· 415
　七、经皮给药的吸收及其研究策略 ······ 415
第三节 药物的分布及其研究策略 ······ 416
　一、概述 ···································· 416
　二、药物分布的研究策略 ··············· 417
第四节 药物的代谢及其研究策略 ······ 419
　一、概述 ···································· 419
　二、药物代谢的研究策略 ··············· 421
第五节 药物的排泄及其研究策略 ······ 423
　一、概述 ···································· 423
　二、药物排泄的研究策略 ··············· 423
思考题 ·· **425**
参考文献 ·· **425**

第一章

药物递送屏障

本章学习要求

1. 掌握：皮肤屏障、消化道屏障、血脑屏障的组成、功能及特点，以及细胞有关屏障的类型与特点。
2. 熟悉：血液-视网膜屏障的结构与特点。
3. 了解：基于各生理屏障的药物递送系统。

第一节 概述

为了适应环境与获得良好的生存能力，机体进化产生了各种生理屏障，如皮肤屏障、消化道屏障、血脑屏障、血液-视网膜屏障、细胞有关屏障等，以调节稳态、进行营养吸收、实现气体交换或废物排泄等。同时，药物到达靶部位需要经过一个循序渐进、复杂的过程。对于大多数药物，它们必须首先进入特定的组织，然后进入细胞，最后分布在某些细胞器、亚细胞器或细胞质中发挥作用，在这个过程中，药物需要与多种生理屏障相互作用。因此，这些屏障在维持机体正常生理功能的同时也限制了药物及其递送体系进入靶部位、靶器官及靶细胞，极大地降低了药物的递送效率，给疾病治疗带来了极大的挑战。一般而言，机体的生理生化屏障维持了机体的稳态与调节，同时，疾病状态下，屏障的理化特征等会随着疾病的进程而发生改变。因此，在针对机体的生理屏障进行药物设计时，不仅要关注屏障本身的生理特征，也要关注疾病引起的生理屏障的结构变化与功能变化。

本章将对机体经典的生理、生化屏障进行阐述，包括其结构、组成及功能，以及基于屏障进行药物递送体系设计。

第二节 皮肤屏障

一、皮肤屏障的组成与功能

皮肤是人体最大的器官,直接同外界环境接触,具有保护、排泄、调节体温及感受外界刺激等作用,包含表皮、真皮及皮下组织。皮肤在机体与环境之间提供有效的屏障,防止病原体的入侵,抵御化学与物理攻击,减少不受组织管制的水和溶质流失。广义的皮肤屏障包括物理屏障、微生物屏障、化学屏障、免疫屏障。狭义的皮肤屏障一般指物理屏障。

(一)物理屏障的组成与形成过程

物理屏障主要位于真皮的角质层(stratum corneum,SC)中,由富含蛋白质的细胞(具有角化包膜与细胞骨架元件的角质细胞以及角质桥粒)与富含蛋白质的细胞间结构域(structural domain,结构域是介于二级和三级结构之间的另一种结构层次,是构成蛋白质三级结构的基本单元)组成。

作为皮肤物理屏障的核心部位,角质层嵌在脂质基质中,由角质细胞、死角质化细胞、角蛋白等组成。该高度组织的脂质基质是外用于皮肤的药物必须经过的连续途径,其中神经酰胺、胆固醇、游离脂肪酸等组成,药物必须穿过该细胞间的脂质区域,因此该脂质基质成为皮肤物理屏障功能的主要贡献者之一。神经酰胺与游离脂肪酸的头部较小,而且具有一个较长的烃链尾部,疏水力较强,这种疏水力在三维排列的脂质的紧密堆积中起关键作用,因而形成了结晶脂质薄片。角质层的屏障性能在很大程度上取决于围绕在角质层周围的脂质薄片的完整性。

薄角质层(10~30 μm,非活表皮)是角质形成细胞分化过程的最终产物,该过程发生在角质层下方的活表皮(80~200 μm,颗粒层、棘层、基底层)中,且只有在活表皮与血管化真皮的紧密接触下才能发生。真皮层是一层厚厚的结构(1~4 mm),由富含胶原蛋白的细胞外基质与成纤维细胞组成,为表皮提供结构支撑与营养,其主要功能是温度调节、水合作用及表皮支撑。在活表皮的基底层,能产生角质形成细胞,角质形成细胞被编程并迁移到皮肤表面。大约4个星期,角质形成细胞的形态发生变化并开始产生不同的角蛋白、生长因子及细胞因子等。最后,角质形成细胞分化为角质细胞。因此,表皮以这种方式通过平衡的增殖与分化过程不断自我更新,筑成皮肤的物理屏障。

表皮从外往内,由角质层、颗粒层、棘层、基底层组成(图1-1)。在基底层中,角质形成细胞增殖,后逃逸到棘层并开始分化,在分化过程中,角质形成细胞逐渐从棘层移动到颗粒层。前体屏障脂质的生物合成始于棘层,合成葡萄糖神经酰胺、鞘磷脂及磷酸甘油酯(游离脂肪酸的前体),然后储存于层状体中。当角质形成细胞进入颗粒层时,脂质合成增强,层状体密度增加。当在颗粒层与角质层之间的界面处产生角质层时,角质形成细胞转化为含角蛋白的角质细胞,同时形成密集交联的角质化包膜,即角质细胞的表层。同时,非极性脂质单层被酯化成凝固的包膜(称为结合脂质)后,形成由非极性脂质组成的细胞间脂质基质,这些单层结合脂质再作为游离脂质的合成模板,形成与角质细胞大致平行的脂质薄片。角质形成细胞分化的最后一步是脱屑(浅表细胞的去向),从而保持相对恒定的角质层厚度。

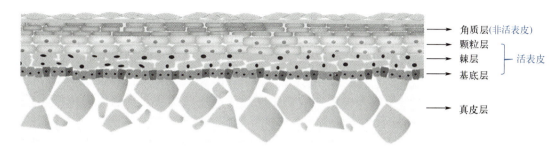

图1-1 皮肤的基础结构

(二)微生物屏障

皮肤作为直接与外界环境接触的器官,是机体对外界环境的最外层屏障。与其他黏膜和上皮不同,人体皮肤具有高盐度、酸性环境及低营养可用性,定植于皮肤的微生物群由一组有限的细菌、真菌及病毒组成。在皮肤上,细菌主要属于三个细菌门,即放线菌门、厚壁菌门及变形菌门,相关的噬菌体进一步调节细菌群落动态与毒力。皮肤上也存在真核病毒与真核生物,但通常数量较少,不如细菌丰富。

皮肤微生物生态的主要驱动因素之一是毛囊皮脂腺单位,它是一种包含毛囊及其相关皮脂腺的皮肤附属物。皮脂腺排出一种称为皮脂的蜡状油性物质,该物质发挥润肤作用并选择性代谢其所含营养物质的微生物物种。皮肤的微生物群在人生的不同阶段(如青春期、衰老期等)会随着机体激素分泌的变化发生转变,例如:青春期,性激素驱动皮脂腺成熟并开始产生皮质,富含脂质的皮质推动了皮肤表面亲脂性痤疮衣原体与马拉色菌属的扩张。同时,生活方式、环境及其他宿主特异性因素的持续干扰也会影响皮肤中定植的微生物类型。

(三)化学屏障

新生儿皮肤在出生时呈现为相对碱性的pH,随着婴儿的生长,皮肤会逐渐发育成熟,逐渐降低到成人水平(pH为5.4~5.9)。皮肤表面的这种酸化对于皮肤屏障的建立至关重要。事实上,参与屏障建立过程的许多酶(例如,β-葡萄糖脑苷脂酶)是pH依赖性的,并且在酸性pH下发挥最佳功能。皮肤表面的酸化导致酸性地幔的形成,这对维持化学屏障至关重要。皮肤的酸性pH环境具备以下功能:①维持正常的皮肤微生物群,抑制病原体(如金黄色葡萄球菌),同时促进有益共生体的生长(如表皮葡萄球菌与棒状杆菌);②有效地抗菌防御以对抗皮肤中入侵的病原体。

新生儿皮肤的水合作用在出生后几个月达到成人水平,以保持皮肤水分。其主要机制之一是产生一种称为天然保湿因子的水结合分子复合物。该天然保湿因子由源自蛋白水解的氨基酸与乳酸、尿素及电解质组成,有助于维持角质层的酸性地幔,并且参与皮肤免疫。

(四)免疫屏障

皮肤免疫力的发展始于子宫内及其结构发育,并且在整个生命早期与成年期继续成熟和扩展。

角质形成细胞是表皮层中的主要细胞类型，在先天免疫中起着关键作用，并充当真正的免疫"哨兵"。角质形成细胞产生抗菌肽，并配备Toll样受体（Toll like receptor，TLR；属于固有免疫病原模式识别受体，可以识别入侵机体的病原微生物的蛋白质、核酸和脂类及其在反应过程中合成的中间产物与代谢产物），不仅参与皮肤微生物群的调节，还能识别微生物成分并在婴儿和成人中启动级联免疫反应。皮肤脂质对皮肤先天免疫同样重要，角质形成细胞与皮脂腺负责皮肤脂质（如神经酰胺、蜡酯、胆固醇酯等）与皮脂的产生。人皮脂细胞产生具有免疫调节特性的脂质，促进单核细胞在体外分化为替代活化的巨噬细胞。

此外，在获得性免疫中，朗格汉斯细胞（Langerhans cell，LC）前体在胎龄7周左右募集到表皮中，出生后直接获得树突状细胞（dendritic cell，DC）样形态，表达主要组织相容性复合体Ⅱ型（major histocompatibility complex Ⅱ，MHC Ⅱ）分子，在出生后2~7天经历广泛的增殖，是皮肤中重要的抗原递呈细胞；树突状细胞位于真皮中，包括常规DC细胞、浆细胞样DC细胞及单核细胞衍生DC细胞；巨噬细胞位于真皮中，特别是在毛囊周围空间。出生后，真皮巨噬细胞是皮肤中最丰富的常驻免疫细胞，它们通过建立异质的成熟巨噬细胞群以迅速适应环境的改变；人体皮肤中最丰富的驻留T淋巴细胞亚群是αβ T细胞，在胎龄17~18周时首次被检测到，大多数的T细胞位于真皮-表皮交界处；调节性T细胞在毛囊附近发育并在生命的最初几周内积聚在皮肤中。值得注意的是，遗传、发育及皮肤微生物群定植等因素均会影响皮肤中免疫细胞的类型与皮肤的免疫力，并且通过相互作用维持皮肤免疫屏障的稳态，避免在疾病状态下发生紊乱。

皮肤的物理、化学、微生物及免疫屏障形成一个相互作用系统，有助于皮肤宿主防御与皮肤稳态。

二、基于皮肤屏障的透皮药物递送系统

皮肤是一个完整的屏障，是阻止任何外来颗粒进入体内的主要防御机制，因此，经皮给药的最大挑战是皮肤渗透性差，药物难以到达作用靶标。随着透皮给药系统（transdermal drug delivery system，TDDS）的研究，一些新方法（例如纳米载体、专门设计的透皮递送装置、渗透促进剂等）能初步克服皮肤屏障的限制，使药物分子穿过皮肤进入体循环发挥作用。

通常，小分子亲脂性药物更易于进行透皮给药，少许小分子亲水性药物也能通过附膜途径穿过表皮屏障，各种蛋白质、肽等高分子量化合物则难以透过皮肤给药。主要原因在于皮肤屏障中存在由跨膜蛋白、紧密连接相关黏附分子、斑块蛋白及与表皮细胞骨架活性细丝连接的蛋白组成的紧密连接等复杂结构，限制了高分子量化合物的进入。因此，分子量大于500的化合物无法在不破坏物理屏障的情况下进行透皮递送。根据药物的理化性质，一些渗透增强技术，包括物理方法、化学方法、生化方法及前药技术被用于提高药物的透皮递送效率。

（一）物理方法

利用物理方法增强透皮递送效率，已经开发了多种技术，例如：电离子透入疗法、电穿孔、超声处理、微针、无针射流注射器等。所有的这些技术遵循两个原则：①通过离子加速器将颗粒或药物输送到皮肤中，如基因枪、无针射流注射器等；②使用梯度场诱导对流输送

药物颗粒，如电离子透入疗法、声波疗法、磁疗法等。

电离子透入疗法（ionotherapy）是指利用电流作为驱动力将药物递送到皮肤的过程，电流的应用增强了带电与不带电分子的渗透。声电泳（acoustophoresis）是指利用超声波增强皮肤的药物递送效率。电穿孔（electroporation）技术是指利用高压电脉冲在微秒或毫秒内将活性药物经皮输送到组织与细胞中，在电穿孔过程中角质层的脂质双层结构会被破坏，进一步形成一条新的临时路径，促进药物的透皮吸收。微针给药系统（microneedle drug delivery system）不仅是皮下注射针头的组合，也是透皮贴剂的组合。微针是微米大小的细小针头，通过破坏角质层为通过皮肤输送药物创造新的微通道。根据制备技术，微针分为固体微针、空心微针、聚合物微针、基于水凝胶的微针等。无针注射系统（needle-free injection system）是一种无须使用针头即可递送蛋白质与多肽等高分子药物的无痛药物递送系统，它利用高压电源（如弹簧或压缩气体等）驱动药液射流，破坏皮肤膜形成微孔，为药物的递送创造通路，如递送胰岛素的Comfort-in™。

（二）化学方法

利用化学方法增强透皮递送主要是采用渗透促进剂等化学试剂，通过将药物分配到角质层、破坏角质层脂质结构、与细胞内蛋白质相互作用等，以增强药物在皮肤中的渗透。常用的渗透促进剂包括醇类、醚醇类、脂肪酸衍生物、酰胺类、各种表面活性剂、亚砜类、吡咯烷酮类、噁唑烷酮类、萜烯类、透明质酸等。然而，化学渗透促进剂会导致不良的皮肤刺激、过敏与毒性，因此，为了尽量减少皮肤损伤，首选各种生物促进剂，如磷脂衍生物、精油及酶。

新型的化学方法通常使用各种新型药物载体，包括微乳（microemulsion）、固体脂质纳米粒（solid lipid nanoparticle）、纳米结构脂质载体（nanostructured lipid carrier）、脂质体（liposome）、树状聚合物（dendrimer）等，但仍处于临床前研究阶段。

第三节 消化道屏障

人体消化道是机体消化吸收营养的重要器官，是机体与外界相通的管道，其具有屏障功能，对保持机体的稳态发挥了关键作用，保护机体免受细菌、病毒、寄生虫等病原微生物的侵害。肠道黏膜上皮与上皮间的紧密连接构成肠道的机械屏障（肠上皮屏障）；肠道共生的肠道菌群等构成生物屏障；胃酸、胆汁及各种消化道酶与黏液等构成化学屏障；肠道相关淋巴细胞组织与弥散免疫细胞等构成免疫屏障。上述这四道屏障共同构成了机体的消化道屏障（图1-2），以减少外界环境因子对机体的刺激。研究表明，肠道的屏障作用能有效阻挡肠道内500多种、浓度高达10^{12}个/g肠道微生物向肠腔外器官与组织移位，防止机体受到病原微生物及其毒素的侵害。其中，影响药物递送效率最主要的屏障是胃部极端的酸性环境、网状黏液层及紧密连接的肠上皮细胞。在此，我们主要讨论消化道屏障的组成与功能，以及突破消化道主要生化屏障的口服药物递送系统。

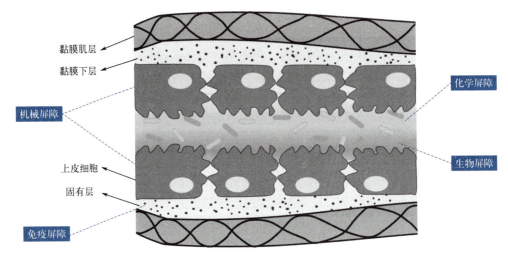

图1-2 消化道屏障概念图

一、消化道屏障的组成与功能

(一)化学屏障

化学屏障由胃酸、胆汁、肠上皮细胞所分泌的黏液、消化液及正常菌分泌的抑菌物质组成。胃酸的分泌促使胃部极端的酸性环境形成。肠黏膜上皮细胞夹杂着大量的杯状细胞,杯状细胞分泌黏液,黏液层呈半透明状,连续分布于肠黏膜表面,与肠道上皮细胞结合,并与细菌竞争结合位点,阻碍细菌与肠上皮细胞结合。黏液层是一种黏弹性凝胶层,主要由水(95%)、糖蛋白、脂质、DNA、抗体及细胞碎片组成,在保护胃肠道免受机械损伤、化学及微生物入侵方面起着重要作用,有助于维持肠道稳态。此外,黏液层选择性过滤异物,限制病原体和异物与肠上皮细胞的接触,同时允许离子、营养物质及小分子通过扩散轻松到达上皮细胞。通过连续的分泌与脱落,黏液能快速清除残留在黏膜上的碎片与病原体,从而实现胃肠道黏液的动态周转过程。肠道抑菌物质主要有胆汁、糖胺聚糖(曾称"黏多糖")、溶菌酶及糖蛋白等,对病原微生物具有一定的抑制作用。

(二)机械屏障

肠上皮细胞通过细胞连接紧密排列,细胞之间的连接由紧密连接、黏附连接及桥粒等组成,能有效阻挡细菌、毒素及内毒素进入,是肠黏膜屏障的结构基础。生理状态下,这道物理屏障只允许水分子与小分子水溶性物质有选择性地通过,能抑制细菌移位,防止肠源性感染。

(三)生物屏障

肠道是人体最大的细菌库,这些细菌大致分为三类:益生菌、中性菌、有害菌。只有当三者数量都处在相对平衡的状态,也就是益生菌处于优势的状态下,才能维持正常的食物消化与吸收。当有害菌占据上风时,便会造成食物消化不完全,甚至发生腐败变质。肠道内常驻菌群的数量、分布相对恒定,形成一个相互依赖又相互作用的微生态系统,此微生态系统的平衡状态即构成肠道的生物屏障。

该生物屏障能阻止表层潜在的致病性需氧菌或外来菌直接黏附于肠黏膜细胞；分泌抗菌物质、增加黏液分泌来抑制致病菌的定植与生长；分泌乳酸与短链脂肪酸（如乙酸、丙酸及丁酸等）来降低肠道pH与氧化还原电势，影响肠上皮细胞的增殖与分化，加强上皮细胞间紧密连接；参与机体免疫功能调节等。

（四）免疫屏障

在肠道黏膜中分布着大量的淋巴组织与细胞，环境中的细菌、病毒、毒素等抗原刺激肠道黏膜产生免疫反应。肠黏膜相关淋巴组织（gut mucosa associated lymphoid tissue，GALT）主要指分布于肠道的集合淋巴小结，即肠上皮内淋巴结（intestinal intraepithelial lymph node）、固有层淋巴结（lamina proprial lymph node）、派尔集合淋巴结（Peyer patch，PP）及肠系膜相关淋巴结，其中，派尔集合淋巴结是肠道最重要的免疫器官，其内有树突状细胞、B细胞滤泡及少量的滤泡内T淋巴细胞，派尔集合淋巴结内的树突状细胞摄取细菌抗原并将其递呈给成熟的淋巴细胞，因此，派尔集合淋巴结是肠道免疫应答主要的诱导与活化部位；弥散淋巴组织（diffuse lymphoid tissue）则是肠黏膜免疫的效应部位。肠道黏膜免疫系统能识别抗原，从而产生抗体杀灭微生物，对抗原进行有效清除，具有抵御病原微生物入侵、抗过敏反应、抑制免疫应答等功能。

二、基于消化道屏障的药物递送系统

口服给药系统（oral drug delivery system，ODDS）对胃肠道疾病（如胃炎、溃疡性结肠炎、克罗恩病、胃癌、结直肠癌等）的治疗具有天然优势，也可用于其他疾病治疗但面临极端的胃环境与肠道酶的代谢，其发挥药效需要克服消化道的多个生理屏障。口服药物递送面临的第一个挑战是抵抗胃中苛刻的酸性pH与胃蛋白酶的降解，其次，胃肠道中普遍存在的黏稠黏液阻止ODDS到达上皮细胞，同时，通过黏液的不断分泌与消除，迅速清除黏液层中被困住的ODDS，从而阻止了药物的连续递送。即便ODDS穿过黏液层后，还面临由紧密连接组成的上皮细胞屏障。因此，克服这些障碍的高效给药系统对于提高口服给药的疗效至关重要。

（一）能自主运动的微/纳米马达

微/纳米马达（micro/nanomotor，MNM）能将各种能量源转化为自主运动的微/纳米级器件，具备突出的运动特性，增加了靶向给药特别是口服给药的可用机会。MNM与其他的钝化纳米粒相比具有巨大的优势，其可被设计成多种形式，以克服被动纳米粒的挑战，依靠自主运动能力增强生理屏障渗透效率。胃部极端的酸性环境限制了口服纳米药物的吸收，如胰岛素等肽类药物在胃部的酸性条件下会被破坏，从而失去治疗效果。但胃部的酸性条件为MNM提供了无可替代的助力，其能作为马达的能量或燃料，MNM利用氢离子与载体反应产生气体以产生推动力，使马达能够自行快速移动，将药物输送到胃的各个部位。同时，氢离子的消耗也降低了胃部酸性环境对药效的影响。因此，微/纳米马达的双重作用大大地提高了口服给药在胃溃疡与胃炎等胃病中的治疗效率。目前，已被发现与研究的MNM有：催化反应性MNM（不携带任何燃料，体系中携带的催化剂会在特定的环境中催化反应底物的分解，然后产生驱动力，实现自主运动）、自发反应性MNM（通常携带燃料，到达特定环境时，自身携带的燃料将自发地与环境中的反应底物发生反应，产生气体或化学梯度，为体系提供运动的动力）、超声波驱动MNM（将声学不稳定的化合物整合到体系中，在超声波辐射下分解产生气体或化学梯度以推动MNM）、磁驱动MNM（通常包含磁性材料，通过外部磁场产生吸引力，同时外部磁场能为MNM提供动力与引导，实现方向或位置可控的移动）、光驱动MNM（通常具有Janus结构，光催化活性的材料具有突出的光热转换能力，能将光产生的能量转换为热量。Janus结构是一种独特的表面结构，由单个Janus粒子的不同化学物理成分和结构成分组成。Janus结构有着复杂的不对称性，能够与具有不同表面活性的材料结合组成新型的表面，如颗粒、纤维、薄膜、凝胶网络等；也可以是具有不同几何形状的表面，如球形、圆柱形、圆盘形等）、生物驱动MNM（基于细胞、细菌、微藻等设计MNM）等。

（二）克服黏液对药物递送的阻碍

黏液的保护与屏障作用给纳米药物在胃肠道的有效递送带来了挑战。根据扫描电子显微镜图像显示，黏液具有网状结构，其间形成的孔道约为200 nm。颗粒跟踪实验表明，大多数粒径为500 nm的纳米粒会被捕获在黏液中。然而，对于小尺寸的纳米粒，其表面性质决定了它的迁移率。目前，主要通过修饰纳米药物表面来提高药物递送效率：①由于黏蛋白带负电，其更易吸附带正电的纳米粒，因此，带正电的纳米粒在黏液中停留的时间延长，以维持药物的持续释放；②纳米粒上修饰的活性巯基能与黏蛋白上的半胱氨酸残基形成二硫键，从而实现黏液吸附；③通过表面修饰聚乙二醇在纳米粒表面形成亲水层，能消除其与黏液层的疏水相互作用，实现黏液的快速渗透，从而快速穿过黏液层，也能避免黏液清除的影响；④由于MNM具有自主运动能力，其能迅速穿过黏液并被上皮细胞内化，逐渐被应用于突破黏液屏障，提高ODDS的治疗效果。

（三）克服肠上皮细胞阻碍的药物递送

如前所述，消化道的机械屏障由肠上皮细胞与细胞间的紧密连接组成，其功能的完整性是影响药物渗透的主要因素。纳米粒通常能通过跨细胞与细胞旁途径穿透上皮细胞屏障。跨细胞途径包括顶端侧的内吞作用、通过细胞质的转运与基底外侧的胞吐作用等。多年来，有研究者一直致力于利用受体介导的内吞作用设计ODDS，通过配体进行功能化修饰，以便特异性结合肠上皮细胞表面的受体，增强肠上皮细胞对纳米粒的摄取，进而提高药物的细胞渗透。研究最多的受体是转铁蛋白受体、维生素B_{12}受体、叶酸受体、胆汁酸转运蛋白等。壳聚糖是在纳米药物领域应用广泛的一种材料，它能可逆地打开细胞间的紧密连接，从而通过细胞旁途径进行药物递送。然而，这种途径对纳米粒的大小有较高的要求，在递送过程中可能伴随着有害物质通过该途径在肠道中扩散。

第四节　血脑屏障

一、血脑屏障的组成与功能

（一）血脑屏障的发现

1885年，德国医生Paul Ehrlich和他的学生Edwin Goldman在给活体动物静脉注射染料时发现，大脑与脑脊液都无法被染色；相反，将相同的染料注射到大脑的蛛网膜下腔则只有大脑与脑脊液被染色，外周组织无法被染色，这一现象提示在中枢神经系统与血液之间存在一道屏障。其后，1900年，德国医生Max Lewandowsky正式提出了血脑屏障（blood-brain barrier，BBB）的概念。20世纪60年代，随着电子显微镜的应用，科学家们真正观察到了BBB的构造，发现大脑中脑实质与外周血液系统之间的屏障存在于毛细血管结构中。

后续研究发现，神经元对pH、氧浓度、离子浓度的变化高度敏感。BBB在保持神经元稳态、中枢神经内环境稳定及大脑的正常功能，保护大脑免受血液中病原体与毒素的侵害等方面发挥了关键作用。

（二）血脑屏障的结构

血脑屏障是存在于中枢神经系统（central nervous system，CNS）与血液循环系统之间的一种高度选择性透过的动态界面，其严格调控血脑间的物质运输，保证大脑内稳定的内环境。其主要由脑微血管内皮细胞（及其之间的紧密连接）、基底膜、周细胞及星形胶质细胞等构成（图1-3），此外，神经元与小胶质细胞在生理与病理状态下也会参与血脑屏障的结构与功能调节。

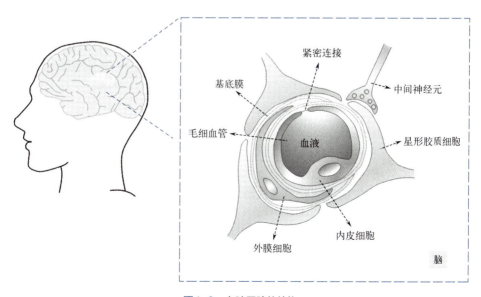

图1-3　血脑屏障的结构

1. 脑微血管内皮细胞与紧密连接

脑微血管内皮细胞（brain microvascular endothelial cell，BMEC）是一层位于脑血管内腔膜表面的单层扁平细胞，具有复杂的紧密连接（tight junction，TJ）与高密度的线粒体，但缺少跨膜转运的质膜小泡。其细胞间形成的紧密连接比周围毛细血管内皮细胞间的连接要紧密50~100倍，形成紧密连接的成分主要有密封蛋白（claudin）、闭合蛋白（occludin）、连接黏附分子、胞质辅助蛋白等，紧密连接与内皮细胞共同形成血脑屏障的基础。BMEC能调控血液与脑实质间的物质交换，间接参与大脑生理活动的调节，不仅能感知血液中的炎症因子、微循环中激素水平与血流压力变化等信息，还能针对这些信息分泌多种活性物质产生调节反应。由BMEC形成的内皮细胞层，严格控制着小分子通道，将脑组织与血液隔开，限制药物与外源性物质进入大脑。其中，TJ发挥了关键作用，其通过严格限制BMEC及外周血之间物质的流动性以维持中枢神经系统内环境的稳定性，通过延长上皮细胞与BMEC间隙间的顶端区域发挥以下两方面的作用：①作为一种"拉链"结构，有效地分开细胞膜的顶部与底部，从而造成细胞膜成分的不均匀分布；②作为一种"栅栏"结构，限制细胞间的通透性。

2. 基底膜

基底膜（basement membrane）位于脑毛细血管内皮细胞下表面，是由Ⅳ型胶原蛋白、层粘连蛋白、内肌动蛋白、纤维连接蛋白及一些精蛋白等组成的连续网状结构，星形胶质细胞、周细胞及BMEC均参与构成基底膜。基底膜对组织结构起支持、连接作用，同时也是渗透性的障碍，兼具调节分子与细胞运动的功能。基底膜的破坏会影响内皮细胞间紧密连接蛋白的表达，造成血脑屏障通透性增加。

3. 周细胞

周细胞（pericyte），亦称血管平滑肌细胞、腔壁细胞、肌成纤维细胞，其位于内皮细胞外侧，通过紧密连接与内皮细胞相连，并与内皮细胞之间共同拥有一个基底膜，具有收缩、免疫、迁移功能及干细胞潜能等。周细胞具有手指状的外延，可调控毛细血管中血液流动以保证血脑屏障的功能，参与完整血脑屏障的维持或生理病理状态下微血管的再生作用。周细胞能特异性下调内皮细胞膜穿孔与渗透性相关基因的表达，调控蛋白编码以诱导星形胶质细胞的终足 [end foot，即细胞突起的末端常膨大形成的脚板（foot plate）] 极化，增强其与内皮接触。干细胞潜能促使其分化成内皮细胞与胶质细胞，并促进内皮细胞紧密连接形成，维持血脑屏障的稳定性。此外，周细胞能调节某些微RNA（miRNA）、长链非编码RNA以影响血脑屏障功能。

4. 星形胶质细胞

星形胶质细胞（astrocyte）是脑中含量最丰富的神经胶质细胞，位于血管壁外侧，突起末端形成膨大的终足，覆盖在BMEC的基底外侧面，与BMEC紧密相连，并通过血管周足❶（perivascular foot）促进内皮细胞间紧密连接的形成与维持，保证正常的神经元功能与脑血流量的控制、自身及其产生的活性物质与血脑屏障其他细胞或分子相互作用，促进蛋白聚糖合成，诱导血脑屏障功能，阻止物质通过细胞间进入大脑。星形胶质细胞还能与神经元的突触相互联系，成为神经元与血管之间的桥梁，通过响应神经活动的变化来调节周细胞或血管内皮细胞的功能，进而调节血管收缩/舒张与血脑屏障的通透性，例如：其产生的血管内皮

---

❶ 血管周足：血管周足是构成血脑屏障的形态学结构之一，即有些末端膨大附着在脑的毛细血管壁上的突起，属于星形胶质细胞。

生长因子受体能高效调节BMEC功能,改变血脑屏障的通透性。此外,星形胶质细胞通过回收神经递质、刺激突触形成以及为神经元提供营养与代谢物质来维持大脑稳态。

(三)血脑屏障的功能

1. 屏障功能

血脑屏障能阻止绝大部分毒素、病原体、抗体等大分子进入大脑,只有O_2、CO_2等气体、水及脂溶性物质能扩散通过。正常生理状态下,外周神经递质与绝大多数激素也无法通过血脑屏障。该屏障功能有利于维持大脑内中枢神经系统中的神经递质水平,保证脑组织内环境的稳态与大脑正常的生理功能。

2. 物质运输调节功能

血脑屏障具有高度选择性,主动调节物质内流与外排运输,允许维持大脑正常生理功能所必需的小分子物质(如葡萄糖、氨基酸、神经活性肽等)经主动运输通过,大脑释放的激素及其代谢废物也能通过血脑屏障进入血液,继而被转运到相应的组织与器官。因此,血脑屏障对于调节脑组织的营养与代谢、维持中枢神经系统正常生理功能具有重要意义。

值得注意的是,并不是大脑所有区域均拥有血脑屏障。一些与体液调节密切联系,需要接触血液以获取调节信息并迅速做出反应的特殊区域(如位于脑室系统中线附近的松果腺、垂体后叶等),由于缺少紧密连接的内皮细胞而相对具有较高的通透性。

(四)血脑屏障的作用机制

物质的运输有被动扩散、载体转运、胞吞作用等多种形式,然而,许多物质通过血脑屏障的实际效率非常低,其屏障与选择功能主要通过以下途径实现。

1. 紧密连接

内皮细胞及其细胞间的紧密连接是阻拦离子与亲水性小分子的屏障,内皮细胞内不含收缩蛋白,能维持细胞间的紧密连接,这是血脑屏障的"物理屏障",它允许许多气体(包括气态麻醉剂)的被动扩散,但限制极性溶质的进入。紧密连接的存在迫使许多物质只能通过跨细胞途径透过血脑屏障。

2. 载体介导转运系统

载体介导的转运系统包括内流转运系统与外排转运系统。常见的内流转运载体有葡萄糖转运蛋白-1(转运血液中的葡萄糖进入大脑)、单羧酸转运蛋白-1(转运单羧酸物质如乳酸盐、丙酮酸盐等进入大脑)、L型氨基酸转运蛋白(转运分子量较大的中性氨基酸如亮氨酸、苯丙氨酸、甲硫氨酸等进入大脑)等。血脑屏障特殊的外排转运系统能实现高度极化的动态控制,主动外排毒素与非内源性物质,是血脑屏障的"转运屏障"。血脑屏障的内皮细胞膜上的外排转运体主要是ATP-结合盒转运蛋白家族(ATP-binding cassette transporter family)成员,内含1~2个ATP结合域,能借助ATP水解释放的能量介导物质跨膜转运。

3. 跨内皮细胞的胞吞作用

血脑屏障内皮细胞表面发生的胞吞作用主要有受体介导与吸附介导两种。内皮细胞中存在溶酶体系统,是血脑屏障的"代谢屏障",其导致跨内皮细胞的胞吞作用转运效率极低。由于该溶酶体系统的存在,大部分内吞的囊泡被重新运回细胞表面或转运至溶酶体被降解,仅含有需转运分子的囊泡才能从溶酶体的降解区室中转移出来,并在对侧细胞膜胞吐。

二、基于血脑屏障的药物递送系统

(一) 基于血脑屏障物质运输机制的药物递送

如前所述，根据血脑屏障部位的物质运输机制，基于BBB的药物递送主要利用其机体内源性过程，例如：吸附介导的跨细胞转运、载体介导的跨细胞转运及受体介导的跨细胞转运。①对于吸附介导的跨细胞转运，阳离子蛋白质、肽或分子通过带负电的蛋白质复合物与BBB细胞管腔侧的分子相互作用，从而触发细胞内吞发生，形成跨细胞囊泡，囊泡移动到BBB细胞的基底层，发生膜融合从而将被胞吞的分子转运并释放到大脑中。②载体介导的跨细胞转运，承载药物的分子结合到溶质载体上，并且通过BBB运输。③受体介导的跨细胞转运中，蛋白质分子、抗体或肽与特定的BBB细胞管腔侧受体上的结构域，触发细胞内的内吞事件，形成囊泡将药物运输到大脑。④单核细胞或巨噬细胞在细胞表面以跨细胞迁移的形式进入大脑或通过细胞周围空间跨过血脑屏障进入大脑。

1. 载体/受体介导的跨细胞转运

载体/受体介导的跨血脑屏障过程，首先需要相应配体与其同源受体结合（通常分布在脑微血管与毛细血管内皮细胞腔膜），然后，需要进行细胞内运输与囊泡分选，最后实现囊泡与BBB的脱落膜融合，完成药物递送。在这个过程中，为了提高药物的递送效率，要求靶受体或载体蛋白在脑血管系统的内皮细胞中高度表达，同时在外周脉管系统中最低限度表达，以减少外周副作用。迄今为止，尚未鉴定出符合上述标准的蛋白或通路，目前大多数研究均集中在BBB细胞上普遍表达的靶标，例如：转铁蛋白受体、胰岛素受体、低密度脂蛋白受体家族成员、CD98重链❶等。此外，为了进一步提高BBB的靶向特异性，多种抗体及能与此类靶标结合的配体已被研究并开发应用于药物递送领域，包括单特异性与双特异性抗体、单链可变片段（single-chain fragment variable，SCFv）、单链抗体抗原结合片段（single-chain antibody antigen-binding fragment，sFabs）、单域抗体（single domain antibody）等。除了受体的特异性分布，配体受体的亲和力及药物的药代动力学特征，均是影响BBB药物递送效率的关键因素。

通常，基于载体/受体介导的药物递送，其所选择的受体将在BBB细胞上表达，并且具有选择性配体介导的运输能力，不会干扰其自然功能，不会触发溶酶体途径降解或循环回到管腔表面介导的胞吞作用。尽管，目前尚未鉴定出符合要求的"理想"受体，但上述提及的受体与响应的药物递送策略的确能提高药物的脑内递送效率，促进药物分布进入脑脊液发挥作用。

2. 嗜神经病毒

嗜神经病毒是一类对神经组织具有极高亲和力的病毒，一些病毒不仅能感染大脑也能感染中枢神经系统细胞，因此，这类病毒能跨过BBB递送药物进入大脑，已被广泛研究用于基因等药物的递送，如腺相关病毒（adeno-associated virus，AAV）与慢病毒（lentivirus，LV）等。它们跨越BBB主要以破坏或完全绕过BBB的方式，包括通过进入免疫细胞内实现跨越BBB、直接跨越BBB胞吞、通过外周或感觉神经绕过BBB等。例如：AAV病毒通过结合神经血管内皮细胞表面蛋白进入脑组织，触发受体介导的细胞转运；人类免疫缺陷病毒

---

❶ CD98重链：一种异二聚体跨膜糖蛋白，包含一条糖基化重链（SLC3A2）和一条非糖基化轻链（LAT1、LAT2及xCT等），有调节氨基酸转运及整合素信号通路这两种主要功能。

（human immunodeficiency virus，HIV）感染单核细胞，利用特洛伊木马（trojan horse）穿过BBB，感染的单核细胞能在血管周围巨噬细胞正常周转期间通过BBB或通过产生促炎细胞因子破坏屏障。

目前基于嗜神经病毒的载体的应用仅限于基因治疗，并且通常依赖于侵入性递送，如鞘内注射。因此，新型的嗜神经病毒载体的开发，可能减少对更具侵入性的神经外科方法的需求。

（二）纳米粒递送系统

纳米粒递送系统包括多种类型的载体，例如：脂质体、胶束、树枝状大分子、聚合物纳米粒、固体脂质纳米粒、外泌体（修饰的与未修饰的）、生物膜介导的递送体系等。通常，它们的尺寸在10~300 nm，化学组成与表面特性等在不同疾病的治疗中会有些许差异。递送体系表面电荷会影响其进入细胞的路径；表面靶向配体（例如蛋白质或抗体）的修饰能增加其对血脑屏障的靶向性；表面聚合物（例如聚乙二醇）能改善其药代动力学特征，延长血液循环时间等。基于纳米粒的BBB靶向或跨越的策略虽尚未能进行临床验证，但越来越多的临床前研究成果表明利用脑靶向纳米粒能改善药物的脑内递送，提高递送效率，具有一定的临床应用前景。

第五节　血液-视网膜屏障

视网膜是视觉至关重要的组织，它能将光信号介导到大脑进行处理。然而，大量的病理状况会损害视网膜的功能，从而导致正常视力逐渐丧失甚至失明。视网膜疾病是一种获得性疾病，在老年群体中更加普遍，例如年龄相关性黄斑变性、青光眼性视网膜变性及糖尿病视网膜病等。总体而言，受视网膜疾病影响的患者数以亿计，并且，在老龄化人群中，这一数字还在不断增加。目前，大多数视网膜疾病尚无有效的药物治疗，可用的治疗仅限于玻璃体内注射皮质类固醇、抗生素等。其中，血液-视网膜屏障是造成治疗困难的主要因素，经局部滴注的药物仅有0.07%~4.30%能到达眼前房，只有微不足道的药物会进一步分布到后眼段；即便是结膜下注射也只能向视网膜和玻璃体输送不到1%的剂量。为了提高药物到达视网膜的量，玻璃体注射是广泛使用的首选方法，然而，一些植入系统与控释系统只能将药物非特异性地输送到视网膜，缺乏细胞特异性；视网膜下和脉络膜上注射能将药物直接输送到视网膜附近，但对注射技术的要求更高。因此，科研人员正在研究特异性更高、疗效更佳的视网膜靶向递送技术，以克服药物的血液-视网膜递送屏障。

一、视网膜的结构与功能

视网膜由具有不同形态和功能的多种细胞类型组成。最前部是位于玻璃体-视网膜界面的内界膜（inner limiting membrane，ILM）。ILM和视网膜色素上皮（retinal pigment epithelium，RPE）之间的神经视网膜由五种神经细胞类型（视网膜神经节细胞、无长突细胞、水平细胞、双极细胞、感光细胞）、支持细胞类型（Müller细胞、小胶质细胞、星形胶质细胞）和血管内皮细胞组成。

视网膜神经节细胞（retinal ganglion cell，RGC）参与视觉信号通过视神经传递到大脑；无长突细胞、水平细胞及双极细胞介导与整合视觉信息；感光细胞负责光子的吸收与光传导；Müller细胞、星形胶质细胞及小胶质细胞提供结构支持并维持视网膜稳态，确保神经元功能等。

视网膜血管提供氧气并滋养视网膜内层。毛细血管的内皮细胞具有紧密的细胞间连接，构成保护视网膜免受有害物质侵害的内血液-视网膜屏障（internal blood retinal barrier，iBRB），该屏障由周细胞、神经胶质细胞及神经元组成。RPE是一种紧密的、极化的、色素沉着的细胞单层，在感光视网膜与脉络膜的血液循环之间形成外血液-视网膜屏障（outer blood retinal barrier，oBRB）。RPE细胞能吸收光，保护视网膜免受氧化损伤，并为视网膜提供来自全身血液的必需营养素（如葡萄糖、视黄醇、脂肪酸等）。

总体而言，血液-视网膜屏障对物质的屏障作用包括以下五点：①内界膜限制了玻璃体内物质进入视网膜；②Müller细胞通过其吞噬与催化特性保护视网膜；③小胶质细胞可能被巨噬细胞激活；④视网膜内皮限制了异生素❶（xenobiotic）从血流进入视网膜；⑤RPE细胞控制神经视网膜与脉络膜之间分子向内与向外转移。此外，除了物理屏障外，还包括受体、酶、转运蛋白等化学屏障。

二、基于血液-视网膜屏障的药物递送

由于眼睛和视网膜的独特结构，眼内给药是眼部药物开发和毒理学评估中最具挑战性和最受关注的话题。视网膜损伤和变性包括不同水平的各种病理，从宏观组织到细胞，甚至到达分子水平，它们导致视网膜细胞死亡并最终失去感光功能，导致不可避免的视力丧失和潜在的不可逆转的失明。因此，开发新的治疗策略需要更好地了解视网膜稳态以治愈视网膜疾病。外部和内部BRB共同控制脉络膜和视网膜血管系统之间的物质输送，为视网膜创造独特的生化、生物、物理及免疫微环境。各种保护屏障在保护眼睛免受外部压力和外源性物质方面起着至关重要的作用。然而，BRB的保护机制同时也是进行眼部治疗的一个障碍，因为它限制了药物递送的效率，从而降低了药物的治疗效果。此外，这些屏障的损伤也会带来各种视力损害疾病的风险，包括不可逆的失明。

目前，为提高患者依从性非侵入性的全身给药和局部给药是眼前段治疗中最常见的策略。然而，这种方式难以将治疗药物靶向递送至视网膜后段方面，效率低下且极具挑战性。因而，眼内注射常用于可控地将药物高效输送到眼睛后部。近年来，纳米药物的眼内注射被广泛研究，基于智能纳米技术能将药物靶向和持续地递送到特定细胞或组织，并最大限度地减少副作用。载药纳米制剂在智能化眼部治疗方面具有广阔的前景，如脂质体、脂质纳米粒及细胞外囊泡等，具有多种优势，包括增强视网膜靶向渗透、无创递送、增强药物生物利用度、延长停留时间、提高可接受的眼耐受性等。经证明，通过眼内注射玻璃体植入物可实现皮质类固醇（一种用于治疗青光眼的小分子药物）的持续递送长达三年。

---

❶ 异生素：异生素是指存在于外界环境，可能与生物机体接触并且可能以某种途径进入机体的一些化学物质。

第六节　细胞有关屏障

一、细胞屏障的类型与特点

（一）内皮屏障

血液-组织屏障是由于血管内皮细胞致密排列与调节，将血液与组织有机地隔离开来，也称内皮屏障（endothelium barrier）。内皮屏障由内皮细胞、血管周围细胞以及细胞外基质组成，包括前文所述的血脑屏障，以及血肿瘤屏障（blood-tumor barrier，BTB）❶等。内皮屏障具有防止药物从血流外渗的功能，从而限制组织内的药物递送。因此，克服内皮屏障，增强药物对组织的渗透，增加药物在组织的驻留，是克服屏障，控制药物分布的关键因素。例如：肿瘤部位血管内皮细胞屏障是肿瘤状态下内皮细胞的差异导致组织之间内皮屏障的稳定性和完整性的变化。与正常组织不同，肿瘤组织中血管内皮细胞之间的间隙允许纳米级物质泄漏到肿瘤中，即肿瘤高通透性和滞留效应（enhanced permeability and retention effect，EPR效应）。

（二）质膜屏障

一些药物需要进入细胞发挥作用，必须克服细胞质膜屏障。在药物到达作用部位之前，细胞的质膜屏障以及外排蛋白会阻碍药物在细胞内的积累，导致药物进入细胞的渗透效率低下。细胞质膜主要由磷脂双分子层、膜蛋白及少量膜碳水化合物组成，它充当生物屏障，将细胞与细胞外环境分开，从而防止某些物质转运到细胞中。

（三）细胞器屏障

1. 溶酶体

溶酶体（lysosome）是分解蛋白质、核酸、多糖等生物大分子的细胞器。传统的药物递送通常以细胞内化结束，但溶酶体酶的快速破坏与细胞内药物的随机分布，可能导致细胞内的药物不足以达到所需的治疗效果。真核生物的标志是膜区室化，因而在正常生命活动中的特定细胞器或亚细胞结构中发生各种生化反应。众所周知，某些疾病与特定细胞器密切相关，亚细胞水平的准确药物递送对于优化疗效同时最大限度地减少剂量与副作用是必要的。因此，溶酶体降解与细胞器膜是药物递送的重要亚细胞屏障。

2. 线粒体

线粒体（mitochondrion）是双层膜包被的半自主细胞器，具有自己的基因组，是细胞有氧呼吸的主要场所，提供正常生命活动所需的能量，并通过调节包含电子传递、氧化还原平衡、钙代谢、柠檬酸循环的代谢途径来维持细胞稳态。然而，由于呼吸过程中的氧化磷酸

---

❶ 血肿瘤屏障：在原发性脑肿瘤中，如胶质母细胞瘤，以及其他器官癌症（包括肺癌、乳腺癌和黑色素瘤）的脑转移中，脑实质毛细血管周围的血脑屏障被修饰成血肿瘤屏障。

化，双膜结构与内膜的高负电位严重阻碍了靶向线粒体药物的输送。

3. 细胞核

细胞核（nucleus）作为真核细胞中最重要的细胞器，是遗传、增殖、分化及代谢的调节中心。细胞核通过双层核膜将内部成分与细胞质隔离开来。通常，生物分子向细胞核的运输是由核孔复合物介导的，其低密度非结构化域仅允许小分子或超小颗粒通过；而大分子成分的入核由核转运受体介导，其选择性地识别与结合药物或载体上的核定位信号。

二、基于细胞屏障的药物递送系统

（一）内皮屏障

基于内皮屏障的药物递送系统，主要在于利用不同内皮屏障之间的生理或病理差异，增强药物的组织通透性，增加药物在组织中的蓄积。此处以血肿瘤内皮屏障为例，简述基于内皮屏障的药物递送系统。

首先，在保证递送体系长循环的基础上，基于特殊的肿瘤微环境（pH、酶等），能控制药物递送体系在肿瘤部位的分布，从而改善药物积累情况，例如：设计肿瘤微环境响应的给药体系。其次，肿瘤部位 EPR 效应的存在能导致纳米级制剂在肿瘤部位的优先积累，但肿瘤内皮屏障的特殊间质液压力和高度交联的细胞外基质极大地阻碍了纳米制剂在肿瘤中的进一步渗透与扩散。高密度的肿瘤细胞使肿瘤中的淋巴管受到压迫，从而导致淋巴流量低，肿瘤组织的间质液压力高于肿瘤血管中的压力，阻止给药体系向肿瘤毛细血管的进一步渗透；由于肿瘤细胞的代谢强，肿瘤部位产生大量的胶原蛋白与多糖，形成高密度的细胞外基质，阻止给药体系在肿瘤中的进一步扩散。现有研究证明，药物主要积聚在肿瘤边缘，难以扩散到整个肿瘤，诸如肿瘤穿透肽的修饰、肿瘤细胞外基质的交替、肿瘤血管的正常化等策略能初步应用于克服肿瘤内皮屏障。

（二）质膜屏障

药物主要通过被动转运与主动转运穿过细胞质膜，而由于药物理化性质的限制，只有少部分药物能通过简单的扩散与主动运输穿过细胞质膜，使细胞中药物达到有效浓度。纳米药物递送系统能改变药物进入细胞的途径与细胞质膜的通透性，从而改变细胞中药物的细胞动力学。其为药物进入细胞提供了两种类型的新途径：内吞作用、直接进入细胞。内吞作用的途径可分为洞穴蛋白介导的内吞作用、网格蛋白介导的内吞作用、洞穴蛋白与网格蛋白非依赖性内吞作用、吞噬作用、小胞吞作用等。直接进入细胞的主要途径包括直接易位、脂质融合等。

纳米制剂能改变药物穿过质膜的方式，以增强细胞对药物的摄取。通常，纳米递送系统的主要参数包括形状、大小、柔软度、硬度及表面特征，均能影响细胞摄取的效率。在这些参数中，纳米制剂的表面特性在细胞摄取中起重要作用。因此，在进行制剂设计时，可在纳米制剂表面修饰不同的功能区，如蛋白质、配体、多肽等，从而使纳米制剂识别特异性细胞、增强亲和力与细胞渗透性，以增加药物的细胞摄取，例如：转铁蛋白受体在癌细胞上高度表达，为了促进细胞对药物的摄取，制备转铁蛋白结合肽 CGGGHKYLRW 修饰的聚合体以递送抗肿瘤药物多柔比星。

纳米制剂能通过抑制细胞对药物的外排增加药物在细胞中的蓄积。外排转运蛋白在某些组织的细胞质膜上高度表达，主要是 ATP 结合转运蛋白，例如：P-糖蛋白（P-glycoprotein，

P-gp)、多药耐药相关蛋白、乳腺癌耐药蛋白等。外排转运蛋白能将药物泵出，极大地减少了药物在细胞中的蓄积。纳米制剂在抑制药物外排方面也有突出优势，包括利用外排转运蛋白抑制剂，最大限度地减少ATP的产生；小干扰RNA（small interfering RNA，siRNA）与药物共递送也能抑制药物外排。例如：维生素E衍生物D-α-生育酚聚乙二醇1000聚合物能抑制ATP酶活性以抑制P-gp外排泵的活性，基于该聚合物的载药胶束等体系表现出较好的抑制外排作用。

（三）细胞器屏障

1. 溶酶体

溶酶体参与许多重要的生理过程，如细胞内消化、细胞凋亡（程序性死亡）、自噬和质膜修复。利用纳米药物递送系统进行溶酶体递送相对容易实现，由于异物在内吞作用后不受任何障碍地优先进入内体，内体而后发育成成熟的溶酶体。然而，溶酶体内的酸性环境与各种酶可能导致药物分子失能，如碱性药物解离、生物大分子失活等。纳米药物递送系统能够将药物直接输送到溶酶体中，并保护药物免受蛋白水解酶的快速降解。此外，一些药物不是在溶酶体中起作用，可利用特殊的刺激响应型递送系统以实现溶酶体逃逸，从而实现药物的精准控制释放，增加药物的细胞质蓄积。

针对溶酶体屏障的给药策略包括：①诱导破坏溶酶体（溶酶体膜透明化、诱导溶酶体代谢功能障碍）；②刺激响应型纳米平台。纳米粒是能将破坏溶酶体相关药物递送到溶酶体的最合适载体，因为它们中的大多数能在内化后直接进入溶酶体。例如：利用纳米胶束封装新型酸响应荧光探针与光敏剂，在近红外照射下，该光敏剂能产生活性氧，诱导溶酶体膜透明化，破坏溶酶体，最终导致癌细胞死亡。此外，溶酶体中的酸性环境与蛋白水解酶在破坏纳米载体与药物分子的同时，也为刺激响应型纳米平台提供了控制药物释放，实现内体❶/溶酶体逃逸，增加药物的细胞质蓄积的机会。设计纳米递送体系，利用"质子海绵"（proton sponge）效应或"纳米炸弹"（nano-bomb）效应，实现药物的溶酶体逃逸与胞质递送。"质子海绵"效应指当溶酶体内pH下降时，溶酶体能大量捕获质子，并引起氯离子与水分内流，导致溶酶体渗透性肿胀，而后破裂，从而将其携带的药物释放到细胞质；"纳米炸弹"效应指一些递送体系能不断捕获并可逆储存CO_2，在溶酶体酸性pH的触发下爆发以实现溶酶体逃逸，将药物递送至细胞质中。

2. 线粒体

目前，蛋白质、核酸、促凋亡因子、抗氧剂等已被用于治疗线粒体功能障碍性疾病。而利用纳米药物递送系统能制成多功能平台，基于其可控的表面电荷与靶向分子修饰，能将药物或线粒体靶向序列转运并递送到线粒体中，实现线粒体靶向，包括但不限于靶向线粒体膜电位、靶向线粒体己糖激酶Ⅱ受体、线粒体活性氧诱导剂、光动力疗法等。

3. 细胞核

由于纳米药物递送体系尺寸可调，易于进行表面修饰改性，且具备较强的药物负载能力，纳米药物递送体系是潜在的细胞核靶向载体，能有效地递送药物进入细胞核，不仅能递送小分子药物，也能递送大分子信使RNA（mRNA）等。迄今为止，克服核膜屏障的纳米技术主要包括核定位信号（短氨基酸序列）修饰、纳米材料的尺寸控制、纳米载体核周聚集

---

❶ 内体：内体是膜包裹的囊泡结构，有初级内体（early endosome）和次级内体（late endosome）之分，初级内体通常位于细胞质的外侧，次级内体常位于细胞质的内侧，靠近细胞核；内体的主要特征是酸性的、不含溶酶体酶的小囊泡。

等。金纳米粒是将药物递送入核的优质载体，其能大量合成，形态可控，且易于进行生物相容性基因修饰，即便没有核定位信号的修饰，超小的金纳米粒也能够进入细胞核。小于10 nm的金纳米粒能直接进入细胞核并达到40%的核内蓄积；一些体积小的纳米粒能通过核孔复合物直接穿过核膜。由此，可利用刺激响应型体系实现尺寸可控，为克服药物从血液循环到核膜输送的生理障碍提供了新的机会。

思 考 题

1. 体内生理生化屏障的共同特征有哪些？
2. 基于体内各屏障的药物递送设计能从哪些方面着手考虑？

（肖青青）

参考文献

[1] Terstappen G C, Meyer A H, Bell R D, et al. Strategies for delivering therapeutics across the blood-brain barrier [J]. Nat Rev Drug Discov, 2021, 20(5): 362-383.

[2] 李向雨，杨乔，纪怡璠，等. 血脑屏障与血管性认知障碍 [J]. 中国神经免疫学和神经病学杂志，2020, 27(4): 331-333.

[3] Bouwstra J A, Năḑăban A, Bras W, et al. The skin barrier: an extraordinary interface with an exceptional lipid organization [J]. Prog Lipid Res, 2023, 92: 101252.

[4] Trompette A, Ubags N D. Skin barrier immunology from early life to adulthood [J]. Mucosal Immunol, 2023, 16(2): 194-207.

[5] Harris-Tryon T A, Grice E A. Microbiota and maintenance of skin barrier function [J]. Science, 2022, 376(6596): 940-945.

[6] Phatale V, Vaiphei K K, Jha S, et al. Overcoming skin barriers through advanced transdermal drug delivery approaches [J]. J Controlled Release, 2022, 351: 361-380.

[7] Wang J J, Ni Q K, Wang Y F, et al. Nanoscale drug delivery systems for controllable drug behaviors by multi-stage barrier penetration [J]. J Controlled Release, 2021, 331: 282-295.

[8] Zhang S H, Zhu C R, Huang W T, et al. Recent progress of micro/nanomotors to overcome physiological barriers in the gastrointestinal tract [J]. J Controlled Release, 2023, 360: 514-527.

[9] Ramsay E, Lajunen T, Bhattacharya M, et al. Selective drug delivery to the retinal cells: biological barriers and avenues [J]. J Controlled Release, 2023, 361: 1-19.

[10] Luo Z, Paunović N, Leroux J C. Physical methods for enhancing drug absorption from the gastrointestinal tract [J]. Adv Drug Del Rev, 2021, 175: 113814.

[11] Yu J H, Yin Y Q, Leng Y B, et al. Emerging strategies of engineering retinal organoids and organoid-on-a-chip in modeling intraocular drug delivery: current progress and future perspectives [J]. Adv Drug Del Rev, 2023, 197: 114842.

[12] Campbell E L, Colgan S P. Control and dysregulation of redox signalling in the gastrointestinal tract [J]. Nat Rev Gastro Hepat, 2019, 16(2): 106-120.

[13] Banks W A. From blood-brain barrier to blood-brain interface: new opportunities for CNS drug delivery [J]. Nat Rev Drug Discov, 2016, 15(4): 275-292.

[14] Wu D, Chen Q, Chen X J, et al. The blood-brain barrier: Structure, regulation, and drug delivery [J]. Signal Transduction and Targeted Therapy, 2023, 8(1): 217.

[15] Wang B, He X, Zhang Z Y, et al. Metabolism of nanomaterials *in vivo*: blood circulation and organ clearance [J]. Acc Chem Res, 2013, 46(3): 761-769.

[16] Vrinda G, Sadia S, Jeff S, et al. Ocular drug delivery: present innovations and future challenges [J]. J Pharmacol Exp Ther, 2019, 370(3): 602.

[17] Ganji C, Muppala V, Khan M, et al. Mitochondrial-targeted nanoparticles: delivery and therapeutic agents in cancer [J]. Drug Discov Today, 2023, 28(3): 103469.

[18] Steeg P S. The blood-tumour barrier in cancer biology and therapy [J]. Nat Rev Clin Oncol, 2021, 18: 696-714.

第二章

口服固体制剂给药系统

本章学习要求

1. 掌握：口服给药系统中口服速释给药系统、口服定速给药系统、口服定位给药系统、口服定时给药系统等。
2. 熟悉：口服给药系统的基本概念、基础理论，以及最新研究进展。
3. 了解：国内外口服给药系统发展简史。

第一节 口服给药系统的概况

一、口服给药系统基本概念

口服制剂是最古老的剂型之一，有患者依从性高等优点。然而，传统给药剂型通常面临诸多问题，例如药物吸收面临多重生理屏障、难以递送大分子药物和生物制剂、药物溶出或者渗透较低导致生物利用度较差、难以控制制剂中的药物释放等。因此，口服给药系统（oral drug delivery system，ODDS）被开发与设计出来，以克服上述问题。口服给药系统包含口服速释给药系统、口服定速给药系统、口服定位给药系统、口服定时给药系统等。

本节先简述口服给药系统的发展历史，厘清相关领域的发展脉络，并分析我国口服给药系统发展所面临的瓶颈。随后的几节中分别详述口服速释给药系统、口服定速给药系统、口服定位给药系统、口服定时给药系统的基本概念和研究进展。

二、口服给药系统发展史

（一）国外口服给药系统发展简史

古代的药物剂型（dosage form）主要以加工天然动植物为主。考古人员发掘的距今五千年的文物中记载了将多种植物的种子、根等部位压成粉末并溶于酒中治疗疾病的方法。古埃及与古巴比伦是药剂学（pharmaceutics）发展较早的地区，大约公元前16世纪的《埃伯斯莎草纸》记载了散剂、丸剂等口服剂型等，同时记载了酒、牛奶和蜂蜜等药物溶剂和多种复方制剂（compound preparation）。此外，该古籍还表明古人制备药物制剂（pharmaceutical preparation）时，已经开始用研钵、筛和天平等工具保证活性药物成分（active pharmaceutical ingredient，API）和辅料（excipients）之间混合均匀。古罗马时期欧洲药剂学鼻祖克劳迪亚斯·盖伦在其著作中详细记载了散剂、丸剂、浸膏剂、溶液剂、酒剂等口服剂型以及相关工艺，这些制剂又称为"盖伦制剂"，并沿用至今。从此药剂学的目标变为研发稳定且疗效显著的剂型，通过优化药物的处方和给药方式以提高制剂的疗效。佛罗伦萨学院1498年出版的《佛罗伦萨处方集》，是西方第一部法定药典（pharmacopoeia）。

进入近代后，物理学、化学、生物学、医学、数学等基础科学的突破为药剂学学科的创立打下了坚实的理论基础。1806年德国药剂师佛里德里希·泽特提纯吗啡，只含单一有效成分的制剂逐渐兴起。1847年德国药剂师莫尔出版了第一本药剂学教材《药剂工艺学》，标志着药剂学正式成为一门独立的学科。基础学科的发展促进了口服给药系统领域的进步，出现了片剂和胶囊剂为代表的近代传统口服剂型。例如，1833年、1843年和1847年Francois Mothes、William Brockedon 和 James Murdock 分别首次发明软胶囊剂、模印片、嵌套式硬胶囊剂。但是传统口服剂型仍然难以完全满足临床用药需求，例如难以调控药物起效时间和速度、难以控制临床上药物服用的安全剂量、溶解度（solubility）或者渗透性（permeability）较低导致药物递送效率低、特殊人群的服用依从性较差、难以将药物有效递送至吸收部位等问题。

20世纪50年代起，物理药剂学家Takeru Higuchi等将物理化学的研究思路运用到药剂学基础研究、处方设计和评价中，取得了药物释放模型等突破性成果。药剂学从此进入用客观的体外科学指标衡量药物制剂质量的物理药剂学（physical pharmacy）时代。20世纪60到70年代，随着生物膜流动镶嵌模型提出、药物动力学（pharmacokinetics，简称药动学）学科建立等理论突破，药物制剂的质量和药效评价模式逐渐从体外试验转为体内试验。世界卫生组织和各国制药协会的新药评价指导原则均将药动学作为新药临床前研究（preclinical study）和临床药理评价的主要内容之一，药剂学进入生物药剂学（biopharmaceutics）的新时代。20世纪80年代，针对临床上致敏性、致突变性、致癌性以及药物毒副作用大等问题，同时为了阐明药物在疾病治疗中的作用与相互作用，并指导合理用药，药剂学进入临床药学（clinical pharmacy）时代。

基础理论的进步有力推动了现代口服药物递送系统的发展。药物递送系统（drug delivery system，DDS）是将药物定量定时精准投送至所需部位，旨在通过提高难溶性药物的溶解度、生物利用度（bioavailability），通过降低药物毒副作用以提高药物的治疗指数，同时降低给药频率以提高患者服药的依从性，从而克服或降低传统剂型的缺陷。1952年史克必成公司的Spansule®缓释胶囊上市，该制剂通过溶出机制先将部分药物突释，剩余药物随后缓慢释放，提高了患者服药的依从性。Spansule®缓释胶囊的上市标志着药物递送系统概念的提出。20世纪60到70年代，聚合物材料和纳米粒等技术开始用于药物递送系统。同时期，首个通过扩散机制或渗透压机制实现缓控释（delayed and controlled release）的制剂Ocusert®和Osmosin®上市；20世纪80到90年代，首个通过离子交换机制实现缓控释的制剂Delsym®和首个应用推拉式渗透泵（osmotic pump）的制剂Procardia XL®上市。

进入21世纪以后，随着分子药理学、分子细胞生物学、分子药物动力学、药物分子传递学、物理化学、化学动力学与热力学以及系统工程学等基础科学以及材料科学、分析化学、计算机模拟技术和人工智能技术等研究手段的进步，各学科不断交叉融合，制剂工业界不断将新辅料、新剂型、新设备、新技术运用于口服药物递送系统。例如，2000年美国食品药品管理局（Food and Drug Administration，FDA）批准的第一个纳米晶（nanocrystal）口服制剂Rapamune®，提高了药物的溶解度；2000年，美国FDA还批准了第一个推黏渗透泵制剂Concerta®；2015年，美国FDA批准了第一个使用3D打印技术制造的左乙拉西坦口崩片Spritam®，该制剂率先采用了3D打印的新技术；2015年，美国FDA还批准了第一个使用连续压片工艺制成的固体剂量药物Orkambi®，提高了产品的质量；2019年，第一个口服肽类片剂Rybelsus®获得美国FDA批准，解决了生物制剂（biologicals）口服递送效率低的难题。

（二）我国口服给药系统发展简史

我国的药剂学同样历史悠久。远古时期，就有炎帝神农氏尝百草的传说，表明该时期的人们已经开始使用中药（traditional Chinese medicine）治疗疾病。据《史记·三皇本纪》中记载："火德王。故曰炎帝。以火名官。斲木为耜，揉木为耒，耒耨之用，以教万人。始教耕，故号神农氏。于是作蜡祭，以赭鞭鞭草木，始尝百草，始有医药。"我国于商代（公元前1766年）便已使用汤剂。据《甲乙经》中记载："伊尹以亚圣之才，撰用《神农本草》，以为《汤液》。"汤剂也被史学家认为是伊尹所发明。

我国最早的医学专著《黄帝内经》记载了汤剂、丸剂、散剂、酒醴等剂型，并有"治半夏"的记载，表明我国古代很早就对药材进行减毒加工处理。东汉末年名医张仲景在其著作《伤寒杂病论》中又记载有丸剂、糖浆剂等10余种剂型，而在其著作《金匮要略》提及"凡㕮咀药，欲如大豆，粗则药力不尽"，揭示了制剂过程中控制药物粒度的重要性。同时期也出现了我国最早的中药学专著《神农本草经》，该书介绍了"药性有宜丸者，宜散者，宜水煎者，宜酒渍者，宜膏煎者，亦有一物兼宜者，亦有不可入汤酒者，并随药性，不可违越"等制剂原则，认为不同药性的中药需要选择不同剂型，才能发挥最佳的治疗效果。

南北朝时期陶弘景所著的《本草经集注》中载有"疾有宜服丸者，宜服散者，宜服汤者，宜服酒者，宜服煎膏者"。提出针对不同的疾病选择不同的剂型。《本草经集注》还记载了部分药材炮制的作用，随后雷敩所著《雷公炮炙论》是我国第一部关于中药材炮制的专著，中药炮制学作为一门独立学科诞生。公元659年，中国最早的药典《新修本草》颁布，全书共54卷，收载药物850种，是世界上第一部国家药典。宋代出版的《太平惠民和剂局方》是我国最早的官方颁布的成方制剂规范。元代王好古所著《汤液本草·东垣先生用药心法》中记载：大抵汤者"荡"也，去大病用之；散者"散"也，去急病用之；丸者"缓"也，不能速去之，其用药之舒缓而治之意也。强调了按照不同疾病的特点针对性地选择不同的剂型。1578年，明代李时珍编著了《本草纲目》，共收载药物1892种，在世界药学史上具有重要的学术地位。

近代以来，中国药物制剂受到了西方医药技术的影响，通过引进技术建立了一批制药厂。1950年全国制药工业专业会议确定在优先发展原料药以解决"无米之炊"的基础上发展制剂工业。1956年，上海医药工业研究院药物制剂研究室成立，随后多次召开片剂等剂型的全国性学术会议，促进了我国制剂工业的发展。1949—1957年期间，我国药剂学研究侧重于基础制剂、物理药剂学和工业药剂学，着眼解决药物制剂外观不佳、有不良嗅味和服药依从性差等问题。1958—1965年，我国也开始开展生物药剂学的研究，80%的药物制剂能实现自给自足，同时研发了呋喃丙胺缓释肠溶片等20余种缓控释制剂，成果显著。

改革开放以来，我国在药用辅料（例如微晶纤维素和可压性淀粉等辅料的国产化）、生产技术和设备（例如高性能压片机等设备的国产化）、新制剂技术（例如微粉化和薄膜包衣等制剂技术的推广）、药物递送系统（例如口服环孢素自微乳化给药系统等国产口服药物递送系统的开发）以及中药制剂高端化（例如元胡止痛分散片和苦参素胃内滞留缓释片等中药口服新剂型的开发）等领域取得重大突破。

（三）我国口服给药系统现阶段发展水平

虽然给药系统自诞生以来已经取得了长足的进步，但是其进步幅度落后于其他领域。当今计算机的内存相较于20世纪60年代内存增加了三万余倍，价格大幅度下降，同时体积大幅度缩小。相反，脂质体（liposome）于1964年问世，而聚乙二醇（PEG）化脂质体的上市前后花费30余年，递送RNA的PEG化脂质体纳米粒花费了50余年，进步幅度远远落后于计算机领域。这是由于药物制剂需通过处方前研究和临床试验确保安全性和有效性，同时需要承担高昂的研发成本。

此外，郭朝先等将国内和国外医药产业国际竞争力和发展现状进行了对比，从国际市场占有率、贸易竞争力指数以及显示性比较优势指数等指标来看，我国虽然在价值链中低端的原料药和辅料竞争力较强，但是制剂等高端产品的国际竞争力较弱，国际社会认可度较低。例如，对于产品附加值高的制剂产品，2023年我国西药制剂出口额为63.13亿美元，进口额为245.45亿美元，进口额远大于出口额。近年来，跨国企业逐渐重视中国市场，不断提高对新产品报批以及知识产权保护方面的重视，与国内制剂企业形成了竞争。例如，2023年城市公立医院化学药品用药市场份额前10名厂家中，国外企业占有4席。

在众多给药系统中，口服给药系统是最方便、最常见的给药系统之一。因此在口服给药系统领域实现关键技术进步和高端剂型国产化对我国制剂领域意义重大，是增强我国医药行业国际竞争力和满足人民对高端制剂迫切需求的关键。

（四）我国口服给药系统未来应突破的瓶颈

1. 制剂基础理论研究较为薄弱

当前，我国药剂学基础理论研究较为薄弱。四川大学华西药学院侯世祥老师在2017年中国药物制剂大会上指出，我国在药剂学基础教学和国家自然科学基金项目申请上忽视了普通剂型和缓控释剂型基础理论研究。在《2023年度国家自然科学基金项目指南》医学科学九处的"资助领域和注意事项"中提到："药剂学主要资助物理药剂学、生物药剂学、分子药剂学、工业药剂学，包括新型药物递释系统和制剂成型的研究及其新理论、新技术和新方法探索，纳米递药系统的设计要注重其成药性，并应拓展其在不同疾病领域及给药途径的探索。"但是据蔡铮等的统计，近年来国家自然科学基金药剂学学科（申请代码为H3408）的申请与资助项目中接近90%的项目与纳米概念的给药系统相关，已经成为了国内药剂学的主要研究方向。然而，物理药剂学、生物药剂学、药物动力学等药剂学基础分支学科也需要投入人力和物力持续研究。药物制剂与计算机等领域不同，新老剂型属于相互补充的关系，而非替代关系，临床上必定同时存在高端新剂型和基础老剂型的用药需求，因此基础老剂型的基础理论仍值得制剂研究者进一步深入研究。

2. 高端药用辅料的产品质量和相关研究需要不断加强

药用辅料是药物制剂中除活性药物成分以外一切其他组分的统称，是生产药物制剂所不可缺少的组分，可以调节活性药物和最终制剂的相关关键性质，对药物递送系统的最终性能影响较大。但是我国面临部分高端药用专用和功能化辅料还未国产化，同时部分已国产化的药用辅料仍面临质量标准低、规格不全、难以达到制剂要求等问题。同时，我国对于新型给药系统急需的创新功能性辅料的基础研究刚刚起步。在《2023年度国家自然科学基金项目指南》医学科学九处的"资助领域和注意事项"中也提到："药物材料主要资助新型药物辅料的设计与构建、体内过程和安全性评价等的基础研究。"因此，未来我国应当针对口服给药系统制剂开发时面临的问题，找到溶出度、储存稳定性等制剂关键性能和辅料分子结构或者其他诸如粒径等物理属性之间的关系，从而促进高端药用专用和功能化辅料的国产化，并提高已国产化的药用辅料的质量，实现我国医药工业能根据制剂需求针对性研发新型药用辅料。

3. 先进的制剂工艺需要先进制剂设备作为基石

例如，3D打印技术的成熟，推动了个性化药物递送系统和口服给药系统的发展，可以轻松地定制特定尺寸、形状以及释放行为的药物递送系统。同时3D打印技术也可以按照需求实时制备，省去了运输成本，降低了运输过程中药物降解的风险，对于核酸或者其他不稳定的药物意义重大。我国在3D打印技术和制剂设备的研究方面不落后于国外。南京三迭纪医药科技有限公司首创了热熔挤出沉积（melt extrusion deposition，MED）3D打印药物技术，开发了从药物设计到制剂制备的专有3D打印技术生产链。但是我国制剂设备，尤其是中试转化及工业生产的配套设备，仍有较多品种严重依赖进口。因此，口服给药系统的高质量发展，也需要更多类似南京三迭纪的公司涌现，降低在制剂设备方面"卡脖子"的风险。

4. 传统的制剂开发模式急需升级

传统的药物制剂开发模式为试错型模式，通过大量的单因素考察实验找到制剂关键性能的影响因素，开发效率低。然而近年来随着人工智能、分子模拟等技术的进步，制剂开发模式逐渐向大数据驱动的制剂科学设计模式转变。该技术开创了新的制剂开发模式以及基础研究范式，因此在口服给药系统的开发领域中，中外又重新回到了新的起跑线上。参考我国汽车工业借助电动汽车实现弯道超车的经验，未来我国应当抓住时代机遇，积极推动制剂开发模式从"高效筛选模式"向"科学设计模式"转变，从而在口服给药系统领域再次实现弯道超车。

5. 难仿制的高端剂型相关技术壁垒急需攻克

仿制药系指与原研药具有相同活性药物成分、剂量、给药途径、剂型以及适应证的药物。仿制药省略了API的合成、临床前和临床研究，因此其不仅可以减少企业的研发成本，同时也降低了医保资金和个人医疗费用的压力。保障仿制药的质量和供应，促进我国仿制药行业健康发展，是我国经济稳定发展的重要基石。国外市场仿制药占比较高，例如美国FDA批准上市的药物95%以上为仿制药，美国95%以上临床应用主体已核实为仿制药。因此我国未来应当利用反向工程的研究思路和高端的分析技术，实现口服速释给药系统、口服定速给药系统、口服定位给药系统、口服定时给药系统等高壁垒制剂的国产仿制，满足人民的用药需求。

6. 中药制剂现代发展

中药制剂需要现代化，实现"三效"（高效、速效、长效）、"三小"（剂量小、毒性小、副作用小）以及"五方便"（便于使用、便于携带、便于储藏、便于生产、便于运输），从而走向国际市场。德国和日本在植物药领域优势显著，原因之一在于其注重对植物药制剂安全性、有效性和稳定性进行系统研究，制剂的质控标准明确，从而使得产品具有服用量小、疗效显著、剂量精准、易于携带和储存等优点。中药制剂是影响中药质量稳定性和有效性的主要影响因素，合格的中药产品应当满足具有稳定明确的成分指标、可重复药理和临床数据等要求。因此需要推动中药制剂技术的现代化，将现代制剂技术和中医药理论相结合，完善中医药理论指导下的口服给药系统的设计理论，从而将传统的中药"经典名方"进一步研发为高端中药制剂。

7. 努力攻克生物制剂口服递送的世界难题

生物制剂产品包括多肽、蛋白质、抗体、疫苗、核酸以及多糖等，产品附加值极高。由于其专属性和有效性较高，它已经被全球公认为21世纪药物制剂研发过程中最具有前景的高端领域。据统计，在2011—2020年间上市的新药中，抗体药物以平均累计收入50亿美元占据榜首；在2021年全球畅销药物前20款中已有8款属于蛋白质制剂。但是生物制剂的口服递送面临消化道pH、酶、黏膜层以及肠上皮细胞等多重屏障，口服递送属于世界级的难题，现阶段全球高效递送系统的上市案例较少。

8. 与其他领域新技术融合发展

我国口服给药系统的发展还应更积极地拥抱和吸收诸如软体机器人以及先进分析化学等其他领域新技术，积极与其他行业相融合。例如，有研究学者开发了一种可口服的机器人药物递送胶囊（RoboCap），以清除肠道中的黏液层，并增强管腔混合，使药物局部沉淀，从而增加吸收；在质量控制阶段，有研究学者积极引入同步辐射X射线计算机断层成像（synchrotron radiation X-ray computed tomography）技术等现代表征手段表征口服给药系统的微纳米结构等制剂关键属性，揭示口服给药系统性能和关键属性之间的关系，从而促进我国口服给药系统的现代化。药剂学是一门交叉学科，口服给药系统的开发也是多学科交叉的系统工程。回顾药剂学和口服给药系统的发展，其他领域新技术对其发展起到了至关重要的推动作用。因此，作为相关领域的研究人员，不仅需要关注口服药物递送系统的相关进展，同时也应当关注材料科学与分析技术等领域的研究进展，积极吸收相关技术运用到口服药物递送系统的开发中。

三、展望

我国药物制剂学科发展迅速，已从原来仿制国外剂型的应用型学科发展为理论与应用并重、多学科交叉的综合性学科，有力地推动了口服给药系统等领域附加值和技术难度高的制剂国产化和高端化。同时，我国药物制剂学科在基础理论领域、高端药用辅料等领域存在瓶颈，其中部分领域对于国外的制药企业和相关科研院所也是重大挑战，中外处于同一起跑线上，未来我国应当抓住时代机遇，在口服给药系统领域实现弯道超车。

因此本章后续各节将介绍国内外口服给药系统的相关进展，以期启发相关高校、研究机构以及企业的一线研发骨干，不断推动基础理论进步，以打破国外相关技术壁垒并研发出具有自主知识产权的制剂，同时确立更科学有效的药效评价标准，最终促进口服给药系统核心技术的国产化，打开国际市场，造福人民和社会。

第二节　口服速释给药系统

一、概述

（一）口服速释给药系统的定义

口服速释给药系统（oral immediate release drug delivery system），即口服快速释放制剂（oral immediate release preparation），系指一大类给药后能快速崩解或溶解而迅速释放药物并吸收的剂型。其主要方法是通过药物载体（通常是易溶解并且对身体健康没有任何副作用的）吸附药物，由此被服用的药物便可以随着药物载体的快速溶解而被吸收，从而更快地发挥药效。

（二）口服速释给药系统的特点

口服速释给药系统自从发展以来便在制药领域有了很好的应用，受到人们的广泛关注。与普通制剂相比，它有着其他制药技术无可比拟的特点：① 速崩、速溶、起效快；② 吸收充分，生物利用度高；③ 肠道残留少，副作用低；④ 服用方便等。

1. 溶解迅速，起效快，生物利用度高

迅速崩解、迅速溶解、药物通过载体材料进行溶出是口服速释给药系统最为突出的特点，当人服用后，制剂会迅速溶解，使人体可以更好地吸收。根据Noyes-Whitney方程：

$$\frac{dC}{dt} = \frac{D}{h} S(C_s - C_t) \tag{2-1}$$

式中，$\frac{dC}{dt}$ 为药物的溶出速率；D 为溶解药物的扩散系数；S 为固体药物的表面积；h 为扩散厚度；C_s 为药物在液体介质中的溶解度；C_t 为 t 时刻的药物浓度。

由此可知，药物溶出速率随药物分散度的增大而提高，快速释放制剂在口腔或胃肠道中遇水可迅速崩解或溶解，使得药物释放表面积迅速增大，从而提高药物溶出速率，使药物能够被快速吸收并起效。此外，一些特殊的口服快速释放制剂，如膜剂、舌下片等，可通过口腔黏膜、舌下和舌黏膜吸收入血液从而避开肝脏的首过效应，因此可以极大地提高药物的吸收和生物利用度。

2. 服用简便，患者顺应性好

口服速释给药系统可以用水分散后再服用，也可以用水辅助吞服，甚至不需用水辅助即可直接吞咽服用，简单方便，因而患者顺应性好。其中，尤其是口腔快速释放制剂，在口腔中仅数秒至数十秒之内便可迅速溶解或崩解，特别适合婴幼儿、老人，以及咽喉疾病、心血管疾病、帕金森病等器质性精神障碍引起的吞咽困难和长期卧床患者，并且适合取水不便的患者用药。

3. 副作用小

普通片剂的崩解缓慢，在口服过程中部分患者偶有食管阻塞和组织损伤的风险，而且刺激性大的药物如阿司匹林等，如果在胃内时间过长，会增加诱发胃肠道出血的可能性。快速释放制剂可以在进入胃肠道之前或到达胃肠道后迅速崩解或者溶解，药物可广泛分布在胃肠道中，从而避免局部药物浓度过高而引起的刺激性。同时，由于药物可迅速被吸收，在胃肠道内的滞留时间短，可以有效降低对胃肠道的刺激。

4. 缺点

虽然口服速释给药系统有诸多优点，但是其缺点也十分明显。例如：在制备过程中，需先将原料药微粉化处理或使用固体分散、β-环糊精包合和湿法研磨等技术进行预处理，生产工序多；对崩解剂要求高，成本较高；含大量崩解剂，吸湿性强，对包装材料的防潮效果和储存条件要求高。

（三）口服速释给药系统的分类

1. 按释药方式分类

广义的口服速释给药系统包括水中分散型、口腔分散型两大类。其中，水中分散型系指置于水中或口服后在胃液中能迅速分散释放药物的给药系统，典型的有分散片、泡腾片、基于自乳化或自微乳化技术的给药系统、基于固体分散技术的给药系统、基于包合技术的给药系统、干凝胶和干酏剂等。口腔分散型系指置于口腔中无须用水在吞咽前就能迅速分散或溶解的给药系统，典型的有舌下片（sublingual tablet）、口腔崩解片（orally disintegrating tablet，ODT）、口腔速溶片（orally fast dissolving tablet，fast melting tablet）等。

目前常用的分类方法是将其分为速溶制剂、速崩制剂两大类。

（1）速溶制剂　速溶片最早发展于20世纪70年代，其代表剂型是由Davies发明的用冷冻干燥法制备的口腔速溶片，服用时无须用水，只需30 s即可在口腔内溶解，溶解速率非常快，并能提高药物的生物利用度。

（2）速崩制剂　速崩制剂是指人服用后能迅速崩解的片剂，主要可分为分散片、速崩片等。通过选择适当的崩解剂，如微晶纤维素和低取代羟丙基纤维素等，采用直接压片或者湿法工艺制备速崩片，在口腔中遇到唾液或者水分可以在20 s左右进行崩解。与普通固体口服制剂吸收情况相比，吸收速率更快，生物利用度提升效果明显。

2. 按主要剂型分类

（1）分散片　系指在水中能快速崩解并且均匀分散的片剂。其主要由药物与至少1种崩解剂和遇水形成高黏度的溶胀性辅料等配伍而成。崩解剂常用的有微晶纤维素（microcrystalline cellulose，MCC）、交联羧甲基纤维素钠（CCMC-Na）、交联羧甲基淀粉钠（CCMS-Na）、低取代羟丙基纤维素等。通过几种崩解剂的组合使用也可以达到更好的崩解效果。溶胀性辅料常用的有葡聚糖、预凝胶淀粉、多糖类、海藻酸钠等。

（2）固体分散制剂　主要包含滴丸剂、颗粒剂、片剂等剂型，其主要特点是能快速地溶解于水中，并且均匀分布。采用固体制剂的形式可以很好地保持药物成分稳固，保证药物能够迅速释放，能快速发挥药效。

（3）速溶片　即冻干速溶片，是指采用冷冻干燥技术制备而成的制剂，通常由药物、基质以及辅料三个部分组成。其骨架结构具有较高的孔隙率，通过选择聚合物与其他组分间的合适的比例，不仅能保证冻干速溶片在服用后可以迅速分散、药物快速溶出，又能使制剂保持足够的强度，防止制剂在储存、运输及使用过程中出现破碎的情况。

（4）速释片　此类型制剂主要由崩解剂、黏合剂以及其他填充剂制备而成，可以使血药浓度迅速上升并达到有效值。此外，该类型药剂还能应用在双层片中，外部的速释层可以使药物迅速溶解从而快速达到有效血药浓度，而内部缓释层中的药物则能够保持长时间的有效血药浓度，以提高药物的疗效。

（5）自乳化给药系统（self-emulsifying drug delivery system，SEDDS）/自微乳化给药系统（self-microemulsifying drug delivery system，SMEDDS）　它是20世纪80年代兴起的一种新型药物递送系统，由药物、油相、表面活性剂和助表面活性剂均匀混合而制成的各向同性、热力学稳定的液体或固体制剂。服用该药剂后，其会在遇到体液后经由胃肠蠕动自乳化并形成稳定的纳米乳或微乳，而较小的乳滴尺寸使油相中的药物与肠黏膜的接触表面积更大，从而增加吸收。此外，也可以制成软胶囊药物或自微乳化剂，在遇水后均可以迅速地形成水包油微乳。

（6）其他　其他速释制剂包括泡腾片、舌下片、口含片等，且各具优点。例如，泡腾片遇水后会产生二氧化碳并迅速崩解；舌下片可以通过舌下黏膜直接吸收；口含片则药效迅速且持久。

（四）口服速释给药系统的释药机制

1. 速崩

速崩制剂的主要成分之一是崩解剂。崩解剂可以是一种或以一定比例混合的多种物质。当其吸水溶胀度大于 5 mL/g 时，可被认作为优质的崩解剂，此类崩解剂最重要的崩解机制通常是孔隙率和强溶胀性，尤其是溶胀性。对于某些崩解剂，例如CCMC-Na，当其含量大约在7.6%时，可以得到最短的崩解时间，此时，片剂孔径分布呈最合理的细孔结构，这种细孔结构的总孔隙率会达到饱和，因而它所产生的压力能导致有效的崩解，溶胀过程成为主要的崩解机制。一般情况下，当崩解剂含量超过8%时，片剂内部的毛细管会变粗，此时水的快速渗透反而隔离了周围的细孔结构区，使其中的空气无法及时逸出并阻止水分进一步渗入细孔区，导致崩解效果不佳。

2. 速溶

速溶制剂有以下几种制备方法：①经由冷冻干燥法和固态溶液法制备的速溶片，其成分中不含崩解剂，但它拥有极高的孔隙率，且骨架多为亲水性成分，遇水后水分可由孔隙迅速渗透进片剂内部，从而使得片剂可以迅速溶解。②采用喷雾干燥工艺，则需要在压片时加入崩解剂和泡腾剂，片剂在遇水后，崩解剂的吸水膨胀及毛细管作用和泡腾剂所产生的气体的膨胀作用，使水分得以迅速渗入片剂，从而导致其快速崩解或溶解。同时，片剂中的明胶或蛋白质等遇水溶解后会产生静电荷，相互之间出现排斥力，导致颗粒之间的互相排斥，进一步提高了片剂的崩解溶解速率。③直接压片法是将具有良好流动性的药物和适量的辅料进行混合，无须经过其他工序而直接进行压制形成制剂，其大部分成分均属水溶性，而且对填充剂的压片压力很小，因此可以保证其在短时间内迅速溶解。此外，压片时加入的引湿剂，例如微晶纤维素、CCMC-Na、改良淀粉等，具有强烈的吸水膨胀作用，能够使水分快速渗透进入片剂内部，此时片剂的外部和内部均会迅速发生溶解。

二、口服速释给药系统的发展

（一）口服速释给药系统的概况

口服固体制剂因剂量准确、携带和使用方便、耐压性强等特点而被人们普遍使用。但是，对于传统的口服固体制剂，如片剂、胶囊剂等，仍存在崩解速率慢、生物利用度低、起效慢、部分患者吞咽困难等一系列问题，该类制剂的应用受到了一定程度的限制。据统计，约有30%~50%的患者存在吞咽较为困难的问题，这也影响了药物治疗的顺应性。此外，对于某些特殊疾病如心脏病、癫痫等，需要能够快速起效的药物进行急救，因此对服用方便、可快速释药并起效的口服制剂有很大的需求。在这种需求背景下，口服速释给药系统应运而生，由于其起效快、生物利用度高、服用方便等诸多优势，受到越来越多的关注。

口服速释给药系统的研究始于20世纪初。其最早出现于1908年，是由美国的Beringer用两种或两种以上溶解度不同的物质所制成的一种片剂，该片剂在遇水后，其中的易溶成分首先发生溶解，形成"蜂窝"效应并使难溶性物质发生崩塌，从而将整个药片快速崩解成颗粒。在发展初期，口服速释给药系统的研究主要集中在提高崩解速率，但由于材料和技术的限制，在这一时期的发展相对缓慢。直至20世纪60年代，固体分散技术首次被应用于制药领域，有效解决了难溶性药物生物利用度低的问题，这使得基于该技术的快速释放制剂得到了较快发展。到20世纪70年代，英国惠氏公司（Wyeth&Brother）的Gregory等采用冷冻干燥技术制备了一种含有高孔隙率的药物载体，该药物载体在口腔中遇到唾液后能迅速溶解，可以使得相关制剂具备服用方便、吸收快、生物利用度高等多种优点。但是冷冻干燥技术需要大型的冷冻干燥设备，成本相对较高。为了克服冷冻干燥技术成本高的缺点，应用新型辅料、使用传统压片工艺（如湿法制粒压片法和直接压片法）等制备快速释放制剂相继成为研究重点。20世纪90年代后，同样是基于制备高孔隙率的思路，采用了一些新的技术如固态溶液技术（solid state dissolution）、喷雾干燥技术（spray drying）等，这些方法都具有各自独特的优点。另外，由于快速释放制剂对药物溶出速率和口感有特殊要求，对速释化药物的预处理技术和掩味技术的研究也受到越来越多的关注。

（二）口服速释给药系统的最新进展

进入21世纪后，随着科学技术的快速发展，越来越多的新技术如3D打印技术（three-dimensional printing，3DP）、静电纺丝技术（electrospinning technology）、热熔挤出（hot melt extrusion，HME）技术等，被应用于口服速释给药系统。采用这些新技术制备的口腔崩解片、速溶膜剂、速溶颗粒剂等速释剂型，受到了患者的青睐，显示出了良好的应用前景。

1. 3D打印技术

3D打印技术，也称为增材制造（additive manufacturing）技术，起源于19世纪末美国的照相雕塑和地貌成型技术，但是直到1980年才初具雏形。它是一种以数字模型文件为基础，运用粉末或可黏合材料，通过分层打印、逐层叠加的方式来构造物体的技术。由于可以通过计算机简单快速地修改设计API和各种辅料的组合，3D打印技术可以不受限制地生产各种药物剂型。图2-1展示了不同的3D打印技术。

速释制剂的最大特点是迅速崩解并快速溶解，同时具备良好的机械性能。但是，传统的制备工艺往往难以制备出同时满足上述条件的速释制剂，而3D打印本身通过逐层打印、层层叠加构筑物体，因此能够精准控制制剂内部的构造，从而制备出具备更佳药物释放速率的速释制剂。在2015年，Aprecia制药公司首次采用3D打印技术制备了Spritam®（左乙拉西坦，levetiracetam）速溶片，并于同年8月3日经由美国FDA批准上市，这也是世界上首款商业化的3D打印口服速释制剂。这种新型制剂内部呈多孔状，内表面积大，可以在10 s内被少量水崩解溶出。该药物剂型的体内试验表明，由于药物的快速溶出，其可以在9 min即达到最大血药浓度，为快速治疗癫痫提供了临床保证。

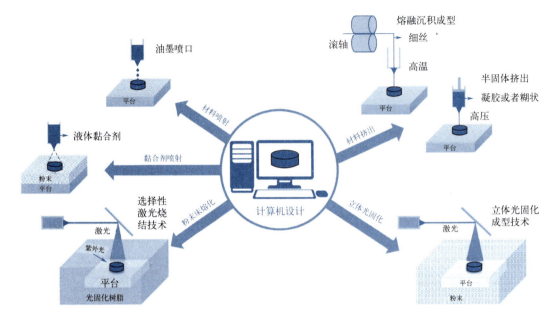

图2-1　各种3D打印技术示意图

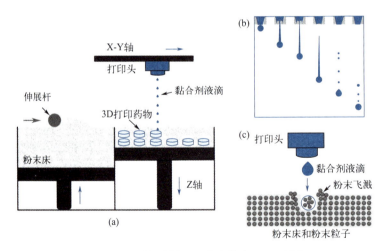

图2-2　黏结剂喷射型3D打印技术原理示意图

在众多3D打印技术中，黏结剂喷射型（binder jetting，BJ）在制备快速释放制剂时有着明显的优势，例如上述的Spritam®就是使用的该技术。近年来，有关3D打印速释制剂的研究也多集中于黏结剂喷射型3D打印技术。该技术与湿法制粒技术相似：粉末与粉末之间、颗粒与颗粒之间基于黏结剂形成固体桥或通过溶解和重结晶来形成颗粒，其打印原理如图2-2所示。

2021年，Wang等同样以左乙拉西坦为模型药物，制备了高载药量的彩色卡通左乙拉西坦儿童制剂，与Spritam®相比，该制剂的表面粗糙度更低，机械性能更强，且孔隙总数显著增加。当片剂与水接触后，水分经由毛细管通道能够迅速地渗透到片剂中并导致其快速崩解。Kozakiewicz-Latał等则于2022年使用BJ-3D打印技术，开发了一种以克霉唑为模型药物的快速分散制剂。针对克霉唑的疏水性问题，首先选择亲水赋形剂对其进行喷雾干燥以改善其润湿性，再将这种经过预处理的原料药与其他粉体辅料混合以制备该制剂。结果表明，该制剂在增加片剂机械强度的同时，也有着较短的崩解时间。

3D打印技术操作简单、速度快、工艺重复性好，易工业化放大。在制备过程中所得到的工艺参数及系统参数都可以由计算机保存，当需要进行工业化放大时，就可按照原始保存数据进行批量生产。这不仅可以简化并加快药物研发到生产的转化过程，同时也明显减少了不同批次间的差异。不过，目前3D打印技术在提高口腔崩解片的机械特性方面还有待进一步研究。

2. 静电纺丝技术

静电纺丝技术是一种简单、快速、易于工业化生产的微米及纳米纺丝技术，其制备纳米纤维速溶膜的原理是聚合物溶液或熔体在高压静电场（10～15 kV）下克服表面张力而产生带电喷射流，喷射流经过细化、分裂步骤，并伴随溶剂的挥发，得到固化高聚物纤维，最后落在接收装置上形成纤维膜。

静电纺丝技术制备的速溶膜比表面积较高，呈多孔性及无定形结构，可快速崩解。膜剂的可润湿性及内部纤维间的毛细管作用，能加快水分的渗透，促进膜的崩解。Yu等首次采用静电纺丝技术制备了难溶性药物布洛芬的口服速释药物传递膜剂。结果表明，分散在聚乙烯吡咯烷酮（polyvinyl pyrrolidone，PVP）基质中的布洛芬颗粒在纳米级范围内，且均转化为无定形态。体外溶出试验结果显示，布洛芬的溶出速率得到了极大的改善，在40 s内就几乎全部溶出。

Vuddanda等则对比了聚乙烯醇［poly(vinyl alcohol)，PVA］纳米纤维膜与PVA浇铸膜的一些特性。两种膜剂的微观结构差别，导致各自的崩解及溶出具有明显的差异：纳米纤维膜具有无定形结构、较大的比表面积及内部多孔的无纺布纤维结构等特性，这使得昂丹司琼速溶膜在10 s内即可崩解，90 s后药物便已全部溶出。

目前，静电纺丝技术还存在如溶剂残留及新型纺丝材料的开发等问题，这也是该技术在未来发展中亟需解决的问题。

3. 其他

（1）热熔挤出（HME）技术　这是一种操作简单、无须添加水或任何溶剂，可连续生产的技术。将API与热塑性成膜材料及其他辅料混匀后，在特定的温度和剪切速率条件下进行挤出，挤出物再经过反向旋转轮挤压成膜。

HME通常选用低分子量的聚合物作为成膜材料来制备速溶膜剂，可以在较短的时间内于口腔中崩解，有利于难溶性药物的快速溶出。而且，HME是一种不需要使用溶剂的速溶膜制备技术，不存在有机溶剂可能带来的一系列问题，如溶剂挥发导致膜表面萎缩从而使膜厚度不均匀、溶剂残留以及贮存过程中溶剂减少导致膜剂变脆等。例如，陈芳等以聚氧乙烯（PEO）为成膜材料、甘油为增塑剂，采用HME制备了伏格列波糖口溶膜剂，所得膜剂在20 s

左右即可溶解，3 min 内药物基本完全溶解，同时其强度和韧性也均符合要求。

此外，HME 也是目前应用发展较快的固体分散体掩味技术。在挤出过程中，API 和高分子聚合物之间的分子间相互作用，使得苦味药物可以被包埋于载体材料中，从而达到掩味的效果。因此，HME 还有望应用于苦味药物的口服膜剂的制备与开发。但是，对于 HME 而言，其熔化过程中的较高温度有可能对 API 和聚合物的稳定性产生影响，这也在一定程度上限制了其在制剂研究中的应用范围。

（2）打印技术　系指将含药溶液或混悬液喷涂在相应空白膜上的一种技术。用于打印的空白膜通常是由溶剂浇铸法制备的，因此利用该技术进行速溶膜的制备，可以结合打印技术和溶剂浇铸法两者各自的优点，如膜剂的崩解速率快、稳定性较好、载药量准确度较高、灵活性较强，可以实现患者的个性化给药等。从其工作原理来看，打印技术也被认为是 3D 打印的一种。

打印技术主要可以分为喷墨打印（inkjet printing）技术和柔性打印技术（flexographic printing technology）两种。

① 喷墨打印技术：指将含有药物的溶液通过喷嘴喷涂到空白膜基质的表面来制备药剂。利用该技术制备的速溶膜能在几十秒内迅速融化，且这种特殊的载药方式可以避免因药物以分子状态分散于基质中而产生的增塑或反增塑作用。例如，Buanz 等以可乐定为模型药物，采用喷墨打印技术制备了一种速溶膜。结果显示，该速溶膜在 30 s 内便可完全崩解成细小颗粒，并促使药物在 8 min 内溶出 50% 以上，明显改善了药物的溶出性。另外，在未来工业化放大生产时，喷墨打印可以具备良好的工艺重现性。

② 柔性打印技术：指通过一系列转动辊将 API 沉积在空白聚合物膜上形成速溶膜的一种打印技术。通过该技术可以将难溶性药物的混悬液均匀地分布于空白膜的表面，并且不影响空白膜原有的特性，如崩解和机械特性等，因此在制备难溶性药物的口服速溶膜方面具有较大的优势。Janssen 等在 2013 年研究了柔性打印技术应用于制备难溶性药物速溶膜的可行性，选择他达拉非为模型药物并将其制备成混悬液后，通过柔性打印技术将该药物沉积在空白膜表面以制成速溶膜剂。测试结果表明，药物被均匀分布在膜剂的表面，且膜剂表面光滑，没有明显的药物大颗粒和团聚物，膜剂在 30 s 内即可完全崩解。此外，柔性打印技术是一个相对稳定的过程，API 几乎不受高压剪切混合、溶剂挥发和加热等过程中各种应力的影响，因此可用于热敏性药物和生化制品的制备。

目前，采用打印技术制备速溶膜时，还存在如对空白膜的要求较高，需要其与打印液具有较好的相容性，避免空白膜与打印液接触时发生溶蚀或断裂；打印技术制备的速溶膜载药量较低，暂且只能用于低剂量药物的口服速溶制剂的研究等诸多问题，在未来发展中还有待进一步研究。

三、展望

目前，口服速释给药系统的发展非常迅速，其主要原因还是其溶解速率快且易于服用。本节在对口服速释给药系统的含义和特点进行简要介绍的同时，说明了它的主要剂型及发展概况，最后也阐述了其近年来的一些最新研究现状。新型速溶技术的出现以及其在口服速释给药系统研究中所展现的独特优势，能在一定程度上避开传统技术的缺点，赋予口服速释给药系统新的特性，为开发新型速溶制剂提供新思路。总的来说，口服速释给药系统是制药领域和医学领域的一个重大项目，对医学的发展具有非常重要的意义。

第三节 口服定速给药系统

一、概述

(一)口服定速给药系统的定义

定速给药系统(constant release drug delivery system)指药物以零级(伪零级)或其他特定动力学方式释放的药物制剂。《中华人民共和国药典》(2020年版)四部指导原则9013中所述控释制剂(controlled release preparation)即对应此类,系指在规定的释放介质中,按要求缓慢地恒速释放药物,与相应的普通制剂比较,给药频率减少一半或有所减少,血药浓度比缓释制剂更加平稳,且能显著增加患者用药依从性的制剂。

通常与之一起讨论的概念缓释制剂(sustained release preparation)则指在规定的释放介质中,按要求缓慢地非恒速释放药物,与相应的普通制剂比较,给药频率减少一半或有所减少,且能显著增加患者用药依从性的制剂。

口服定速给药系通常按照释药速率差异分为缓释和控释两类,表2-1列出缓释制剂与控释制剂的主要特征。

表2-1 缓释制剂与控释制剂的主要特征对比

特征	缓释制剂	控释制剂
释药动力学特征	释药速率不恒定,服从一级动力学方程或Higuchi方程	释药速率恒定,服从零级动力学方程和Fick第一定律
体内药动学特征	不严格要求控制血药浓度和有效持续时间	严格控制血药浓度和有效持续时间,在一定时间内血药浓度维持在恒定水平
难溶性药物释放	延缓释放,但不考虑加快难溶药物释放	可加快难溶性药物释放,如渗透泵片
制剂类型	可溶(蚀)解和不溶解的骨架制剂	膜控释和渗透压控释系统

(二)口服定速给药系统的特点

1. 口服定速给药系统的优点

(1)延长给药间隔时间,减少用药次数 普通剂型一般需要多次给药才能达到治疗效果,频繁者一日用药可达4次或以上,制成缓释或控释制剂可以减少用药频次,降低漏服率,提高患者的顺应性,特别适用于需要长期服药的慢性疾病患者。

(2)维持平稳的血药浓度,避免或减小峰谷现象 普通剂型每日多次给药易产生较大的峰谷波动现象,而缓控释制剂通过控制药物的释放速率可大大减少血药浓度的波动情况。

(3)减小对胃肠道的刺激,降低毒副作用 普通制剂口服后迅速崩解,在胃肠道中浓度过大产生较大刺激作用。同时,普通制剂血药浓度处于"波峰"时可能会高于药物的"最小中毒浓度",因此易产生不良反应甚至中毒。而缓控释制剂则可以减缓药物释放,降低药物毒副作用,提高用药的安全性。

(4)增强疗效,减少用药总剂量 以最小剂量达到最大药效,总体降低全程治疗费用。

2. 口服定速给药系统不足

(1)适用范围有限 尽管缓控释制剂具有一定的优越性,但并非所有药物都适合。例如一些剂量很大(大于1 g)、半衰期($t_{1/2}$)很短(小于1 h)或很长(大于24 h)、在小肠下端不能有效吸收、溶解度差等类型的药物则不适合制成缓控释制剂。另外,因为口服缓控释制剂要求全消化道吸收,所以具有特定吸收部位的药物(如维生素B_2)制成口服缓控释制剂的效果不佳。

(2)剂量和给药方案调整缺乏灵活性 缓控释制剂在临床应用中对剂量调节的灵活性有所降低,遇到某些特殊情况时(如副作用),往往不能立即停止治疗。此外,缓控释制剂是基于健康人群的平均动力学参数而设计的,当药物在疾病状态的体内动力学特性有所改变时,不能灵活调节给药方案。

(3)安全性问题 缓控释制剂的辅料质量安全问题,例如膜控型缓控释制剂中控释衣膜的质量问题可能导致药物泄漏。

(4)生产工艺复杂 与常规制剂相比,缓控释制剂的成本较高,工艺技术较复杂,价格较昂贵。

(三)口服定速给药系统的类型

1. 按释药原理分类

口服定速给药系统可分为骨架型制剂(亲水凝胶骨架片、生物溶蚀性骨架片、不溶性骨架片)、膜控型制剂(微孔膜包衣片、肠溶膜控释片、膜控释小片、膜控释小丸等)、渗透泵型制剂(单室渗透泵片、双室渗透泵片等)、离子交换树脂型制剂和多技术复合型制剂。

2. 按给药系统的结构组成分类

(1)物理阻滞型 以阻滞剂延缓并控制药物释放,包括骨架型、油脂基质型、包裹型和渗透泵型:①对于骨架型制剂,亲水凝胶骨架片中的药物溶解后经凝胶层扩散,生物溶蚀性骨架中药物主要随骨架材料溶蚀解的过程而释放,而不溶性骨架中药物溶解后通过骨架孔道扩散释放。②对于包裹型制剂,微孔膜包衣、渗透膜包衣、微囊化包囊、乳化膜体系中的药物通过膜渗透或微孔扩散释放。③对于渗透泵型制剂,单室、双室、单药库隔膜式渗透泵是利用体系与环境的渗透压差输送药物。

(2)化学阻滞型 通过化学的方法延缓并控制药物释放,包括:①通过前体药物延缓药物释放制剂,如受溶解过程控制的难溶性酯类和受水解过程控制的难水解酯类;②受离子交换和扩散速率制约的离子交换树脂型制剂。

(3)综合控制型 比较常见的类型有骨架-包衣、微囊压片-包衣、离子交换树脂-包衣及多层膜包衣给药系统。

(四)口服定速给药系统的释药机制

缓释与控释制剂的释药原理主要有扩散、溶出、溶蚀、渗透压以及离子交换等。

1. 扩散控制释药原理

扩散(diffusion)是指分子自发地从一个区域到另一个区域的过程,并最终使两区域的化学势或热力学活度达到平衡。扩散过程可简化为由迁移分子（即扩散质）、扩散屏障和介质组成的简单体系，其中扩散屏障内扩散质的浓度梯度或分布特征为驱动力。

（1）跨膜扩散（零级释放过程） 药物处在水不溶性包衣膜的贮库中，药物分子通过材料大分子链之间的自由空间扩散，其释药速率符合菲克第一定律（Fick first law）：

$$\frac{dQ}{dt} = \frac{ADK\Delta C}{d} \tag{2-2}$$

式中，$\frac{dQ}{dt}$ 为释放速率；A 为表面积；D 为扩散系数；K 为膜/囊心间药物的分配系数；d 为包衣层厚度；ΔC 为膜内外药物的浓度差。分配系数 K 为膜内表面和外表面药物浓度之比：

$$K = \frac{C_{m(0)}}{C_{(0)}}, x = 0 \tag{2-3}$$

$$K = \frac{C_{m(d)}}{C_{(d)}}, x = d \tag{2-4}$$

式中，x 是包衣膜从里到外的距离；$C_{m(0)}$ 和 $C_{m(d)}$ 是膜内表面的药物浓度；$C_{(0)}$ 和 $C_{(d)}$ 是邻近膜区域的药物浓度。

贮库型扩散缓控释系统的示意图见图2-3。

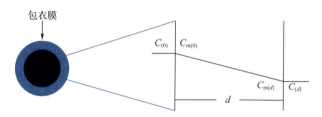

图2-3 贮库型扩散缓控释系统的示意图

$C_{m(0)}$ 和 $C_{m(d)}$ 是膜内表面的药物浓度；$C_{(0)}$ 和 $C_{(d)}$ 是邻近膜区域的药物浓度

（2）膜孔扩散（接近零级释放过程） 包衣膜中含有致孔剂（如可溶性盐类、糖类、可溶性高分子聚合物等），进入胃肠液后溶解而在包衣膜表面形成大量的细小亲水性孔道，药物分子通过膜孔扩散。其释放速率为：

$$\frac{dQ}{dt} = \frac{AD\Delta C}{d} \tag{2-5}$$

式中，A 为面积；D 为扩散系数；d 为扩散路径长度，其释放受孔结构和药物在孔壁的分布影响，接近零级释放过程；$\frac{dQ}{dt}$ 为释放速率，ΔC 为药物浓度差。

（3）通过不溶性骨架材料扩散（非零级释放过程） 在不溶性骨架型缓控释制剂中，药物分散在不溶性骨架材料中，药物释放速率由药物在骨架材料中的扩散速率控制。骨架最外层的药物首先接触介质，溶解扩散到骨架外面，骨架内的药物逐渐向外扩散，直至释放完毕。骨架内药物的溶出速率大于药物离开骨架的扩散速率。可用修正的Higuchi方程表示：

$$Q = \frac{D_\varepsilon}{\gamma}[(2C/V - \varepsilon C_s)t]^{\frac{1}{2}} \tag{2-6}$$

式中，Q为在t时间内单位面积的释药量；D_ε为药物扩散系数；ε为骨架的孔隙率；C_s为药物在释放介质中的溶解度；C为固体制剂中的药物浓度；γ为骨架中微细孔道的扭曲系数；V为水合骨架的有效容积。

该公式基于以下假设：①药物释放保持稳态；②$C \gg C_s$，即存在过量的溶质；③理想的漏槽条件（sink condition）；④药物颗粒的粒径远小于从骨架扩散出去的平均距离；⑤D_ε保持恒定；⑥药物与骨架材料无相互作用。

若方程右边除t外都保持恒定，则式（2-6）就可以简化为：

$$Q = k_h t^{1/2} \tag{2-7}$$

式中，k_h为常数。可以通过改变骨架中药物的初始浓度、孔隙度、骨架中微细孔道的扭曲系数、形成骨架的聚合物系统组成、药物的溶解度等参数来控制骨架中药物的释放。

2. 溶出控制释药原理

固体颗粒的溶出分两个过程：①固液界面处分子溶剂化从固体表面脱离；②溶剂化的分子从界面扩散到本体溶液中。最终达到稳态时，溶出界面的溶出物浓度等于或接近于其溶解度。其中，通常认为第二步是限速步骤。由于药物的释放受溶出速率的限制，溶出速率慢的药物显示出缓释性质，其释放过程可由Noyes-Whitney方程表示：

$$\frac{dC}{dt} = k_D A(C_s - C) = \frac{D}{h} A(C_s - C) \tag{2-8}$$

式中，k_D为溶出速率常数；A为比表面积；h为扩散层厚度；D为扩散系数；C_s为药物的饱和溶解度；C为在溶出介质中药物的浓度。

固体溶出过程见图2-4。

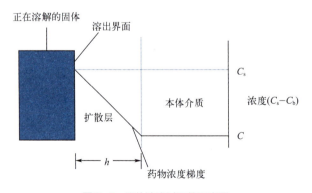

图2-4　固体溶出过程的示意图

但是该方程仅在简化条件下适用，因为在实际溶出过程中扩散层的表面积和厚度是不断变化的。对于球形颗粒，Hixson和Crowell提出假设物质溶出的速率$\frac{dM}{dt}$与颗粒表面积S_t和浓度差（$C_s - C_t$）成正比：

$$\frac{dM}{dt} = -K'S_t(C_s - C_t) \tag{2-9}$$

式中，K' 为正值常数。等式右边的负号表示以未被溶出的物质作为研究对象。但该作者并没有提出物质溶出颗粒表面的机制，也不认为存在边界层。若在"漏槽条件"条件下，溶出药物在溶液中浓度不变，则（$C_s - C_t$）为定值，式（2-9）可简化为式（2-10）：

$$\frac{dM}{dt} = -K''S_t \tag{2-10}$$

式中，K'' 为正值常数。对于球形颗粒，表面积与半径平方成正比，体积与半径立方成正比，质量和体积成正比。因此式（2-10）可写成：

$$\frac{dM}{dt} = -K'''M_t^{2/3} \tag{2-11}$$

式中，K''' 为常数；M_t 为 t 时刻颗粒的剩余质量，对式（2-11）积分即为 Hixson-Crowell 方程（立方根定律）：

$$\sqrt[3]{M_t} = \sqrt[3]{M_0} - kt \tag{2-12}$$

式中，M_0 为初始粒子的质量；M_t 为溶出时间 t 后粒子的质量；k 为常数。

3. 溶蚀、扩散和溶出控制相结合原理

实际上，药物的释放速率受多种因素制约，不可能单一地取决于扩散控制或溶出控制机制。尤其是对于骨架型系统，药物释放机制因选定的聚合物类型和骨架几何结构不同而不同。

（1）亲水型骨架系统（hydrophilic matrix system） 它是基于亲水性聚合物，聚合物与水性溶液接触后发生溶胀并在系统表面形成凝胶层，凝胶层中的药物开始溶解并扩散出骨架。聚合物的溶蚀和药物分子穿过凝胶层的扩散是亲水骨架系统的控速机制。不同于单纯的扩散控释机理，亲水骨架的二元释放机制更适合难溶性药物。常用半经验指数方程来区分两种不同机制的作用：

$$Q_t = kt^n \tag{2-13}$$

式中，Q_t 为药物的释放量；n 为扩散指数；k 为动力学常数。

如果扩散比聚合物溶蚀过程占优势，n 值接近于 0.5，为 Fick 扩散；反之，对于溶蚀控释的系统，n 值接近 1，为非 Fick 扩散；n 值介于 0.5 和 1 之间，扩散和溶蚀共同作用。

此外，还有研究者提出适用于溶胀骨架的"通心粉"模型（图 2-5），将聚合物溶蚀视为聚合物穿过邻近凝胶层"扩散层"的扩散过程。因此，药物的释放受两种竞争性的扩散过程影响：聚合物穿过扩散层的扩散以及药物跨凝胶层的扩散。已证实可用两个参数分别表征这两种扩散过程的影响：聚合物解缠结浓度（溶解度）$C_{p,dis}$ 用来衡量聚合物的扩散作用，而药物饱和溶解度 C_s 则确定药物的扩散作用。若 $C_s/C_{p,dis} \gg 1$，则 $Q_t = kt^{0.5}$，为药物扩散控释；若 $C_s/C_{p,dis} \ll 1$，则 $Q_t = kt^1$，为溶蚀控释。因此，对于难溶性化合物，C_s 值远小于 $C_{p,dis}$，药物容易实现零级释放；而易溶性药物，由于其 C_s 值较高，要实现零级释放需通过调整骨架材料以提高 $C_{p,dis}$ 值。其中，

$$(C_{p,dis})_{eq} = 0.05 \times \left(\frac{MW_p X_p}{96000}\right)^{-0.8} \qquad (2\text{-}14)$$

式中，MW_p和X_p分别表示处方中聚合物的分子量和质量分数。

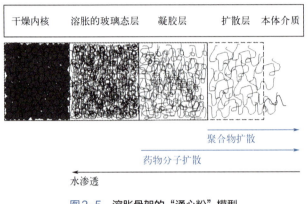

图2-5 溶胀骨架的"通心粉"模型

（2）溶蚀型骨架系统（erosion controlled system） 溶蚀型骨架材料由不溶解、可溶蚀的惰性蜡质、脂肪酸及其酯类等物质制成，如蜂蜡、巴西棕榈蜡、硬脂醇、硬脂酸、氢化植物油、聚乙二醇、蓖麻蜡、聚乙二醇单硬酸酯、单硬脂酸甘油酯、甘油三酯等。这类骨架材料具有疏水特性，遇水不会发生凝胶化，但可被胃肠液溶蚀并逐渐分散成小颗粒，通过孔道扩散与骨架材料溶蚀控制药物的释放。生物降解材料可因pH变化或因体内酶的作用而降解发生溶蚀。在这类系统中，药物不仅可从骨架中扩散出来，而且骨架本身也不断溶蚀，从而使药物扩散的路径及路径长度发生改变，加速扩散。溶蚀型骨架制剂中较小的溶蚀性分散颗粒易于在胃肠黏膜上滞留从而延长胃肠转运时间，持久释药，受胃排空和食物影响较小。

当聚合物降解速率和药物扩散速率分别为限速步骤时，释药机制分别为降解控释和扩散控释。聚合物降解方式有两种：表面降解和本体降解。前者聚合物降解溶蚀与药物释放同步进行，聚合物水解只发生在聚合物-水界面上，释药速率受系统表面积、体积比及形状的影响，由共聚法合成具有亲水或疏水基团的聚合物可调节表面降解速率。本体降解为内外同时进行，聚合物的分子量变化大、水渗透快；其影响因素有分子量、环境pH值和温度等，通常为一级释药动力学，可通过调节共聚物中单体的配比控制本体降解速率。

4. 渗透泵控制释药原理

以渗透压为驱动力，可以均匀恒速地释放药物且释药速率不受胃肠道可变因素如环境pH、搅拌速率、胃肠道蠕动等影响。普通渗透泵由含药物和渗透压促进剂的片芯以及包围片芯的带有释药孔的半透膜组成，通过系统中水溶性物质或固体产生的高渗压将系统中的药物泵出。由渗透压所产生的溶剂流动速率$\left(\dfrac{dV}{dt}\right)$为：

$$\frac{dV}{dt} = \frac{A\theta\Delta\pi}{L} \qquad (2\text{-}15)$$

式中，V是溶剂体积；A和L分别是系统半透膜的面积和厚度；$\Delta\pi$是膜两侧渗透压差；θ是溶质分子对膜的渗透系数。

$\dfrac{dV}{dt}$ 的大小决定了渗透泵中药物的扩散速率 $\dfrac{dM_t}{dt}$，当半透膜内存在固体盐，药物尚未完全溶解时，溶剂流动速率保持恒定，药物的扩散速率 $(dM_t/dt)_\tau$ 可表示为：

$$\left(\dfrac{dM_t}{dt}\right)_\tau = \dfrac{A\theta\Delta\pi}{L}C_s \quad (2\text{-}16)$$

式中，C_s 是药物的饱和溶解度。

当固体盐耗尽时，$\Delta\pi$ 随时间而减少，dV/dt 也逐渐减小，释药速率 dM_t/dt 为：

$$\dfrac{dM_t}{dt} = \dfrac{(dM_t/dt)_\tau}{\left\{\left[1+1(C_sV_p)\right](dM_t/dt)_\tau(t-t_\tau)\right\}^2} \quad (2\text{-}17)$$

式中，C_s 是药物的溶解度；V_p 是泵内体积；t_τ 是恒速释药时间；t 是释药时间；$(dM_t/dt)_\tau$ 是药物的扩散速率。

恒速释药量 M_τ 与总药量 M_0 之比 $\dfrac{M_\tau}{M_0}$ 为：

$$\dfrac{M_\tau}{M_0} = 1 - \dfrac{C_s}{\rho} \quad (2\text{-}18)$$

式中，ρ 是固体药物密度。

胃肠道中的离子不会渗透进半透膜，故渗透泵片剂的释药速率与环境pH无关。半透膜的厚度、孔径和孔率、片芯的处方以及释药小孔的直径是制备渗透泵片剂（图2-6）的成败关键。

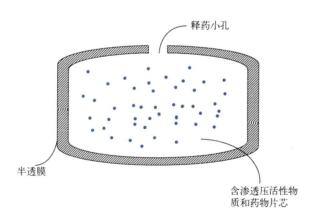

图2-6 渗透泵片剂的示意图

5.离子交换释药原理

离子交换控制释放系统由具有离子基团的水不溶性聚合物材料组成，药物分子可以通过静电作用结合在具有相反电荷的离子基团上。因此，药物分子可以被具有相同电荷的其他离子取代并从离子交换树脂中释放出来。

树脂$^+$-药物$^-$ + X$^-$ ⟶ 树脂$^+$-X$^-$ + 药物$^-$

树脂$^-$-药物$^+$ + Y$^+$ ⟶ 树脂$^-$-Y$^+$ + 药物$^+$

X^- 和 Y^+ 为消化道中的离子，交换后，游离的药物从树脂中扩散出来而释放到肠胃液中。药物的释放不仅受扩散面积（树脂颗粒的表面积）、扩散路径长度、树脂交联密度控制，还受释药环境的离子种类、强度和温度以及药物树脂复合物涂层等的综合影响。只有解离型的药物才适合制成药树脂，且受离子交换树脂的交换容量限制，所以剂量大的药物不适合制备药树脂。

二、口服定速给药系统的制剂设计进展

口服定速给药系统的制剂设计主要基于物理机制，而不是化学降解、酶降解或前药等方法。制剂的设计往往基于单一或多种物理机制，综合各种释放机制（扩散、溶出、渗透压作用等），以满足对不同释药特征的需要。

（一）扩散控制型给药系统（diffusion-controlled drug delivery system）

骨架型缓控释制剂是药物（以晶体、无定形、分子分散体等形式）与控速材料及其他惰性成分均匀混合，通过特定工艺制成的固体制剂。制剂在水或体液中能维持或转变成整体的骨架结构，起到药物贮库的作用，药物通过扩散或骨架溶蚀释放。骨架型缓控释制剂由于载药量范围较宽且适用于各种性质的药物，是目前口服缓控释制剂的主要类型。

为了改善由制剂表面积以及扩散路径改变引起的非零级释药，克服溶解度、pH 依赖等固有局限，以及制备具有特殊释药曲线的骨架型制剂，研究者们对骨架型制剂进行了各种不同的修饰和改造。

1. 多孔材料载体增强药物溶解度和渗透性

多孔结构的无机材料在一系列的生理条件下显示出高度的化学和机械稳定性，可以个性化定制其亲水特性和多孔结构，实现控制所吸附或封装药物的扩散速率。利用其大比表面积和大孔隙体积提高难溶药物的溶解度，由于其具有低密度可以漂浮在胃肠道中，可延长口服药物的胃内滞留时间。其中多孔二氧化硅材料凭借其可控合成、易表面功能化修饰和生物相容性，已被发展用来作为药物缓控释载体。Tang 等在二氧化硅材料的孔壁上接枝有机硅烷，通过离子相互作用、疏水相互作用或静电相互作用增加药物与表面的相互作用而不影响药物的活性。通过用疏水分子堵住孔口，防止生理介质向介孔材料内部扩散，提前浸出封装的药物，从而控制药物释放。

除介孔二氧化硅外，由金属离子和有机配体通过配位化学自组装而成的具有多孔结构的金属有机骨架（metal-organic framework，MOF）材料可以实现高载药量，并保护蛋白质在胃环境中不被降解。Zou 等用耐酸的金属有机骨架纳米粒（UiO-68-NH$_2$）来封装胰岛素，并在外部装饰靶向蛋白（转铁蛋白），以实现高效的口服胰岛素递送。具有合理孔径的 UiO-68-NH$_2$ 纳米载体实现了胰岛素高负载，同时保护胰岛素不受酸和酶的降解，克服了蛋白质在胃肠道中的不稳定性和低渗透性。

2. 改变骨架形状控制药物释放

对于治疗窗较窄的药物，恒速释药是制剂减毒增效的有效手段，而对于扩散型的骨架制剂，随着扩散前沿在骨架内部的移动，活性药物成分释放路径逐渐延长，释药表面积逐渐减小，最终导致释药速率随时间延长而降低，无法实现零级释药。其中，采用特定几何形状的骨架系统可以随时间增加而增大释药表面积来补偿释药速率的降低，例如圆锥体、两面凹形、圆环形、带有孔的半球形和中间带芯的杯状体等。Hascicek 等设计了一种改良式穹顶矩

阵片（Dome Matrix®）结构，通过空隙结构和屏障模块组装实现药物的控释。与凹底相比，凸面的药物释放率较高，使得药物初始释放率更高（图2-7）。同时，Oliveira等利用该类模块组装系统研究了诺氟沙星从羟丙基甲基纤维素（hydroxypropyl methyl cellulose，HPMC）或PEO亲水基质中的释放过程，提高了诺氟沙星的生物利用度。尽管设计了一系列结构来调控药物的零级释放，但传统的片剂制备技术难以制备复杂结构的制剂，而3D打印技术可以巧妙地完成复杂结构制剂的设计和制备。

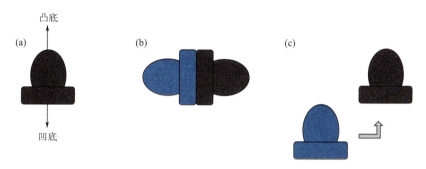

图2-7 Dome Matrix®装置

在传统给药系统中，单层微粒载体突释效应明显且药物难以实现零级释放，而一种聚合物内核外包覆另一种聚合物的双层核壳结构可以克服上述问题。Kumar等设计了一种负载维格列汀（vildagliptin）的丙烯酰胺接枝海藻酸车前草的核壳纳米粒（VG@P/A-NPs）用于治疗糖尿病，可实现药物的程序性控制释放。口服递送蛋白药物胰岛素也是目前递送系统研究热点，但胰岛素会在胃肠道消化酶和胃部低pH影响下快速降解。Strachan等设计了一种双层立方脂质纳米结构封装胰岛素，可以显著抑制酶降解。

（二）溶出控制型给药系统（dissolution-controlled drug delivery system）

在溶出控制型给药系统中，通过溶解速率较慢的聚合物或微胶囊化来包被药物颗粒控制药物溶出率。药物释放取决于包裹药物聚合物膜的厚度和溶解速率。一旦涂层聚合物膜溶解，药物释放发生。包被的颗粒可以直接压缩成片剂或装入胶囊。溶解介质对基质的渗透率、孔隙度、疏水添加剂的存在、体系的润湿性和颗粒的表面形貌等因素控制着药物释放速率。固体制剂中通常采用以下三种类型的包衣：①普通包衣，用于改变片剂的味道和外观，以及避免药物受光照和湿度的影响而改变药物释放行为；②肠溶包衣，在pH较低的胃液中不溶，但可在pH较高的肠内溶解；③控释包衣，以化学改性的聚合物材料为主，大多为水溶性包衣，还有水溶性包衣和水不溶性包衣联合应用。

近来，溶出控制型给药系统的发展主要集中于包衣材料的改性和功能化设计。例如，天然多糖壳聚糖（chitosan，CTS）由2-乙酰氨基-2-脱氧-β-D-葡聚糖和2-氨基-2-脱氧-β-D-葡聚糖两个单位组成。CTS及其衍生物具有生物降解性、生物相容性、无毒性、致敏性低且黏附、通透性增强等特性，已被广泛用作制备药物递送载体的表面涂层。

（三）渗透泵型给药系统（osmotic pump drug delivery system）

渗透泵控释制剂具有恒定速率释放和不受胃肠道生理环境影响的优势，这使其成为理想的定速给药系统。1955年澳大利亚科学家Rose和Nelson开发了一种可植入的泵用于牛羊的肠道给药，这是最早的渗透泵制剂。

图2-8所示的Rose-Nelson可植入泵由三个腔室组成：药室（drug chamber）、盛放固体盐的盐室（salt chamber）和水室（water chamber）。刚性半透膜（rigid semipermeable membrane）将盐室和水室分开，药室和盐室则由弹性乳胶隔膜（elastic diaphragm）分开。受到膜上渗透压差异的影响，水从水室向盐室移动，水的进入使得盐室的体积增大，分隔盐室和药室的乳胶隔膜膨胀，药物被泵出装置。但是该装置存在一个缺点，水一旦通过半透膜进入盐室便会引发给药过程，制成后需立即使用而无法保存。此外，该装置工艺过于复杂，体积过于庞大，不适宜进一步开发为人用制剂。

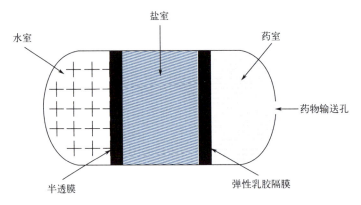

图2-8 Rose-Nelson渗透泵示意图

进入20世纪70年代，美国Alza公司在Rose-Nelson泵基础上进行了简化，推出Higuchi-Leeper渗透泵（图2-9）。Higuchi-Leeper渗透泵中没有水室，有一个含有过量固体盐的饱和溶液的盐室。当植入体内给药时，周围的生物液体通过多孔半透膜渗入溶解硫酸镁在装置内产生渗透压，将可移动的分离器推向药室泵出药物。由于该装置是从周围环境中吸水激活，所以它可以在使用前装载药物并长期储存。

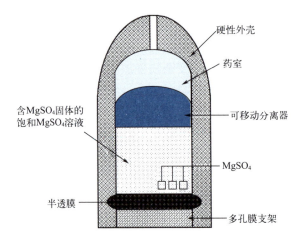

图2-9 Higuchi-Leeper渗透泵示意图

随后，Higuchi和Theeuwes推出了另一种简化Rose-Nelson泵的渗透泵，它的外壳是由刚性半透膜构成的（图2-10）。药物在使用前被装入该装置，药物的释放速率取决于外膜的渗透能力，并遵循盐室所设定的时间进程。将该装置的体积显著减小至3cm³，不透性外包膜改为半透膜，为渗透泵制剂的进一步简化奠定了基础。

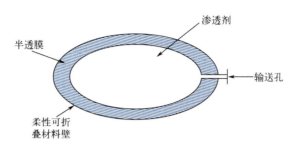

图2-10　Higuchi-Theeuwes渗透泵示意图

1. 单室渗透泵（elementary osmotic pump，EOP）

在上述渗透泵装置的基础上，1974年由Theeuwes提出初级单室型渗透泵的概念和构造。该装置中去除了分离的盐室，改为利用药物自身的渗透性和渗透活性剂的作用来为药物的释放提供动力。该渗透泵片的制备首先是由水溶性药物（溶解度为5%～10%）及具有高渗透压的渗透促进剂或其他辅料压制成片剂，再外包一层半透性的醋酸纤维素膜，最后在这个膜上钻一个0.5～1.5 mm的小孔。口服进入胃肠道后，水通过半透膜进入片芯使药物溶解成饱和溶液或混悬液，加上具有高渗透压辅料的溶解，在膜内形成高渗溶液，渗透压可达4053～5066 kPa，而体内渗透压仅为760 kPa。在膜内外渗透压差的作用下，药物溶液持续通过给药小孔泵出，其流出量等于渗透进入膜内的水量，且膜内容积恒定使得溶液流速恒定，直至片芯内的药物溶解完全（图2-11）。一般EOP系统中60%～80%的药物以恒定速率释放，而且往往在零级释放前有30～60 min的时滞。同时，渗透泵片还可在半透膜外包一层药物，在渗透作用前先释放出来产生速释作用。

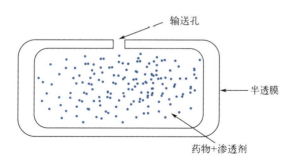

图2-11　单室渗透泵（EOP）示意图

EOP系统通常可通过控制孔径大小、渗透剂特性和浓度、膜特性和药物溶解度来实现药物的定速释放。一些研究发现，孔径大小的优化会实现EOP的零级释放动力学，突出了调整EOP系统参数以控制药物递送的重要性。如果孔口尺寸过大，扩散占主导地位，导致制剂释放变为一级释放。如果孔口太小，药物释放由通过孔口的压差控制，而压差随时间变化。此外，这种静水压力的积聚也可能导致装置的变形和释放失控。另外可以通过调节渗透剂的类型和浓度来调节EOP装置片芯和外部环境之间的渗透压梯度。Arjun等发现，氯化钠能加速阿替洛尔的一级释放，而甘露醇使得阿替洛尔保持零级药物释放。该作者推测这是由于氯化钠使渗透压急剧增加到约36 MPa，而甘露醇只增加约3.85 MPa。此外，增加渗透压可以保持零级释放，并增大递送药物的速率。膜特性对药物释放速率和释放曲线都有影响。增加膜的厚度可以减少水的渗入，从而减缓片芯液化和药物释放，使一级释放动力学更接近于零级释放动力学。对于已经实现零级释放的体系，可以通过改变膜厚度来改变零级释放的速率。同样，在半透膜中加入PEG 400作为致孔剂，可以增大药物释放的速率。

尽管EOP的药物输送载荷大且成本低廉，但它们通常仅限于输送中度水溶性的药物。高水溶性药物易于溶解并迅速通过孔口扩散，而低溶解度的药物尽管被水渗透，但仍被夹在装置内。研究发现可以通过向EOP片芯中添加不同的化合物来改变药物的溶解度和释放特性。例如，加入氯化钠通过共同离子效应降低盐酸地尔硫卓的溶解度，延长药物释放。同时，加入pH值调节剂以传递水溶性差的药物。Ouyang等加入碳酸钠调节pH值至6.8实现了格列吡嗪接近零级释放。

2. 推-拉式渗透泵（push-pull osmotic pump，PPOP）

PPOP最初是为了克服EOP的局限性，用于递送水溶性差的药物。如图2-12所示，其典型结构为含药层和助推层的双层片芯，外加含激光孔道的半透膜功能性包衣。PPOP的释药过程如图2-13所示，水通过半透膜进入含药层和助推层［图2-13（a）］，药物在含药层形成混悬液或饱和溶液，助推层吸水膨胀后产生释药动力［图2-13（b）］，推动药物混悬液或饱和溶液由激光孔道排出［图2-13（c）］，直至药物完全释放［图2-13（d）］。

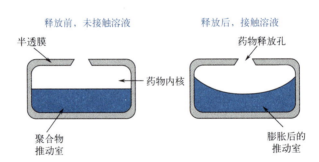

图2-12　推-拉式渗透泵示意图

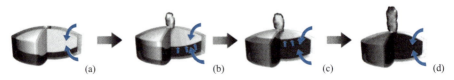

图2-13　推-拉式渗透泵释药过程

可以通过多种方式提高PPOP递送难溶性药物的能力。介孔二氧化硅纳米粒凭借其大比表面积和高度多孔的结构可以封装大量的难溶性药物，其5～20 nm的小孔径可以防止无定形药物结晶，从而使药物保持在高度可溶的状态。将负载药物的介孔二氧化硅纳米粒与

PPOP相结合，成功地实现了零级释放并提高了非诺贝特和非洛地平的口服生物利用度。

微粉化是一种减少颗粒大小的技术，是改善难溶性药物释放的另一种方法。将药物颗粒大小减小到微米级，可以增加其表面积，增强与水介质的相互作用，改善溶解度。Liu等通过将尼莫地平在PPOP的亲水基质中的微粉化和分散促进了12小时的近零级释放，与市售的尼莫地平片相比具有更高的口服生物利用度。

双层渗透泵制剂技术是现阶段难溶性药物渗透泵制剂工业化最成熟的方法，但其制作工艺较复杂，包括压制双层片芯、包半透膜衣、打孔。另外，工业化生产中还存在辨识打孔面（含药层）的问题，对生产设备的技术要求较高。以上都制约了该技术的广泛应用，只有掌握了核心技术的部分制药企业有产品上市。

3. 微多孔膜渗透泵（controlled-porosity osmotic pump，CPOP）

多室渗透泵制备工艺复杂，不易进行工业化生产，而微多孔膜渗透泵作为新型口服渗透泵传递系统应运而生。如图2-14所示，该装置由一个含有药物和渗透剂的片芯，外包含有致孔剂的半透性疏水膜构成。不同于EOP，CPOP不需要先进的设备来钻制孔口，这可以降低生产成本。当该渗透泵片与水接触时，膜中的水溶性致孔剂遇水溶解在原位形成微小的给药孔，水通过微孔扩散进入片芯溶解药物、渗透活性剂和其他成分，形成渗透压梯度差，从而控制药物从微孔中释放。

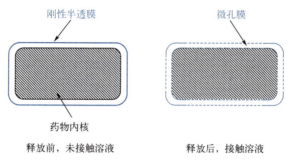

图2-14 微多孔膜渗透泵

可以通过控制渗透剂的特性、渗透剂与药物的比例、半透膜的组成、多孔剂的浓度和类型来实现药物的零级释放。Abd-Elbary等利用果糖作为渗透剂、醋酸纤维素膜和PEG 400作为致孔剂，实现了依托多拉唑的零级释放。生产CPOP的一个主要挑战是确定一种能同时溶解疏水膜和亲水致孔剂的有机溶剂。使用亲水性稍差的聚合物往往能缓解这一问题，但它们不易溶于水，不能立即形成孔隙，导致在给药和药物释放开始之间存在滞后时间。Bahari等通过制备分散在醋酸纤维素（疏水膜）中的蔗糖（亲水性多孔剂）纳米悬浮液来缓解这一问题，并实现了2-氨基吡啶的零级释放，同时没有大量滞后时间，解决了传统渗透泵成膜剂和成孔剂无法由一种单一溶剂溶解的问题，有望成为一种新型可控孔隙度渗透泵制备工艺。

4. 伸缩式胶囊型渗透泵（telescopic-capsule osmotic pump，TCOP）

如图2-15所示，该系统由一个蜡质层将两个腔室分开，药物被装在带有孔口的一室中，而渗透剂则存在于另一室中。胶囊帽的封闭端包括一个屏障，胶囊的开口端装有一个填充容器。当水进入该系统时，渗透层发生膨胀，导致节壁上产生压力。药物体积在释放过程中是恒定的，以尽量减少液体进入系统核心的净流量。

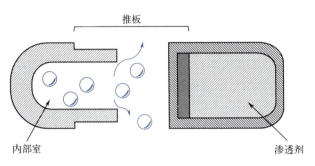

图2-15 伸缩式胶囊型渗透泵

渗透泵型药物递送系统中,渗透压提供了药物释放的驱动力。水分进入引起的制剂内部渗透压升高促使药物从系统中释放。其主要优点是能在较长时间内精确控制零级或其他模式的释放,而且可获得相对一致的释药速率而不受传递位置的环境因素影响。采用渗透泵系统的控制传递也可以降低普通制剂(如速释制剂)的血浆药物浓度峰值,从而减少副作用。此外,渗透泵系统可以在更长的时间内维持有效血浆药物浓度,能够避免给药间隔期内血药浓度的波谷。目前已上市的该类产品大多数是用于需要长期治疗的疾病,如糖尿病、高血压、注意力缺陷障碍以及其他慢性疾病。随着生物技术领域中新型高效药物的发现,需要以精确的速率控制给药,这将进一步促进渗透泵递送系统在药物传递领域的应用。

尽管口服渗透泵系统具有明显的优点且取得了巨大的进步,但仍存在缺陷和挑战亟需解决:渗透泵系统往往结构和生产过程复杂,需要开发降低生产成本的制备工艺策略;过程的一致性和产品的均匀性要求建立的数学模型不仅能够预测药物的释放速率,还应提供设计标准和参数,如渗透剂活性层黏度、片芯内剪切速率/压力梯度、挤出物的速率分布、推动层的膨胀动力学等;此外,还可考虑将流体力学和流变学等原理集成到新一代渗透泵系统的开发中。

三、展望

基于口服定速给药系统的缓控释制剂不仅可使药物缓慢释放,血药浓度更加平稳,避免血药浓度高峰,减少不良反应的发生,而且还能减少给药频率,提高服药的依从性。对需要长期用药的患者,口服缓控释制剂能有效改善患者的服药依从性从而提高药效,在心血管、内分泌、神经系统等领域疾病治疗应用广泛。

目前,已建立一系列模型来描述其释药机制,包括扩散、溶出、溶蚀、渗透泵和离子交换原理等。根据不同释药原理设计了不同的药物制剂类型,包括以扩散控释为主的骨架系统和贮库系统,以溶出控释为主的包衣系统,以渗透压为驱动力的渗透泵系统和基于离子交换原理的药物树脂制剂。此外,目前的药物制剂设计不仅仅基于其中一种释药机制,越来越多的药物产品设计通过结合多种机制展现出更加丰富和独特的性能。

随着研究的深入发展,高质量药物制剂包括蛋白质等大分子药物的递送对于功能性辅料和生产工艺条件提出更高要求。同时,药物制剂的个性化设计也受到愈来愈多的关注,尤其是针对儿童和老年人的口服制剂。高通量筛选集成人工智能技术的发展有望为下一代药物递送系统的智能化开发提供方案和指导。

第四节 口服定位给药系统

一、口服定位给药系统的概念

口服定位给药系统（oral site specific drug delivery system，oral site-controlled drug delivery system，SCDDS）是指利用制剂的物理化学性质及胃肠道局部pH、胃肠道酶、制剂在胃肠道的转运机制等生理学特性，制备能使药物于胃肠道特定部位释放的给药系统。目前研究较多的口服定位给药系统按照给药部位可以分为胃定位给药系统、结肠定位给药系统和小肠定位给药系统。

二、口服定位给药系统的特点

口服定位给药系统的优点如下：①改善口服药物在胃肠道的吸收，避免某些药物在胃肠生理环境下失活；②提高生物利用度，如结肠给药可以避免首过效应，且结肠部位的酶活性低，有利于生物大分子药物的吸收；③改善个体差异或缓控释制剂因胃肠运动造成的药物吸收不完全现象；④提高胃肠特定部位的药物浓度，提高药效，减少剂量，降低药物的副作用，有利于治疗胃肠局部病变。

三、口服定位给药系统的分类

（一）口服胃定位给药系统

胃是位于肺部下方的上腹部的一个袋状器官，向上连接食管，向下连接十二指肠。当食物进入胃中，通过胃蠕动的机械消化和胃液的化学消化的联合作用将食物转化为食糜，并缓慢地将食糜向十二指肠推进。胃的入口叫贲门，出口叫幽门，这两个口起到控制食物下送速度和防止胃肠液反流的作用。胃的主体根据其运动的特性可以分为两大运动区域：以容受性舒张为主的胃近端运动区和以蠕动为主的胃远端运动区。其中，胃近端运动区包括胃底（贲门以上膨隆部分）和约1/3的胃体（胃腔最大的部分），胃远端运动区包括剩余2/3的胃体、胃窦（角切迹以下至幽门之间的部分）和胃十二指肠连接处即幽门（图2-16）。

食物经胃排入十二指肠的过程为胃的排空，禁食与非禁食状态下胃排空和生理环境等都不同。禁食状态下，胃处于周期性运动状态，该运动起源于近端胃，并缓慢传导到小肠，包括四个阶段：①静止阶段，运动不活跃，持续时间为45~60 min；②间歇性蠕动收缩阶段，胃出现间断性收缩，收缩频率和幅度逐渐增加，持续约40 min；③强烈突发性收缩阶段，胃远端强烈蠕动收缩，持续5~15 min；④过渡阶段，该阶段是由强烈收缩阶段到静止阶段的一个过渡，持

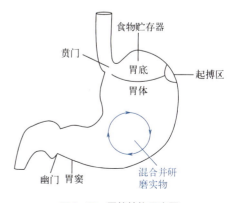

图2-16 胃的结构示意图

续 5 min。在禁食状态下，胃的 pH 值较低，一般在 1～2 之间。

非禁食状态下，胃运动状态从禁食型的运动状态转化胃消化型的运动状态，此时胃始终处于一种间歇性蠕动的状态，直到食物全部被消化吸收。消化时，食物引起的胃运动是产生胃内压的根源，也是促进胃排空运动的动力，食物的类型对这一运动持续时间有较大的影响。

口服胃定位给药系统又叫口服胃滞留给药系统（oral stomach-retained drug delivery system），是利用制剂的物理、化学性质以及胃肠道局部 pH、胃肠道酶、制剂在胃肠道的转运机制等生理学特性，使药物在胃内特定部位释放的给药系统。常见的口服胃滞留给药系统（制剂）主要有胃内漂浮型、胃内膨胀型、生物黏附型等几种类型。

1. 胃内漂浮型

胃内漂浮制剂是根据流体力学平衡原理进行设计，由药物和亲水性凝胶骨架材料和其他辅料组成，服用后在胃内环境的作用下发生体积膨胀，导致其表观密度小于胃内容物密度，在胃液中呈现漂浮状态，延长了其胃内滞留时间。该制剂成功的关键在于是否能在胃内产生漂浮的效果，一般具有以下特性：

① 制剂与胃液接触后，制剂表面形成凝胶屏障，不发生崩解，膨胀可保持原有片剂形状。

② 制剂的密度小于胃液的密度。

③ 缓慢溶解扩散，在胃内停留时间长，一般能达 5～6 h。

在胃内漂浮制剂中，亲水性凝胶的主要作用就是增加药物的漂浮力，常用的有羟丙甲纤维素、羧甲纤维素钠、聚乙烯醇和聚乙烯吡咯烷酮等；其他辅料主要为疏水性且密度较小的硬脂酸、蜂蜡等和一些可作为发泡剂使用的物质，如碳酸盐与酸性物质联用，在胃内产生的 CO_2 气体包裹于凝胶层表面来减小密度，达到漂浮的效果。

胃内漂浮型制剂在剂型上有片剂、胶囊剂、微囊和微球等多种形式。典型的胃内漂浮片为单层片和双层片。如图 2-17 所示，双层片包括速释层和缓释层，缓释层为漂浮系统。此外还有内含空气的漂浮制剂，在药物贮库上装一内含无害气体的漂浮室，或者将药物制成多层骨架结构，用不透性聚合物包衣，上、下层为药物和聚合物，中间层为空气。

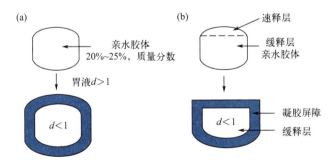

图 2-17　单层胃内漂浮片（a）和双层胃内漂浮片（b）示意图

2. 胃内膨胀型

胃内容物是通过幽门排入小肠，而胃内膨胀型给药系统是一种在胃内体积迅速膨胀，体积增大以至于无法通过幽门进入十二指肠，从而延长在胃中滞留时间的给药系统。这种类型的制剂一般经历三个过程：①口服前，制剂的大小合适，方便患者服用；②口服进入胃部迅速膨胀，无法通过幽门；③待药物完全释放后，制剂体积又变小，可排出肠道。但应注意的是，制剂在胃内膨胀无法通过幽门但又不可阻塞幽门。胃内膨胀制剂可以通过溶胀和展开这两种方法达到膨胀的目的。溶胀是基于渗透作用，膨胀剂或其他辅料溶胀而使制剂体积变大；展开的原理是利用记忆性材料，展开后可呈现圆盘形、环形、四面体等多种形状。当然，并不是所有的药物都适合制成胃内膨胀制剂，药物需满足在胃内局部起效，吸收部位在胃肠道上端，且在酸性环境下易溶、吸收性较好等特点。

3. 生物黏附型

生物黏附型胃滞留给药系统是在药物制剂中加入某些具有黏附性的聚合物或高分子材料，利用其与胃上皮细胞表面或黏液蛋白表面之间的静电或氢键作用产生的生物黏附，延长药物与胃内黏膜之间的接触时间，从而延长药物在胃内滞留和释放的时间、增加胃肠道吸收率。该制剂的关键是选择适宜的黏附材料，良好的生物相容性、黏附力适宜、不影响药物的理化性质和释放等都是应该考虑的因素，可采用的生物黏附材料有果胶、海藻酸盐等天然黏附材料，HPMC、CMC-Na等半合成黏附材料，以及卡波普等合成生物黏附材料。生物黏附聚合物的分类见表2-2。研究表明，阴离子型聚合物与中性或阳离子型聚合物相比，其与胃黏膜结合能力强；黏附力的强度也与聚合物的分子式、分子构型、溶解度、浓度等有关；聚合物表面极性、链的柔韧性、胃肠道pH值、体内消化液的量也会产生一定的影响。但是，该给药系统也存在一些问题，如不能抵抗胃壁的收缩运动，收缩运动的存在会使药物的表面张力改变，从而改变药物与胃壁的接触时间。另外，黏附材料对人体是否存在影响也是未知的，应用也因此受到影响。

表2-2 生物黏附聚合物的分类

阴离子型聚合物	阳离子型聚合物	中性聚合物
羧甲基纤维素	聚赖氨酸	聚乙二醇
硫酸软骨素	凝聚胺	聚乙烯吡咯烷酮
聚丙烯酸	壳聚糖	葡聚糖
果胶		
卡拉胶		
海藻酸		

4. 密度型

密度型胃滞留给药系统可分为高密度型和低密度型，低密度型即为漂浮型给药系统，前文已经展开相关介绍。高密度型给药系统即制剂的密度高于胃液，也称为沉降型胃滞留给药系统，口服后可以迅速沉降于胃底部的幽门附近，并被胃褶皱包裹起来，以避免受胃肠道中食物流动、胃蠕动等生理状态的影响而过早排出胃部，进而延长药物的胃滞留时间。为了减小胃排空时间的差异性，一般这种制剂的密度需要达到2.4～2.8 g/cm³，通常使用硫酸钡、铁粉、氧化锌及二氧化硅等辅料。但该系统近几年研究较少，且缺乏动物和临床研究，相关上市产品稀缺。

5. 磁导向型

磁导向型胃滞留给药系统是采用磁性材料作为赋形剂，在外加磁场的作用下，可以长时间滞留在胃部的给药系统。但磁导向型胃滞留给药系统需要外加磁场精确定位，缺乏便利性。

6. 超多孔水性凝胶

超多孔水性凝胶是丙烯酸和丙烯酰胺通过一定的聚合反应形成内部具有大量网格交联结构的水性凝胶。与普通水性凝胶相比，超多孔水性凝胶的平均孔径大于100 μm，且能在短时间内快速吸水膨胀到平衡尺寸。三代超多孔水性凝胶分别为：传统超多孔水性凝胶（superporous hydrogel，SPH），膨胀速率和体积较好，但机械性差；复合型超多孔水性凝胶（superporous hydrogel composite，SPHC），机械性能有所提高，但膨胀倍数减小；混合型超多孔水性凝胶（superporous hydrogel hybrid，SPHH），膨胀倍数可达100倍以上，且机械强度良好，能够承担胃收缩产生的压力。

（二）结肠定位给药系统

在大小和复杂性上，人的结肠介于肉食动物和草食动物之间，人的结肠由回盲瓣起止于直肠，是位于盲肠和直肠之间的部分，长约1.5 m。结肠又可以分为升结肠（12～20 cm）、横结肠（40～50 cm）、降结肠（20～30 cm）和乙状结肠（25～40 cm）四部分。其中，横结肠是最长、最易活动的部分，乙状结肠是多种疾病的易发区，临床上极受重视，一般也是口服结肠定位给药的部位。与小肠不同，结肠没有绒毛，但新月褶的存在使结肠的表面积可达到1300 cm^2。结肠不能主动吸收糖、氨基酸和小分子肽等物质，但其内容物在结肠滞留的时间较长，可发挥其吸收功能，一些药物也可通过被动扩散而吸收。在结肠处大量的消化酶均已失活，结肠丰富的淋巴组织为口服大分子药物特别是多肽蛋白质类药物的吸收提供了一条有效的途径。

结肠具有吸收和分泌的功能，使结肠腔内电解质的量和浓度保持稳定，pH在6.5～7.5或者更高，如果采用合适的pH敏感型材料制备给药系统，可以达到结肠定位释药的目的。固体制剂在结肠中运转时间较长，如果胶囊剂和片剂在结肠中可滞留20～30 h，则为药物在结肠中的吸收创造了良好的条件。此外，结肠的细菌含量在胃肠道各段中最高，每克结肠内容物或粪便中有10^{10}～10^{12}个细菌，它们产生的酶和结肠内存的内源性酶一起参与结肠腔内的代谢反应，如果采用结肠酶可降解的材料或将药物制成结肠酶可降解的前体药物，也可达到结肠定位释药的目的。此外，大量水分在结肠内吸收，内容物黏度增加使结肠腔压力较大。

结肠定位释药根据释药机制可分为酶解或细菌降解型给药系统、pH依赖型给药系统、时滞控释型给药系统、压力控制型给药系统和复合型结肠定位给药系统。

1. 酶解或细菌降解型给药系统

结肠内含有大量的细菌及独特的酶系（如偶氮降解酶、糖苷酶），许多高分子材料在结肠被这些酶所降解，而这些高分子材料作为药物载体在胃、小肠内因缺乏相应的酶而不能被降解，采用这些只能在结肠部位特有的微生物产生的酶作用下降解的聚合物作为药物的载体或包衣，从而实现结肠定位给药。此类结肠定位给药有以下几种类型。

（1）前体药物的结肠定位给药　将药物与能被结肠糖苷酶或细菌降解的高分子材料通过化合键合成前体药物，口服后由于胃、小肠缺乏降解这类高分子材料的酶，当其进入结肠后受结肠内酶的作用，其自身偶合键可以在结肠中降解进而发挥疗效，保证了药物只在结肠定位释放。常见的有偶氮双键前体药物、偶氮双键靶向黏附前体药物、葡聚糖前体药物等。偶氮类小分子具有很强的致癌性，这限制了其使用范围。相反葡聚糖前体药物则具有较好的优势，分子量大，亲水性强，且在胃、小肠内不易水解，当到达结肠时被糖苷酶水解释放药物，发挥疗效。

（2）包衣的结肠定位给药　选用能被结肠酶或细菌降解的包衣材料对药物进行包衣，以达到结肠定位给药的目的。较常用的包衣材料是多糖类，如壳聚糖、环糊精、直链淀粉、果胶；另外还有偶氮聚合物、二硫化物聚合物等。

（3）骨架片型的结肠定位给药　将药物与可被结肠酶或细菌降解的载体制成骨架片也可达到结肠靶向给药的目的，如果胶骨架片、瓜儿胶骨架片。

2. pH依赖型给药系统

一般消化道内胃的pH为0.9～1.5，小肠pH为6.0～6.8，正常人体回肠末端与结肠部位的pH较高，其pH在6.5～7.5。为了使药物顺利到达结肠部位进行释放，理想的包衣材料不但要具有耐酸性，同时可以在中性或碱性条件下溶解或溶蚀，因此研究者一般选择pH敏感材料作为辅料将药物控制释放至结肠部位。常用的pH敏感材料有聚丙烯酸树脂类、虫胶、醋酸纤维素酞酸酯等。

3. 时滞控释型给药系统

尽管胃排空时间极不规则，但物质在小肠的转运时间相对稳定，一般为3～4 h，据此可预算药物到达结肠的时间，如利用适当的方法制备具有一定时滞的时间控制型剂型，使药物在胃、小肠不释放，而到达结肠开始释放，即达到了结肠定位给药的目的。大多数此类的结肠定位给药系统可通过衣层与崩解剂控制释药、渗透压控制释药、亲水凝胶塞控制释药等原理设计制成。常用的包衣辅料有羟丙基甲基纤维素、乙基纤维素、羟乙基纤维素等。时滞控释型结肠定位给药系统会受到食物的影响，因此要控制食物的类型，做到个体化给药，否则会影响药物的生物利用度。

4. 压力控制型给药系统

人体胃肠道蠕动产生压力，胃和小肠中大量消化液的存在可缓冲物质受到的压力。但是在结肠内，大量的水分和电解质被重吸收，导致结肠内容物的黏度增大，肠道蠕动对物质产生较大的直接压力，从而容易使衣膜等破裂而释放药物。根据这种原理设计压力控制型胶囊，先将药物溶解或悬浮在水溶性或脂溶性的基质中，如聚乙二醇、半合成脂肪酸等，之后注入在内表面涂有乙基纤维素的明胶胶囊内。制剂口服后，基质在正常的体温下液化，明胶层溶解，胶囊变成由乙基纤维素包裹的球状，到达结肠后由于肠压的增大引起其崩解，药物随之释放出来。应该注意的是，在正常的昼夜节律下，结肠内的压力受各种生理条件因素影响变化很大，因此药物释放也存在着很大的个体差异。

5. 复合型结肠定位给药系统

上面介绍的四种给药系统是根据结肠独特的环境设计的，但是这类环境的个体差异和变化使部分依靠一种机制设计的给药系统难以实现可靠的结肠定位给药。为了突破单一机制的局限性，在设计制剂时，可采用两种或以上机制结合进行制备。

常见的复合型结肠定位给药系统如pH敏感-时控型结肠定位给药系统，由于制剂在小肠中转运时间较为稳定，而在胃中转运时间不定，影响因素过多，所以采用pH敏感的材料进行包衣来避免制剂在胃中转运的影响，使制剂在进入小肠后才开始溶蚀，并且控制包衣层的厚度或组成，使其溶蚀时间与在小肠内转运时间相当，以实现制剂经小肠转运后在结肠部位释放。

（三）小肠定位给药系统

小肠是消化道中最长的一段，成人的小肠约5～7 m，上连幽门与胃相通，下端在右髂窝与大肠相连，盘曲于腹腔内，人体的小肠可以分为十二指肠、空肠、回肠等区段。其中，空肠和回肠表面积占整个胃肠道吸收表面积的99%以上，这也使得小肠成为口服药物吸收的主要部位。在饮食状态下，小肠的运动是一种随机的收缩运动，分为分节运动和蠕动。分节运动通过环形肌进行，将食糜不断分节，再将相邻的节段组成新节，再进行分节，如此反复进行，目的是将食糜与消化液充分混合，并增加小肠黏膜与食糜的接触面积，有助于吸收。蠕动是纵行肌和环形肌共同参与的运动，将食糜不断向前推，使其到达新的节段继续进行分节运动。小肠是大多数药物吸收进入人体循环的器官，将药物设计在小肠定位释放有其生理意义和临床意义。

小肠定位给药系统有以下优点：

①减弱一些药物的不良反应，特别是一些对胃膜有强烈刺激的药物，如盐酸二甲双胍、双氯芬酸钠、阿司匹林等。②防止某些药物在胃释放引起的恶性反应。③提高某些药物的稳定性，防止其被胃酸破坏，如各种蛋白质制剂、质子泵、红霉素在胃的生理条件下不稳定。④将药物输送到某一特殊位置起局部治疗作用，提高药物对疾病的治疗作用，降低使用剂量，如5-氨基水杨酸盐，用于治疗溃疡性肠炎。⑤改善药物在肠道中的吸收，以小肠作为基本吸收部位的药物，可以使药物在吸收部位的浓度达到最佳状态。⑥延缓药物的吸收。⑦小肠定位给药技术有望解决蛋白质、多肽等生物大分子的口服给药难题。

小肠定位给药根据其原理可以分为pH敏感型和时滞型两种。

1. pH敏感型小肠定位给药系统

小肠定位给药系统的设计主要基于小肠的生理特征，小肠从十二指肠、空肠到盲肠的pH分别为4.0～5.5、5.5～7.0、7.0。而胃的pH在1～4左右（在禁食和非禁食状态下有差异，禁食状态下为1～2），利用小肠和胃之间pH的差异，采用不同性质的辅料，即可以实现在特定部位的释药。而且，制剂在小肠的转运时间较为稳定，一般为3～5 h，且不受剂型因素和食物的影响。肠溶材料最好选用在pH达到5以上溶解度较好的聚合物，以防止制剂在胃部因食物的存在或其他因素影响造成pH升高，从而使药物提前释放。另外，在选用肠溶性包衣材料时，必须考虑到聚合物是否能在小肠段全部、及时地溶解，保证药物释放完全，并在小肠内全部吸收，这对那些只在小肠吸收较好的药物极为重要。如果小肠定位释药的目的是延迟吸收或使药物浓度在小肠末端达到最高，则应该考虑选用在更高pH范围溶解的聚合物。因为这类肠溶聚合物的分子结构中含有羧酸基团，该基团的离子化程度决定了聚合物的pH敏感性。在较低的pH环境下（小于羧基的pK_a），羧基并未发生解离，聚合物分子中的羧基以非离子型存在，此时的聚合物呈水不溶性；相反，在高pH环境下（大于羧基的pK_a），羧基基团发生解离转变为—COO^-，聚合物分子中的羧基以离子型存在，聚合物呈水溶性。一般至少要有10%的羧基离子化，聚合物才能溶解。在实际应用中，可选用两种或多种聚合物的混合物作为给药系统的包衣材料，使制剂只对小肠的某一节段pH敏感，增加制剂释药位置的选择性。另外，这些材料应该具备一定的机械强度，能够承受住胃的运动或其他非预定部位的运动而不破裂。

2. 时滞型小肠定位给药系统

这种小肠定位给药系统与定时给药系统类似，按时滞长短设计成制剂，使其进入小肠后才开始释放。

（1）有机酸诱导给药系统　如图2-18所示，药物处于微丸中心，药物处方需要加入有机酸，如琥珀酸，用非pH依赖的材料进行包衣。包衣材料的类型、用量和有机酸的用量对制剂的时滞长短有着关键作用。制剂口服后，水通过渗透作用穿过衣膜进入药芯，溶解药芯中的有机酸，被溶解后的有机酸将衣膜溶蚀，使衣膜渗透性增加，从而使药物释放出来。

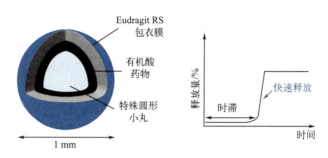

图2-18　有机酸诱导型小肠定位给药系统

（2）脉冲释放型给药系统　这种给药系统根据剂型分为片剂和颗粒剂，均由片芯和外壳组成。片芯包括药物、赋形剂和大量崩解剂，片芯表面采用水渗透性的蜡类材料包衣。当药物进入胃肠道后，水通过渗透作用进入制剂，当片芯内的崩解剂吸收一定的水后，膨胀作用产生的压力使外壳崩解，药物释放出来。但由于胃排空的影响，只通过包衣层厚度和组成来控制时滞以达到小肠定位给药是比较困难的，所以在实际制备时，经常将时滞技术与pH敏感型释药技术相结合，以保证药物只能在小肠中释放。

四、口服定位给药系统的制剂设计进展

液体剂型（如溶液剂和混悬剂）和固体剂型（如片剂和胶囊剂）是用于口服给药的主要剂型。固体剂型在体内的吸收先后要经历药物崩解、药物溶解以及透膜吸收等过程，其中药物的溶解行为往往决定药物的吸收和生物利用度。因此研究者们基于胃肠道生理条件，通过调节药物制剂处方控制药物的溶解行为和在胃肠道中的释放位置，主要改善在胃、小肠和结肠这三个部位的靶向性。

（一）胃滞留型给药系统（gastroretentive drug delivery system，GRDDS）

胃滞留型给药系统通过物理化学作用延长药物在胃内的停留时间，增加药物在胃或十二指肠的吸收程度，可以降低药物毒副作用稳定血药浓度从而减少给药频率提高疗效。其适用于主要在胃或上消化道吸收或发挥作用的药物，以及在肠道碱性环境下不稳定的药物。传统胃滞留型给药系统根据滞留机制的不同，可分为漂浮型（低密度型）、高密度型、膨胀型、磁力吸附型、生物黏附型以及超多孔水凝胶型制剂，其中漂浮型和生物黏附型是被研究和应用最多的制剂策略，占有最大的市场份额。

漂浮型系统于1968年由Davis首次提出。在该类系统中，制剂的体积密度低于胃液的密度（1.004 g/cm^3），从而能在胃中保持长时间的浮力并实现药物的缓控释。根据浮力的机制可分为两类：基于聚合物膨胀或对胃肠道黏膜层生物黏附机制的非泡腾式漂浮给药系统和基于产生CO_2气体降低系统密度的泡腾式漂浮给药系统。1930年，Hoelzel首次发现了剂型密

度对药物在动物胃部停留时间的影响。其测试了密度从 0.9 g/cm³ 到 10.5 g/cm³ 不等的剂型，发现高密度制剂比低密度制剂具有更长的胃滞留时间。高密度系统常用的辅料包括硫酸钡、氧化锌、铁粉和二氧化钛。但文献中对于该剂型的报道较少，其临床意义还需要进一步研究。

膨胀型系统由 1974 年 Laby 为反刍动物设计构建，特别是在牛体内实现可控释放防止腹胀的表面活性剂。随后该类型药物装置被应用于人类，设计过程中需考虑：①小尺寸便于口服；②在胃中呈膨胀状以防止通过幽门括约肌；③在药物完全释放后系统的尺寸缩小以使其排空。膨胀型系统在体内的膨胀分为基于体积改变的膨胀和基于形状改变的膨胀两种。

在 1998 年，超多孔水凝胶作为一种新型吸水性聚合物体系被提出。由于其高机械强度和弹性，该系统在控释制剂中广泛应用。它具有大于 100μm 的孔径，通过大量孔隙的毛细润湿而吸水，可迅速膨胀至平衡尺寸。传统的水凝胶系统膨胀是一个缓慢的过程，需要几个小时才能达到平衡而易从胃中排出。相反，超多孔水凝胶系统膨胀速率高达 100 倍或更多，并具有足够的机械强度来承受胃收缩的压力，从而延长药物胃滞留时间。

生物黏附型系统由 Park 和 Robinson 在 1984 年首次提出，药物被具有黏附性的聚合物包裹，聚合物与胃上皮细胞表面黏附以延长药物的胃滞留时间。黏膜黏附的机制通常分为两个阶段：接触（润湿）阶段和建立黏附作用的固结阶段（图 2-19）。但是黏膜黏附机制复杂，尚未完全理解。

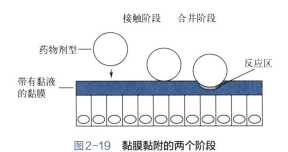

图 2-19　黏膜黏附的两个阶段

目前已研究了各种处方来实现药物在胃部的滞留，包括黏附性、磁化、由于制剂的低密度而在胃液中产生的浮力、由于高密度而在胃底沉淀以及阻碍制剂从胃中排出的体积膨胀等。但是传统的胃滞留型给药系统面临着一系列问题，每一种方法都具有一定的局限性。例如，由于黏液的过度运动，黏性制剂可能不会被及时从胃部清除。此外，由于黏附部位不可控，有可能在食管中发生过早黏附。高密度制剂需要高剂量的辅料来补偿连续释放药物时基质重量的逐渐减少，从而不利于工业生产。同时，最常用的漂浮型制剂对身体位置具有依赖性以及需要保持足够的胃内容物以允许剂型和幽门区之间有效分离。因此，为了实现可靠的胃滞留，需要考虑以下问题：①该系统应能承受恶劣的环境和胃内的机械力；②系统的体外/体内评价应能可靠地判断胃滞留的特性，并预测系统在给人服用时的胃滞留行为；③关于滞留在适当部位、给药和系统排空的安全问题。

为克服单一方法的限制，减小进食和禁食等不同胃部生理状态对系统胃滞留时间的影响，近来研究者们采用不同机制组合的策略，如可膨胀和泡腾式漂浮系统、黏附型和漂浮系统、黏附型和高密度系统、磁性和超多孔水性凝胶系统结合等。Serdar 等报道了一种载有药物普拉克索（pramipexole）的自膨胀泡腾型电纺纳米纤维膜制剂（图 2-20），嵌入由聚环氧乙烷/碳酸氢钠组成的铸膜中。系统中碳酸氢钠接触酸性胃液时会产生二氧化碳气体，纳米纤维将气泡截留在膨胀的纳米纤维网络中使其漂浮在胃中，甚至在24小时后仍保持不沉。此外，Kong等还尝试向胃滞留制剂中加入先进的电子传感组件，实现高级诊断和治疗个性化定制。该装置通过多材料熔融沉积成型3D打印工艺设计制备的口服胃滞留制剂，可以使电子设备能够在胃中滞留最长36天，并可保持大约15天的无线电子通信，实现新一代远程诊断和自动化治疗协同策略。

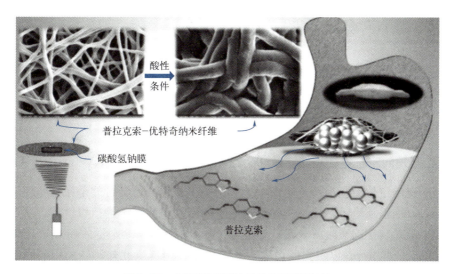

图2-20　自膨胀泡腾型电纺纳米纤维膜制剂

超长效胃滞留给药系统是近来受到广泛关注的口服新型制剂，通过机械变化的颠覆性设计实现超过24 h稳定的胃滞留效果，解决传统胃滞留制剂由于受到胃部复杂环境影响而无法稳定滞留的局限性。大多为基于折叠-展开的膨胀型给药系统，使用具有特定性质的辅料设计不同展开几何形状的装置，包括四面体形、环形、球形、星形等。最近提出4D打印工艺，通过加入智能材料或通过预设的设计来实现3D打印结构的变化在预定的时间范围内发生，该智能设计推动了药物递送系统的进一步发展。Uboldi等通过热熔挤出和熔融沉积工艺，选择具有形状记忆效应的聚乙烯醇材料，在获得原始简单膨胀的基础上对其进行编程以呈现不同的临时收缩构型，且适用于胶囊口服。

（二）小肠定位给药系统（small intestine positioning drug delivery system）

小肠靶向给药通常通过胃滞留、pH依赖和黏膜黏附策略实现，这对于主要在小肠吸收的药物是有利的。

由具有pH响应性的包衣或基质组成的pH响应制剂，可以防止药物在胃酶或胃液酸度的诱导下降解，并减少对胃肠道黏膜的刺激。由天然或合成材料组成的水凝胶、纳米粒、微球等常被用作pH响应性载体，以实现肠道控释。

固体肠溶剂型包括片剂和胶囊剂，通常用于小肠靶向给药。肠溶制剂通常由聚合物包衣组成，聚合物在表面形成屏障可以使药物转运到小肠，且药物在到达肠道前不会释放。然而，由于与肠转运时间相比，药物的有限溶解或包衣聚合物的降解，肠溶包衣制剂的药物释放和制剂崩解可能不稳定。此外，胃肠道排空时间、pH和胃肠液成分的个体差异性也会影响肠溶制剂的药物释放。

例如，Xu等开发了一种可生物降解的聚合物载体，用于将疫苗口服递送至小肠，并靶向派尔集合淋巴结区域的抗原呈递细胞。蛋白质疫苗中，牛血清白蛋白被包裹在甘露糖化壳聚糖纳米颗粒（MCS NP）中。MCS NP涂有Eudragit L100，并被发现在胃肠道中的派尔集合淋巴结位点特异性累积。

为了改善药物的吸收，主要策略是延长与肠黏膜的接触时间，于是人们对黏膜黏附制剂进行了一系列研究。药物从制剂中的释放受不同种类的制剂因素的影响，包括聚合物成分、黏膜黏附强度、药物浓度等。肠贴片是最常用的黏膜黏附制剂，通常由三层组成，包括pH敏感层、黏膜黏附药物贮库层和背衬层。例如，Amrita等制备了一种胰岛素口服肠黏膜黏附装置，装置由羧甲基纤维素钠、乙基纤维素、Eudragit E PO和果胶组成。在压成贴片后，将它们放入涂有Eudragit L100的胶囊中，使其在胃的酸性环境中存活。该装置能在黏附于肠黏膜后单向释放所载药物，避免肠道酶降解。动物实验证明，该装置对猪肠具有良好的黏膜黏附能力，可在3~4小时内完全释放药物。

（三）口服结肠靶向定位给药系统（oral colon targeting drug delivery system，OCTDDS）

口服结肠靶向定位给药系统是当前一个热门的研究领域，其目的是在结肠环境中选择性地释放药物，以加强易受上消化道酸性环境影响的活性药物分子的口服给药。在结肠靶向治疗中，胃和小肠对制剂的吸收降至最低，大部分给药剂量可以到达大肠腔内。药物的释放取决于转运时间、不同的pH以及胃肠道中存在的微生物菌群。此外，结肠靶向为口服治疗性蛋白质和肽提供了可能，否则这些蛋白质和肽在胃环境中就会被降解。这种延迟过程可以通过将药物分子集中在最需要的地方来提高药物的疗效，以及降低药物在上消化道早期释放所带来的不良反应和药物毒性的风险。靶向给药到结肠将确保直接治疗疾病部位，降低剂量，并减少全身性药物不良反应。

尽管有上述优点，口服结肠靶向定位给药系统也有一定的缺点，例如：难以将药物送到远端结肠；胃肠道的pH变化，不同的酶会干扰药物到达其特定部位；由于结肠黏稠物的存在，药物在其特定部位的可用性较低；由于结肠内容物的黏性较大，难溶性药物难以溶解；由于结肠的表面积较小，药物通过黏膜进入循环的运输受到限制；药物载体的理化特性也会影响靶向给药系统。

迄今为止，用于开发OCTDDS的各种方法大多是基于原药的开发，改变pH或使用天然多糖，包括用pH敏感的聚合物包衣、延迟释放的OCTDDS和微生物引发的OCTDDS。此外，最近还开发了更先进的OCTDDS，包括压力控制的OCTDDS、新型结肠给药系统CODES™和渗透控制的OCTDDS。同时提出采用多种方法组合的策略，如微生物触发-pH触发、微生物触发-pH触发-基于时间、微生物触发-pH触发-基于压力等组合方法来开发药物的结肠特异性递送系统。

基于天然生物可降解聚合物的新型结肠靶向给药系统也受到广泛关注，由于其具有黏附性、生物相容性、生物降解性、增强吸收能力和原位胶凝性等特性，成为结肠给药系统的热门选择。多糖是单糖聚合物，其数量丰富、来源广泛、价格合理，并具有广泛的特性和结构。众多多糖，包括壳聚糖、果胶、硫酸软骨素、糊精、瓜尔胶、菊粉、环糊精、槐豆胶和淀粉，均为具有结肠特异性的药物载体。

此外，Pistone等结合直接粉末挤压的3D打印和流化床涂层技术，制备了一种布地奈德负载的固体口服制剂，用于治疗儿童患者的嗜酸细胞性结肠炎。由于市面上用于治疗嗜酸细胞性结肠炎的药物是为成人患者设计和批准的,因此对儿童用药有时需要在说明书外使用和临时处理,这可能导致治疗效果不佳。这种迷你片剂满足适应儿童患者所需的吞咽、适口性和剂量灵活性控制要求。在初始粉末混合物中加入羟丙基-β-环糊精可以改善布地奈德在水介质中的溶解度和溶解速率,Eudragit FS 3D涂层则在结肠完成药物的特异性释放。

(四)其他非胃肠定位给药系统

与静脉给药不同,各种新型纳米制剂通过尺寸带来的被动靶向和靶向单元带来的主动靶向,可以实现对各种疾病的药物靶向递送。胃肠道的恶劣环境给实现对非胃肠道病变的药物靶向给药带来了严峻的挑战,发展十分缓慢。病原微生物通过胃肠道侵入人体的途径和机制的发现,给医药研究者带来了很多启发。向非胃肠道疾病的远端病灶给药逐渐成为可能,口服给药系统在胃肠道内的靶向给药不再受到限制。随着制剂技术的快速进步和对疾病病理生理学的深入了解,近年来,研究人员已经成功实现了对多种疾病的口服靶向给药,如全身性炎症、肿瘤、脑部疾病、心血管疾病、肥胖相关疾病、关节炎等。

由于胃肠道中生物屏障存在,通过口服给药靶向递送至远处的患病部位仍然具有挑战。例如,Zhou等报道了一种通过基于生物启发酵母胶囊(yeast capsule,YC)的"特洛伊木马"策略制备靶向口服纳米粒制剂。其包括量子点、氧化铁纳米粒和组装的有机荧光纳米粒在内的各种带电纳米探针,可以通过静电力驱动的自发沉积有效地装载到YC中,从而形成不同的YC组件。此外,含有吲哚美辛(IND)或抗肿瘤药紫杉醇(PTX)的不同阳性纳米粒被有效地包装进YC。口服给药后,包装在YC中的纳米粒首先被M细胞胞吞,随后被巨噬细胞内吞并转运至邻近的淋巴组织,最后通过血液循环输送至炎症部位(图2-21)。

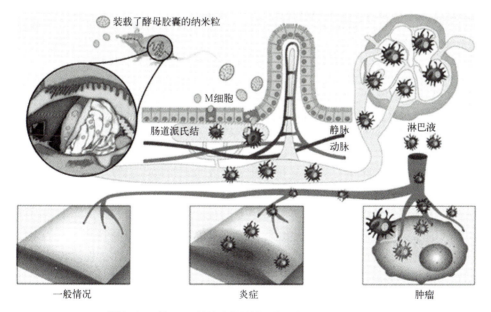

图2-21 基于YC的纳米粒制剂治疗炎症相关疾病的示意图

肠上皮屏障(intestinal epithelial barrier,IEB)和血脑屏障(blood-brain barrier,BBB)的存在限制了药物从肠道向大脑的传递。最近,一种非侵入性的前药方法被用来克服IEB和BBB,并通过口服给药治疗胶质瘤。通过与β-葡聚糖结合制备抗癌前药,该前药可以被

M细胞靶向和吸收，从而克服肠上皮屏障。前药的转运依赖于巨噬细胞，通过淋巴转运进入循环系统，穿过血脑屏障。当前药到达肿瘤部位时，过量表达的谷胱甘肽切割前药并释放活性药物。通过这种肠-脑口服给药平台，用于胶质瘤的靶向治疗，药物的治疗效果显著提高。

五、展望

与注射给药相比，口服给药对患者而言更简单、更舒适、无创且成本更低。除了可以提高患者依从性外，基于胃肠道的给药方式在靶向治疗和局部治疗中也具有显著优势。胃肠道药物递送系统可向全身或局部递送药物，并且可以利用胃肠道不同部位之间的差异实现药物靶向释放。近来，众多药物制剂新兴技术的发展聚焦于生物制剂的胃肠道递送和超长效（大于24 h）药物递送。智能材料和智能设备的融入，有望为药物超长时间释放、组合产品的开放以及个性化、有效和安全的口服生物制剂的开发提供支持，从而实现精准化治疗。

第五节　口服定时给药系统

一、定时给药系统概述

定时给药系统（time-controlled drug delivery system）指根据人体的生物节律变化特点，结合时间药理学及时辰药动学原理，按照生理和治疗的需要，定时释放有效剂量药物的一种新型给药系统，又称脉冲给药系统（pulsed drug delivery system）、择时给药系统（chronopharmacologic drug delivery system）、定时钟（time clock）等，可起到降低药物毒副作用，达到最佳疗效的作用。

（一）定时给药系统的临床需求

生物节律广泛存在于生命体中，是对外部环境作出时间周期性变化的遗传反应。生物节律对人体生理过程影响最显著的是昼夜节律。人体很多疾病都具有生物节律性，如哮喘病情经常在夜间或凌晨更为严重；胃溃疡患者的胃酸分泌一般在夜间达到峰值；疼痛反应也呈现出节律变化，心绞痛、类风湿性关节炎和牙痛等多发生在早晨，胆绞痛、癌症的疼痛更常见于夜间。理论上可根据不同疾病的相关时间药理学，针对性地制订给药时间、给药方案。但传统口服制剂需要制订复杂的给药方案，甚至需要夜间唤醒患者给药。而口服定时给药系统可以提高患者的服药依从性，提供了更合适的给药方案。与普通口服制剂不同，定时给药系统是专门根据生物节律性的特点而设计的迟释给药系统，一般有两种设计思路。

1. 药效学研究的时间节律

机体的各种细胞、受体、组织和器官对外界环境刺激的敏感程度呈时间周期性变化，因此给药时间会显著影响药物的疗效。如胰岛素、洋地黄在4：00时使用敏感性较高，普萘洛尔在3：00时使用毒性最高，因此这些药物应避免在这一时间段使用；青霉素过敏现象在上午较低，晚上较高，所以青霉素药物应尽量在上午使用；癌细胞生长的第一高峰是10：00时，第二高峰是22：00—23：00时，这两个时间段适合抗癌药物的使用。

2. 药动学研究的时间节律

机体的很多功能如体液的分泌量、胃肠蠕动和各器官的血流量都具有时间节律性，因此药物在体内的吸收、分布、代谢、排泄途径也会受到影响，从而使药动学参数发生变化。

（二）口服定时给药系统优势

传统口服制剂一般每日需多次给药，血药浓度波动较大，且不能保证在疾病发作时提供相应的血药浓度。缓控释制剂可以长时间维持血药浓度的稳定，但不能按照疾病发作的节律性进行治疗，在一定程度上会加重药物的毒副作用和不良反应，从而降低疗效；特别是对于受首过效应较强的药物，缓释制剂可增加药物被肝脏代谢酶失活的量，从而降低生物利用度；另外，缓释制剂使血药浓度长期维持在一定的水平上，长期给药可能会使机体产生耐药性，从而降低疗效。

最佳的给药方案是使药物的治疗作用与毒副作用分离，患者服药时间与药物在体内的释放上存在着时间差，药物会根据疾病发生的节律性进行定时释放，从而在疾病发生时提供最佳的血药浓度，患者可以提前服药，用来预防疾病的发生。

综上所述，定时给药系统的优点可分为以下几点：①减少剂量大小和给药频率；②预防高肝代谢引起的药物损失；③减少不良反应，提高耐受性；④提高生物利用度、患者舒适度和依从性。

二、口服定时给药系统的分类及设计原理

定时给药系统可以分为两大类。一类是刺激响应型释药，该刺激又分为生物化学刺激和物理化学刺激，其中生物化学刺激释药也可称为闭环式释药技术，主要依赖于血糖水平、胃肠道酸碱度等；物理化学刺激释药也可以称为开环式释药技术，主要依赖于外界变化的因素，如磁场、电场、温度、光等。另一类是时间控制型释药，即药物的释放是依靠制剂本身的性质或设定的程序，通过一定时间的溶蚀膨胀或结构变化等实现延迟释药的目的。

（一）时间控制型释药

1. 表面溶蚀原理

将药物包裹在聚合物中，包衣层在胃肠道中可以被水解或酶解，当外层聚合物溶蚀后，内层药物释放出来。时滞的长短取决于外层聚合物的种类及厚度（图2-22）。

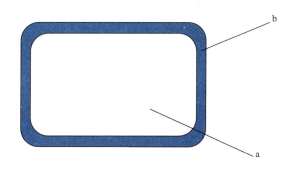

图2-22 表面溶蚀原理

a—含药物核心（片剂、胶囊剂）；b—释放控制层：可膨胀/可侵蚀

2. 渗透泵原理

将加入致孔剂的聚合物包在丸芯或片芯的外层，当进入胃或小肠后，消化液通过外层衣膜的微孔渗入膜内，产生较强的渗透压促使丸芯或片芯不断膨胀直至成品外层衣膜，使药物快速释放出来（图2-23）。

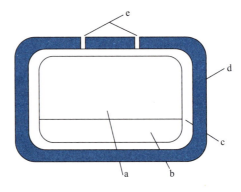

图2-23　渗透泵原理

a—药物制剂；b—膨胀聚合物隔室；c—亲水聚合物涂层；d—渗透膜；e—激光钻孔

3. 定时塞胶囊原理

胶囊体用水不溶性材料包衣，而囊帽用肠溶性材料包衣，装入药物，并在囊体开口处加一定时塞，定时塞有膨胀型、溶蚀型和酶降解型。当该药系统进入小肠后，水溶性囊帽溶解，囊体开口处的定时塞吸水膨胀或发生溶蚀或降解，胶囊体中的药物释放出来，其时滞的长短由定时塞脱离的时间决定（图2-24）。

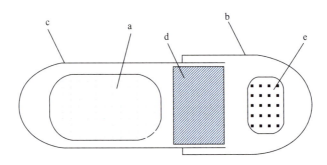

图2-24　定时塞胶囊原理

a—定时释放药物；b—可溶性胶囊盖；c—胶囊体；d—定时塞；e—速释药物

（二）刺激响应型释药

1. 闭环式释药技术

闭环式释药技术是根据人体内一些生物化学变化等体内信号来调节药物释放的技术，如血糖变化和肠道pH变化。人体的胃肠道存在着固定酸碱度变化，当疾病发作时，胃肠道的酸碱度发生特定的变化，这种变化会触发包裹药物的敏感材料，使药物释放，或者制剂能在血糖浓度升高时激发给药系统胰岛素的分泌形成葡萄糖自动反馈系统。

2. 开环式释药技术

开环式释药技术是采用对一些物理化学因素如温度、磁场、电场等因素敏感的材料作为药物载体，当机体受到这些因素的刺激时，载体会立即释放出包裹或附着的药物，达到定时释药的目的（图2-25）。

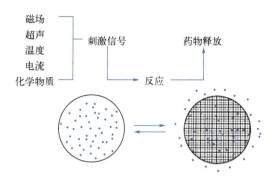

图2-25　外界刺激应答式药物释放调节

三、口服定时给药系统案例

（一）时间控制型给药系统

时间控制型给药系统主要为渗透泵定时给药系统。一般渗透泵定时给药系统由片芯、半渗透膜包衣和释药小孔组成。片芯是由药物与崩解剂、泡腾剂等辅料以及包衣层组成。片芯一般含有两层，一层是靠近释药小孔的渗透物质，如聚氧乙烯和聚乙烯吡咯烷酮；另一层是为释药提供渗透压动力的渗透物质层，常选用的材料是聚乙二醇和醋酸纤维素类。对于渗透泵定时给药系统，释药的迟滞时间是由包衣层的种类及配比、外层半透膜和推进剂用量决定的。用激光在靠近药物层的半透膜上打释药小孔，药物进入胃肠道后，消化液通过外层衣膜的小孔进入膜内，片芯不断吸水膨胀至撑破外层衣膜，从而使药物释放出来。

（二）包衣脉冲系统

1. 由衣膜溶蚀或膨胀控制迟滞时间

溶蚀性给药系统是随着水分子不断深入，高分子材料先溶胀后溶解，最后完全释放出药物的给药系统。这类药物的释放是受包衣层的膨胀或溶蚀时间控制的，一般药物的包衣材料是由HPMC等可膨胀的聚合物构成，并加入一些凝胶、蔗糖和聚乙二醇等可渗透性的物质。

2. 由衣膜破裂控制迟滞时间

一般这种制剂的衣膜有一层或两层，其中外衣层都是由乙基纤维素、聚氯乙烯等透水性差的材料组成。含有一层衣膜的制剂，片芯含有崩解剂；含两层衣膜的制剂，内衣层是由可膨胀型聚合物组成的膨胀层。迟滞时间是崩解剂或可膨胀型聚合物吸水膨胀致使衣膜破裂的时间。

3. 由衣膜pH敏感性控制迟滞时间

这种制剂是采用pH敏感性材料进行包衣，如聚丙烯酸树脂（Eudragit）系列聚合物，依靠衣膜的pH依赖性来控制药物的释放，一般适用于无特定吸收部位或吸收部位在胃肠道下端的药物。服用这类药物后，其外层包衣可保护药物不在胃部释放，胃排空后，虽然肠溶衣层和亲水物质层很快溶解，但剩余的酸溶层仍可以防止药物在小肠中释放，直到片剂中有机酸溶解使内部环境的pH降低，酸溶层才溶解并释放药物。这种药物的迟滞时间是由酸溶层的厚度来控制的。

4. 由衣膜渗透性控制迟滞时间

这种制剂的衣膜是由不依赖pH的低渗透性聚合物如Eudragit RS组成，片芯中含有有机酸和药物。药物进入人体后，溶解初期，水分子通过聚丙烯酸树脂渗入片芯溶解有机酸，溶解的有机酸和包衣聚合物发生相互作用，包衣层通透性增加，水不断渗入，使药物溶解且包衣膜出现微孔，溶解的药物从微孔中以渗透泵的形式释放。这种制剂的迟滞时间与膜的柔韧性、药物的溶解度等因素有关。

（三）柱塞型定时给药系统

柱塞型定时给药系统中可以仅含有一个柱塞实现单次迟滞给药，也可以含有多个柱塞实现多次脉冲给药。

1. 磁性触发式释药

在该制剂的聚合物骨架中同时含有药物和磁粒，利用外加磁场调节药物释放速率。例如，半球形电磁触发式给药系统，制剂中心留有小孔，药物和磁粒制成骨架型药库以EVA或硅橡胶包裹。常见的还有磁响应凝胶，即将小磁粒、磁环或其他磁性物质埋于水凝胶中，这种凝胶在磁场作用下会发生聚合物网络结构的变化，除此之外，还有微球形或药丸磁性触发式给药系统。

2. 超声波触发式释药

以生物降解或非生物降解型材料为骨架的埋植系统的释药速率可受超声波的调节和控制。目前对超声技术促进药物释放机制的研究还不够充分，但可以肯定的是由超声波引起的气蚀及声频流作用对调节药物释放及聚合物降解速率起着十分重要的作用，超声引起的温度升高或振动混合对释放速率的影响不显著，具体机制仍在研究中。常用的生物可降解材料有聚乙交酯聚乳酸等。

3. 温度控制释药

利用温敏型高分子材料可以使药物在到达设计的温度时才开始释放，人体的正常体温为37 ℃，当病原体或热原存在时，体温会发生变化。这种类型的制剂常用的材料为热敏型水凝胶，如N-异丙基丙烯酰胺，其能随环境温度的改变发生可逆性的溶胀和退胀，由此产生挤压力来促进药物的释放。

4. pH敏感控制释药

该体系利用含有弱酸或弱碱基团的pH敏感性聚合物，在人体内部环境pH的变化下，聚合物基团的电离型与非电离型之间的平衡状态发生改变，引起聚合物体积收缩-膨胀变化而控制药物的释放。一般情况下，聚酸类凝胶在低pH时，由于酸性基团不解离，凝胶相对不溶胀，而聚碱性凝胶则相反，因为碱性基团的解离随pH的降低而增加，这种给药系统的释药速率具有pH和离子强度的依赖性。

5. 葡萄糖敏感胰岛素控制释药

正常机体将血糖维持在正常水平依赖的是胰岛素的反馈机制，将胰岛素设计成血糖敏感的脉冲给药型贮库，当血糖水平发生变化时，制剂可以及时释药，使血糖维持在预期水平。

四、口服定时给药系统的研究进展

（一）定时给药系统新剂型

时间控制释放系统不立即释放药物，而是在预定的滞后时间后开始释放药物。在载药核心上涂覆可蚀屏障是延缓药物释放的有效方法，然而，可蚀涂层复杂的侵蚀行为使得延迟时间难以预测和调整。Tian等以氢键聚乙二醇/单宁酸（PEG/TA）膜为例，提出动态逐层膜（LBL），其侵蚀机制清晰、简单、分解速率恒定，是理想的可蚀涂层。动态LBL是用动态键作动力制备的薄膜，由于薄膜中的组分与动态可逆键相连，这些薄膜在水中浸泡后逐渐分解。此外，当两种组分的分子量分布较窄时，这些薄膜以恒定的速率分解。利用这种独特的侵蚀行为，这些薄膜被用于药物零级释放。在此，LBL首次被用于可蚀涂层以实现延迟释放，同时，以牛血清白蛋白（BSA）为例，证明了PEG/TA涂层可以延缓BSA的释放。Parmar等将浮动和脉动原则相结合设计了一个夜间酸性情况下定时调节药物递送系统——拉呋替丁的浮动脉动给药系统，该剂型分为三层：含有超级崩解剂的含药片芯、使用HPMC E5M和瓜尔胶等亲水可蚀聚合物制备的脉冲层、使用凝胶聚合物制备的浮力层，该制剂在晚餐后22：00时左右服用，经一段时间的滞后，可在疾病发生时发挥药效。Ni等将Liesegang图案水凝胶用于多脉冲释药体系，选择磷酸氢钙（$CaHPO_4$）晶体作为带状材料，明胶作为凝胶材料，并加入十二烷基苯磺酸钠（SDBS）胶束或SDBS/胆固醇微胶囊来调整明胶结构（图2-26）。

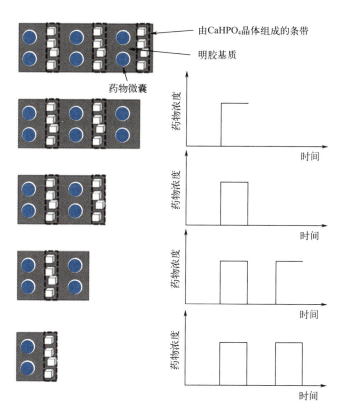

图2-26 Liesegang的多脉冲药物释放装置

3D打印是通过沉积薄层来构建固体物质的一种新的制造技术，已被用于制备不同领域的生产工具，如航空航天工业、建筑、生物医学研究等。Goyanes等使用熔融沉积建模3D打印技术制造具有不同内部结构的对乙酰氨基酚的胶囊形固体，包括切片多层装置和片中片装置（图2-27），且对药物的拉曼分析显示不同药物层之间存在明确的分层，药物的释放特征也取决于不同的3D结构。Awad等首次利用选择性激光烧结的单步3D打印工艺制备对乙酰氨基酚的颗粒系统，生产具有改良释放特性的小口服剂型。选择性激光烧结技术具有极大的灵活性，能够制造各种具有不同形状和释放特性的剂型，达到改良释放的目的。

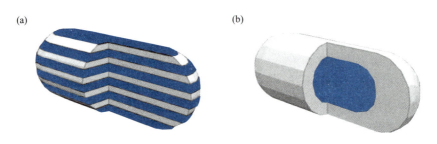

图2-27　打印固体剂型的三维表示

（a）切片多层装置；（b）片中片装置

（二）刺激-响应给药系统的进展

正如上面所介绍的刺激-响应给药系统需要可供使用的刺激指标如温度、酸碱度、酶含量、葡萄糖含量、磁、光等。在正常情况下，人体的上述条件都保持在一个相对稳定的范围内，不会触发响应，但某些疾病会使上述指标发生改变或者从外加条件来改变这些指标，就会触发响应，从而达到释药的目的。许多智能刺激-响应给药系统都是建立在纳米药物的基础上，对功能化材料及其结构有着较高的要求。目前，大多数刺激-响应给药系统多是注射剂或植入剂型，口服剂型较少。Sun等报道过一种基于柔性硬磁弹性体泡沫的软胶囊，胶囊包含内部柔性硬磁弹性体泡沫和弹性体外壳，采用新型预压缩磁化方法，使其成为一个软体机器人，在人体胃模型中可进行磁力驱动药物输送。Ying等设计了一种富含腺嘌呤和胞嘧啶的DNA链组成的新型DNA共聚物，在酸性条件下，该共聚物呈凝胶状态，在正常生理pH下共聚物转变为液相，利用该材料对胰岛素包衣可有望实现胰岛素的口服给药。在胰岛素的口服递送上，餐前餐后葡萄糖浓度成为定时释药的一个重要指标，Yu等通过修饰有苯硼酸基团的透明质酸来包裹载有胰岛素的脂质体，实现葡萄糖响应性胰岛素给药。当餐后肠道内葡萄糖浓度上升时，葡萄糖与苯硼酸竞争性结合增强，透明质酸外壳迅速分离，脂质体表面Fc基团暴露，有助于FcRn介导的运输途径中增强肠道吸收，达到餐后定时递送胰岛素的目的。除此之外，微针机器人也可实现口服给药。有学者提出一种由磁性基板、可分离连接和尖端组成的磁响应微针机器人用于口服递送给药，微针机器人的磁性基板可以通过外部的磁场进行控制，可分离连接在接触消化液后会降解，尖端可面向肠壁穿透组织进行药物释放。

五、展望

一般来说，缓释和控释制剂可带来预期的效果，但对于需要根据疾病的生物节律进行药物治疗的疾病其疗效会下降。定时给药系统会根据身体生物节律进行药物释放，使其满足疾病的生理要求。定时给药系统一些原理和技术已被使用,但是,其全面商业化仍然是制药行业的一个挑战,具体来说有以下几点仍需继续发展:①生物节律材料的开发;②生物节律工程和建模方向基础研究;③监管指南的制定。

定时给药系统开发的主要问题是时间节律制剂缺乏安全性。因此需要开发和应用更智能的生物材料,仍需要在材料的生物降解性、生物相容性以及根据特定生物节律对特定生物标志物产生反应的材料等方面不断努力。此外,设计时间节律中如何使用可靠模型也是急需解决的问题,所选的模型应该能够预测系统的物理化学性质及其生物反应。

思考题

1. 根据前文介绍的口服递送系统发展现状,以及我国在口服给药系统上的诸多瓶颈,展望未来我国口服递送系统和药剂学的发展方向。
2. 简述口服速释给药系统的定义及特点。
3. 简述口服速释给药系统的分类及主要剂型。
4. 简述口服速释给药系统的释药机制。
5. 口服速释给药系统主要的制备技术具体有哪些?
6. 简述3D打印技术的特点及其在口服速释给药系统中的应用。
7. 简述口服定速给药系统的释药原理及其制剂设计机制。
8. 渗透泵片的控释原理是什么?简述渗透泵片的发展历程及其各种类型的特点。
9. 结肠作为药物递送部位有哪些优点和不足?结肠定位给药系统适用于哪些类型的药物?
10. 简述口服定位给药系统的主要分类及其原理。
11. 简述采用哪些制剂技术可以制备口服定时给药系统。
12. 口服定时给药系统有几种类型?
13. 对比四种口服给药系统,简述四种技术的优缺点。

(吉远辉)

参考文献

[1] Laffleur F, Keckeis V. Advances in drug delivery systems: work in progress still needed?[J]. International Journal of Pharmaceutics, 2020, 590: 119912.
[2] 周建平,唐星.工业药剂学[M].北京:人民卫生出版社,2014.
[3] 方亮.药剂学[M]. 8版.北京:人民卫生出版社,2016.
[4] 杨红梅.药剂学[M].天津:天津科学技术出版社,2020.
[5] Barratt G, Puisieux F. Takeru Higuchi, the man and the scientist[J]. International Journal of Pharmaceutics, 2011, 418(1): 3-5.
[6] 刘建平.生物药剂学与药物动力学[M]. 5版.北京:人民卫生出版社,2016.

[7] Park H, Otte A, Park K. Evolution of drug delivery systems: from 1950 to 2020 and beyond[J]. Journal of Controlled Release, 2022, 342: 53-65.

[8] 汪钰, 钟豪, 陈劲, 等. 大数据分析1980—2019年药剂研究进展 [J]. 药学进展, 2020, 44(1): 10-17.

[9] Malaterre V, Ogorka J, Loggia N, et al. Oral osmotically driven systems: 30 years of development and clinical use[J]. European Journal of Pharmaceutics and Biopharmaceutics, 2009, 73(3): 311-323.

[10] Elbadawi M, Mccoubrey L E, Gavins F K H, et al. Disrupting 3d printing of medicines with machine learning[J]. Trends in Pharmacological Sciences, 2021, 42(9): 745-757.

[11] Krogmeier S, Pritchard J, Dokou E, et al. Chapter 16 - Orkambi: a continuous manufacturing approach to process development at vertex [M]//Muzzio F J, Oka S. How to design and implement powder-to-tablet continuous manufacturing systems. Academic Press, 2022: 383-396.

[12] 白海玉, 张树明. 中药成方制剂剂型应用分析 [J]. 中国中医药科技, 2021, 28(6): 906-908.

[13] 韩翠娥. 漫谈中医的用药之妙4 [J]. 癌症康复, 2020, (4): 48-53.

[14] 吕万良, 王坚成, 张强. 建国60年来我国药剂学科的发展与展望 [J]. 中国药学杂志, 2009, 44(19): 1448-1450.

[15] 吴豫生, 牛成山. 中国医药产业发展现状 [J]. 科技导报, 2016, 34(11): 25-27.

[16] 郭朝先, 石博涵. 中国医药产业国际竞争力评估与"十四五"时期高质量发展对策[J]. 北京工业大学学报(社会科学版), 2021, 21(3): 65-79.

[17] 侯世祥. 中国药物制剂全面发展之思考[C]. 第十一届中国药物制剂大会暨中国药学会药剂专业委员会学术年会暨国际控释协会中国分会年会暨纳米药物及纳米生物技术学术大会暨亚洲阿登制药技术研讨会, 上海, 2017.

[18] 蔡铮, 贾彩, 王坚成, 等. 2001—2020年国家自然科学基金资助药剂学非纳米研究项目的分析 [J]. 药学学报, 2021, 56(9): 2522-2527.

[19] 张志荣. 浅谈我国药剂学/药用材料研究现状及研究方向 [J]. 四川大学学报(医学版), 2021, 52(4): 539.

[20] 王珊珊, 梁恩, 王晓玲, 等. 3D打印技术在药物制剂中的应用现状与展望 [J]. 中国药科大学学报, 2023, 54: 15-22.

[21] Vander S A, Sarmadi M, Daristotle J L, et al. A microneedle vaccine printer for thermostable Covid-19 mrna vaccines[J]. Nature Biotechnology, 2023, 42(3): 510-517.

[22] 宋波, 郑啸, 石娟, 等. 我国复杂制剂开发难点及应对策略探讨 [J]. 中国药房, 2022, 33(13): 1537-1540, 1547.

[23] Wang W, Ye Z Y F, Gao H L, et al. Computational pharmaceutics—a new paradigm of drug delivery[J]. Journal of Controlled Release, 2021, 338: 119-136.

[24] 蒋建东, 张金兰, 吴松, 等. 中国仿制药蓝皮书 [M]. 2021版. 北京: 中国协和医科大学出版社, 2021.

[25] Dunne S, Shannon B, Dunne C, et al. A review of the differences and similarities between generic drugs and their originator counterparts, including economic benefits associated with usage of generic medicines, using ireland as a case study[J]. BMC Pharmacology and Toxicology, 2013, 14(1): 1.

[26] 刘昌孝, 王玉丽. 药物制剂产业化发展的前沿科学技术问题探讨[J]. 中国食品药品监管, 2021 (1): 6-17.

[27] 张迎辉. 药物制剂的发展现状和军用药物制剂发展策略研究 [D]. 北京: 中国人民解放军军事医学科学院, 2000.

[28] 周文杰. 中药制药现代化和中药药剂学的发展讨论 [J]. 中国实用医药, 2014, 9(28): 270-271.

[29] 杨明, 岳鹏飞, 郑琴, 等. 中药药剂学学科的研究现状、趋势及其发展策略[J]. 世界科学技术-中医药现代化, 2016, 18: 1757-1764.

[30] 颜隆. 宋代方剂剂型的历史研究 [D]. 北京: 中国中医科学院, 2015.

[31] Schuhmacher A, Hinder M, Boger N, et al. The significance of blockbusters in the pharmaceutical industry [J]. Nature Reviews Drug Discovery, 2023, 22(3): 177-178.

[32] Urquhart L. Top companies and drugs by sales in 2021 [J]. Nature Reviews Drug Discovery, 2022, 21(4): 251.

[33] Jiang X, Wang N, Liu C, et al. Oral delivery of nucleic acid therapeutics: challenges, strategies, and opportunities[J]. Drug Discovery Today, 2023, 28(4): 103507.

[34] Gao J, Karp J M, Langer R, et al. The future of drug delivery[J]. Chemistry of Materials, 2023, 35(2): 359-363.

[35] 杨婷, 李哲, 冯道明, 等. 结构药剂学与中药制剂结构研究进展[J]. 药学学报, 2021, 56: 2070-2085.

[36] Srinivasan S S, Alshareef A, Hwang A V, et al. Robocap: robotic mucus-clearing capsule for enhanced drug delivery in the gastrointestinal tract[J]. Science Robotics, 2022, 7(70): eabp9066.

[37] 白毅, 陈言. 我国药剂学发展需大步跨越 [N]. 中国医药报, 2009-07-21.

[38] 韩杰. 口服速释固体制剂技术研究与进展[J]. 中国科技投资, 2017, 23: 331.

[39] 白亚琴. 口服速释固体制剂技术的研究与进展[J]. 黑龙江科学, 2015, 2(2): 59-61.

[40] 王方. 速释固体制剂概述[J]. 中国药业, 2003, 12(10): 75-76.

[41] 张建春. 口腔速释给药系统研究进展[J]. 解放军药学学报, 2000, 16(4): 206-207.

[42] 邓姣. pH响应的白藜芦醇固体分散体的制备与性能研究 [D]. 长沙: 中南林业科技大学, 2021.

[43] 沈淑媛. 口腔速溶膜剂的研究进展[J]. 现代药物与临床, 2012, 27 (3): 287-291.

[44] Ghourichay M P, Kiaie S H, Nokhodchi A, et al. Formulation and quality control of orally disintegrating tablets (odts): recent advances and perspectives[J]. BioMed Research International, 2021, 2021: 6618934.

[45] 牛丽彬. 口服速释固体制剂技术研究与进展探讨[J]. 中国化工贸易, 2019, 11(24): 96.

[46] Ghosh T, Ghosh A, Prasad D. A review on new generation orodispersible tablets and its future prospective[J]. International Journal of Pharmacy and Pharmaceutical Sciences, 2011, 3(1): 1-7.

[47] Gulbag S, Yilmaz Usta D, Gultekin H E, et al. New perspective to develop memantine orally disintegrating tablet formulations: sedem expert system[J]. Pharmaceutical Development and Technology, 2018, 23(5): 512-519.

[48] Corveleyn S, Remon J P. Formulation and production of rapidly disintegrating tablets by lyophilisation using hydrochlorothiazide as a model drug[J]. International Journal of Pharmaceutics, 1997, 152(2): 215-225.

[49] 杨霁虹. 固体速释制剂及其工艺设计研究[J]. 黑龙江科学, 2020, 11(8): 28-29.

[50] Watanabe Y, Koizumi K I, Zama Y, et al. New compressed tablet rapidly disintegrating in saliva in the mouth using crystalline cellulose and a disintegrant[J]. Biological & Pharmaceutical Bulletin, 1995, 18(9): 1308-1310.

[51] 李慧. 固体分散技术在速释、缓释滴丸剂中的应用[J]. 中国中医药信息杂志, 2005, 12(4): 105-107.

[52] 李香玉. 新型抗精神分裂症药DT-195自微乳化释药系统研究 [D]. 郑州: 河南大学, 2020.

[53] Vasconcelos T, Marques S, Sarmento B. Measuring the emulsification dynamics and stability of self-

[54] 王钰乐. 自乳化释药系统及其在难溶性中药成分中的应用[J]. 贵阳中医学院学报, 2016, 38(2): 95-98.

[55] 叶珍珍. 自乳化释药系统及其在难溶性中药制剂中的应用[J]. 中华中医药杂志, 2012, 27(7): 1882-1885.

[56] 张悦, 赵勇, 刘杨. 交联羧甲纤维素钠吸水膨胀性考察[J]. 中国医药科学, 2020, 10(15): 45-49.

[57] 赵楠, 汤真, 李健, 等. 新型口服固体速释制剂——口腔崩解片的研究概况[J]. 药学实践杂志, 2005 (6): 326-330.

[58] 肖威. 口腔速释制剂制备工艺的研究进展[J]. 齐齐哈尔医学院, 2009, 30(11): 1375-1376.

[59] 孔维忠, 熊永辉. 口服速释固体制剂技术研究与进展[J]. 中国实用医药, 2009, 4(21): 247-249.

[60] 陈桂兰, 张虹, 姬焕荣. 固体分散技术在控制药物释放上的应用[J]. 河北医科大学学报, 2002, 23(2): 124-126.

[61] 李和伟. 冻干片制剂的研究[C]// 中国药学会. 第三届国际药物制剂论坛论文集. 上海, 2007.

[62] Bi Y, Sunada H, Yonezawa Y, et al. Preparation and evaluation of a compressed tablet rapidly disintegrating in the oral cavity[J]. Chemical and Pharmaceutical Bulletin, 1996, 44(11): 2121-2127.

[63] Shu T, Suzuki H, Hironaka K, et al. Studies of rapidly disintegrating tablets in the oral cavity using co-ground mixtures of mannitol with crospovidone[J]. Chemical and Pharmaceutical Bulletin, 2002, 50(2): 193-198.

[64] 马萍, 辛艳茹, 高文静, 等. 口腔速崩片的研究进展[J]. 中国药师, 2004, 7: 173-175.

[65] Gole D J, Wilkinson P K, Davies J Desmond, et al. Pharmacestical and other dosage forms. US 87975492A [P]. 1992-05-06.

[66] Allen L V Jr, Wang B, Davies J Desmond. Rapidly dissolving orally dosage form. US 9520377 [P]. 1995-08-03.

[67] Kumar S, Gupta S K, Sharma P K. A review on recent trends in oral drug delivery-fast dissolving formulation technology[J]. Advances in Biological Research, 2012, 6(1): 6-13.

[68] Slavkova M, Breitkreutz J. Orodispersible drug formulations for children and elderly[J]. European Journal of Pharmaceutical Sciences, 2015, 75: 2-9.

[69] Zhou J G, Herscovici D, Chen C C. Parametric process optimization to improve the accuracy of rapid prototyped stereolithography parts[J]. International Journal of Machine Tools and Manufacture, 2000, 40(3): 363-379.

[70] Jacob S, Nair A B, Patel V, et al. 3D printing technologies: recent development and emerging applications in various drug delivery systems[J]. AAPS PharmSciTech, 2020, 21(6): 220.

[71] 刘珍, 孙朋杰. 首款3D打印抗癫痫药物——Spritam[J]. 药学研究, 2015, 34(9): 556-558.

[72] Kim J H, Kim K, Jin H E. Three-dimensional printing for oral pharmaceutical dosage forms[J]. Journal of Pharmaceutical Investigation, 2022, 52(3): 293-317.

[73] Wang S S, Chen X J, Han X L, et al. A review of 3D printing technology in pharmaceutics: technology and applications, now and future[J]. Pharmaceutics, 2023, 15(2): 416.

[74] Wang Z M, Han X L, Chen R X, et al. Innovative color jet 3D printing of levetiracetam personalized paediatric preparations[J]. Asian Journal of Pharmaceutical Sciences, 2021, 16(3): 374-386.

[75] Kozakiewicz-Latala M, Nartowski K P, Dominik A, et al. Binder jetting 3D printing of challenging medicines: from low dose tablets to hydrophobic molecules[J]. European Journal of Pharmaceutics and Biopharmaceutics, 2022, 170: 144-159.

[76] 王雪, 张灿, 平其能. 3D打印技术在药物高端制剂中的研究进展[J]. 中国药科大学学报, 2016, 47(2): 140-147.

[77] 王新威. 电纺丝制备高聚物纳米纤维[D]. 上海: 东华大学, 2004.

[78] Yan E, Fan S, Li X, et al. Electrospun polyvinyl alcohol/chitosan composite nanofibers involving Au nanoparticles and their *in vitro* release properties[J]. Materials Science & Engineering C-Materials for Biological Applications, 2013, 33(1): 461-465.

[79] Yu D G, Shen X X, Branford-White C, et al. Oral fast-dissolving drug delivery membranes prepared from electrospun polyvinylpyrrolidone ultrafine fibers[J]. Nanotechnology, 2009, 20(5): 055104.

[80] Vuddanda P R, Mathew A P, Velaga S. Electrospun nanofiber mats for ultrafast release of ondansetron[J]. Reactive and Functional Polymers, 2016, 99: 65-72.

[81] Melocchi A, Loreti G, Del Curto M D, et al. Evaluation of hot-melt extrusion and injection molding for continuous manufacturing of immediate-release tablets[J]. Journal of Pharmaceutical Sciences, 2015, 104(6): 1971-1980.

[82] 陈芳, 夏怡然, 侯惠民. 伏格列波糖口溶膜剂的制备及质量评价[J]. 中国医药工业杂志, 2013, 44(10): 989-992.

[83] 王艳宏, 姜霏, 张智慧, 等. 热熔挤出技术在药物制剂领域的应用进展[J]. 中国实验方剂学杂志, 2013, 19(23): 327-334.

[84] 鞠晓莉, 军何, 杨亚妮, 等. 新型速溶技术在速释制剂研究中的应用[J]. 中国医药工业杂志, 2017, 48(3): 434-441.

[85] Souto E B, Campos J C, Filho S C, et al. 3D printing in the design of pharmaceutical dosage forms[J]. Pharmaceutical Development and Technology, 2019, 24(8): 1044-1053.

[86] Buanz A B M, Belaunde C C, Soutari N, et al. Ink-Jet printing versus solvent casting to prepare oral films: effect on mechanical properties and physical stability[J]. International Journal of Pharmaceutics, 2015, 494(2): 611-618.

[87] Kolakovic R, Viitala T, Ihalainen P, et al. Printing technologies in fabrication of drug delivery systems[J]. Expert Opinion on Drug Delivery, 2013, 10(12): 1711-1723.

[88] Janssen E M, Schliephacke R, Breitenbach A, et al. Drug-printing by flexographic printing technology—a new manufacturing process for orodispersible films[J]. International Journal of Pharmaceutics, 2013, 441(1/2): 818-825.

[89] 周建平. 药剂学进展[M]. 南京: 江苏科学技术出版社, 2008.

[90] 李宵凌, 贾斯蒂. 控释药物传递系统的设计: Design of controlled release drug delivery systems [M]. 北京: 化学工业出版社, 2008.

[91] Hixson A W, Crowell J H. Dependence of reaction velocity upon surface and agitation[J]. Industrial & Engineering Chemistry, 1931, 23(8): 923-931.

[92] Hixson A W, Crowell J H. Dependence of reaction velocity upon surface and agitation[J]. Industrial & Engineering Chemistry, 1931, 23(9): 1002-1009.

[93] Hixson A W, Crowell J H. Dependence of reaction velocity upon surface and agitation[J]. Industrial & Engineering Chemistry, 1931, 23(10): 1160-1168.

[94] 陈健, 朱盛山, 蔡延渠, 等. 口服缓控释制剂数学模型研究概述[J]. 中草药, 2011, 42: 1625-1632.

[95] 田威, 范晓东, 陈卫星, 等. 药物控制释放用高分子载体的研究进展[J]. 高分子材料科学与工程, 2006(4): 19-23.

[96] 平其能. 现代药剂学[M]. 北京: 中国医药科技出版社, 1998.

[97] 李向荣. 药剂学[M]. 杭州: 浙江大学出版社, 2010.

[98] Vallet-Regí M, Balas F, Arcos D. Mesoporous materials for drug delivery[J]. Angewandte Chemie International Edition, 2007, 46(40): 7548-7558.

[99] Tang Q L, Xu Y, Wu D, et al. Hydrophobicity-controlled drug delivery system from organic Modified Mesoporous Silica[J]. Chemistry Letters, 2006, 35(5): 474-475.

[100] Freund R, Zaremba O, Arnauts G, et al. The current status of MOF and COF applications[J]. Angewandte Chemie International Edition, 2021, 60(45): 23975-24001.

[101] Zou J J, Wei G H, Xiong C X, et al. Efficient oral insulin delivery enabled by transferrin-coated acid-resistant metal-organic framework nanoparticles[J]. Science Advances, 2022, 8(8): eabm4677.

[102] Hascicek C, Rossi A, Colombo P, et al. Assemblage of drug release modules: effect of module shape and position in the assembled systems on floating behavior and release rate[J]. European Journal of Pharmaceutics and Biopharmaceutics, 2011, 77(1): 116-121.

[103] Oliveira P R, Bernardi L S, Strusi O L, et al. Assembled modules technology for site-specific prolonged delivery of norfloxacin[J]. International Journal of Pharmaceutics, 2011, 405(1): 90-96.

[104] Karavasili C, Eleftheriadis G K, Gioumouxouzis C, et al. Mucosal drug delivery and 3D printing technologies: a focus on special patient populations[J]. Advanced Drug Delivery Reviews, 2021, 176: 113858.

[105] Moodley K, Pillay V, Choonara Y E, et al. Oral drug delivery systems comprising altered geometric configurations for controlled drug delivery[J]. International Journal of Molecular Sciences, 2012, 13(1): 18-43.

[106] Kumar D, Gautam A, Rohatgi S, et al. Synthesis of vildagliptin loaded acrylamide-g-psyllium/alginate-based core-shell nanoparticles for diabetes treatment[J]. International Journal of Biological Macromolecules, 2022, 218: 82-93.

[107] Strachan J B, Dyett B P, Jones N C, et al. Reduction of enzymatic degradation of insulin via encapsulation in a lipidic bicontinuous cubic phase[J]. Journal of Colloid and Interface Science, 2021, 592: 135-144.

[108] Amaral Silva D, Davies N M, Doschak M R, et al. Mechanistic understanding of underperforming enteric coated products: opportunities to add clinical relevance to the dissolution test[J]. Journal of Controlled Release, 2020, 325: 323-334.

[109] Elkomy M H, Ali A A, Eid H M. Chitosan on the surface of nanoparticles for enhanced drug delivery: a comprehensive review[J]. Journal of Controlled Release, 2022, 351: 923-940.

[110] Rose S, Nelson J F. A continuous long-term injector[J]. Australian Journal of Experimental Biology and Medical Science, 1955, 33(4): 415-420.

[111] Higuchi T, Leeper H M. Osmotic dispenser with means for dispensing active agent responsive to osmotic gradient: US 3995631A [P]. 1976-12-07.

[112] Higuchi T. Osmotic dispenser with collapsible supply container. US 3760805A [P]. 1973-09-25.

[113] Theeuwes F, Yum S. Principles of the design and operation of generic osmotic pumps for the delivery of semisolid or liquid drug formulations[J]. Annals of Biomedical Engineering, 1976, 4: 343-353.

[114] Theeuwes F. Osmotic system for delivering selected beneficial agents having varying degrees of solubility. US 4111201A [P]. 1978-09-05.

[115] Lieberman H A, Lachman L. Pharmaceutical dosage forms, tablets [M]. New York: Marcel Dekker, 1980.

[116] Keraliya R A, Patel C, Patel P, et al. Osmotic drug delivery system as a part of modified release dosage form[J]. ISRN Pharmaceutics, 2012, 2012: 528079.

[117] Arjun N, Narendar D, Sunitha K, et al. Development, evaluation, and influence of formulation and process variables on *in vitro* performance of oral elementary osmotic device of atenolol[J]. International Journal of Pharmaceutical Investigation, 2016, 6(4): 238-246.

[118] Nokhodchi A, Momin M N, Shokri J, et al. Factors affecting the release of nifedipine from a swellable elementary osmotic pump[J]. Drug Delivery, 2008, 15(1): 43-48.

[119] Tobias I S, Lee H, Engelmayr G C, et al. Zero-Order controlled release of ciprofloxacin-HCl from a reservoir-based, bioresorbable and elastomeric device[J]. Journal of Controlled Release, 2010, 146(3): 356-362.

[120] Liu D, Yu S, Zhu Z, et al. Controlled delivery of carvedilol nanosuspension from osmotic pump capsule: *in vitro* and *in vivo* evaluation[J]. International Journal of Pharmaceutics, 2014, 475(1): 496-503.

[121] Mcclelland G A, Sutton S C, Engle K, et al. The solubility-modulated osmotic pump: *in vitro/in vivo* release of diltiazem hydrochloride[J]. Pharmaceutical Research, 1991, 8(1): 88-92.

[122] Ouyang D, Nie S, Li W, et al. Design and evaluation of compound metformin/glipizide elementary osmotic pump tablets[J]. Journal of Pharmacy and Pharmacology, 2005, 57(7): 817-820.

[123] 韩云川, 司晓菲, 徐晓宏, 等. 双层推拉式渗透泵控释制剂仿制药处方工艺研究的一般考虑[J]. 中国新药杂志, 2022, 31(13): 1254-1258.

[124] Zhao Z, Wu C, Zhao Y, et al. Development of an oral push-pull osmotic pump of fenofibrate-loaded mesoporous silica nanoparticles[J]. International Journal of Nanomedicine, 2015, 10: 1691-1700.

[125] Liu X, Wang S, Chai L, et al. A Two-step strategy to design high bioavailable controlled-release nimodipine tablets: the push-pull osmotic pump in combination with the micronization/solid dispersion techniques[J]. International Journal of Pharmaceutics, 2014, 461(1): 529-539.

[126] 梁欢欢, 曹晔, 李双双, 等. 口服缓控释制剂研究进展[J]. 军事医学, 2021, 45: 945-949.

[127] Abd-Elbary A, Tadros M I, Alaa-Eldin A A. Development and *in vitro/in vivo* evaluation of etodolac controlled porosity osmotic pump tablets[J]. AAPS PharmSciTech, 2011, 12(2): 485-495.

[128] Bahari L A, Javadzadeh Y, Jalali M B, et al. Nano-suspension coating as a technique to modulate the drug release from controlled porosity osmotic pumps for a soluble agent[J]. Colloids and Surfaces B: Biointerfaces, 2017, 153: 27-33.

[129] Waterman K C, Goeken G S, Konagurthu S, et al. Osmotic capsules: a universal oral, controlled-release drug delivery dosage form[J]. Journal of Controlled Release, 2011, 152(2): 264-269.

[130] 贾伟, 高文远. 药物控释新剂型[M]. 北京: 化学工业出版社, 2005.

[131] 朱盛山. 药物新剂型[M]. 北京: 化学工业出版社, 2003.

[132] 卢文芸, 陆伟根. 口服胃定位释药技术[J]. 世界临床药物, 2006(5): 317-320.

[133] 王锐利, 张淑秋. 胃漂浮片的研究进展[J]. 医科大学学报, 2005(2): 260-262.

[134] 孔德亮, 马山, 顾清. 胃内漂浮制剂[J]. 山东中医杂志, 2000(11): 690-691.

[135] 唐宇, 罗杰英, 王文苹, 等. 胃内膨胀型制剂的研究进展[J]. 中国新药杂志, 2009, 18(14): 1304-1307, 1311.

[136] 李睿琪, 马超雄, 费云扬, 等. 胃滞留给药系统最新研究概况[J]. 中南药学, 2018, 16(9): 1254-1258.

[137] 张纯刚, 于子尧, 于琛琛, 等. 胃滞留给药系统的研究进展及其在中药制剂中的应用[J]. 中国现代应用药学, 2020, 37(7): 877-885.

[138] 胡满钰, 朱壮志, 王浩. 胃滞留给药系统的研究进展[J]. 中国医药工业杂志, 2019, 50(3): 241-251.

[139] J.斯沃布里克, J.C.博伊兰. 制剂技术百科全书[M]. 2版. 北京: 科学出版社, 2009.

[140] 李向荣. 药剂学[M]. 杭州: 浙江大学出版社, 2010.

[141] 苏诗娜, 吕竹芬, 梁超峰, 等. 新辅料和新技术在结肠定位制剂中的应用[J]. 中国药科大学学报, 2017, 48(2): 242-250.

[142] 周洁, 朱小宁, 张艺, 等. 口服结肠定位释药系统研究新进展[J]. 中国新药杂志, 2015, 24(4): 390-394.

[143] 张建伟, 刘力, 徐德生. 结肠定位释药系统的研究进展[J]. 中国医院药学杂志, 2013, 33(21): 1802-1804, 1816.

[144] 李江英, 张亚军. 现代中药制剂理论与实践[M]. 西安: 陕西科学技术出版社, 2016.

[145] 高春生. 剂量分散型肠道定位释药系统研究[D]. 北京: 中国人民解放军军事医学科学院, 2006.

[146] 唐星. 口服缓控释制剂[M]. 北京: 人民卫生出版社, 2007.

[147] Pawar V K, Kansal S, Asthana S, et al. Industrial perspective of gastroretentive drug delivery systems: physicochemical, biopharmaceutical, technological and regulatory consideration[J]. Expert Opinion on Drug Delivery, 2012, 9(5): 551-565.

[148] Tripathi J, Thapa P, Maharjan R, et al. Current state and future perspectives on gastroretentive drug delivery systems[J]. Pharmaceutics, 2019, 11(4): 193.

[149] Prajapati V D, Jani G K, Khutliwala T A, et al. Raft forming system—an upcoming approach of gastroretentive drug delivery system[J]. Journal of Controlled Release, 2013, 168(2): 151-165.

[150] Kim S, Hwang K M, Park Y S, et al. Preparation and evaluation of non-effervescent gastroretentive tablets containing pregabalin for once-daily administration and dose proportional pharmacokinetics[J]. International Journal of Pharmaceutics, 2018, 550(1): 160-169.

[151] Jiménez-Martínez I, Quirino-Barreda T, Villafuerte-Robles L. Sustained delivery of captopril from floating matrix tablets[J]. International Journal of Pharmaceutics, 2008, 362(1): 37-43.

[152] Laby R. Device for administration to ruminants. US 3844285A [P]. 1974-10-29.

[153] Klausner E A, Lavy E, Friedman M, et al. Expandable gastroretentive dosage forms[J]. Journal of Controlled Release, 2003, 90(2): 143-162.

[154] Omidian H, Rocca J G, Park K. Advances in superporous hydrogels[J]. Journal of Controlled Release, 2005, 102(1): 3-12.

[155] Park K, Robinson J R. Bioadhesive polymers as platforms for oral-controlled drug delivery: method to study bioadhesion[J]. International Journal of Pharmaceutics, 1984, 19(2): 107-127.

[156] Smart J D. The basics and underlying mechanisms of mucoadhesion[J]. Advanced Drug Delivery Reviews, 2005, 57(11): 1556-1568.

[157] Tort S, Han D, Steckl A J. Self-inflating floating nanofiber membranes for controlled drug delivery[J]. International Journal of Pharmaceutics, 2020, 579: 119164.

[158] Kong Y L, Zou X, Mccandler C A, et al. 3D-printed gastric resident electronics[J]. Advanced Materials Technologies, 2019, 4(3): 1800490.

[159] 董俊, 柴旭煜, 王健. 超长效胃滞留给药系统的研究进展[J]. 中国医药工业杂志, 2022, 53(7): 925-934.

[160] Uboldi M, Melocchi A, Moutaharrik S, et al. Dataset on a small-scale film-coating process developed for self-expanding 4D printed drug delivery devices[J]. Coatings, 2021, 11(10): 1252.

[161] Shen T X, Jiang X D, Jin Z L, et al. The Study of intestinal absorption and biodistribution *in vivo* of proton pump inhibitors[J]. European Journal of Pharmaceutics and Biopharmaceutics, 2020, 149: 135-144.

[162] Felton L A, Porter S C. An update on pharmaceutical film coating for drug delivery[J]. Expert Opinion on Drug Delivery, 2013, 10(4): 421-435.

[163] Lahner E, Annibale B, Delle F G. Systematic review: impaired drug absorption related to the co-administration of antisecretory therapy[J]. Alimentary Pharmacology & Therapeutics, 2009, 29(12): 1219-1229.

[164] Xu B H, Zhang W J, Chen Y L, et al. Eudragit® L100-coated mannosylated chitosan nanoparticles for oral protein vaccine delivery[J]. International Journal of Biological Macromolecules, 2018, 113: 534-542.

[165] Banerjee A, Lee J, Mitragotri S. Intestinal mucoadhesive devices for oral delivery of insulin[J]. Bioengineering & Translational Medicine, 2016, 1(3): 338-346.

[166] Haddadzadegan S, Dorkoosh F, Bernkop-Schnürch A. Oral delivery of therapeutic peptides and proteins: technology landscape of lipid-based nanocarriers[J]. Advanced Drug Delivery Reviews, 2022, 182: 114097.

[167] Ibrahim I M. Advances in polysaccharide-based oral colon-targeted delivery systems: the journey so far and the road ahead[J]. Cureus, 2023, 15(1): 33636.

[168] Pistone M, Racaniello G F, Rizzi R, et al. Direct cyclodextrin based powder extrusion 3D printing of budesonide loaded mini-tablets for the treatment of eosinophilic colitis in paediatric patients[J]. International Journal of Pharmaceutics, 2023, 632: 122592.

[169] Zhou X, Zhang X, Han S, et al. Yeast microcapsule-mediated targeted delivery of diverse nanoparticles for imaging and therapy via the oral route[J]. Nano Letters, 2017, 17(2): 1056-1064.

[170] Miao Y B, Chen K H, Chen C T, et al. A noninvasive gut-to-brain oral drug delivery system for treating brain tumors[J]. Advanced Materials, 2021, 33(34): 2100701.

[171] 曹德英. 药物剂型与制剂设计 [M]. 北京: 化学工业出版社, 2009.

[172] Sewlall S, Pillay V, Danckwerts M P, et al. A timely review of state-of-the-art chronopharmaceuticals synchronized with biological rhythms[J]. Current Drug Delivery, 2010, 7(5): 370-388.

[173] 解玉波, 刘行梅, 姚铭, 等. 时辰给药系统在临床的应用 [J]. 中国临床研究, 2014, 27(8): 998-1000.

[174] 何绍雄. 时间药理学与时间治疗学 [M]. 天津: 天津科学技术出版社, 1994.

[175] 张强, 武凤兰. 药剂学 [M]. 北京: 北京大学医学出版社, 2005.

[176] 杨晨, 祁小乐, 吴正红. 脉冲给药系统研究进展[J]. 中国医药工业杂志, 2018, 49(2): 142-148.

[177] Maroni A, Zema L, Del Curto M D, et al. Oral pulsatile delivery: rationale and chronopharmaceutical formulations[J]. International Journal of Pharmaceutics, 2010, 398(1/2): 1-8.

[178] 陆彬. 药物新剂型与新技术[M]. 北京: 人民卫生出版社, 1998.

[179] 陆彬. 药剂学[M]. 北京: 中国医药科技出版社, 2003.

[180] 颜红, 李欣, 徐伟娜, 等. 脉冲给药系统的研究进展[J]. 药物生物技术, 2020, 27(1): 91-94.

[181] 吴芳, 张志荣. 定时脉冲释药系统[J]. 药学进展, 2001(5): 279-283.

[182] 谢燕, 马越鸣, 李国文. 口服脉冲控释给药系统的释药机制及其应用[J]. 中国医药工业杂志, 2011, 42(1): 60-65.

[183] 黄媛梅, 梁莉, 李平. 智能给药系统的研究概况[J]. 中国医院药学杂志, 2011, 31(9): 765-768.

[184] Tian J F, Xu R, Wang H Z, et al. Precise and tunable time-controlled drug release system using Layer-by-Layer films as erodible coatings[J]. Materials Science and Engineering C-Materials for Biological Applications, 2020, 116: 111244.

[185] Parmar K, Yagneshwari N. Gastroretentive chronopharmaceutical formulation of lafutidine for early morning acid breakthrough[J]. Pharmacophore, 2022, 13(5): 1-7.

[186] Ni H M, Pan M Z, Shi K, et al. Preparation of isometric liesegang patterns and application in multi-pulsed drug release system[J]. Journal of Sol-Gel Science and Technology, 2019, 91(1): 216-224.

[187] Goyanes A, Wang J, Buanz A, et al. 3D Printing of medicines: engineering novel oral devices with unique design and drug release characteristics[J]. Molecular Pharmaceutics, 2015, 12(11): 4077-4084.

[188] Awad A, Fina F, Trenfield S J, et al. 3D printed pellets (miniprintlets): a novel, multi-drug, controlled release platform technology[J]. Pharmaceutics, 2019, 11(4): 148.

[189] Sun X, Zhang P, Ye Z, et al. A soft capsule for magnetically driven drug delivery based on a hard-magnetic elastomer foam[J]. ACS Biomaterials Science & Engineering, 2023, 9(12): 6915-6925.

[190] Hu Y W, Gao S J, Lu H F, et al. Acid-resistant and physiological pH-responsive DNA hydrogel composed of a-motif and i-motif toward oral insulin delivery[J]. Journal of the American Chemical Society, 2022, 144(12): 5461-5470.

[191] Yu J C, Zhang Y Q, Wang J Q, et al. Glucose-responsive oral insulin delivery for postprandial glycemic regulation[J]. Nano Research, 2019, 12(7): 1539-1545.

[192] Zhang X X, Chen G P, Fu X, et al. Magneto-responsive microneedle robots for intestinal macromolecule delivery[J]. Advanced Materials, 2021, 33(44): 2104932.

[193] Gowthami B, Krishna S V G, Rao D S. Application of coating technology to chronotherapeutic drug delivery systems: recent publications and patents[J]. Current Research in Pharmacology and Drug Discovery, 2021, 2: 100015.

第三章

新型注射给药系统

本章学习要求

1. 掌握：注射给药系统的概念、特点，以及不同类型注射剂常用的制备方法。
2. 熟悉：不同类型注射剂的处方组成及影响药物吸收的因素。
3. 了解：新型注射给药制剂的发展概况。

第一节 概述

一、新型注射给药系统的概况

注射给药系统是指借助制剂新技术将药物制成的供注入人体内的一种新型制剂形式，通常由药物、溶剂、递送载体及特定容器组成。它包括脂质体、纳米乳、聚合物胶束、纳米混悬注射剂及其他给药技术等。新型注射给药系统可实现药物的缓控释以减少给药频次，赋予药物靶向性以提高药物疗效、降低毒副作用，弥补了普通注射剂的短板。

当前，注射方式仍是大分子药物、易代谢药物以及治疗指数狭窄药物的最为有效和常用的给药途径。对于注射剂的技术研究过程就是不断地开发可将各种药物制成注射剂的制剂技术的过程。靶向给药系统和难溶性药物的注射给药系统是新型注射给药系统的研究热点。

近年来，新颖注射制剂技术取得了较大的突破，主要涉及纳米过滤技术、预填充技术和无针头注射技术，以及生物降解聚合物贮库型（depot）凝胶基质和以其为载体将药物制成微球、微囊或脂质体的技术等。其中，脂质体、微球和微囊已有市售产品，脂质纳米粒（lipid nanoparticle，LNP）不仅成为首个递送siRNA的上市载体，更是在人体内成功递送了转染难度很大的mRNA，在核酸疫苗领域实现了巨大突破。

二、注射给药系统的特点

注射给药系统在使用时将药物直接注射入人体，所以具有药效迅速、作用可靠的特点。药液直接进入血液循环，避免了首过效应（first pass effect），提高生物利用度。对于不宜口服的药物，以及不能口服给药的患者也有很好的适用性。局部注射还可以将药物定位在局部发挥作用。

然而，注射给药系统也有制造工艺复杂、用药不便、药效维持时间短、患者依从性低等缺点。一些难以溶解的药物，在制备成普通注射剂时仍存在困难。一些毒性较大的药物，如抗癌药物紫杉醇，若直接进入血液循环，将对全身组织产生毒副作用。因此，新型注射给药系统的开发，包括脂质体注射剂、纳米乳、胶束、纳米混悬注射剂等，将赋予药物新的释放特性、体内靶向分布等，实现低毒性、高疗效的目标。

第二节　脂质体注射剂

脂质体（liposome）指将药物包封于类脂质双分子薄膜中间所制成的超微型球状体，类似微型胶囊的新剂型，又称类脂小球、液晶微囊（图3-1）。最初是在20世纪60年代由英国学者Bangham和Standish将磷脂分散在水中进行电镜观察时发现的。磷脂分散在水中自然形成多层囊泡，每层均为脂质双分子层结构；囊泡中央和各层之间被水相隔开，双分子层厚度约为4 nm。后来，将这种具有类似生物膜结构的双分子层小囊称为脂质体。

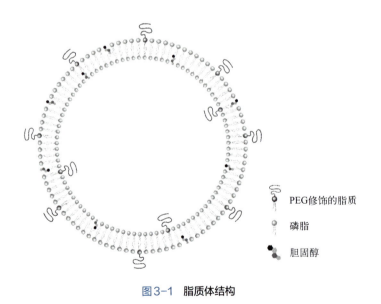

图3-1　脂质体结构

1971年英国Rymen等开始将脂质体用作药物载体。近年来，作为一种新型的药物递送系统，脂质体的优势已经被越来越多的人所共识，脂质体研究的热度越来越高。目前已有多柔比星脂质体、柔红霉素脂质体等制剂陆续上市。

一、脂质体作为药物载体的特点

1. 具有典型的双亲分子特性

磷脂分子具有亲水性的头部与疏水性的尾部。因此,脂质体作为药物载体,疏水性、两亲性及亲水性药物成分都可以被包封。从某种角度上说,只有两类物质难以被囊化,一类是在水相和有机相均不溶解的物质,另一类是在水相与油相中溶解度都很大的物质,由于它们极易渗漏,故也难以被囊化。

2. 脂质体包裹药物为物理过程

脂质体包裹药物不改变药物分子结构,当药物被包裹后可使其毒性降低,减少药物使用量,具有缓释和控释作用。

3. 脂质体具有良好的生物降解性和生物相容性

脂质体中的脂质成分磷脂是生物膜的组成成分,生物体内存在分解酶,可将其分解代谢;其脂质双分子层与生物膜有较大的相似性与组织相容性,易于被组织吸收。

4. 脂质体进入体内主要被网状内皮系统吞噬而激活机体的自身免疫功能

它能改变被包封药物的动力学性质和体内分布,使药物主要在肝、脾、肺和骨骼等组织器官中累积,减少药物的治疗剂量和降低药物的毒性。

5. 可制备特殊性能的脂质体

如免疫脂质体、各种条件敏感性脂质体,可进行靶向给药,提高安全性和疗效。

二、脂质体的基本组成和分类

脂质体主要由磷脂、胆固醇及附加剂构成,其中磷脂不仅是形成脂质体双分子层的基础物质,而且本身也具有重要的生理功能。

(一)按结构分类

脂质体可分为单室脂质体、多室脂质体、多囊脂质体等。

(1)单室脂质体(unilamellar liposome,ULL) 球径≤25 nm,药物的溶液只被一层类脂质双分子层所包封。

(2)多室脂质体(multilamellar liposome,MLL) 球径≤500 nm,药物溶液被几层类脂质双分子层所隔开,形成不均匀的聚集体。

(3)多囊脂质体(multivesicular liposome,MVL) 直径约(130±6)nm,单层状,为细胞的良好模型,比单室脂质体多包封10倍的药物,多用于抗癌药物、酶制剂、锑剂及不耐酸抗生素类药物的载体。

(二)按荷电性分类

脂质体可分为中性脂质体、负电性脂质体、正电性脂质体、可电离脂质体。

(1)中性脂质体 不含离子的脂质体显电中性。

(2)负电性脂质体 即酸性脂质体,如磷脂酸(PA)和磷脂酰丝氨酸(PS)等脂质体荷负电。

(3)正电性脂质体 即正电荷脂质体,含碱基(氨基)脂质如十八胺等脂质体荷正电。

(4)可电离脂质体 即生理pH条件下不带电,而在pH降低时(比如进入细胞内体时),

由于添加了可电离脂质结合质子而带有正电荷。

正电性脂质体，又称阳离子脂质体、阳性脂质体，是一种本身带有正电荷的脂质囊泡。介导转染过程中，阳性脂质体的主要作用在于与带负电荷的 DNA 相互结合，进而将 DNA 缩合成致密结构，形成脂质-DNA 复合物，而并不要求 DNA 密封于脂质体囊泡内，从而改善了对 DNA 的保护，并促进与细胞的相互作用和凝缩质粒的表达，实现基因转染。

由于正电脂质破坏细胞膜，具有一定毒性，研究者们正逐渐把对正电脂质的研究转向对可电离脂质的研究。可电离脂质亲水头部具有两性离子基团，在生理 pH 时它们呈中性，这提高了它们的安全性，并且延长了它们在血液循环中的驻留时间。在被细胞吞噬进入内体后，内体的酸性环境会让它们重新携带正电荷，从而促进与内体细胞膜的融合，将药物释放到细胞质中。可电离脂质体现在已成为核酸递送的一大热点。

（三）按性能分类

脂质体可分为常规脂质体、温度敏感脂质体、pH 敏感脂质体、光敏脂质体、免疫脂质体、靶敏感脂质体、磁性脂质体、长效脂质体、聚合膜脂质体、膜融合脂质体和前体脂质体等。

1. 常规脂质体

常规脂质体（common liposome）指一类由磷脂和胆固醇组成，含有脂质双层包围水相的内囊泡结构的脂质体，其理化性质（如粒径大小、表面电荷、脂质双层的流动性和脂质双层数）能大范围改变。

常规脂质体是介导药物传递至单核巨噬细胞系统的优选载体系统，许多常规脂质体现已作为抗菌因子、免疫调节剂、抗原等的递送载体以增强抵抗病毒、细菌、寄生虫感染和肿瘤的效率。

2. 温度敏感脂质体

温度敏感脂质体（temperature sensitive liposome），亦称热敏脂质体，是一种能携带药物并且在温热条件下释放药物的脂质体，它借助病变部位升温以实现药物靶向递送。即设计相变温度稍高于生理温度的脂质体，在生理温度下，脂质体保持稳定，而在热预处理的肿瘤或炎症病灶部位中，脂质体中的药物释出。

3. pH 敏感脂质体

pH 敏感脂质体（pH-sensitive liposome）是一种具有细胞内靶向和控制药物（如基因、核酸、肽、蛋白质）释放的功能性脂质体。其原理是由于脂质膜中含有不饱和磷脂酰乙醇胺（PE），不易水化，在中性生理环境下可形成六角晶相，须加入某些脂肪酸以制成稳定的脂质体，当 pH 降低时，脂肪酸羧基质子化形成六角晶相引起膜的融合。

在酸性条件下，pH 敏感脂质体膜发生结构改变，促使脂质体膜与生物膜的融合，加速包封物质的释放。此类脂质体可以响应偏酸性的肿瘤微环境，使药物更多地在肿瘤部位释放，达到靶向的目的；另外，脂质体在进入细胞后，被分选进入晚期内体，进而与溶酶体融合，pH 敏感脂质体可以破坏内体膜稳定性，在一定程度上避免溶酶体降解并增加包封药物摄取量和稳定性，有效地将药物转运到胞质。

4. 光敏脂质体

光敏脂质体（photosensitive liposome）指含 β-胡萝卜素或全反视黄醇等光敏物质的脂质体，光照后可发生不可逆反应，可提高脂质体对药物的包封率，解决渗漏、相分离等稳定性问题。

5. 免疫脂质体

免疫脂质体（immunoliposome）指表面结合有特殊的抗体或抗体片段的脂质体，以加强与靶位点的结合，该系统主要应用于抗癌药物的靶向递送。

6. 靶敏感脂质体

靶敏感脂质体（target sensitive liposome）指在与靶部位结合后能自动去稳定，将内容物释放出来的脂质体。对于内吞能力比较弱或没有内吞能力的靶细胞来说，普通的免疫脂质体通常不能有效地释放药物，而靶敏感脂质体可能更有效，释放的药物经跨膜转运进入靶细胞内。

7. 磁性脂质体

磁性脂质体（magnetic liposome）指将药物与铁磁性物质包裹其中的脂质体。进入体内后，利用体外磁场引导脂质体在体内定向移动和定位集中，以达到靶向的目的，主要用作抗癌药物载体。

8. 长效脂质体

长效脂质体（prolonged action liposome）指能更持久地在血流中滞留的脂质体，也称长循环脂质体、空间稳定脂质体。例如，用聚乙二醇（PEG）修饰的脂质体，其表面被柔顺而亲水的PEG链部分覆盖，增强了脂质体的亲水性以及增大了表面的空间位阻，从而减少了与血浆蛋白的相互作用，降低了脂质体被巨噬细胞吞噬的可能性，延长了在循环系统的滞留时间，有利于肝、脾以外组织或器官的靶向性。

9. 聚合膜脂质体

聚合膜脂质体（polymerized liposome）指通过共价键将脂质体的脂质分子外端连接起来，在外表面形成聚合膜。此种方法显著提高脂质体的稳定性，克服了用常规方法制得的脂质体易于聚集和融合、稳定性差、有效期短的缺点，可显著降低脂质体中药物的渗漏。

10. 膜融合脂质体

膜融合脂质体（fusogenic liposome）是在传统脂质体基础上引入具有融合特性的病毒组分修饰而形成的一种新的给药系统，不同于传统脂质体的内吞，它是直接通过与质膜融合的方式将药物送入细胞内，避开了溶酶体途径，减少了药物的降解。

11. 前体脂质体

前体脂质体（proliposome）亦称重建脂质体，系脂质体的脱水形式，通常为具有良好流动性能的粉末，应用前与水水合即可分散或溶解成脂质体。它主要解决了制剂的稳定性以及高温灭菌问题，为脂质体的工业化生产奠定了基础。

三、脂质体的制备

（一）传统制备方法

脂质体的传统制备方法包括薄膜水合法、乙醇/乙醚注入法、反相蒸发法、微流控通道法、膜挤压法等。虽然传统制备方法操作简单，但是也存在包封率低、粒径差异大以及有机溶剂残留等缺点。因此，该方法目前主要局限用于性质稳定药物的实验室小规模生产，难以实现工业化生产。

1. 薄膜水合法

薄膜水合法是脂质体制备的最简单和最古老的方法。脂质最初溶解在有机溶剂中，经过旋蒸干燥后在圆底瓶底部产生薄膜。加入液体旋转圆底瓶，脂质膜被水合以产生脂质体分散体。水合条件会影响形成的囊泡的结构，温和的水合会形成巨大的单层囊泡，而剧烈搅拌会形成尺寸均一性差的多层囊泡。探针或水浴超声可用于产生小的单层囊泡。

2. 膜挤压法

膜挤压法是利用脂质体磷脂双分子层的结构和性能特点，在略高于磷脂相变温度的条件下，通过一定的外部挤压动力，使脂质体通过特定孔径的聚碳酸酯膜，大粒径或者多室脂质体被膜孔的剪切破裂后迅速重新聚合成更小粒径的脂质体。由于聚碳酸酯膜的孔径固定（如 50 nm、100 nm、200 nm、400 nm 等），且脂质体用聚碳酸酯膜具有孔径垂直于膜表面且分布均匀的属性，多次经过特定孔径的聚碳酸酯膜挤压剪切后，可以获得粒径接近聚碳酸酯膜孔径且分布集中的单室脂质体。

3. 反相蒸发法

反相蒸发法最初由 Szoka 提出，一般的制法是将磷脂等膜材溶于有机溶剂中，短时超声振荡，直至形成稳定的 W/O 乳液，然后减压蒸发除掉有机溶剂，达到胶态后，滴加缓冲液，旋转蒸发使器壁上的凝胶脱落，在减压下继续蒸发，制得水性混悬液，除去未包入的药物，即得大单层脂质体。此法可包裹较大的水容积，一般适用于包封水溶性药物、大分子生物活性物质等。

4. 注入法

将类脂质和脂溶性药物溶于有机溶剂中（油相），然后把油相匀速注射到水相（含水溶性药物）中，搅拌挥尽有机溶剂，再乳匀或超声得到脂质体。根据溶剂的不同，注入法可分为乙醇注入法和乙醚注入法。

乙醇注入法避免了使用有毒有机溶剂。乙醚注入法制备的脂质体大多为单室脂质体，粒径绝大多数在 2 μm 以下，操作过程中温度较低，因此，该方法适用于在醚中有较好溶解度和对热不稳定药物，通过调节乙醚中不同磷脂的浓度，可以得到不同粒径的脂质体混悬液。

（二）新型制备方法

为了改善脂质体传统制备方法的上述缺点，研究人员经过创新改进，开发出较为成熟的新型制备方法，包括超临界流体法（supercritical fluid method，SCF）、冷冻干燥法、微流控法等。

1. 超临界流体法

超临界流体法系将药物溶解于超临界流体中，通过降低压力使溶液过饱和，药物析出形成均匀微粒的方法。CO_2 具有较低的临界温度和临界压力，且无毒、价廉，是 SCF 最常用的流体。根据制备过程及应用方向的不同，SCF 又可分为超临界反溶剂法，以及在该方法基础上开发出来的连续反溶剂法、超临界 CO_2 反相蒸发法、超临界溶液的快速膨胀法、膨胀液体有机溶液降压法等。吴宏华等利用优化的超临界流体强化溶液快速分散技术制备冬凌草甲素脂质体口服制剂，与传统有机溶剂制备方法相比，该技术制备的脂质体粒径更小，包封率、载药量及稳定性更高，可显著提高药物的体外溶出度。SCF 以无毒、饱和气体代替传统制备方法的有机溶剂，产能高且无污染。此外，该方法还具有所制脂质体粒径可控、原位灭菌、支持大规模生产等优点，已逐步取代有机溶剂制备方法。但该方法成本较高，需要特殊设备以维持高压环境，对其在大规模工业制备中的应用带来了不便。

2. 冷冻干燥法

冷冻干燥法主要通过预冻和干燥两个环节来实现。首先将样品中的水分冻结成固态，随后在真空环境下进行干燥处理，固态水升华为气态排出，最终获得干燥的样品。在脂质体冷冻干燥处理时加入适当的冻干保护剂，可减少脂质体膜融合，使其复溶时仍保持粒径、电位等理化性质不发生过大变化；同时保护脂质体颗粒，使之免于在冻干过程中破裂、泄漏药物。由于除去了水分以及整个过程保持低温状态，冷冻干燥法适用于易氧化的药物以及热敏感药物。

3. 微流控法

微流控法使用搭载微型管路的芯片以及计算机控制的注射泵进行脂质体的制备，将溶解有脂质成分的油相和溶解水溶性药物的水相经一定比例均匀混合，从而产生粒径均一的脂质体。由于其设备可以做到对流速、体积的精准控制，因此能控制单一变量不变，重复性高，有利于研究人员对脂质体制备条件的筛选。

脂质体的传统制备方法存在粒径分布广和批间重复性差的问题，对药物开发的临床试验和生产具有很大影响。而微流控法具有很多优势，如：缩短混合时间、均一性高、单分散性高、高通量和连续生产、纳米粒生产的集成和自动化、多次制备的重复性好等。

四、脂质体的作用原理

脂质体被认为是一种具有多种功能的药物载体，具有靶向性、长效和降低药物毒性的三大特征，可促进各类"药物"（包括化学治疗剂、成像试剂、抗体、免疫调节剂、螯合物、血红蛋白、辅助因子、脂类及基因物质）的传递。其载药的作用原理有：

（一）靶向作用

脂质体能将药物靶向至体内的预期位点（药物靶向、位点专一性递送）以增强药物疗效，同时也能引导药物远离那些对毒性作用特别敏感的体内位点（位点回避传递）。脂质体的靶向作用体现在天然靶向性、隔室靶向性、物理靶向性和配体专一靶向性4个方面。

1. 天然靶向性

天然靶向性是脂质体静脉给药时的基本特征。这是由脂质体进入体内即被巨噬细胞作为外源性异物吞噬的天然倾向产生的。一般的脂质体主要被肝和脾中的网状内皮细胞吞噬，因此脂质体是治疗肝寄生虫病、利什曼病等网状内皮系统疾病的理想药物载体。使用脂质体包封药物治疗这些疾病可显著提高药物的治疗指数，降低毒性，提高疗效。脂质体的这种天然靶向性也被广泛用于肝肿瘤等疾病的治疗和防止淋巴系统肿瘤等的扩散和转移。脂质体不仅是肿瘤化疗药物的理想载体，也是免疫激活剂的理想载体。

2. 隔室靶向性

隔室靶向性是脂质体通过不同的给药方式进入体内后可以靶向不同部位。例如，脂质体可以静脉、腹腔内、肌内、皮下或淋巴结注射给药，也可以支气管给药或大脑内、脊椎内、关节腔内给药。这样，脂质体可以通过各种给药方式进入体内不同的隔室位置产生靶向性。例如在关节腔内注射含2 mg的可的松棕榈酸酯脂质体，患者自我感觉改善，用药后48 h内作用显著，经2周时间才逐渐恢复到原来症状。在组织间或腹膜内给予脂质体时，由于隔室的特点，可增加对淋巴结的靶向性。

3. 物理靶向性

物理靶向性是在脂质体的设计中，利用某种物理因素的改变，例如用药局部的pH、病变部位的温度等的改变而明显改变脂质体膜的通透性，引起脂质体选择性地在该部位释放药物。目前物理靶向性设计最成功的例子是温度敏感脂质体。Weinstein 等证明，使用温度敏感脂质体，可使标记的甲氨蝶呤在局部升温的肿瘤区的摄取量增加 10 倍以上，并抑制肿瘤的生长。另外，若干动物和人体的肿瘤间质液的 pH 明显低于正常组织，某些包封有甲氨蝶呤等弱离子性药物的脂质体，在进入体内后，可以选择性地在肿瘤低 pH 局部释放药物。

4. 配体专一靶向性

配体专一靶向性是在脂质体上连接某种识别分子，即所谓的配体，通过配体分子的特异性专一地与靶细胞表面的互补分子相互作用，从而使脂质体在靶区释放药物。目前已有研究人员将几种不同类型的配体连接到脂质体的表面，形成不同类型配体的脂质体。这些不同类型的配体包括多糖、植物凝血素、多肽类激素、小分子半抗原、抗体和其他蛋白质等。

（二）持续或长效作用

脂质体常作为贮存形式，包埋的内含物能实现缓慢释放。持续释放的特点能用来连续治疗，通过血液循环或局部位点给药延长药物水平的周期，增加维持作用时间，并减少给药频率。

（三）保护作用

包埋在脂质体囊中水相内的药物能被有效保护，以抵抗宿主中存在的各种有害因素（如降解酶）。同时，药物包埋在脂质体内也可以保护患者避免直接受到高浓度药物毒副作用的影响。

（四）内化作用

脂质体能与靶细胞通过各种方式相互作用，因而能促进那些由于理化特性不相适宜、以游离状态不能进入细胞的药物分子的胞内传递（如 DNA 分子）。

（五）增强作用

如果药物是一种抗体，脂质体可作为疫苗的免疫佐剂。

脂质体的上述作用特点和原理并不是相互孤立的，通常脂质体的应用正是结合了以上多种特性，从而使它发挥更好的治疗效果。

五、脂质体作为药物载体的应用

随着生物技术的不断发展，脂质体的制备工艺逐步完善，加之脂质体在生物体内可降解、无毒和无免疫原性，特别是脂质体作为药物载体，具有靶向性，从而减少药物剂量，降低毒性，减少副作用等，因此，脂质体包裹药物已愈来愈受到重视，已有多种药物得到上市批准。

（一）抗肿瘤药物载体

癌症是人类的大敌，目前在癌症的临床治疗方案中，化疗还是主要的手段，但细胞毒性药物对机体正常组织和病理部位无选择性，在使用中具有一定局限性，最好的方法是使药物直接到达病理部位，因而提高化疗效果的关键是提高药物的靶向性和降低药物的毒副作用。

脂质体作为抗癌药物的载体，具有增加与癌细胞的亲和力，克服耐药性，增加癌细胞对药物的摄取量，减少用药剂量，提高疗效，减少毒副作用等特点。

许多药物如放线菌素D、丝裂霉素、甲氨蝶呤、博来霉素、顺铂、紫杉醇等都已研制出脂质体剂型，美国FDA已批准多柔比星、两性霉素B、柔红霉素脂质体上市。

（二）抗寄生虫药物载体

脂质体作为网状内皮系统的药物载体是最成功的应用之一。利用脂质体的天然靶向性，即静脉注射脂质体后可迅速被网状内皮系统细胞摄取的特点，可以用含药脂质体治疗网状内皮系统疾病，如利什曼病和疟疾都是寄生虫侵入网状内皮细胞引起的病变。治疗利什曼病需使用含锑和砷的药物杀死寄生虫，但此类药物毒性很大，其引发心肌炎和肾炎的毒副作用限制了其使用。如果将这些药物包封在脂质体内，不仅能有效地杀死寄生虫，同时也极大地降低了药物的毒性，避免心肌炎和肾炎的发生。

（三）抗菌药物载体

利用脂质体与生物细胞膜亲和力强的特性，将抗生素包裹在前体脂质体内可提高抗菌、抗病毒效果，同时能明显降低某些药物的毒性。

某些细菌，如真菌可引起网状内皮系统细胞内感染，如布鲁氏菌病等，将链霉素或其他抗生素包封在脂质载体中，可以有效地治疗此病。

两性霉素B是治疗全身性真菌病中最有效的多烯类抗生素，但其肾毒性较大。游离药物作用于红细胞，导致溶血作用，而脂质体能选择性地将两性霉素B释放于霉菌细胞，在保证药效的前提下减少了毒副作用。

（四）抗结核药物载体

结核病是一种由结核杆菌引起的常见病。结核杆菌主要寄生于正常细胞内，有一定的耐药性，使用一般的抗结核药常需较长的治疗时间。但若将抗结核药物包封在脂质体中，脂质体可将药物带入细胞内，杀死结核杆菌，疗效很好，并且脂质体还可以通过作为免疫佐剂的功能来加快结核病的治愈。

（五）激素类药物载体

将抗炎甾醇类激素制成脂质体后，易于浓集在炎症部位，便于被吞噬细胞吞噬，因此在较低剂量下便能发挥疗效；且药物包载于脂质体内，避免游离药物与血浆蛋白作用。这减少了甾醇类激素因剂量过高引起的并发症和副作用。

（六）酶类药物载体

脂质体是治疗酶原贮积病药物最好的载体，其天然靶向性使包封酶的脂质体主要被肝摄取，有利于对酶系统疾病的治疗。

另外，用脂质体作为酶的载体可使某些外源性酶导向至特定细胞器。实验证明，β-葡萄糖苷酶脂质体可有效地治疗溶酶体贮存疾病。Raman及Gergoriadis等先后治疗数例戈谢病，治疗后肝区疼痛减轻，病情恶化停止，分析认为是酶的脂质体易为网状内皮系统所内吞，而定位于溶酶体。此外，脂质体的包载可以保护酶，防止其失活。

(七)作为解毒剂载体

某些重金属如铅、钚等过量进入体内能引起中毒。使用某些螯合剂如乙二胺四乙酸（EDTA）或二乙烯三胺五乙酸（DTPA）可以络合金属，治疗金属贮积病，但由于这些螯合剂不能透过细胞膜而体内效果不理想。如果将螯合剂包载入脂质体，脂质体将其转运到贮积金属的细胞中，例如将DTPA包封在脂质体中，即可有效地从肝中除去钚，从肾中除去汞和促进胶体金从粪便中排出。

(八)作为免疫增强剂

脂质体是将免疫调节剂巨噬细胞活化因子（MAF）和胞壁酰二肽（MDP）运送到巨噬细胞并活化巨噬细胞的理想载体。将这些药物包封成脂质体，注入机体后，即可使巨噬细胞的摄取量明显增加，并能有效地活化巨噬细胞，抑制肿瘤的生长和转移。因此，脂质体是一种较为有效的免疫增强剂。

(九)基因药物载体

随着人类基因组学的研究，基因治疗将成为疾病治疗的重要手段，而其关键是能否将外源性正常基因导入病变细胞中，以替代或与缺陷基因共存产生正常基因产物，或导入反义寡核苷酸、小干扰RNA等抑制体内基因的过度表达，从而对遗传性、传染性疾病及癌症等多种疾病进行治疗。

目前，常用的基因载体为病毒。病毒载体具有表达水平高的优点，但包载量有限，还具有较多副作用，如免疫原性、致癌性、导致细胞病理改变等。

脂质体作为一种可供选择的基因载体具有无毒、无免疫原性、包载量大、可生物降解的特点，可携带多种基因片段，保护基因免于核酸酶的降解。因此，脂质体介导的基因转移方法被美国癌症协会批准为应用于临床基因治疗的第一方案。近年来，已有多种包载基因的脂质体制剂成功上市，如包载siRNA的Onpattro®、Leqvio®，包载mRNA的Spikevax®等。

(十)疫苗佐剂

随着免疫学和生物工程技术的不断进步，亚单位疫苗、核酸疫苗、多糖结合疫苗等新型疫苗取得快速进展。脂质体用于构建新型疫苗佐剂递送系统，可保护疫苗中的关键成分——病原体抗原长效缓慢释放，并增强疫苗的免疫原性。研究表明，某些脂质体本身就具有独特的免疫刺激功能，在特殊条件下能够诱导机体产生广谱的获得性免疫。例如，含有单磷酸脂质A成分的脂质体可触发人体辅助性T细胞免疫反应并很少产生难以耐受的副作用，应用该技术的一些产品包括针对恶性疟原虫的Mosquirix®，以及针对带状疱疹病毒的Shringrix®。2020年以来，为应对全球公共卫生事件，各国迅速研发多种疫苗。目前，针对该公共卫生事件，全球已上市及处于临床试验阶段的疫苗已超过200种。其中，mRNA疫苗属于第三代疫苗，相比减毒、灭活、重组亚单位等前代疫苗，mRNA疫苗无须细胞培养或动物源基质，合成速度快，从基因测序至生产只需要数周的时间，在疫情防控中体现出了重要作用。但mRNA的单链结构极其不稳定，且难以穿过带负电荷的细胞膜递送，所以需要经特殊的脂质体纳米粒包裹后递送至细胞质。复必泰®疫苗由SARS-CoV-2刺突糖蛋白mRNA和外层包裹的脂质体纳米粒组成。该疫苗2021年8月获得美国FDA上市许可，目前已在全球超过140个国家获批使用。我国mRNA疫苗技术虽起步较晚,但在技术追赶层面并没有落后太多,已有多个候选疫苗进入临床试验阶段,其中,编号SYS6006的新冠mRNA疫苗已获批紧急使用。

六、脂质体研究所面临的难点

脂质体作为药物载体虽然具备许多优点和特性,但由于脂质体的表面特征如粒径大小、双层膜的流动性、表面电荷等与体内行为有着密切的关系,给制备技术特别是工业化生产带来了一定的难度。目前,脂质体的技术难点主要体现在以下几个方面。

(一)原料质量

用作脂质体膜组分的天然磷脂酰胆碱(PC)、磷脂酰甘油(PG)、磷脂酰乙醇胺(PE)等都含有烷基链成分。但多数磷脂产品是混合组分,这些成分往往只是批次均一,可通过完善的纯化方法来保证磷脂质量。

目前,国内已有相应的注射用磷脂的质量控制标准,检查项目包括酸值、皂化值、碘值、水分、含磷量和含氮量等。结合磷脂不稳定的特点,从安全性的角度考虑,参考进口磷脂的标准,检查项目要增加溶血磷脂、过氧化物、无菌、热原/细菌内毒素的检查。鉴于注射用磷脂中磷脂酰胆碱的比例不同,制剂的性能可能有所不同,为保证终产品质量的一致性,还应增加磷脂酰胆碱的检查,具体的限度可结合在研制剂的需要确定。

(二)工艺放大的可行性

工艺放大的可行性即如何解决从实验室规模放大成工业化生产的问题。目前报道的制备方法(如高压乳均过滤法、注入法、旋转成膜水合法)均有工艺放大的可行性,但在研究的初期,就需关注工业化大生产需配套的仪器设备以及关键工艺环节的研究。根据目前的研究经验,对于旋转成膜水合后的产品,一般不是很均匀,都需经均质化处理(如超声、高压乳均等),而均质化的处理过程可能使一些不稳定的药物降解。

(三)理化性质

脂质体在体内和体外的特性常取决于它们的大小、双分子刚性、电荷以及形态等理化性质。因此,药用脂质体在早期研究阶段需要充分研究其理化特征,在后期开发阶段则利用质控分析来获得生产许可,利用筛选优化确保批量的一致性。

粒径是控制产品质量稳定一致的关键指标。粒径限度需根据稳定性考察结果以及多批产品实际测定结果设定平均粒径以及粒径分布限度。如设定的粒径范围较宽,应验证上下限之间的产品是否具有相同的疗效和安全性。

(四)有效载荷

在药物脂质体制备过程中,游离药物在结束了水合水化步骤后将会被去除,但包埋极性和中性药物的脂质体经过水合作用后的包封能力较差,会造成"有效载荷"的问题。

按现行《中国药典》要求,包封率不得低于80%。目前常用的包封率测定方法有柱分离法、透析法以及离心法等,以上方法各有利弊,可结合制剂的特点进行选择,其中要重点关注方法的回收率验证。

（五）稳定性

由于物理和化学不稳定性，脂质体的使用期限受到限制。除常规稳定性考察要求外，尚需考察按临床用法稀释后样品的稳定性。其中，样品要尽量按照临床用法进行稀释，因为在不同的稀释浓度下产品的稳定性可能有所不同，除常规指标外，重点观察粒径、泄漏率的变化。

另外，脂质体对某些药物，尤其是某些水溶性药物包封率较低，并且药物极易从脂质体中渗漏，因此稳定性差亦是脂质体商品化过程亟待解决的问题。

目前，采用冷冻干燥保存脂质体的研究及前体脂质体的制备有可能改善脂质体长期储存的问题。

（六）靶向性

脂质体在体内主要是集中于肝、脾等网状内皮细胞丰富的器官，如欲对其他组织器官进行治疗，则靶向性不明显。配体专一靶向性脂质体是常用的靶向方法，此外，很多新兴的靶向方法也被研究，如利用细胞膜修饰脂质体进行靶向、利用脂质体进入血液后结合血浆蛋白形成的蛋白冠进行靶向等。

（七）安全性

安全性研究的重点是考察脂质体药代行为的改变是否引起毒性反应的改变，比如由于药物组织分布的改变，在解决了化合物原限制性毒性的前提下，是否产生新的毒性反应，原有的毒性反应是否有加重等。

毒理研究项目的选择和具体试验设计（如给药剂量、给药频率、给药期限等）需要结合药代动力学研究信息、拟定的临床用药周期和原化合物的临床用法等来综合考虑。建议长期毒性研究设置多个剂量组，在进行正式的长期毒性研究前，可先进行预试验，摸索给药剂量和给药频率，以保证最终设计的方案能充分暴露和比较脂质体单次给药和重复给药的毒性变化。毒性研究项目一般无须考虑致癌性、致畸性和生殖毒性。

我国是世界上最先将脂质体大量应用于临床、工业化生产和上市的国家之一，虽然国内已有许多研究室和厂家参与开发研究，但其产业化尚属初始阶段，总体发展水平较低。从目前的情况来看，主要受以下几方面限制：

① 缺乏辅料以及尚无成熟的制备工艺。脂质体的开发需要高纯度的卵磷脂、胆固醇、鞘磷脂等辅料，国内对辅料的合成和提纯目前仍处于探索阶段，研究用辅料主要依赖进口，成本非常昂贵，限制了研究和工业化生产。

② 缺乏先进的仪器设备。国内的研究机构大多采用比较简单的研究设备和分析检测仪器，无法保证脂质体的质量控制和分析检测。脂质体的生产对环境和设备要求较高，需要GMP标准的生产线和进口先进的生产设备。

③ 产学研结合不足。虽然近年来很多企业参与脂质体的开发，政府部门也给予相关扶持，但与研究机构之间的结合仍然不够，研究机构缺乏足够的资金支持研究和完善工艺。

（八）处于临床阶段的脂质体

近年来，国家药品监督管理局陆续出台多项政策鼓励长效、缓控释、靶向等新型制剂的发展。在国家政策激励下，国内制药企业也纷纷投入研发脂质体。目前，美国FDA已批准多个脂质体制剂上市（表3-1），同时也有多种创新或改良型脂质体进入临床阶段。相信随着临床研究深入，将会有更多的脂质体药物获批上市，为多种疾病的治疗提供更多选择。

表3-1 美国FDA批准上市的脂质体制剂

商品名	原料药	上市时间	剂型	给药方式	适应证
Doxil/Caelyx®	盐酸多柔比星	1995	混悬剂	静脉（IV）	卵巢癌、卡波西肉瘤、骨髓性黑色素瘤
Abelcet®	两性霉素B	1995	混悬剂	静脉（IV）	侵袭性真菌感染
Amphotec®	两性霉素B	1996	冻干粉	静脉（IV）	深部真菌感染
DaunoXome®	柔红霉素	1996	混悬剂	静脉（IV）	卡波西肉瘤
AmBisome®	两性霉素B	1997	冻干粉	静脉（IV）	系统性真菌感染
DepoCyt®	阿糖胞苷	1999	混悬剂	鞘内（IT）	淋巴瘤所致脑膜炎
Curosurf®	猪肺磷脂	1999	混悬剂	气管内滴注（ITR）	呼吸窘迫综合征
Visudyne®	维替泊芬	2000	冻干粉	静脉（IV）	湿性老年性黄斑变性
Definity/Luminity®	全氟丙烷	2001	混悬剂	弹丸式注射（BI）	心脏超声造影剂
SonoVue®	六氟化硫	2001	混悬剂	静脉（IV）	造影剂
DepoDur®	硫酸吗啡	2004	混悬剂	硬膜外	术后疼痛
Exparel®	布比卡因	2011	混悬剂	局部浸润	术后疼痛
Marqibo®	硫酸长春新碱	2012	混悬剂	静脉（IV）	白血病
Onivyde®	盐酸伊立替康	2015	混悬剂	静脉（IV）	胰腺癌
Vyxeos®	柔红霉素/阿糖胞苷	2017	冻干粉	静脉（IV）	白血病
Shingrix®	糖蛋白E/佐剂AS01B	2017	混悬剂	肌内（IM）	带状疱疹
Onpattro®	siRNA	2018	混悬剂	静脉（IV）	遗传性去甲肾上腺素介导的淀粉样变性多发性神经病
Arikayce®	阿米卡星	2018	混悬剂	雾化吸入（INH）	难治性鸟分枝杆菌复合体肺病

七、展望

未来脂质体的研究和发展将主要集中在以下几个方面。

（一）脂质体大规模生产与冻干技术

传统的脂质体生产方法，如薄膜水化、有机溶剂注入法、逆向蒸发法等，步骤烦琐，导致脂质体批次差异大，并且脂质药物与有机相接触过多。近年来人们对于非传统脂质体工业化生产的兴趣不断增加，涌现出如微流体技术、超临界流体技术等生产方式，避免了传统方法的部分缺点。冻干技术有效地解决了脂质体在水溶液环境中的聚集、渗漏问题，并大大延长了储存时间，但冻干过程中也存在冰晶对脂质体的损伤，因此，冻干保护剂的配方以及冻干工艺参数是脂质体冻干技术需要重点研究的问题。

(二) 脂质体在体内的靶向特性与递送效率

脂质体的靶向性决定药物能否到达并积累在病灶，一定程度上影响治疗效果与安全性。目前脂质体可被巨噬细胞作为异物而吞噬，易浓集在肝、脾等巨噬细胞丰富的组织器官中，而其他器官，如肺、脑、肾脏等，仍较难实现体内靶向积累。递送效率在基因治疗方面尤其重要，目前脂质体递送mRNA经溶酶体逃逸进入胞内的效率只有不到4%，极大地限制了基因治疗的效果，并造成了基因材料的浪费。

(三) 新型脂质辅料的合成与提纯技术

目前国内的脂质辅料生产企业，在产品丰富度与纯度方面与国外存在一定差距。脂质辅料的纯度将直接影响成品药的安全性、储存稳定性与疗效。很多新兴的脂质辅料还不能在国内的企业买到，这将导致国外企业的技术垄断与市场垄断，对国内医药市场的长期发展是不利的。

(四) 核酸药物载体

对于一些遗传性的疾病，基因疗法已展现出独特的优势。通过对基因的递送，可以直接纠正错误的基因表达，因而从根本上治疗遗传性疾病，然而核酸药物稳定性差，且不易被靶细胞内吞，一直是限制此类药物使用的因素。核酸药物载体应具有对核酸结构起保护作用的特性，并且能够将其递送入胞内并成功进行内体逃逸，最终释放核酸发挥作用。

第三节 纳米乳注射剂

纳米乳（nanoemulsion）是直径在10～100 nm，使用适当的表面活性剂稳定两种不混溶液体分散形成的低黏度、各向同性、外观澄清透明的油水混合系统（图3-2）。纳米乳滴可以作为有效的药物贮库，溶解各种亲脂性成分，并保护它们免受外部因素（如氧化、pH或水解）的降解。同时，纳米乳具有比简单胶束分散体更强的增溶能力，比普通乳状液更优异的动力学稳定性。

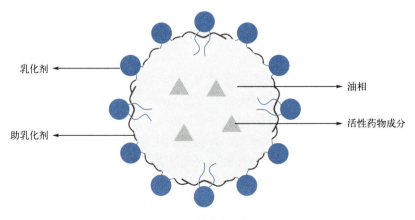

图3-2 纳米乳示意图

大量研究证明，纳米乳递送系统能够有效地增加药物溶解度、促进药物吸收、提高生物利用度以及减少过敏反应等，显示了其作为药物递送系统广阔的应用前景。

一、纳米乳特点

（一）动力学稳定性

纳米乳通常对粒子聚集和分离有较好的稳定性。纳米乳保持动力学稳定状态主要取决于纳米乳与分离态之间能量势垒的高度以及液滴相互接触的频率。其中能量势垒的高度决定了纳米乳的动力学稳定性；能量势垒越高，纳米乳持续的时间越长。因此，通常情况下，要生产出具有良好长期稳定性的纳米乳，能量势垒应足够大。同时，纳米乳恢复到分离相的速率也由液滴相互接触的频率决定，而这取决于负责粒子-粒子接触的主要机制，如布朗运动、切变力和重力。

（二）外观澄清透明

纳米乳所含的粒子只能微弱地散射光波，外观呈现透明或半透明，因此它们适合加入需要光学透明或只有轻微浑浊的产品中，使其具有外观吸引力。

（三）提高亲脂性物质生物利用度

纳米乳能够提高某些具有生物活性的亲脂性药物的生物利用度。当含有亲脂组分的液滴半径下降到100 nm以下时，亲脂组分的生物利用度显著增加，且纳米乳能够保护药物免受酶解，进一步提高亲脂性药物的生物利用度。

（四）热力学不稳定性

与微乳相比，纳米乳是热力学不稳定体系，需要通过乳化剂稳定。对于纳米液，胶体分散体的自由能高于分离相（油和水）的自由能，这使得纳米乳在热力学上是不稳定的。而微乳的胶体分散体的自由能低于分离相（油和水）的自由能，使其在热力学上是稳定的。

（五）生物相容性

纳米乳主要由生物相容性和生物降解性能良好的油相和乳化剂成分构成，常被用作脂溶性药物和对水敏感的药物的载体，以减少药物的刺激性和毒副作用。

二、纳米乳的基本组成和分类

（一）纳米乳的基本组成

纳米乳的主要成分是油相、水相、乳化剂、助乳化剂以及防腐剂、抗氧剂和化学保护剂。油相可以是任何类型的，如蓖麻油、玉米油、亚麻籽油、矿物油等。乳化剂大致分为：表面活性剂，如司盘和吐温；亲水胶体，如阿拉伯胶；细颗粒固体，如硅酸铝镁盐。乳化剂除了具有乳化特性外，还应无毒，其化学稳定性应与药物兼容。而常用的助乳化剂主要包括正丁醇、乙二醇、乙醇、丙二醇和甘油等。

1. 油相

O/W 型乳状液中纳米乳通常含有 5%～20% 的油相，有时可能会更高（高达 70%）。在纳米乳中使用的油相通常是根据药物的溶解度来确定的，而其类型决定了活性成分的生物利用度。

2. 乳化剂

乳化剂通常是两亲分子，通过降低界面张力来稳定纳米乳，并防止液滴聚集。其作用是在油水界面处快速吸附，并提供空间位阻或静电作用来稳定纳米乳。纳米乳中常用的乳化剂是卵磷脂和大豆磷脂，其用量通常为油相的 20%～30%。

3. 助乳化剂

助乳化剂应为药用短链醇或具有适宜的亲水亲油平衡值的非离子表面活性剂，可以插入乳化剂界面膜中，形成复合凝聚膜，提高膜的牢固性和柔顺性，又可增大乳化剂的溶解度，进一步降低界面张力，有利于纳米乳的稳定。

4. 防腐剂、抗氧剂和化学保护剂

由于水油混合物有利于微生物的滋生，纳米乳中也需要加入防腐剂，其应符合低毒性、耐热和储存稳定性、物理和化学相容性好等标准，并应具有广泛的抗菌谱。

乳化油和脂质在暴露于空气中时会被氧化且纳米乳中使用的许多药物也极易氧化降解。氧化后，不饱和油会引起酸败。为避免氧化，建议添加抗氧剂，如抗坏血酸等。

纳米乳通常是透明的，可见光和紫外线在内的整个辐射光谱都可以轻松穿透油层并催化药物光降解。因此，有时需要加入螯合剂、pH 稳定剂、紫外线防护剂等。

（二）纳米乳的分类

根据内部分散相和更普遍的连续相的成分以及相对分布，纳米乳被分为双相（O/W 或 W/O）或多纳米乳（W/O/W），1943 年由 Hoar 和 Schulman 首次发现并报道了这一分散体系。油包水（W/O）型乳剂是以水相为内相，以油相为连续相，用于包载和递送亲水性药物；水包油（O/W）型乳剂则相反。可在前两种乳剂的基础上继续改性为油包水包油（O/W/O）和水包油包水（W/O/W）两种多纳米乳，亦称双连续相乳剂，这种乳剂多用于缓控释药物递送。

三、纳米乳的形成机制

纳米乳的形成机制至今尚没有一种理论能够完整地解释，目前有负界面张力理论、混合膜理论、几何排列理论和增溶理论等，其中较为成熟的是负界面张力理论。

负界面张力理论描述了在纳米乳形成的过程中，表面活性剂使得 O/W 型纳米乳界面张力下降，同时在助乳化剂的辅助下，表面张力进一步下降以致产生瞬时负界面张力。由于负界面张力是不能存在的，因此体系将自发扩张界面，使得更多的乳化剂和助乳化剂吸附于界面而体积进一步减小，直到界面张力恢复至零。这种瞬时的负界面张力导致体系界面自发扩张的结果就形成了纳米乳。如果纳米乳发生聚集，则界面面积缩小，又会产生负界面张力，从而对抗纳米乳的聚集，这就解释了纳米乳的稳定性。

四、纳米乳的制备方法

纳米乳的制备方法包括高能乳化法与低能乳化法，其中，高能乳化法包括剪切搅拌乳

化法、高压均质法和超声波乳化法；低能乳化法包括相变温度法、相转变法、自乳化法等方法。

（一）高能乳化法

高能乳化法依赖于机械设备来产生强大的破坏力来使纳米乳减小尺寸，其破坏力是通过超声波仪、微流体器和高压均质机实现的，这些机器在工业上广泛应用。高能乳化法的优点在于几乎任何油相都可以进行纳米乳化，然而，其需要较为昂贵的专业设备，较高的成本与操作温度限制了实际应用。

1. 剪切搅拌乳化法

剪切搅拌乳化法和高压均质法适合大规模生产，剪切搅拌乳化法利用特殊设计的高剪切均质乳化机转子和定子，在电机的高速驱动下，产生的高线速度和高频机械效应而生成纳米乳。

2. 高压均质法

高压匀质法在工业生产中应用最为广泛，其让粗乳液经过工作阀，在高压条件下产生强烈的剪切、撞击和空穴作用得到纳米乳。一般的高压均质机的工作压力为50～350 MPa，可以在最短时间内提供所需要的能量并获得液滴粒径最小的均匀流体。而微流体化器同样也是利用高压均质的方式，使用液压剪切、冲击、磨损、强烈湍流和气蚀，以实现粗乳液的尺寸减小。在高压排量泵的影响下，微流化器迫使进料通过由微通道组成的相互作用室，产生非常细小的液滴，从而形成纳米乳。

3. 超声波乳化法

超声波乳化法不适合制备大量的样品，超声波乳化法制备的纳米乳粒径一般小于剪切搅拌乳化法和高压均质法所制备的纳米乳，乳剂的分散度主要受超声频率和超声时间的影响。使用时要注意避免探头发热产生的铁屑进入药液。

（二）低能乳化法

低能乳化法包括相变温度法、相转变法、自乳化法等。这些方法的一个关键特征是利用存储在系统中的能量来产生超细液滴。然而，低能耗方法会受到油相类型和乳化剂的限制。

1. 相变温度法

相变温度法利用表面活性剂分子在相转变温度时自发曲率为零以及非常低的表面张力这种特殊性质来促进乳化，无论是由O/W型乳液向W/O型乳液的转变还是由W/O型乳液向O/W型乳液的转变，都能促进细微分散乳滴的形成。除温度外，其他参数如pH、盐浓度等也会对整个制备工艺产生影响。另外需要注意的是，乳滴的聚结速率非常快，如在相转变点停留的时间过长、加热或者冷却的速率不够快，容易导致分散乳滴合并，使制备的纳米乳不稳定或形成的乳液粒径过大。

2. 相转变法

相转变法是在温度不变时，通过改变体系中水相所占的百分比来达到相转变点，从而形成纳米乳。具体步骤是室温下将表面活性剂加入油相中溶解，缓慢加入水相形成W/O型乳剂，随着水相比例的增加，改变了其中表面活性剂的曲率，连续相由油相变为水相，形成了O/W型纳米乳。

3. 自乳化法

自乳化是将油相和水相混合，油相的成分会对纳米乳的自动乳化和乳剂的物理化学性质产生极大影响。当有机相和水相的混溶性较好时，自乳化的速率最大。油的黏度、表面活性剂的亲水亲油平衡（HLB）值以及油相与水相的混溶性等能够决定自乳化法制备纳米乳的质量。乳化过程的自发形成与表面活性剂的浓度和结构、油水界面黏度、界面张力、乳剂相转变区域和体积黏度等因素有关。

五、纳米乳的体内代谢过程

静脉注射进入体内后，纳米乳在血液提供的静流体阻力的湍流作用下可能释放其运载的药物。如果纳米乳经血液稀释后不稳定，在血液中释放其装载的药物，药物会随着血液分布到各个器官与组织中。而如果纳米乳可以稳定地存在于血液循环中，纳米乳会与血浆蛋白、红细胞和循环免疫细胞（血小板、单核细胞、白细胞等）产生相互作用。其中红细胞是血液的主要成分，若纳米乳的处方具有膜破坏作用，则可能容易发生溶血现象。因此，在这种情况下，建议通过使用惰性赋形剂或通过减少有助于溶血的组分量（阳离子表面活性剂易导致溶血）来预先验证配制纳米乳的溶血作用。接下来，纳米乳可能会受循环巨噬细胞的调理作用和吞噬作用，并被输送到脾脏或肝脏等器官。而成功避免了吞噬细胞摄取的纳米乳，就会进入在毛细血管附近的组织液，并从那里通过专门的摄取途径进入组成目标区域的细胞。最后，纳米乳液滴通过细胞内机制进一步处理以释放其药物成分。

六、纳米乳作为药物载体的应用

（一）纳米乳用作疏水药物载体

纳米乳常通过疏水作用包封疏水性药物，大大提高药物的溶解度，改善药物的生物利用度，在临床上具有广泛的应用。例如，对于不能口服的患者，通常静脉注射维生素A、维生素D的纳米乳，一方面，纳米乳中脂质成分可作为患者的能量来源，另一方面脂溶性维生素可以满足患者的日常需求；对于不宜口服治疗或口服治疗无效的高血压疾病，可采用静脉注射丁酸氯维地平纳米乳（Cleviprex®），该乳剂通过大豆油、卵磷脂和甘油包封药物，提高治疗效果；对于诱导全身麻醉，采用已上市的药物丙泊酚乳状注射液（Diprivan®），通过疏水作用溶解丙泊酚，提高全身麻醉效果。

（二）纳米乳用作核酸疫苗的输送

核酸疫苗（如DNA疫苗和mRNA疫苗）能够快速安全地保护患者免受传染病的侵害，但是核酸物质通常分子量大且带负电，难以通过细胞膜，容易被先天免疫系统识别并清除，因此开发阳离子纳米乳作为核酸疫苗递送载体成为研究热点，Brito等开发了角鲨烯阳离子纳米乳来高效递送mRNA药物，该纳米乳由角鲨烯与阳离子脂质成分DOTAP共同组成，然后在阳离子纳米乳的表面吸附mRNA，起到稳定与保护mRNA的作用，同时角鲨烯用作免疫佐剂，提高免疫应答，共同促进核酸疫苗的预防与治疗效果。

七、展望

纳米乳外观澄清透明，动力学稳定，能够有效提高亲脂溶性药物的生物利用度，改善药物的组织分布,并且在核酸疫苗的递送中有着独特的优势,是一种具有良好应用前景的药物递送载体。然而,为了确保纳米乳制剂能够更好地应用到临床上,仍需要克服许多挑战,例如,降低纳米乳生产成本、寻找与使用无毒的有机溶剂以及使用安全的辅料等。

第四节 聚合物胶束注射液

聚合物胶束(polymeric micelle)是由合成的两亲性嵌段共聚物在水中自组装形成的一种热力学稳定的胶体溶液,属于缔合胶体(图3-3)。形成胶束的机制是具有吸附能力的两亲性嵌段共聚物在达到饱和状态后,过剩的两亲性嵌段共聚物分散于水溶液中,因其疏水基团的存在,水分子与两亲性嵌段共聚物的排斥力强于吸引力,疏水基团在范德瓦耳斯力作用下缔合形成胶束内核,亲水基团朝外形成胶束外层,稳定分散于水溶液中。当两亲性嵌段共聚物在水中的浓度较低时,以单分子形式分散或者吸附于溶液表面降低表面张力;而当两亲性嵌段共聚物达到一定浓度时,无法继续降低溶液的表面张力,会在水溶液中开始形成聚合物胶束,形成聚合物胶束的最低浓度称为临界聚集浓度(critical aggregation concentration,CAC)。

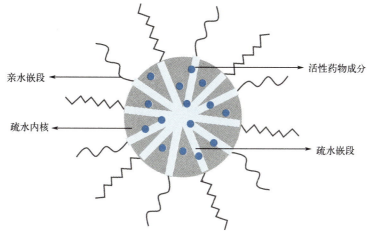

图3-3 胶束示意图

而在药剂学中,低分子表面活性剂常用于难溶性药物的增溶,但其CAC值较高,用作药物载体时,经稀释的胶束不稳定,故低分子表面活性剂胶束不能作为注射剂药物递送载体使用,而必须使用两亲性聚合物作载体材料。

在药物载体领域里,聚合物胶束通常具有亲水外壳和疏水内核的胶束结构。亲水外壳在聚合物胶束中起着关键作用,具有提高纳米粒稳定性、防止纳米粒聚集、保护包封药物、延长体循环时间以及减少网状内皮系统的识别与清除等作用。疏水内核主要发挥着溶解核心中难溶性药物的作用,并控制药物从聚合物胶束中的释放,延缓药物向外部溶液的释放速率。

目前,研究中采用的聚合物大多具有良好的生物相容性和生物可降解性,如泊洛沙姆、聚氧乙烯-聚乳酸嵌段共聚物、聚氧乙烯-*b*-聚(*N*-硬脂酸苄酯-L-赖氨酸)、聚(乙烯醇-*co*-

油酸乙烯酯)、含糖-聚乙二醇-b-聚乳酸（sugar-PEG-b-PLA）、聚氧乙烯-聚己内酯、疏水改性N-异丙基丙烯酰胺共聚物、聚（γ-苄基-L-谷氨酸）-聚氧乙烯星形嵌段共聚物等。

近年来，胶束作为递送载体一直是药物递送系统领域研究的热点，可以用于提高药物稳定性、延缓释放、降低毒性及赋予药物靶向性。

一、聚合物胶束作为药物载体的特点

（一）稳定性

两亲性聚合物胶束的CAC通常较低，约为10^{-6} mol/L，当浓度大于CAC时即可形成紧密且稳定的胶束，因此聚合物胶束体系具有很高的热力学稳定性。此外，聚合物分子内多点间的疏水性相互作用，使得该类型胶束具有高的动力学稳定性，当把胶束溶液稀释到CAC以下时，胶束的分解速率也是很低的。良好的热力学、动力学稳定性可以避免药物在注射用药过程中析出，提高聚合物胶束药物的稳定性。

（二）组织透过性

聚合物胶束粒径小且分布均匀，具有优良的组织透过性，尤其是可在具有渗透性血管的组织（如肿瘤、炎症区或梗死区）聚集，即高通透性和滞留效应（enhanced permeability and retention effect，EPR effect），这使胶束具有天然的被动靶向作用。其粒径大小既超过了肾脏能够有效排泄的阈值，又未达到单核细胞进行非特异性摄取的粒径下限，因此可以延长在体内的时间。

（三）生物相容性

目前，聚合物胶束主要采用生物相容性和生物可降解性能优良的载体材料，提高聚合物胶束制剂的安全性。

（四）靶向性

聚合物胶束的平均粒径为15～60 nm，能够通过被动靶向作用蓄积在肿瘤组织和病变组织处，提高药物疗效并降低药物毒副作用；pH响应性、温度响应性、光响应性以及磁响应性的胶束可以通过物理化学靶向到达靶组织处，响应性地释放药物；若聚合物胶束表面结合一定的配体或抗体，则胶束具有主动靶向作用，能够使药物有效地蓄积在靶组织处，提高疗效。

（五）长循环

聚合物胶束的亲水外壳（如PEG）可减少血清成分（血清蛋白和补体系统）的结合，从而避免在体循环过程中被网状内皮系统识别与清除，延长纳米粒在体内长循环的时间。

二、聚合物胶束的分类

聚合物胶束是由两亲性聚合物在选择性溶剂中发生微相分离，而形成的具有疏溶剂性核与溶剂化壳的一种自组装结构。根据聚合物胶束自组装原理不同，可将聚合物胶束分成以下几类：

（一）嵌段聚合物胶束

嵌段聚合物胶束由亲水链段和疏水链段组成，根据分子中疏水链段和亲水链段数目不同，通常将其分为二嵌段聚合物（diblock polymer）胶束和三嵌段聚合物（triblock polymer）胶束。嵌段聚合物的亲水部分通常是酸类聚合物、聚电解质等离子型聚合物或非离子型聚合物，疏水部分通常为聚苯乙烯、聚环氧丙烷、聚酯和聚氨基酸等。

（二）接枝共聚物胶束

接枝共聚物胶束由两亲性接枝聚合物形成，接枝共聚物的骨架链为亲脂性，而支链为亲水性。当接枝共聚物分散在水性溶液中时，便会自组装形成具有核壳结构的纳米载体，亲脂性骨架链形成胶束内核，亲水性支链朝外形成外壳。在接枝共聚物自组装形成胶束的过程中，亲脂性的骨架链有时无法完全组装成内核，引起胶束在水中团聚，导致其无法应用于药物递送系统。

（三）聚电解质胶束

某些水溶性嵌段共聚物在水溶液中通过静电作用、氢键作用等也会聚集形成胶束，柔性亲水性聚合物嵌段组装形成束缚链状的致密栅栏，包裹在内核外，维持胶束的空间稳定性。内核由共聚物的部分嵌段凝聚形成，凝聚成核的过程是分子间力共同作用的结果。聚电解质复合物胶束对于荷电化合物（如蛋白质、核酸等）的递送具有很大的优势。

（四）非共价键胶束

非共价键胶束是指核壳间为非共价键连接的聚合物胶束（non-covalently connected polymer micelle，NCCM）。不同种类的聚合物链段之间通过氢键或金属配位的作用可形成较强的非共价键，形成非共价键聚合物。非共价键具有可逆性和协同性，使得非共价键的聚合物材料具有功能性和响应性。

三、药物包载方式

胶束的疏水内核可载疏水性药物，且有很高的载药量，相当于疏水药物容易溶解在非极性的有机溶剂中。而胶束的亲水壳内有大量溶剂水，可包载亲水性药物，亦可在交界处包载两亲性药物，但通常处于疏水核心内的药物才可以缓释。此外，药物还可以通过化学键与胶束疏水段结合而使胶束载药。

通常，药物可以通过简单的物理包埋、静电作用或共价键键合作用载入聚合物胶束。如果药物通过物理包埋的方法，载药过程依赖于胶束的制备过程；如果药物与形成胶束共聚物的疏水部分通过化学键或静电作用相结合，它的载药过程与胶束形成过程同时发生。

（一）物理包埋

物理包埋有两种方法，即透析法和油/水-液中干燥法。前者是将药物和共聚物溶于同一有机溶剂，再用水透析，使有机溶剂完全移走。后者是将溶于有机溶剂的药物逐滴加入胶束的水溶液中，挥发除去有机溶剂，使药物进入胶束核心。

（二）化学结合

化学结合是使药物与胶束疏水嵌段中的特定基团形成化学键，然后用直接溶解法或透析法制备。前者是将键合了药物的共聚物直接加入水或其他水性介质如磷酸盐缓冲液中形成胶束。后者适用于不溶于水的含药聚合物，先将含药共聚物溶于有机溶剂，再搅拌用水透析，除去有机溶剂而得。

（三）静电结合

在水溶液中，带阳离子的共聚物疏水嵌段，可与带阴离子的DNA质粒和寡核苷酸等通过静电作用结合在一起。

四、载药胶束的制备

（一）直接溶配法

将载体材料（如表面活性剂）先在水中溶解、分散，再加入适当的疏水性药物搅拌，即得。

（二）物理包裹法

1. 自组装溶剂蒸发法

将材料与药物溶于有机溶剂中，再逐渐加到搅拌的水中，形成胶束后，加热将有机溶剂蒸发除去，即得。

2. 透析法

将两亲性聚合物溶解在 N, N-二甲基甲酰胺（DMF）、二甲基亚砜（DMSO）或 N, N-二甲基乙酰胺（DMAC）中，溶解后加入疏水性药物，搅拌过夜，再将混合溶液置于透析袋中，用水透析 5~9 h，将透析液冷冻干燥，即得。

3. 乳化法

将疏水性药物溶于有机溶剂，同时将聚合物以合适方法制成澄清的胶束水溶液，在剧烈搅拌下将有机溶液倒入胶束溶液中，形成O/W型乳状液，继续搅拌使有机溶剂挥发，滤去游离的药物及其他小分子后，冷冻干燥，即得。

（三）化学结合法

利用药物与聚合物疏水链上活性基团发生化学反应，将药物共价结合在聚合物上，然后再自组装形成胶束。

五、影响聚合物胶束体内生物分布的因素

静脉注射的聚合物胶束具有不同的体内代谢过程，主要与胶束的粒径、形状、表面电位、表面亲疏水性有关。

（一）粒径

聚合物胶束粒径对其血液循环、生物分布、肿瘤积累和渗透性有显著影响。有研究表

明，粒径较小的胶束能够显著延长循环时间，减少网状内皮系统的清除，提高药物在肿瘤组织中的渗透和积累。但是粒径过小，容易加速蓄积在肝脏处，导致其代谢清除。

（二）形状

各种几何形状的胶束具有不同的载药量、稳定性、细胞摄取效率以及疗效等，已成为研究的新型胶束载体。有文献表明，与球形聚合物胶束相比，非球形胶束，尤其是蠕虫状和杆状胶束，可以延长循环时间。

（三）表面电荷

表面电荷对聚合物胶束的调理作用、血液循环以及生物分布起着不可或缺的作用。通常，阳离子聚合物胶束容易形成蛋白冠，进而引发聚集和快速清除，而中性或阴离子胶束对非特异性蛋白质结合的吸引力较小，因此循环时间延长。

（四）表面亲疏水性

具有疏水表面的纳米载体容易吸附调理素，并从血液中迅速清除。聚合物胶束的表面通常涂有一层亲水性聚合物，其作为空间屏障以减少血浆蛋白吸附（调理）和免疫清除，从而延长循环，减少肝脏蓄积，随后增强肿瘤积累。

六、应用

（一）难溶性小分子药物

在过去的三十年中，聚合物胶束已成为治疗性化合物非常有前途的药物递送平台。特别是，将具有高效能和显著毒性的难溶性小分子通过疏水作用、化学键合作用和配位作用封装在聚合物胶束中，大大提高了药物的溶解度，改善了药物的生物利用度。

1. 疏水作用

Genexo@PM是第一个被批准用于人类疾病治疗的聚合物胶束，该产品采用的聚合物材料甲氧基聚乙二醇-b-聚（D, L-丙交酯）（mPEG-b-PDLLA）通过疏水作用将紫杉醇包封在聚合物胶束中，用于治疗转移性乳腺癌、非小细胞肺癌和卵巢癌。该产品的最高耐受剂量为390 mg/m^2，高于紫杉醇注射液（Taxol）的200 mg/m^{2}和紫杉醇白蛋白纳米粒（Abraxane）的300 mg/m^2。

2. 化学键合作用

NK012是包载SN-38的聚合物胶束，采用的聚合物材料为聚乙二醇-b-聚谷氨酸[PEG12000-b-P（Glu）7000]，SN-38与聚谷氨酸通过共价结合包载药物。NK012已在美国进行治疗复发性小细胞肺癌和三阴性乳腺癌的临床Ⅱ期研究。

3. 配位作用

NC-6004是包载顺铂的聚合物胶束，采用的聚合物材料是PEG12000-b-P（Glu）6000，粒径为28 nm，载药量高达39%，稳定性良好，在生理盐水中可持续释放150 h。在Ⅰb和Ⅱ期临床研究中，NC-6004与吉西他滨联合治疗晚期实体瘤。用于治疗晚期或转移性胰腺癌的Ⅲ期临床试验已经完成。

（二）基因药物

基因药物被广泛研究用于治疗多种严重威胁人类健康的疾病，然而裸露的基因药物易被组织和细胞内的核酸酶降解，且难以透过细胞膜被细胞摄取，因此需要开发递送载体来安全有效地递送基因药物。而阳离子聚合物胶束通过静电作用吸附基因药物形成复合体，能够有效地保护药物并高效地促进基因药物的有效递送。

七、展望

聚合物胶束能够增加疏水性药物的溶解性，延长药物作用时间，提高药物的生物利用度；靶向聚合物胶束能够增加药物在病灶部位的释放，降低药物对正常组织的毒副作用；不同形态的胶束作为药物载体具有不同的药物包裹与释放原理；基因治疗中，聚合物胶束可以包裹多种基因药物（包括DNA、mRNA以及siRNA等），与现有的病毒载体相比具有独特的优势。因此，聚合物胶束的独特性质使其作为药物递送载体具有良好的应用前景。

第五节　纳米混悬剂

药物纳米混悬剂（nanosuspension）是一种纯药物纳米颗粒的亚微细粒胶态分散体，以表面活性剂为助悬剂，粒径一般在10～1000 nm。与传统意义上的基质骨架型纳米体系不同，纳米混悬剂无需载体材料，它是通过表面活性剂的稳定作用，将纳米尺度的药物粒子分散在水中形成的稳定体系。近年来，此领域研究活跃，旨在增加药物的溶解度、生物利用度和给药的靶向性。

一、纳米混悬剂的特性

与脂质体、乳剂等脂质系统相似，纳米混悬液技术可用于水不溶而脂溶性强的药物。另外，它还适用于水、油都不溶的药物，不溶于油的药物一般晶格能大，当药物晶格能高时，说明溶解度低、熔点高，因此，降低药物晶格能可增加溶解度，而与溶剂无关。纳米混悬液克服了制备其他制剂需先溶解药物的缺点，制剂制备时保持最佳结晶状态且具有足够小的药物粒度，解决了非溶解必需的药物递送问题。

作为给药系统，药物纳米混悬剂不同于药物以聚合物为胶态载体的纳米粒，其具有以下特性：

（一）静脉给药

纳米混悬剂可改变药物静注的药代动力学特征，有高效低毒的效果。药物含量高，有可能制成经单核细胞吞噬系统靶位给药的静脉缓释注射剂，减少毒性，增加有效性；采用吐温80使载脂蛋白E沉积在纳米粒上通过大脑内皮细胞上的受体促进大脑吸收。

（二）口服给药

纳米混悬剂的粒度小，促进溶出，可增大药物吸收速率，能解决许多与口服生物利用度低相关的问题；增加黏膜黏附性，延长胃肠道滞留时间；减少吸收的个体差异性，减少进食/

禁食间的差异；有可能减少肝脏的首过代谢，且可靶位给药治疗淋巴系统疾病。

（三）肺部给药

吸入给药的药物粒径小，有较强的生物黏附性；对肺泡巨噬细胞靶向给药，增加呼吸道的药物吸收。

（四）眼部给药

目前难溶性药物的眼部给药剂型主要是混悬剂和软膏剂，可延长药物在眼部的滞留时间，增强疗效，同时减轻溶液剂引起眼部张力升高的问题。

（五）可减小给药剂型体积

减小给药剂型体积尤其对需要制备大剂量药物制剂和需要给药体积小的肌内注射剂和眼科给药途径至关重要。

（六）药物呈固态可使其稳定

固态药物增加了对水解和氧化作用的抵抗力；小粒子沉降慢，增加了抗沉淀的物理稳定性。

二、纳米混悬剂的制剂理论

纳米粒可通过分子沉积或微米级粒子破碎获得，该过程产生新表面积 ΔA，并需消耗自由能 ΔG，其中 $\Delta G=\gamma_{s/l}\cdot\Delta A$，系统具有减少表面积增加的趋势，并会通过晶核溶解或粒子聚集达到，而表面活性剂可降低固-液界面张力 $\gamma_{s/l}$，抑制这种趋势。

离子和非离子表面活性剂有互补作用：前者加强粒子间静电排斥，后者增强空间排斥，防止聚集。因为离子靠得太近也会产生聚集，所以粒子间需要高能屏障。非离子聚合物的疏水链可包裹粒子，而亲水端朝向水，可达到此目的。聚合物的包裹有抑制晶体成长和减小粒径的双重功效。熵意义的空间作用比静电排斥作用对温度更敏感，因此只用聚合物稳定的混悬液会因温度变化而遭破坏。在离子表面活性剂稳定的混悬液中加入中性聚合物会促进离子表面活性剂进一步覆盖粒子表面。因为聚合物使离子表面活性剂的自排斥作用减小，更容易靠近粒子表面。无论粒子性质如何，胶体的稳定性主要由影响斥力势能的表面活性剂决定。

三、纳米混悬剂的制备方法

纳米混悬液的形成有两个阶段：晶核形成和成长。只有晶核形成快而成长慢才能得到最小粒径的稳定混悬液。两个阶段都受温度影响，理想的成核温度应低于成长温度。少量药物溶于与水互溶的溶剂，再与水快速混合而产生的高过饱和度会使药物自发成核。随着晶核周围过饱和程度降低，晶核成长变慢。进一步减小粒径有两种途径：①过饱和条件下晶癖（crystal habit）或晶体外观会呈针状或树枝状，易破碎，形成心晶核；②结晶的快速生长会带来杂质和产生错位。树枝态和结晶缺陷都可通过匀化进一步减小粒径。

纳米混悬剂的制备方法主要有介质研磨法（media milling method）、高压均质法（high pressure homogenization）、乳化法（emulsification）、沉淀法（precipitation）、超临界流体快速膨胀法（rapid expansion of supercritical fluid solution）等。为得到稳定的纳米混悬剂，制

备过程中需加入一些稳定剂，如泊洛沙姆、吐温80、聚维酮、卵磷脂等。稳定剂可单用，也可多种配合使用。纳米混悬剂制备过程中还需加入缓冲液、盐、多元醇、渗透压调节剂和抗冻剂等附加剂，进一步优化处方。对易发生化学降解、光降解等不稳定药物，可将纳米混悬剂制成冻干粉末，避光保存。此外，还可对混悬剂的药物粒子进行表面修饰以满足不同需要。

（一）介质研磨法

介质研磨法需专门的介质研磨机，系由研磨室、研磨杆和一个再循环室组成。研磨室内装有研磨介质、水、药物及相应的稳定剂。研磨杆的高速剪切运动，使药物粒子之间及其研磨室内壁发生猛烈碰撞，从而粉碎得到纳米级的药物粒子。得到的混合物通过滤网分离，使研磨介质和大颗粒药物截留在研磨室内，小粒子药物则进入再循环室。再循环室中药物粒径如达到要求则可以直接取出，其余进行新一轮研磨。研磨介质一般为玻璃粒子，氧化锆粉末或高交联度聚苯乙烯树脂。该法可在30～60 min内将药物研磨成粒径小于200 nm的粒子，已较广泛使用。本法的优点为：适用范围广，包括水和有机溶剂均不溶的药物；制备过程简单，易于扩大生产，且批间差异小；所制备的纳米混悬剂粒径分布窄；制备过程可控制温度，适用于热不稳定性药物；能直接制得不同药物浓度（1～400 mg/mL）的纳米混悬剂。缺点是在研磨过程中会出现研磨介质的溶蚀、脱落，使纳米混悬剂中含有一定量的研磨介质。如在制备纳米混悬剂时，高交联度聚苯乙烯树脂材料会溶蚀、脱落，在纳米混悬剂中的含量小于0.005%，但仍可能会对人体产生不良影响，特别是注射给药时，危害更大。此外，对慢性疾病的治疗，残留的研磨介质也可能导致严重后果。

（二）高压均质法

高压均质法是先将药物微粉化制成混悬液，然后在高压均质机的高压泵作用下强行高速通过匀化阀的狭缝，制得纳米混悬剂。本法可一步完成，也可分两步完成，即经过两个串联的匀化阀，第一个匀化阀的压力降较大，主要起分散混悬剂的作用；第二个匀化阀的压力低于第一个，以提高纳米混悬液的稳定性。本法除具备介质研磨法的优点外，还适用于制备注射用的无菌纳米混悬剂。但须预先将药物微粉化，制成粒径不大于25 μm的微粒。

（三）乳化法

乳化法是将药物溶解在有机溶剂中制成O/W型乳剂，乳滴内相中的药物成为纳米级粒子，再通过减压等方式使有机溶剂挥发，药物析出形成纳米混悬剂，通过超速离心分离得纳米级药物或进行浓缩。因此，通过控制乳滴的大小就可调节药物的粒径。有机溶剂一般选用乙酸乙酯、乙酸甲酯等。优点为可通过控制乳滴的大小控制药物粒径；不需特殊的设备仪器；制备过程较简单，易批量制备。缺点是不适用于既不溶于水，也不溶于有机溶剂的药物；须考虑有机溶剂的残留与安全性问题。

（四）沉淀法

沉淀法是将难溶性的药物溶于一种有机溶剂中，然后在搅拌下加到能混溶的非溶剂中，使药物迅速达到过饱和而析出细小颗粒，形成胶体分散体。沉淀法分为两步：一是结晶核的形成，二是结晶核的生长。通过控制搅拌速率、非溶剂-溶剂的体积比、药物含量和温度等参数可获得粒径大小合适且均一的混悬液。该技术的优点是程序简单，仪器便宜，易于大规模生产。缺点是药物必须溶于至少一种溶剂，而这溶剂与非溶剂互溶；药物结晶的生成受表面活性剂的限制。目前，市场上有用沉淀法制备的纳米结晶产品，例如NanoMorph®技术。

（五）超临界流体快速膨胀法

超临界流体快速膨胀法是利用超临界流体对难溶性药物的高溶解性，当超临界流体状态迅速膨胀到低压、低温的气体状态时，溶质的溶解度急剧下降，致使其迅速成核和生长成为微粒。

四、质量控制

纳米混悬剂会发生奥斯瓦尔德熟化现象（Ostwald ripening），即小粒子逐渐溶解而大粒子逐渐变大。因此，为了避免纳米混悬剂中这种粒子聚集，克服其自凝聚趋向或使其最小化，必须筛选适当的处方增加纳米混悬剂的物理稳定性，同时优化制备工艺保证最终产品具有较窄的粒径分布。此外，纳米混悬剂必须无毒性和无刺激性。注射用混悬剂还必须无菌、无热原、通针性好、可注射、等渗和不溶血。

（一）粒径、粒度分布和Zeta电位

纳米混悬剂的粒径大小及其分布是影响药物溶解度、溶出速率和物理稳定性的重要因素。根据纳米混悬剂的不同特征，多种技术可测定粒径及其多分散性。动态光散射（dynamic light scattering，DLS），也称光子相关光谱法（photon correlation spectroscopy，PCS），可以检测3 nm～3 μm范围内的粒子，是常用检测粒径及其多分散性（PDI<0.3具有较好的分散性）的仪器。此外，在制备注射用纳米混悬剂时，也可以使用库尔特计数法检测大粒子。

纳米混悬剂Zeta电位的大小是影响其稳定性的重要因素。纳米粒之间的排斥作用也有利于胶态分散体的长期稳定。通常，达到稳定所需的最低Zeta电位约为±30 mV；若有表面活性剂存在时，Zeta电位只要达到±20 mV就可维持纳米混悬剂的稳定，因为静电稳定作用赋予粒子空间足够的立体排斥力。

（二）外观研究和制剂晶型

对于纳米混悬剂的外观形态，通常采用扫描电子显微镜、透射电子显微镜和原子力显微镜进行考察。

有些药物存在多晶型，而不同的晶型会影响药物的释药速率和疗效。确定药物晶型的方法有差示扫描量热法（DSC）和X射线衍射法（XRD）。XRD可区分晶型和无定形，DSC可作为XRD的补充，由熔点区分不同的晶型。

（三）饱和溶解度和溶出速率

纳米混悬剂的一个主要优势是提高难溶性药物的饱和溶解度和溶出速率。这两个指标直接影响药物给药后的体内吸收过程，进而影响疗效。通常，固体纳米粒必须溶解成为分子形式后才可发挥治疗作用，而药物分子的形成速率取决于纳米粒的溶出速率。在适当的溶出介质中，结合透析法和溶出度测定方法可以测定不同纳米混悬液的溶出速率。根据Ostwald-

Freundlich方程和Noyes-Whitney方程，增加纳米粒的饱和溶解度可提高药物的溶出速率，从而进一步提高药物在胃肠道的扩散和吸收。透析法和传统的饱和溶解度测定方法（将药物的过饱和溶液在恒温条件下搅拌或振摇直到溶解达到平衡）结合，可以测定纳米混悬剂中纳米粒的饱和溶解度。此外，根据不同的药物粒径，也可选择超滤法或直接过滤法测定药物的饱和溶解度。

五、应用

水溶性差的药物常以过量的共溶剂制成注射剂，这会引起过敏反应，造成注射部位疼痛，血液中药物以载体稀释后会沉淀。脂质可能有助于脂溶性药物给药，但对晶格能高的药物脂质却不适用。探究各种途径，研究人员研制了注射用药物纳米混悬剂，此途径得到普遍的应用，尤其是水溶性小于几百 μg/mL 的药物。现已上市的纳米混悬剂见表3-2。

表3-2 已上市的纳米混悬剂

药品名	适应证	给药途径	研发公司
紫杉醇	转移性乳腺癌	静脉注射	American Bioscience
多西他赛	转移性乳腺癌	静脉注射	Sanofi
白消安	抗癌	鞘内注射	SkyePharma
纳米炭铁	淋巴结示踪	瘤内注射	莱美药业
西罗莫司	抑制免疫	口服	Elan Nanosystems
阿瑞匹坦	止吐	口服	Elan Nanosystems

注射给药，特别是静注时，药物必须是溶液或粒径小于 5 μm 的混悬液。纳米混悬剂药物粒径为纳米级，不会引起血管的栓塞；与胶束溶液、脂质体和环糊精包合物等相比，药物的理化性质较稳定；在制备过程中使用的表面活性剂等添加剂相对较少，安全性较高。

有文献报道，与目前临床常用的紫杉醇注射剂 Taxol（用聚氧乙烯蓖麻油和乙醇作共溶剂的油性注射剂）相比，紫杉醇纳米混悬注射剂的大鼠耐受量比 Taxol 提高了 4 倍。移植 MV-522 型人肺肿瘤的大鼠模型试验表明，注射该混悬剂（100 mg/kg）组的大鼠未死亡，而注射剂（30 kg/mg）组大鼠的死亡率为22%。其他抗癌药物如依托泊苷、喜树碱等制成纳米混悬剂后，动物的耐受剂量均有所提高。此外，药物制备成纳米混悬剂后可大幅度提高疗效。用 16-C 小鼠肿瘤模型评价紫杉醇纳米混悬剂的疗效，试验表明其半数有效浓度为 40 ng/mL，而 Taxol 为 200 ng/mL。Kayser 等研究显示，用二甲基亚砜助溶的阿非迪霉素（aphidicolin）溶液及其纳米混悬剂的半数有效浓度分别为 200 ng/mL 和 40 ng/mL，对氯法齐明（clofazimine）纳米混悬剂及其注射剂的研究也得出相同结论。

有关纳米混悬剂注射后体内药物动力学特征的研究正在进行。若纳米混悬剂中药物粒子能快速溶解释放，则静注后药动学参数和组织分布等情况与溶液剂一致。用于肌内、皮下或真皮内注射的纳米混悬剂，与相同体积的其他剂型如普通混悬剂、脂质体、微球等相比，具有更大的载药量（>30%），注射部位的药液相当于药物贮库，能缓慢给药，延长作用时间。

若纳米混悬剂药物粒子不能快速溶解，则主要被单核巨噬细胞系统和肝、脾的库普弗细胞所吞噬。当药物进入库普弗细胞的溶酶体后，可在其酸性环境中缓慢溶解，形成一定浓度梯度，药物沿浓度梯度依次扩散至细胞质和细胞外，因此具有一定的缓释作用。药动学特征表现为 C_{max} 显著降低，但延长了 $t_{1/2}$，有利于减轻药物不良反应。它对某些类型的药物非常有利，使其毒性随着血药浓度峰值降低而减少，疗效随 AUC 增大而提高。如抗真菌药伊曲康唑纳米混悬剂静脉注射毒性显著较以环糊精为增溶剂的市售伊曲康唑制剂（Sporanox®）小。由于毒性低，纳米混悬剂用药剂量可以加大，从而提高疗效，以接种白色念珠菌免疫抑制大鼠模型上的研究证实了这一点。动物模型研究还证明，组织内载药量越大越能成功地治疗对伊曲康唑耐药的真菌感染。

美国FDA已批准白蛋白结合紫杉醇纳米粒注射混悬液（Abraxane®）上市，用于治疗转移性乳腺癌。本品适用于转移性乳腺癌联合化疗失败后或辅助化疗6个月内复发的乳腺癌。由于本品采用纳米粒技术，用药剂量可以提高50%，并可快速给药，在30 min内采用普通静脉插管将紫杉醇释放至体内。而采用Cremophor-EL为溶剂的Taxol在使用前需使用甾体类激素和抗组胺类药进行预先治疗以避免过敏反应，而且输注时间长达3h。接受Abraxane®治疗的患者疗效几乎是含Cremophor-EL溶剂紫杉醇制剂的2倍。因Abraxane®不含有毒溶剂，用药剂量比Taxol大，故可增强抗肿瘤作用。此外白蛋白是正常向细胞输注营养的蛋白质。研究显示，它可在快速生长的肿瘤中积蓄。因而，白蛋白结合的紫杉醇可专一释放至肿瘤细胞，从而提高药物的疗效。

六、展望

纳米混悬剂技术最初是为了解决药物研究中的溶解问题，随着研究的深入，发现它还可以解决许多复杂问题，其增强药物安全性和有效性的药代动力学特点也值得关注。纳米混悬剂技术反映了未来药物递送领域的发展趋势。它还可应用于蛋白质传输；控制无定形相的稳定性，可使药物纳米混悬剂溶出更快；开发多用途的包衣技术；在静脉给药系统方面，靶向给药更为广泛，它既可被动靶向给药，也可透过血脑屏障靶位给药；蛋白质、多肽类药物，难溶性药物和可溶性药物均可运用纳米混悬剂技术以提高安全性和有效性。对纳米混悬剂进行表面修饰也将是近几年该技术的一个研究重点。目前，国外对纳米混悬剂已进行了广泛的研究并获得了多项专利技术，如诺华公司的Hydrosol技术、雅培公司的Nanomorph技术等，主动将水溶性药物转化为不溶性复合物后利用纳米混悬剂在药物递送中的优势达到更佳临床用药效果的研究目前在国外刚起步，这将是纳米混悬剂今后的一个重要研究方向。

第六节　其他给药技术

一、不溶性药物递送技术

不溶性药物递送（insoluble drug delivery，IDD）技术，又称为微粒或微滴技术，是目前处于研究中的新型注射制剂技术，它结合了乳化液和混悬剂的特点，将超微型固体或液体药物颗粒包裹在磷脂中形成分散体系。

IDD技术主要依赖于单层磷脂酰基团与药物表面的疏水相互作用，磷脂的使用与脂质体明显不同。主要的区别在于以IDD技术制备的微粒或微滴中包含有一个主要由药物组成的核心，而脂质体是亲脂性药物溶解于双分子层的脂类中。IDD制剂中具有载药量大的特点，可使药物的净载量达200 mg/mL，同样药量的丹曲林普通静注剂体积为600 mL，而IDD技术制备的丹曲林微粒剂仅10 mL。注射的体积及时间大大减少，而且制剂的稳定性好，制成微粒悬浮剂不会出现晶体生长现象，并且还可冻干以供长时间贮存，供临用时重新配制成悬浮液，制成品能以121℃加热或γ射线照射等方法进行灭菌。

根据需要，IDD制剂还可制成速释或缓释制剂来达到不同的临床用药目的（通过肌内、皮下或皮内注射可使药物缓慢释放，通过静脉注射可达到快速释放的效果）。与目前使用的给药系统（如脂质体、超微球、环糊精包合物）相比，该技术还具有许多药效学和安全性方面的优点，尤其是在大批量制备时的良好重现性，保证了今后产业化。采用IDD技术研究的药物注射剂有环丙沙星、替米沙坦、丹曲林、地塞米松、吲哚美辛、伊曲康唑、吡罗昔康、白消安、氟比洛芬、甲氧氟烷等。

二、贮库囊泡技术

内部含有多个封闭囊泡的脂质体被称为多囊系统（multivesicular system），根据其结构特点又可以分成多囊脂质体（multivesicular liposome，MVL）和多囊囊泡（multivesicular vesicle，MVV）。

多囊脂质体技术又被称为贮库囊泡技术（depofoam technology）。多囊脂质体有高载药量、高相容性、延长药物半衰期、降低副作用、降低药物毒性、药物缓释、高包封率、结构稳定的优点。

多囊脂质体的内部由多个囊泡以蜂窝状形式排列组成，每个囊泡都具有磷脂双分子层，内部囊泡之间相互紧密交联堆积形成囊状结构。多个囊泡腔室交汇堆积的地方由中性脂质组成，常用的中性脂质为甘油三酯。中性脂质对多囊结构的稳定性至关重要，在多个囊泡腔室间形成隔膜，维持腔室内部形状而稳定整个囊状结构。中性脂质稳定的内部亲水空腔，占整个囊状结构体积的95%，适用于水性药物的包载，而腔室的脂质磷脂双分子层则可以包载脂溶性药物。

多囊脂质体的生产工艺多采用复乳法，所以也可以说多囊脂质体是一种复乳。多囊脂质体的制备工艺由英国SkyePharma公司开发的DepoFoam技术平台，在多年的发展和验证中成为稳定的药物递送平台。英国Skyepharma公司致力于药物递送技术的开发，拥有口服制剂、吸入制剂以及注射剂三大业务，其中注射剂业务就是基于多囊脂质体开发的缓控释脂质体平台DepoFoam。DepoFoam是Skyepharma公司的专利技术，先后上市了三款产品（表3-3），分别是DepoCyte®、DepoDur®和DepoBupivacaine®（后来改名为Exparel®）。

表3-3 DepoFoam平台上市三款产品的信息

产品名称	活性成分	适应证	上市年份
DepoCyte®	阿糖胞苷	脑膜炎	1999
DepoDur®	硫酸吗啡	术前麻醉或镇痛	2004
Exparel®	布比卡因	手术部位术后麻醉镇痛	2011

三、预填充注射剂

预填充注射剂用药安全、剂量准确、使用方便,特别适用于制备小剂量药物、易分解的多肽类和蛋白质类生物技术药物。注射器内预先填充药物主要类型有4种:药液、药物干粉(另配稀释剂)、药物加稀释剂(中间用活塞分隔)和无针头喷射的粉末。

近年来,预填充聚乙二醇化药物注射剂受到国内外医药界的关注,药物与聚乙二醇共价结合形成新的分子实体后可保护原型药物免受降解,延长其在体内的作用时间,目前已有干扰素α-2b(Pegasys®)、单克隆抗体(Lekine®)、培门冬酶(Oncaspar®)等10余种产品上市。作为蛋白质类药物二次开发的重点,PEG化产品有望占到全球蛋白质产品的50%。

(一)艾塞那肽预填充笔型装置注射剂

艾塞那肽(exenatide)注射剂(Byetta®)可辅助治疗不能用二甲双胍和磺酰脲类药物控制血糖的2型糖尿病患者。本品为首个称作肠促胰岛素模拟剂(incretin mimeties)的新一类治疗2型糖尿病的药品,其机制是进食引起胰高血糖素样肽-1(GLP-1)分泌。Byetta制成固定剂量,患者自己用药可用预填充笔型装置(每剂5 μg或10 μg)早餐和晚餐前皮下注射。

(二)Ovidrel预灌针筒Ovidrel®

2003年,美国FDA批准绒毛膜促性腺激素α(chorionic-gonadotropin hormone α),预针筒Ovidrel®上市,成为美国市场上第一个用于不育治疗的即用液体注射剂。Ovidrel®同时也是一种人绒毛膜促性腺激素(hCG)的重组版本。Ovidrel®的耐受性良好。副作用可能包括注射部位青肿、疼痛或发炎,疲倦,恶心,头痛和腹痛。与所有的辅助生殖一样,其可能存在卵巢过度刺激综合征、多胎妊娠或流产的风险。

(三)促卵泡素α注射用笔型预填充注射剂

2004年初,促卵泡素α注射用笔型预填充注射剂(Gonal-f®)获欧盟批准上市,用于治疗不育症。填充促卵泡素α的Gonal-f系一种人重组促卵泡素,与人体内的自体促卵泡素结构相同。为了使不育症患者治疗更容易和剂量更准确,新Gonal-f预填充笔进行了专门的设计。

(四)促卵泡素β注射用药液筒

促卵泡素β注射用药液筒(Follistim AQ Cartridge®)是美国首个批准的预填充、预混合溶液的促卵泡素制剂,解除了患者原先需用一个或多个药瓶的麻烦。本品设计仅与新颖的笔型给药器Follistim Pen合用,后者促进准确释放预先混合的促卵泡素β个性化注射剂量,高度有效,对进行诸如体外受精辅助生育治疗的妇女处方用药,诱导排卵达到受孕。采用独特的标度剂量,为妇女提供了考虑周到、方便可信的自我给药方法。

(五)预填充稀释剂的干扰素β-1b注射剂

皮下注射预填充稀释剂的干扰素β-1b注射剂(Betaferon®),是美国目前首个在室温稳定性超过30日的干扰素制剂。此预填充注射剂已在欧洲大多数国家销售,而后又在加拿大和日本获准上市。

（六）聚乙二醇化干扰素 α-2b 预填充笔型注射剂

治疗丙型肝炎的 α-2b 预填充笔型注射剂（Peg-Intron Redipen®）2004 年初上市，是首个批准上市的聚乙二醇干扰素笔型给药系统，产品已在全世界 15 个国家销售。本品系患者可自行操作的单剂给药系统，用药分混合、拨号盘和注射 3 步。

（七）聚乙二醇化抗肿瘤坏死因子注射剂

2008 年 4 月美国 FDA 批准聚乙二醇化抗肿瘤坏死因子（certolizumab pegol）制剂（Cimzia®）上市，用于每月 1 次治疗中至重度局限性回肠炎。2009 年 5 月美国 FDA 批准 Cimzia® 用于一种新适应证，即成人中至重度活动性风湿性关节炎。Cimzia® 由马来酰亚胺修饰的 PEG 与活性蛋白共价结合而成，包装为冻干粉末安瓿瓶和预填充空白注射液 1 mL 的注射器，使用时混悬后进行皮下注射，初始剂量为 400 mg，间隔 2 周或 4 周后剂量减半。研究显示，本品治疗中至重度局限性回肠炎 6 个月内不复发的患者例数显著多于安慰剂组；使用首剂 Cimzia® 治疗后病情即减轻，大多数患者不需增加剂量即可持续缓解病情。

（八）Rh（D）免疫球蛋白（人）预填充注射剂

2004 年初，美国 FDA 批准首个高纯度 Rh（D）免疫球蛋白（人）静脉注射液上市（Rhophylac®），可静脉注射或肌内注射，预防胎儿和新生儿溶血疾病。通过采用特殊的 ChromaPlus 工艺生产此产品，以获得高纯度制剂，使其成为可静脉注射用药。

（九）兰瑞肽预填充注射剂

28 天注射 1 次的兰瑞肽凝胶型注射剂（Somatulin Autogel®）为预填充注射剂，系将兰瑞肽溶于凝胶水溶液中经真空干燥制成稳定的凝胶。采用的辅料是丙交酯-乙交酯共聚物、乳酸-乙醇酸共聚物、甘露醇、羧甲基纤维素钠和吐温 80 等。

（十）胰岛素粉末喷射给药系统

2003 年初，已在奥地利、英国、丹麦、芬兰、法国、德国、希腊、爱尔兰和意大利等 30 多个国家销售的新颖的 Mhi-500 胰岛素无针头注射给药系统（配有人和动物胰岛素 10 mL 管形瓶），其单剂最多可释出胰岛素 100 U 中的 70 U，可替代针筒或笔式注射器治疗糖尿病。

（十一）甘精胰岛素预填充注射笔

赛诺-安万特生产的一种新型预填充甘精胰岛素注射笔（来得时®预填充 SoloSTAR®）用于治疗 1 型和 2 型糖尿病。2 型糖尿病患者通常在疾病发展到晚期的时候才开始胰岛素治疗，这使许多患者的血糖水平非常高。每天 1 次易于使用的注射笔可以为糖尿病患者带来很大的灵活性，让患者有机会轻松地启动胰岛素治疗，从而使血糖得到更好的控制。

四、无针头注射给药系统

无针注射给药系统是以物理学、物理化学、分析化学、药剂学、药理学、药物代谢动力学、生物药剂学等学科理论为基础，综合运用计算机设计、数控机电加工技术、物理化工技术和药剂成型技术，设计研制的无针头射流喷射给药新器械（或称新技术），利用此项新技术针对皮内、皮下、黏膜或伤口部位给药，形成不使用传统注射器针头的新剂型。无针注射剂具有无针、无痛、无交叉感染、使用方便等优点，医护人员或自我给药患者都能很方便地使用，尤其适用于有恐针感患者和小儿患者，可显著提高患者的顺应性。

无针头注射给药系统的给药原理是采用经皮给药的粉末或液体喷射手持器具，利用氦气喷射将药物粉末或液体瞬时加速至 750 m/s，经皮肤细胞进入体内。它可控制给药深度，且可将抗原物质直接释放至表皮内，而普通针头注射是难以达到的。如在表皮与真皮结合处含抗原的细胞靶位应用疫苗，可产生很强的免疫反应。

无针注射剂可依据不同方法进行分类。按给药器具的动力源差异分为：机械动力（弹簧动力）无针注射剂、高压气体动力无针注射剂和弹药激发无针注射剂。按药物存在形式无针注射剂可分为：传递液态药物的无针注射液和传递包括微球、微囊和微粒等的粉末型无针注射剂。以上分类方法从不同侧面反映了无针注射剂的特征，但针对某一具体药物制剂，其完整性不能得到全面反映。因此，可依照动力源和药物存在形式进行综合分类：液体无针注射给药系统（机械动力液体无针注射给药系统、高压气体动力液体无针注射给药系统）、粉末无针注射给药系统（弹簧压缩粉末无针注射给药系统、高压气体喷射粉末无针注射给药系统）。

（一）机械动力液体无针注射给药系统

机械动力液体无针注射采用弹簧为动力源，将压缩弹簧的势能转化为喷射药液的动能，药液被喷射到皮下或肌肉内发挥药效。其机械原理为：压缩弹簧被激发后，压迫连接杆向前推进，推动装有药液的安瓿底部的活塞，使药液由安瓿前面的小孔喷出，药液释放到体内，达到无针注射的目的。载药容器宜采用标准药用级材料，包括钢、合金、玻璃、聚四氟乙烯、溴丁基橡胶等。注射体积一般在 0.1～1.0 mL。溶剂选择要求黏度系数小、溶解能力强，如无菌注射用水。模型药物选择要求给药剂量小、活性强、溶解度大、贮存稳定性好。Hypospray® 是最早一代无针注射器，其喷射孔孔径在 75～125 μm。目前，Medi-Ject 公司主要从事机械动力无针注射给药系统的研究，已开发了系列产品。机械动力无针注射给药系统是一类最早的无针注射技术，与其他无针注射技术相比，其科技含量较低，提高药液传递效率必须使用高强度弹簧，其优势在于较容易进行器械加工，使用时不产生令人难受的噪声，可将其称为原始型无针注射给药系统。

（二）高压气体动力液体无针注射给药系统

其作用原理为：高压气体释放，压缩装载药液的安瓿尾部的活塞，推动药物溶液、混悬液或乳浊液，使其由安瓿前部的喷射孔射流喷出，高压液流穿透皮肤，药液被释放在皮下或肌肉内，发挥药效。此递送系统功能稳定，药效不因操作者用力大小而改变。作为动力源的高压气体可选择高压氮气、高压二氧化碳、高压氦气，也可通过机械活塞和高压储气室生成高压气源。载药容器采用标准药用级材料，容器外壁以钢化材料加以保护和固定。溶剂选择要求黏度系数小、溶解能力强，如无菌注射用水，注射体积不宜超过 1.5 mL，否则，可能引起注射部位疼痛和其他不良反应。药物选择要求给药剂量小、活性强、溶解度大、贮存稳定性好。Weston 医药公司和 Bioject 公司分别开发了系列高压气体动力无针注射液产品，应用于递送罗氏公司的干扰素和抗生素、Medeva 公司的流感疫苗、Fragmin 公司的小分子量肝素，其他的还有乙型肝炎疫苗、胰岛素、吗啡、利多卡因、红细胞生成素、生长激素等药物。Weston医药公司开发的产品主要以高压氮气为动力源，Bioject公司开发的产品以高压二氧化碳为动力源。

高压气体动力无针注射液工作原理相对简单，射流喷射孔的孔径选择（75～360 μm）是此系统的关键，喷射孔加工技术要求较高，除此之外，高压气体动力无针注射液相对于高压气体喷射粉末无针注射剂起效快，技术易于实现，噪声较低，可称为改进型无针注射系统。

（三）弹簧压缩粉末无针注射给药系统

弹簧压缩粉末无针注射给药系统利用压缩弹簧的激发，在密闭气室内形成高压气体，此气体可以是预填充的惰性气体，如氮气、二氧化碳，也可是微孔滤过的空气。当气压升高到预定值（3～10 MPa）时，气体携带着药物粉末经由双锥管喷出，药物粉末瞬时被加速到很高的速度（200～800 m/s），递送到皮层内，甚至肌肉层，粉末药物在体内能缓慢释药，发挥药效。弹簧的势能需经过具连杆的活塞转化成高压气体的势能，到达一定压力时气体喷射将部分势能转化为药物粉末微粒的动能，完成粉末药物喷射，要使更多的势能转换为动能，必须经过特殊设计加工的喷射管。适用的药物主要有高活性、低剂量的药物，例如：蛋白质多肽类药物、基因工程药物及符合要求的化学药品。英国PowderJect制药公司（已被Chiron公司收购）对此系统的研究较多，已申请了专利，但无产品上市。弹簧压缩粉末无针注射给药系统不直接使用高压气体，相对安全，且产生噪声小。但能量转换次数较多，能量损失大，给药效率低。如果能提高药物粉末渗透效率，弹簧压缩粉末无针注射剂将有长足的发展。

（四）高压气体喷射粉末无针注射给药系统

其给药原理是利用高压气体喷射，将药物粉末瞬时加速至200～800 m/s，药物粉末穿透皮肤外层进入皮内、皮下、黏膜、伤口或手术暴露部位释药，实现预防或治疗给药。按照注射药物的要求，通过调整喷管结构和喷射气压，可调节释药深度。在表皮与真皮层之间应用疫苗，抗原性物质可产生很强的免疫反应，这是传统注射剂针头无法做到的。粉末无针注射器需使用双锥形喷管，依据流体动力学计算，双锥喷管喉部的直径和喷管形状对粉末加速效果的影响尤其重要。动力源气体为惰性气体，如氮气、二氧化碳、氦气等，气体使用量为10～100 mL。适用的药物主要是高活性、低剂量的药物，例如：蛋白质多肽类药物、基因工程药物、基因药物以及符合要求的化学药品。与溶液态药物相比，粉末化有利于提高药物贮存稳定性。药物粉末的微粒粒径宜控制在20～70 μm，单次给药剂量需控制在6 mg以下，此要求成为无针粉末注射剂发展和扩大应用范围的瓶颈之一，但也是其优点所在，因为如此少量和细小的药物粉末（含辅料）被喷射到皮下，不会引起疼痛和其他不良反应。

英国PowderJect制药公司开发的经皮粉末喷射剂（In-tradermal PowderJect®）和口腔黏膜粉末喷射剂（Oral PowderJect®）是此类无针注射剂的代表，产品已经推向市场，在英国、法国、比利时等国市售。PowderJect公司与Kymed公司合作开发了可重复使用的多剂量无针注射器，与Chioscience公司合作开发了利多卡因粉末无针注射剂，与葛兰素-威尔康公司合作开发了乙型肝炎基因疫苗粉末无针注射剂，其他研发项目还有胰岛素、降钙素、生长激素、前列地尔以及眼用粉末喷射剂等。

高压气体喷射粉末无针注射给药系统将朝着药物种类适用范围更宽、传递效率更高、量化指标更明确、器械体积更小、噪声更低、使用更方便的方向发展，预计其将成为未来优异的药物递送系统之一。

近年来，无针注射给药技术发展快速，但仍存在一些待解决的问题：给药量小是各种无针注射给药系统的普遍问题；无针注射器加工难度大；弹簧动力无针注射器工作稳定性差，易于引起给药剂量差异。材料学研究的深入和选择其他动力系统是备选的解决方案。无针注射给药系统近十几年来迅猛发展，而无针注射不同于任何一种传统剂型，因此也引起了一系列关于新药审批审查项目调整的问题，需要专家、企业和当局主管部门修改和调整新药审批内容。

（五）Medipad给药系统

Medipad是一种配有显微注射器和损伤极小的针头的精密微型泵皮下给药系统，可精确持续给药或间隔择时给药，可克服目前普通制剂释放多肽类和大分子药物的局限。

研究人员比较了吗啡皮下药物释放新型系统（Medipad系统）、标准输注泵（Cadd-Micro）给药系统和吗啡控释片三者的药动学参数、安全性及耐受性。前两种透皮给药系统在给药初期药动学参数（AUC、C_{max}）相近，即在吸收速率和吸收量方面两者具有生物利用等效性。而Medipad与后两种给药方式相比，可迅速提高吗啡的血药浓度，且注射部位不良反应较轻。经临床评价发现，Medipad系统具有使吗啡迅速吸收的作用，用量小且操作方便，具有临床可行性。

五、包合物注射给药系统

环糊精（CD）有α、β和γ 3种类型（以β-CD最为常用），是潜在的增溶剂和稳定剂，但在未经结构修饰时有一定肾毒性，基于安全性考虑，其在注射给药系统方面的应用受限。目前CD应用的热点是对其进行结构修饰，以增加药物的溶解度和生物利用度。

（一）盐酸胺碘酮注射剂

2009年1月美国FDA批准盐酸胺碘酮（amiodarone hydrochloride）注射剂（Nexterone®）上市，用于治疗和预防心室颤动和室性心动过速。本品原规格为50 mg：1 mL，使用前用生理盐水稀释后进行静脉注射，2010年11月又上市了150 mg：100 mL和360 mg：200 mL两个预混型新包装。Nexterone®采用磺丁基醚化的β-环糊精钠盐（Captisol®，溶解度比β-CD提高50倍，无肾毒性，可用于注射给药）成功克服了胺碘酮长期存在的溶解度问题，去除了原制剂中的吐温80和苯甲醇，改善了药物与塑料和离子型输液配伍的稳定性。由于本品不含苯甲醇，不会诱发新生儿致死的喘息综合征。自1993年起，Pfizer公司利用Captisol®制备抗真菌药和其他新药制剂，并先后于2001年和2002年上市了抗精神病药齐西拉酮（Zeldox®，有口服和注射两种剂型）和抗真菌药伏立康唑（Vfend®，口服制剂）。

（二）舒更葡糖注射剂

2008年欧盟批准舒更葡糖（sugammadex）注射剂（Bridion®）上市，用于选择性逆转由罗库溴铵或维库溴铵诱导的中度和深度肌肉松弛作用，代表了近20年来麻醉药领域的重大进展。舒更葡糖系化学修饰的γ-CD，注射后选择性螯合血浆中游离型罗库溴铵或维库溴铵分子，使与乙酰胆碱受体结合的罗库溴铵或维库溴铵在浓度梯度作用下迅速游离出来，逆转其肌肉松弛作用。由此麻醉师可更好地控制患者的肌肉松弛度以提高手术质量。本品为无色或浅黄色静脉注射溶液，规格为 200 mg：2 mL 和 500 mg：5 mL。Bridion® 目前已在日本申请上市，美国 FDA 因临床观察到过敏反应而不予批准。

思考题

1. 脂质体更适合递送亲水性还是疏水性药物？如何提高这两种药物的包封率？
2. 简述脂质体相较于其他制剂有哪些独特的优势以及脂质体未来临床应用前景。
3. 与脂质纳米粒相比，纳米乳有哪些优势？又有哪些劣势？
4. 了解已上市或处于临床研究的纳米乳制剂，思考纳米乳递送系统未来的发展前景与临床应用。
5. 简述聚合物胶束相较于其他制剂有哪些独特的优势以及聚合物胶束未来临床应用前景。
6. 纳米混悬注射剂有哪些优势？未来发展前景如何？
7. 有哪些新型的其他给药技术？各自优缺点是什么？

（邢磊、姜虎林）

参考文献

[1] 方亮. 药剂学[M]. 9版, 北京：人民卫生出版社, 2023.
[2] 吴正红, 周建平. 工业药剂学[M]. 北京：化学工业出版社, 2021.
[3] 周建平. 药剂学进展[M]. 南京：江苏科学技术出版社, 2008.
[4] 王黎, 侯新朴. 靶敏感脂质体的研究进展[J]. 中国新药杂志, 2000, 9(8): 516-518.
[5] 曹纯洁. 长循环脂质体的研究进展[J]. 药学实践杂志, 2005, 23(1): 1-3.
[6] 李曦, 方灯明, 何敏博, 等. 磁性脂质体的制备及应用研究进展[J]. 材料早报, 2006, 20(9): 51-54.
[7] 柯爱武. 聚乙二醇修饰免疫脂质体研究进展[J]. 国外医学·预防诊断治疗用生物制品分册, 2003, 27(4): 170-174.
[8] 胡英. 膜融合脂质体给药系统的研究进展[J]. 国外医学·药学分册, 2004, 31(1): 40-43.
[9] 王健, 李明轩. 前体脂质体研究进展[J]. 中国医药工业杂志, 2005, 36(11): 58-62.
[10] 吴宏华, 吴媛, 张绘芳. 基于超临界流体强化溶液快速分散技术的冬凌草甲素脂质体口服制剂制备工艺研究[J]. 中国药房, 2019, 30(10): 1361-1365.
[11] 张曼玉, 楼晨曦, 曹傲能. 主动靶向载药脂质体在肿瘤治疗中的研究进展[J]. 生物医学工程学杂志, 2022, 39(3): 633-638.
[12] 王利媛, 林华庆, 陈靖文. 介导基因传递的新型阳离子脂质体的研究[J]. 中国药房, 2018, 29(15): 2152-2156.
[13] 谷文睿, 杨雅, 马欢, 等. 脂质体药物递送系统研究进展及临床应用[J]. 中国药房, 2023, 34(4): 508-512.
[14] 李平, 童智慧, 于乐成. 2019冠状病毒病疫苗研究与应用进展[J]. 解放军医学杂志, 2022: 1-11.

[15] 林茂铨, 李东, 褚丽新. mRNA疫苗技术概述及新型冠状病毒肺炎mRNA疫苗的研究进展[J]. 中国现代应用药学, 2022, 39(7): 996-1004.

[16] Lombardo D, Kiselev M A. Methods of liposomes preparation: formation and control factors of versatile nanocarriers for biomedical and nanomedicine application[J]. Pharmaceutics, 2022, 14(3): 543.

[17] Wang W X, Shao A N, Zhang N, et al. Cationic polymethacrylate-modified liposomes significantly enhanced doxorubicin delivery and antitumor activity[J]. Sci Rep, 2017, 7: 43036.

[18] Wang N, Chen M N, Wang T. Liposomes used as a vaccine adjuvant-delivery system: from basics to clinical immunization[J]. J Controlled Release, 2019, 303: 130-150.

[19] 王敏娟, 李惠民, 冯锁民. 纳米乳载药研究进展[J]. 化工科技, 2020, 28(1): 69-75.

[20] 刘洪卿, 李映波. 流感疫苗纳米乳佐剂的研究进展[J]. 中国生物制品学杂志, 2013, 26(8): 1190-1192.

[21] Singh Y, Meher J G, Raval K, et al. Nanoemulsion: concepts, development and applications in drug delivery[J]. J Controlled Release, 2017, 252: 28-49.

[22] Aiswal M, Dudhe R, Sharma P K. Nanoemulsion: an advanced mode of drug delivery system[J]. 3 Biotech, 2015, 5(2): 123-127.

[23] Brito L A, Chan M, Shaw C A, et al. A cationic nanoemulsion for the delivery of next-generation RNA vaccines[J]. Mol Ther, 2014, 22(12): 2118-2129.

[24] 陆衫. 胶束给药系统及其进展[J]. 中国药师, 2006, 9(5): 428-433.

[25] 徐晖, 丁平田, 王绍宁, 等. 聚合物胶束药物传递系统的研究进展[J]. 中国医药工业杂志, 2004, 35(10): 626-630.

[26] 张琰, 汪长春, 杨武利, 等. 聚合物胶束作为药物载体的研究进展[J]. 高分子通报, 2005(2): 42-46.

[27] 张丽珺, 方晓玲. 聚合物纳米粒和胶束的主动靶向研究进展[J]. 国外医学药学分册, 2005, 32(6): 399-403.

[28] 杨淑丽, 刘晓亚, 杨成. 聚合物溶液自组装胶束的研究进展[J]. 日用化学工业, 2003, 33(3): 163-167.

[29] 姜维, 王运东, 费维扬, 等. 嵌段共聚物胶束作为药物载体的研究进展[J]. 中国医药工业杂志, 2004, 35(4): 242-246.

[30] 乔明曦, 郗婧, 陈大为. 缓控释注射给药系统载体——温度敏感型聚合物概述[J]. 中国医药工业杂志, 2004, 35(6): 54-57.

[31] Kedar U, Phutane P, Shidhaye S, et al. Advances in polymeric micelles for drug delivery and tumor targeting[J]. Nanomedicine, 2010, 6(6): 714-729.

[32] Gong J, Chen M, Zheng Y, et al. Polymeric micelles drug delivery system in oncology[J]. J Controlled Release, 2012, 159(3): 312-323.

[33] Yokoyama M. Polymeric micelles as a new drug carrier system and their required considerations for clinical trials[J]. Expert Opin Drug Deliv, 2010, 7(2): 145-158.

[34] Deshmukh A S, Chauhan P N, Noolvi M N, et al. Polymeric micelles: basic research to clinical practice[J]. Int J Pharm, 2017, 532(1): 249-268.

[35] Ghezzi M, Pescina S, Padula C, et al. Polymeric micelles in drug delivery: an insight of the techniques for their characterization and assessment in biorelevant conditions[J]. J Controlled Release, 2021, 332: 312-336.

[36] Kaur J, Mishra V, Singh S K, et al. Harnessing amphiphilic polymeric micelles for diagnostic and

therapeutic applications: breakthroughs and bottlenecks[J]. J Controlled Release, 2021, 334: 64-95.

[37] Cai Y, Qi J, Lu Y, et al. The *in vivo* fate of polymeric micelles[J]. Adv Drug Deliv Rev, 2022, 188: 114463.

[38] Hwang D, Ramsey J D, Kabanov A V. Polymeric micelles for the delivery of poorly soluble drugs: from nanoformulation to clinical approval[J]. Adv Drug Deliv Rev, 2020, 156: 80-118.

[39] Ghosh B, Biswas S. Polymeric micelles in cancer therapy: state of the art[J]. J Controlled Release, 2021, 332: 127-147.

[40] Malamatari M, Somavarapu S, Taylor K M, et al. Solidification of nanosuspensions for the production of solid oral dosageforms and inhalable dry powders[J]. Expert Opin Drug Deliv, 2016, 13(3): 435-450.

[41] 朱建芬, 吴祥根. 纳米混悬剂的制备方法及在药剂学中应用的研究进展[J]. 中国医药工业杂志, 2006(3): 196-200.

[42] 顾艳, 何军, 卞玮, 等. 注射纳米混悬剂制备及表征的研究进展[J]. 中国医药工业杂志, 2016, 47(4): 471-477.

[43] 陈充抒, 梁艳, 梁莉. 纳米混悬剂的制备、表征及其应用研究进展[J]. 武警医学, 2013, 24(4): 358-361.

[44] 王丽丽, 祝美华, 刘正平, 等. 纳米混悬剂给药系统的研究进展[J]. 中国药房, 2017, 28(10): 1415-1418.

[45] 周旭, 王伽伯, 肖小河. 无针注射给药系统及应用[J]. 解放军药学学报, 2005, 21(6): 439-443.

[46] Kojic N, Goyal P, Lou C H, et al. An innovative needle-free injection system: comparison to 1 ml standard subcutaneous injection[J]. AAPS PharmSciTech, 2017, 18(8): 2965-2970.

[47] Mantripragada S. A lipid based depot (DepoFoam technology) for sustained release drug delivery[J]. Prog Lipid Res, 2002, 41(5): 392-406.

[48] Salehi B, Mishra A, Nigam M, et al. Multivesicular liposome (Depofoam) in human diseases[J]. Iran J Pharm Res, 2020, 19(2): 9-21.

[49] 王晓琳, 栾瀚森, 杨莉, 等. 国外上市新型注射剂的研究进展[J]. 中国医药工业杂志, 2012, 43(1): 60-67.

[50] 张鹏. 无针注射系统的研究进展与临床应用[J]. 中国医药导刊, 2019, 21(2): 76-80.

第四章

眼部给药系统

 本章学习要求

1. 掌握：眼部给药系统的概念、分类和质量要求。
2. 熟悉：药物经眼给药途径和影响因素；眼部给药系统分类。
3. 了解：眼部结构和给药屏障；新型眼部给药系统。

第一节 概述

智能电子产品的普及和学习工作压力的加剧等因素，促使青光眼、眼干燥症、结膜炎和葡萄膜炎等常见的眼前段疾病发病率逐年提升，且出现年轻化的趋势。而且，人口老龄化、"三高"人数增多和生活方式的改变等因素使患年龄相关性黄斑变性（age-related macular degeneration，AMD）、巨细胞病毒性视网膜炎（cytomega-lovirus retinitis，CMV Retinitis）、脉络膜新生血管生成（choroidal neovascularization，CNV）、糖尿病视网膜病变（diabetic retinopathy，DR）等严重威胁视力的眼后段疾病的人数逐年上升。眼科疾病的患者人数呈上升趋势，不断扩大的用药需求将推动更多创新性的药物和疗法产生。2015—2021年间，美国FDA共批准了29款眼科新药上市。眼部给药剂型多种多样，如普通溶液剂、眼膏剂、眼用凝胶剂、注射剂等传统制剂，具有使用简单、患者顺应性好、成本较低等优点。然而，眼部生理结构的复杂性使药物在眼部的递送面临多重生理屏障，传统制剂难以在眼部实现有效的递送。为了克服眼部多重组织屏障并提高药物的生物利用度，越来越多的新型眼部药物递送系统被开发出来，如混悬剂、乳剂、胶束、环糊精聚集体、眼用喷雾剂、鼻喷剂、植入剂以及药物洗脱眼镜等，其在延长药物在眼表的滞留时间、增强药物在眼组织的渗透性、将药物递送至靶部位并维持较长时间的有效治疗浓度等方面发挥着重要作用。

第二节　眼部生理结构

眼是人体中最精密的器官之一，它具有独特的解剖学和生理学特点。眼睛以晶状体平面为界分为眼前段和眼后段，眼前段约占眼球的1/3，主要包括角膜、结膜、虹膜、睫状体、房水、晶状体和巩膜前部；眼后段约占眼球的2/3，主要包括玻璃体、视网膜、脉络膜和巩膜后部（图4-1）。

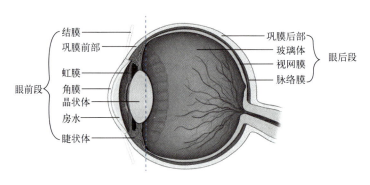

图4-1　眼部生理结构

一、眼前段

（一）角膜

角膜（cornea）是眼球前部透明的圆盘状组织，位于眼球的最前端，无血管，有弹性，表面被泪膜覆盖，是眼的主要折光部分，角膜屈光系统的屈光力约为43 D。角膜由前向后分为5层，依次是：上皮细胞层、前弹力层、基质层、后弹力层和内皮细胞层。

（1）角膜的上皮细胞层　由4～6层鳞状非角化上皮细胞构成，厚40～50 μm，相邻细胞通过大量桥粒连接在一起，在表层细胞膜上有许多特殊的微皱襞及微绒毛，有支撑和稳定泪膜的作用。

（2）前弹力层　厚8～14 μm，为角膜上皮基底膜下一层相对均一、无细胞的胶原纤维膜，由胶原纤维及蛋白多糖组成。其胶原纤维来自胚胎时期的角膜上皮，因此损伤后不能再生。

（3）基质层　是角膜的最厚层，厚约500 μm，约占全角膜厚度的90%，由胶原纤维、角膜细胞、黏蛋白和糖蛋白等构成。角膜细胞位于基质板层中，细胞质中富含内质网、高尔基体、分泌胶原纤维等。角膜基质中的胶原纤维有规律地与角膜表面平行排列，形成多层胶原纤维板，使角膜保持透明和稳定。

（4）后弹力层　位于角膜后基质层和角膜内皮层之间，厚8～12 μm，是角膜内皮的基底膜。它包括两部分，一层是前胎生带层，由胚胎时期的内皮细胞分泌，靠近基质层，纤维排列紧密，呈带状；二层是带下层，靠近内皮，由出生后的内皮细胞分泌。后弹力层与基质层和角膜内皮层的连接不紧密，在破裂时易向前房内卷曲。

（5）角膜内皮细胞层　位于角膜最内面，由单层鳞状上皮细胞构成。细胞间连接紧密，具有良好的屏障作用。在维持角膜的水合度和透明性方面发挥着重要的作用。角膜内皮细胞损伤后不能增生，其修复靠细胞的移行与扩展，若角膜内皮细胞损伤较多，将造成角膜水肿和大泡性角膜病变。

（二）结膜

结膜是一层覆盖在眼球前部的透明薄膜，由两个主要层次构成：外部的上皮细胞层和深层的结缔组织层。上皮细胞层形成了结膜的最外表面，具有黏附功能和分泌黏液的能力，以保护眼球免受外来刺激，并维持眼表湿润。结缔组织层则为结膜赋予弹性，使其能够在眼球运动时伸展和收缩。此外，结膜内富含血管网络，为眼球提供氧气和养分，并在免疫功能中发挥作用。

（三）虹膜

虹膜是位于眼球前部的有色环形薄膜，由多种组织和结构构成，其中主要包括具有颜色的色素细胞、平滑肌纤维和神经组织。色素细胞赋予虹膜特定的颜色，如蓝色、棕色、绿色等，形成个体的眼色。虹膜的中央区域称为瞳孔，是允许光线进入眼球的开口，其大小可以根据光照强度和视觉需求而调节。平滑肌纤维组织分布在虹膜中，通过瞳孔的扩张和收缩调节光线的进入量，这种自主调节被称为瞳孔反射。虹膜内还含有丰富的神经末梢，这些神经末梢感知光的强度和颜色，通过与视觉系统的连接，帮助调节瞳孔大小和保持适宜的视觉质量。虹膜的组织结构由前向后可分为4层：前界膜层、基质层、瞳孔开大肌及色素上皮层。

（1）前界膜层　是由成纤维细胞和色素细胞的突起互相吻合交错所形成的致密组织，其中还有胶原纤维和神经末梢。该层在一些部位缺乏，使得虹膜基质与前房的房水自由交通。

（2）基质层　由疏松的结缔组织构成，包含成纤维细胞、色素细胞及胶原纤维。此处组织疏松，可经前界膜层的开口与房水自由交通，当舒张和收缩时房水可快速进出基质。

（3）瞳孔开大肌　为起源于虹膜前上皮的肌上皮细胞层。上皮细胞基底部突起 4 μm，沿向心方向长 50~60 μm；肌上皮细胞顶部含少量色素，并与色素上皮层的顶部紧密连接。瞳孔开大肌受无髓鞘的交感神经纤维支配，肌上皮细胞层的胞体位于颈上交感神经节，受副交感神经支配较少。

（4）色素上皮层　为一层具有浓密色素的细胞，由视杯的神经外胚层的内部分化而来。位于瞳孔开大肌层之后，在瞳孔缘处出现瞳孔领的虹膜表面，形成瞳孔缘的色素边。

（四）睫状体

睫状体是一宽 5~6 mm 的组织环，前方起自巩膜突，后方止于锯齿缘。睫状体横切面近似三角形，底向前房、尖朝后与脉络膜血管相连续。睫状体分为前方的皱褶部和后方的平坦部，皱褶部宽 2 mm，由 70 个放射状排列的睫状突构成，平坦部为睫状突后界与锯齿缘之间的区域，宽约 4 mm。从内向外可将睫状体分为五个部分：无色素睫状上皮、色素睫状上皮、基质、睫状肌和睫状体上腔。

（1）无色素睫状上皮　构成睫状体的最内层。该层从虹膜根部延伸而来，将睫状冠与平坦部的表面覆盖，然后向锯齿缘延伸，与视网膜的感觉部分相连接。房水由内层的无色素睫状上皮主动分泌，协助维持眼压，提供角膜后部、晶状体和小梁网代谢所需要的物质。无色素睫状上皮细胞间的紧密连接是构成血液-房水屏障的重要部分。

（2）**色素睫状上皮** 为单层细胞，起始于虹膜根部，向后延伸到锯齿缘。色素上皮细胞向前延续与虹膜开大肌上皮相延续，向后与视网膜色素上皮相延续，色素很多，仅睫状突顶端色素较少。

（3）**睫状体的基质** 由内结缔组织层、血管与玻璃膜组成，其中内结缔组织层由细胞、胶原、血管及神经所组成。在睫状冠部该层较厚，且将上皮层与肌肉层分隔，在平坦部该层变薄。睫状突部位的基质是眼球中最富血管的部分。玻璃膜是脉络膜中Bruch膜的延续，附着牢固，有抵抗晶状体悬韧带牵引的作用。

（4）**睫状肌** 由平滑肌纤维束所组成，是睫状体的主要成分之一，它位于睫状体的周边，由平滑肌组织构成。睫状肌的收缩和松弛可以改变晶状体的形状，从而调节眼球的光线聚焦能力，使眼睛能够在不同距离下保持清晰的焦点。

（5）**睫状体上腔** 介于睫状肌和巩膜之间，前方止于巩膜突，由含有色素的结缔组织板层带所组成。板层带由胶原纤维所组成，起始于睫状肌的纵行纤维，向外伸延，与巩膜相延续。

（五）房水

房水是眼球内部的一种透明液体，位于角膜和晶状体之间的前房和晶状体与玻璃体之间的后房中，是维持眼球形状和提供营养的重要成分。

房水生成的速率为每分钟2~3 μL。睫状突带孔毛细血管渗漏的水和电解质，转运到上皮合胞体，并穿过无色素上皮细胞质膜形成房水。房水与血浆相比，在有些成分上有着明显的差异。房水主要是由电解质、小分子化合物和一些蛋白质组成。房水成分的来源很多，除包括角膜内皮、虹膜和晶状体外，还有睫状体主动分泌到房水中的物质。房水中还存在一些微量化合物，如类固醇性激素、碳酸酐酶、溶菌酶等酶类，以及纤溶酶原激活物和碱性成纤维细胞生长因子（b-FGF）和TGF-β等细胞因子。

房水生成后流入后房，经瞳孔进入前房，然后主要通过小梁网，经Schlemm管进入深部的巩膜静脉丛离开眼球。在人眼，约20%的房水排出是通过虹膜根部的睫状肌腔和脉络膜上腔。房水的产生和排出速率的平衡决定了眼球内的眼压。适当的眼压是维持眼球正常功能的重要因素之一。高眼压（青光眼）可能会对视神经和视网膜产生损害，导致视力问题。

（六）晶状体

晶状体是眼球内部的一个透明的双凸透镜，位于虹膜和玻璃体之间，是由特殊的细胞构成的高度有组织的系统，是眼部光学系统的重要组成部分，具有改变眼内屈光指数的重要功能。晶状体的屈光力约为19 D，可以在睫状肌的作用下通过改变自身的形状从而改变折射力。随着年龄的增长，晶状体的重量逐渐增加，屈光力改变的范围减小。晶状体由晶状体囊、晶状体上皮和晶状体纤维组成。

（1）**晶状体囊** 是由晶状体上皮和晶状体纤维形成的光滑原基底膜。它将晶状体完全包绕，并且在各个部分厚度不一，其中赤道部前后最厚为21~23 μm，后极部最薄约4 μm。原纤维间的基质由基底膜糖蛋白（IV型胶原）和氨基多糖硫酸盐组成。

（2）**晶状体上皮** 是晶状体前表面的一单层立方上皮，赤道部细胞变成柱形。随着细胞的延续，前部的晶状体细胞在细胞顶端形成更多的交错对插式连接，这些延长的晶状体细胞被称为晶状体纤维。赤道前和赤道的晶状体上皮细胞是有丝分裂活性最活跃的部位，是晶状体上皮细胞的生发中心。

（3）晶状体纤维　为同心性长纤维，每一条纤维为一个带状细胞，这种纤维细胞由赤道部的晶状体上皮细胞产生，新形成的细胞排列整齐组成皮质，并不断将旧的细胞向中心挤压形成晶状体核。晶状体纤维排列紧密，几乎没有细胞间隙。相邻的细胞通过齿状交错和众多的缝隙连接相连，帮助维持细胞的营养供应。成熟晶状体纤维的细胞质比较均一，晶状体纤维富含细胞支架成分，沿细胞的长轴平行排布。

（七）巩膜

巩膜是形成眼球纤维层的主要部分，它可保护眼内容物，当眼内压升高时它可维持眼球的形态。巩膜外面是眼球筋膜囊，两者之间的腔隙为巩膜上腔；内层紧靠脉络膜，两者之间的潜在间隙为脉络膜上腔，外伤或炎症时的出血、渗出可积聚在此间隙。巩膜的厚度随部位、年龄等不同而不同。巩膜具有很强的抗张性、伸展性和柔韧性，使其有一定的耐受眼内压变化的能力。组织学上巩膜分为：表层巩膜、巩膜实质层和棕黑板层。表层巩膜有致密的血管结缔组织，角膜缘后的区域有巩膜内血管丛。此外，贯通巩膜全层的巩膜导管内有动脉、静脉和神经通过。巩膜其余部位几乎无血管。巩膜表面被眼球筋膜包裹，前面被球结膜覆盖，于角膜缘处角膜、巩膜和结膜、筋膜在此相互融合附着。

二、眼后段

（一）玻璃体

玻璃体为透明的胶质体，位于晶状体后面的玻璃体腔内，占眼球内容积的4/5，成人的玻璃体约4.5 mL。其前面有一凹面称髌状窝，晶状体后面位于这一凹面内，其他部分附着于睫状体和视网膜的内表面。玻璃体由98％的水和2%的透明质酸、胶原、纤维连接蛋白、原纤维蛋白和旋光蛋白等组成，折射率为1.33，黏性是水的2～4倍。胶原纤维呈三维结构排列形成网架，其上附着透明质酸糖胺聚糖，后者能结合大量水分子，从而使玻璃体呈凝胶状。玻璃体是眼屈光介质的组成部分，具有三大物理特性，即黏弹性、渗透性和透明性，对光线的散射极少，并对晶状体、视网膜等周围组织有支持、减震和营养作用。玻璃体的周边有少量游走的玻璃体细胞，可能与酸性糖胺聚糖和胶原合成有关。

（二）视网膜

视网膜以Bruch膜为外界，内界为玻璃体，在后面与视神经相连，位于眼光学系统的成像面，负责将外环境图像相关信息转换成神经冲动，神经冲动再传送至大脑进行译码和分析。视网膜由两个主要的层组成：外部的单层视网膜色素上皮细胞（RPE）和内部的感觉神经性视网膜。

（1）单层视网膜色素上皮细胞　为连续的单层柱状上皮细胞，自视盘边缘延伸至锯齿缘，在锯齿缘与睫状体扁平部的色素上皮层相延续。其在正常的视觉过程中发挥至关重要的作用，包括：维持视网膜神经感觉层的黏附性、在神经上皮层与脉络膜之间形成屏障、吞噬视杆细胞及小部分视锥细胞外节、合成光感受器内基质以及吸收进入眼内光线，以减少其发散等。视网膜色素上皮细胞对维持光感受器的功能非常重要，它也会受到许多视网膜和脉络膜疾病的影响。

（2）感觉神经性视网膜　为神经组织的一层薄透明层，由以神经细胞为主的几种细胞类型构成；神经细胞外的其他细胞类型包括胶质细胞、血管内皮细胞、周细胞及小胶质细胞。传递光刺激所产生神经冲动的3类主要的神经元细胞为光感受器、双极细胞和神经节细胞，它们的活动受其他类型细胞调节，如水平细胞、无长突细胞，并且可能有非神经成分参与调控。该神经处理的主要作用是将有关视觉图像的信息沿视神经最终传入大脑。视网膜细胞以一种高度组织有序的方式排列，组织切片上可分为多层，包括视锥视杆细胞层、外界膜、外核层、外丛状层、内核层、内丛状层、神经节细胞层和内界膜等。

（三）脉络膜

脉络膜是眼睛中层葡萄膜的后半部分，前起锯齿缘，后止于视乳头周围，介于视网膜与巩膜之间，有丰富的血管和黑色素细胞，组成小叶状结构。脉络膜主要由血管组成，其厚度随血管的充盈程度而又有很大变异。脉络膜在眼球后部黄斑附近最厚，约为0.22 mm，前部较薄，为0.15 mm。脉络膜的血管可分为三层：接近巩膜的血管最大，为大血管层；靠近视网膜的最细，为毛细血管层；两层之间为中血管层。脉络膜的组织结构由外向内分为四层：脉络膜上腔、大血管层和中血管层、毛细血管层及Bruch膜。

（1）脉络膜上腔　位于脉络膜与巩膜之间，其组织结构主要为起源于脉络膜与巩膜的胶原纤维，厚约30 μm。脉络膜上腔无血管层，仅有横贯脉络膜上腔进或出脉络膜的血管，该层将脉络膜和巩膜棕褐色色素层融合在一起。

（2）大血管层和中血管层　是脉络膜的主要部分，二者之间并无明显界限。在赤道部以前，大中血管层的界限消失，小动脉和小静脉都合并到毛细血管层，其余的血管也并为一层。大血管层主要由动脉构成，又称为Haller血管层，中血管层位于大血管层内侧，主要由静脉构成，又称为Satter血管层。大血管层和中血管层富有色素细胞，除血管外还包含有胶质纤维、平滑肌纤维和内皮细胞等。

（3）毛细血管层　由丰富的有孔、内径宽的毛细血管组成，只延伸到视网膜锯齿缘前，为外层视网膜提供营养支持。此层通常无平滑肌细胞，黄斑附近的脉络膜毛细血管网内的毛细血管内径（20～40 μm）最大，血管网密度最高，管壁薄，内皮细胞有许多孔隙，尤其在朝向视网膜的一面孔隙更多。

（4）Bruch膜　是改良的结缔组织层，厚2～4 μm，位于RPE下，组织学上表现为无血管的玻璃样膜。Bruch膜包括5层：RPE基底膜、内胶原层、中弹性层、外胶原层及脉络膜毛细血管层的内皮细胞基底膜层。

第三节　眼部给药屏障

通常眼屏障可分为生理屏障、解剖屏障和其他屏障三部分。眼生理屏障包括泪流、鼻泪管引流和眨眼反射。眼解剖屏障包括静态屏障和动态屏障，其中前者包括眼前段的角膜屏障和血-房水屏障（blood-aqueous barrier，BAB）以及眼后段的巩膜、脉络膜和血-视网膜屏障（blood-retina barrier，BRB），后者包括眼部的血液、淋巴、泪液和房水。其他屏障则包括黏液、黑色素、药物外排转运蛋白和眼部代谢酶等（图4-2）。

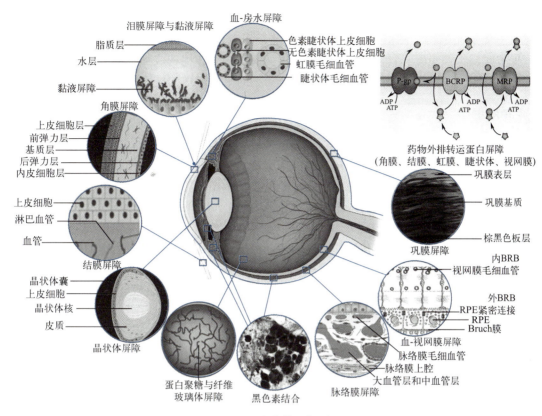

图4-2 眼部给药屏障示意图

一、眼前段与眼后段共有的给药屏障

（一）泪液屏障

泪液是一种pH为7.4的水性液体，包含电解质、脂质、溶菌酶和黏蛋白或非黏蛋白等蛋白质。泪液屏障包括三部分。①泪膜屏障：泪膜是位于角膜前最外层的薄膜，从外到内依次是脂质层和水层，总厚度约3 μm。脂质层由游离脂肪酸、甘油三酸酯、磷脂和胆固醇等物质组成，可密封天然泪液防止水层被蒸发。水层占泪膜总体积的90%，可润湿和润滑眼表，洗去外来颗粒，并有助于防止眼部被感染，溶菌酶是其主要成分。②鼻-泪引流与泪液周转：角膜前的区域保留容量有限，仅约30 μL。滴眼液滴入眼内后，大部分药物溶液会通过鼻泪管迅速从眼表排出，泪液恢复到7.5 μL的原有体积，这导致药物在角膜前损失。正常情况下，泪液的周转速率为0.5～2.2 μL/min，给药后的眨眼反射使泪液的周转速率加快，这导致药物在眼表的滞留时间缩短。③泪液中的蛋白质与药物的结合：如球蛋白、白蛋白和乳铁蛋白等会与药物结合导致眼内游离药物减少。

（二）黏液屏障

黏液覆盖于人体黏膜表面，是复杂的黏弹性水凝胶。眼的角膜和结膜也覆盖一层黏液，该层在上皮细胞顶端最密集，向外延伸到泪液中变稀。眼黏液约95%的成分为水，其他成分为黏蛋白和非黏蛋白以及盐和脂质等，具有润滑、细胞信号传导及保护上皮免受外部有害物质侵害的作用。黏蛋白是富含脯氨酸、苏氨酸和丝氨酸重复结构域的多肽骨架，其高度糖基化且整体带负电荷。黏蛋白之间通过二硫键、静电作用、氢键和疏水作用组装成交联网络，保护底层组织免受异物侵害。黏蛋白不仅彼此间相互作用构成三维网络结构，还与药物经静电相互吸引或排斥影响粒子的扩散，构成药物向眼内递送的屏障。

（三）角膜屏障

角膜位于眼球前部，是无血管和淋巴的、完全透明的最大静态屏障。角膜上皮细胞层和基质层是药物递送的主要屏障。角膜上皮细胞层对大多数亲水性药物和少数亲脂性药物起屏障作用，导致药物大多停留在上皮层。分子量小的水溶性物质和离子，主要通过角膜上皮细胞间隙进入眼内，能够通过的最大微粒直径范围是 1~2.5 nm。大于此直径的药物及制剂，其角膜通透性受化学结构、物理性质、浓度以及溶剂特性（如渗透压、pH）等因素的影响。基质层是亲脂性药物渗透通过角膜的主要屏障。内皮细胞层的通透性比上皮细胞层大，允许大分子物质通过。由于角膜上皮细胞层和基质层的双重屏障作用，故只有具合适的脂水分配系数和 pK_a 值的药物分子和有适当的黏附性和渗透性的制剂，才具有较好的角膜渗透性。

（四）结膜屏障

结膜产生的泪膜和黏液可润滑和保护眼睛。亲水性和分子量较小的药物易穿透结膜的黏液层到达结膜淋巴液和血液内，被结膜淋巴和血液循环带走，降低到达眼组织内的药物量。

（五）药物外排转运蛋白屏障

眼组织细胞膜上存在保护眼组织免于暴露于潜在有毒异物的药物转运蛋白，角膜、结膜、BAB 和 BRB 中药物转运蛋白均可能影响药物向眼内的递送。抗生素、抗病毒药、抗炎药、α-肾上腺素受体激动剂、前列腺素类似物和抗代谢物等小分子药物，广泛受药物转运蛋白的影响。药物转运蛋白分为内流转运蛋白和外排转运蛋白，前者包括寡肽转运蛋白、葡萄糖转运蛋白-1、单羧酸转运蛋白、有机阴离子转运体和有机阳离子转运体等，后者包括 P-糖蛋白（P-glycoprotein，P-gp）、乳腺癌耐药蛋白（breast cancer resistant protein，BCRP）和多药耐药相关蛋白（multidrug resistance-associated protein，MRP），是药物递送的屏障。药物转运蛋白的表达在保护角膜免受异物的刺激和毒害方面发挥重要作用。人角膜表达 P-gp、BCRP 和 MRP（MRP1、MRP2、MRP3、MRP4、MRP5 和 MRP6）。药物在结膜的清除主要依赖结膜的血液和淋巴循环，药物转运蛋白的屏障作用相对较小。BAB 是以虹膜-睫状体为解剖基础的血-眼屏障，外排转运蛋白 P-gp、BCRP、MRP1、MRP2 和 MRP3 在人睫状体和虹膜上表达，其中睫状体无色素上皮细胞层顶膜的 MRP 参与构成 BAB。BRB 是以视网膜为解剖基础的血-眼屏障，RPE 表达外排转运蛋白 P-gp、BCRP 和 MRP。

（六）黑色素结合

眼内某些组织如虹膜、视网膜含有丰富的黑色素细胞。某些药物进入眼内易与黑色素结合而浓集于这些组织中。黑色素带羧基且带负电荷，具有酸性和疏水性，这使得脂溶性药物和金属离子易与黑色素结合。此外，药物与黑色素结合后暂时失去活性，但有效的游离型药物又可从结合状态中不断游离出来。例如，氯丙嗪等药物全身给药进入眼内后，与视网膜黑色素结合，因血流量丰富而浓集于该组织，从而导致视网膜病变。

（七）代谢屏障

药物代谢酶分为Ⅰ相药物代谢酶和Ⅱ相药物代谢酶，在药物的代谢中起重要的催化作用，在眼组织中也不例外。Ⅰ相药物代谢酶属于微粒体药物代谢酶系统，细胞色素P450（cytochrome P450，CYP450）是其中重要的一类，它们是含血红素的同工酶家族，参与约80%药物的氧化代谢和约50%药物的消除。Ⅱ相药物代谢酶是非微粒体酶系统，主要催化葡萄糖醛酸化、硫酸化或乙酰化反应。眼组织中的药物代谢酶可使药物化合物降解或者对药物产生的毒性起解毒作用，但这对眼部疾病的治疗药物构成屏障作用。

二、眼前段的给药屏障

（一）血-房水屏障（BAB）

BAB是以眼前段的睫状体和虹膜为解剖基础的血-眼屏障，由无色素睫状上皮细胞和虹膜后部以及虹膜周围的紧密内皮和睫状体内毛细血管构成。从内向外，睫状体共分为五部分：无色素睫状上皮细胞、色素睫状上皮细胞、基质、睫状肌和睫状体上腔。其中无色素睫状上皮细胞间以及色素睫状上皮细胞间存在紧密连接，阻碍药物分子进入眼内。虹膜内毛细血管管径较小，内皮细胞间连接紧密，血液内血浆蛋白等大分子不能通过，药物大分子在血液和房水间的往来也受到阻碍。睫状上皮下的毛细血管的管径较大，血管内皮细胞壁上有小孔，血液中的分子可自由通过进入实质组织。兔虹膜和睫状体的总血流量约为144 mL/min，小分子亲脂性化合物的血流清除率高达10～20 mL/min，大分子如菊粉在虹膜和睫状体的血流清除率则基本为零。房水98.78%的体积为水，BAB的存在使房水中蛋白成分比血浆低，正常情况下房水的生成率为2～2.5 mL/min。药物及纳米制剂通过BAB的渗透性取决于渗透压和药物分子的理化特性，其中分子的大小是主要因素，小分子可渗透，蛋白质和直径2 nm及以上的大分子通过受到限制。

（二）晶状体屏障

晶状体位于眼球后方，处于虹膜后表面和玻璃体表面之间，由晶状体囊和晶状体纤维组成，是透明的无神经且无血管的组织。晶状体囊主要由胶原、硫酸软骨素和纤维蛋白构成，晶状纤维由蛋白质和类蛋白质构成，主要包括α-，β-，γ-晶状体蛋白，每种蛋白的分子结构内都含有数目不同的巯基。因晶状体是高度填充的纤维细胞，故药物在晶状体内的分布速率相当缓慢。晶状体在前房和玻璃体之间形成的致密屏障限制了药物从前房到玻璃体的分布。

三、眼后段的给药屏障

（一）玻璃体屏障

玻璃体中的蛋白大部分为结构蛋白，包括胶原蛋白、纤维蛋白和软骨基质寡蛋白，还含有白蛋白、免疫球蛋白、补体蛋白和转铁蛋白等少量的功能性蛋白。结构蛋白呈三维结构排列形成网架，其上附着透明质酸糖胺聚糖。透明质酸糖胺聚糖是分子量为2×10^6～4×10^6的高分子量阴离子亲水聚合物，整体的静电荷为负，能吸引并结合正离子和水。透明质酸在眼内分布不均匀，它提供的溶胀压力使纤维蛋白分开而支撑视网膜。玻璃体组织本身形成的静态屏障和其凝胶状态拥有的流变特性形成的动态屏障共同构成玻璃体的屏障作用。一般来说，带正电的纳米材料会与玻璃体网格的带负电组分相互作用，导致其在扩散中受阻；带负电的粒子，如聚乳酸-羟基乙酸[poly（lactic-co-glycolic acid），PLGA]或人血清白蛋白等，可成功地分布在玻璃体的各部分。制剂在黏性水凝胶状态的玻璃体液内的移动或扩散非常缓慢且不一致。药物分子的消除和分布主要取决于药物在玻璃体中的扩散速率，较大的粒子由于扩散更慢而在玻璃体中的停留时间比小粒子更长。

（二）巩膜屏障

巩膜是眼球最外层的不透明保护性膜，富含胶原蛋白和弹性纤维。巩膜可分为三层，巩膜表层为一层疏松的纤维组织，巩膜基质层为粗细不均匀且斜向紧密排列的不透明的致密结缔组织层，棕黑色板层由细小的弹力纤维组成，内含大量的色素细胞。巩膜的膜面积为 $16\sim17\ cm^2$，为排列疏松的胶原纤维，水化程度高，约三分之一的膜面积被球结膜黏附，药物到达此处易被清除。巩膜复杂的纤维网络结构使小分子药物在巩膜的渗透性更高，此外亲水性分子比亲脂性分子更易通过巩膜。巩膜细胞外基质的蛋白聚糖带负电荷，故呈正电性的分子在巩膜中的渗透性较低。

（三）脉络膜屏障

脉络膜是位于视网膜色素上皮和巩膜之间的高度血管化层，可将血液中的氧气和营养物质输送到视网膜。脉络膜从外向内分为五层：脉络膜上腔、两层血管层、脉络膜毛细血管层和Bruch膜。脉络膜毛细血管的小孔允许营养物质及蛋白质等大分子通过，高速的脉络膜血液循环为高代谢活性的视网膜色素上皮细胞提供必需的氧气和营养物质。脉络膜的基质会结合亲脂性药物，亲水性药物易在脉络膜循环中被部分清除。

（四）血–视网膜屏障（BRB）

BRB是基于视网膜的血-眼屏障，由视网膜毛细血管的内皮细胞组成，分为内BRB和外BRB。视网膜是一层紧贴在脉络膜内面柔软而透明的膜，是眼睛中神经和血管最多的部分。视网膜自内向外分为10层：内界膜、神经纤维层、神经节细胞层、内丛状层、内核层、外丛状层、外核层、外限制层、感光层（视杆和视锥细胞）和RPE。内BRB由视网膜毛细血管内皮形成，阻止视网膜毛细血管内的成分自由地进入视网膜。视网膜毛细血管内皮顶端细胞间的紧密连接，导致内BRB具有与血脑屏障阻力相当的跨膜阻力，阻碍直径2 nm及以上分子的渗透，小分子可以一定程度地渗透到内BRB。外BRB由RPE、Bruch膜和脉络膜毛细血管层组成，阻止脉络膜来源的异常成分进入视网膜。与RPE和视网膜内皮血管相比，脉络膜毛细血管缺少紧密连接，允许蛋白质等大分子通过。因此，构成外BRB的脉络膜毛细血管不是限制大分子向视网膜扩散的主要因素。RPE细胞间的紧密连接是限制直径2 nm及以上的大分子药物及纳米制剂渗透的主要因素，小分子的渗透则取决于它们的亲脂性，如同为小分子化合物，亲水性药物萘多洛尔的渗透率为 $2\times10^{-6}\ cm/s$，而亲脂性药物紫杉醇的渗透率是萘多洛尔的8倍。

第四节　眼部给药系统

一、普通溶液型滴眼剂

普通溶液型滴眼剂是药物与适宜辅料制成的无菌澄明溶液，是一种非侵入性、方便用药、患者依从性高的液体制剂。滴眼液滴入眼表后，会被角膜和结膜组织迅速吸收，立即起效，可以避免首过效应，减轻全身副作用。因其成分完全溶解，不存在剂量均匀性问题，对视力的物理干扰较小。但高泪液周转率和快速眨眼导致药物与眼部组织接触时间短，药物损失较大，生物利用度低，可以添加黏度增强剂和渗透促进剂来改善药物的角膜前停留时间和药物渗透性以提高生物利用度。

普通溶液型滴眼剂上市产品较多，大多数为水性溶液，一般用于治疗眼前段疾病，例如用于治疗外眼部感染（如结膜炎）的盐酸环丙沙星滴眼液，由硫酸新霉素和地塞米松磷酸钠组成的用于治疗急性或慢性结膜炎、角膜炎、虹膜炎、巩膜炎的复方硫酸新霉素滴眼液等。2005年德国上市的由洋地黄苷和七叶亭苷组成的七叶洋地黄双苷滴眼液（Stulln® Mono）可用于治疗眼底黄斑和所有类型的眼疲劳。

普通溶液型滴眼剂除了以水作为溶剂外，还可以使用非水溶剂，如由中链甘油三酯为溶剂用于治疗结膜炎的阿奇霉素滴眼液（Azyter®），采用 EyeSol® 无水技术制备的用于治疗眼干燥症的全氟己基辛烷滴眼液（MIEBO®）和环孢素滴眼液（Vevye®）。MIEBO® 于2023年5月18日被美国FDA批准上市，其由100%全氟己基辛烷组成，可以稳定脂质层数小时以保护泪膜，防止泪液过度蒸发。Vevye® 于2023年5月30日被美国FDA批准上市，由0.1%环孢素、全氟丁基戊烷和无水乙醇组成，具有抗炎作用。两者均不含水、油、防腐剂、表面活性剂，具有较好的耐受性和安全性。普通溶液型滴眼剂具有非侵入性、起效快、便于患者自行用药、患者依从性高、生产工艺简单、生产成本低等优点，是临床上治疗眼部疾病最常用的剂型，但普通溶液型滴眼剂受到眼部生理结构的限制，药物生物利用度低，作用时间短，需要频繁给药。

二、眼膏剂

眼膏剂是药物与适宜基质均匀混合制成的无菌溶液型或混悬型膏状的眼用半固体制剂。溶液型眼膏剂为药物溶解于基质或基质组分中制成的眼膏剂；混悬型眼膏剂为药物细粉均匀分散于基质中的眼膏剂。眼膏剂的基质主要是无水的，可以作为对水分敏感的药物的载体。眼膏剂的基质也可划分为油溶性基质和水溶性基质，油溶性基质常用的有凡士林、液状石蜡、羊毛脂等；水溶性基质主要有聚乙二醇等。

眼膏剂的上市产品较多，例如：用于眼外感染的妥布霉素眼膏，用于治疗微生物敏感菌株引起的细菌性结膜炎的盐酸环丙沙星眼膏等。虽然眼膏剂具有非侵入性、患者自行用药、患者依从性高、安全性好、生产工艺简单、生产成本低、与眼部组织接触时间长和生物利用度高等优点，但其起效慢、达到吸收峰值的时间较长、降低视力、通常只能在夜晚使用等缺点在一定程度上限制了眼膏剂的应用。

三、凝胶剂

凝胶剂分为普通凝胶剂和原位凝胶剂。

1. 普通凝胶剂

普通凝胶剂是指由药物与适宜辅料制成凝胶状的无菌眼用半固体制剂。常用的凝胶基质为纤维素衍生物、聚乙烯醇、壳聚糖、泊洛沙姆、卡波姆或透明质酸等水性凝胶基质。相比于普通溶液剂，凝胶剂可覆盖眼睛表面并延长药物在眼表的滞留时间，减少药物鼻泪引流，从而提高药物的生物利用度。例如Akten®是以羟丙基甲基纤维素为凝胶基质的单剂无防腐剂盐酸利多卡因凝胶，用于眼部术前的眼部麻醉。与利多卡因溶液型滴眼液相比，盐酸利多卡因凝胶能提供更长时间的麻醉效果。

2. 原位凝胶剂

原位凝胶剂又称即型凝胶剂，是一种新型环境敏感性眼用缓释制剂。该制剂以溶液形态给药，在眼部生理条件下发生相变，由溶液转变为半固体凝胶，从而延长药物在眼表的滞留时间，减少给药次数，提高治疗效果；同时减少吸收进入循环系统的药量，减轻药物不良反应。即型凝胶制剂根据响应条件分为离子敏感、温度敏感和pH敏感凝胶，主要通过环境敏感性高分子材料来实现相变。如高分子多糖结冷胶为离子敏感性材料，在水溶液中，分子中的羧基能与阳离子（Na^+、K^+、Ca^{2+}、Mg^{2+}等）结合，从无规则线团结构转变为双螺旋结构，后双螺旋结构发生逆向聚集，从而形成三维网状凝胶结构。泪液中的阳离子确保凝胶不溶解，而凝胶通过眼睑的剪切作用缓慢分散，使药物在眼表的滞留时间延长。TIMOPTIC-XE是以结冷胶为凝胶基质的马来酸噻吗洛尔离子敏感型眼用即型凝胶，于1993年11月被美国FDA批准用于治疗眼前段疾病青光眼。临床试验发现每日使用一次TIMOPTIC-XE的试验组和每日使用2次TIMOPTIC（马来酸噻吗洛尔溶液滴眼液）的对照组的降眼压效果相同。TIMOPTIC-XE在眼部的生物利用度高于普通溶液剂，可以减小给药频率从而提高患者的顺应性。曲安奈德（triamcinolone acetonide，TA）是治疗后葡萄膜炎和糖尿病性黄斑水肿等眼后段疾病的皮质类固醇。例如，Tatke等以TA的固体脂质纳米粒（TA-SLN）为基础加入结冷胶作为凝胶基质制备离子敏感型即型凝胶剂（TA-SLN-IG），在兔眼单次局部给药后，TA-SLN-IG组在玻璃体、视网膜和巩膜中的TA浓度分别是TA-SLN组的2.8、4.1和4.2倍。TA-SLN-IG因克服了泪液屏障、结膜屏障和巩膜屏障而延长药物在眼表和结膜囊中的滞留时间，增加角膜渗透性，进而增加眼后段组织中的药物浓度。原位凝胶系统具有成本效益高、易于生产、生物相容性好的特点，使其成为滴眼液开发的方向之一。原位凝胶剂可以发生溶胶-凝胶转变，其黏度在与眼睛接触时增加，限制了通过鼻泪管引流的药物清除，可以延长眼表滞留时间，从而改善其治疗效果。原位凝胶剂提高药物在眼部生物利用度的方式主要是通过延长滴眼剂在眼表的滞留时间，其在提高药物在眼部组织的渗透性、高黏性凝胶易导致视觉模糊等方面仍有所不足。

四、注射剂

眼用注射剂是可供静脉注射、眼内注射和眼周注射的无菌药液。

1. 静脉注射

静脉注射可通过全身给药的方式治疗眼部疾病。Visudyne®是一款上市的用于治疗眼部疾病的全身给药注射剂维替泊芬静脉注射脂质体，于2000年4月被批准于美国上市，用于治疗由年龄相关性黄斑变性引起的脉络膜新生血管形成。活性成分为维替泊芬（2 mg），非活性成分为乳糖、卵磷脂、二异丙基磷脂酰胆碱、异丙醇棕榈酸酯和丁基羟基甲苯。静脉注射维替泊芬后，用非热性二极管激光（698 nm）照射病灶 83 s，活化维替泊芬。维替泊芬选择性破坏新生血管组织，而不损伤其上方的视网膜细胞，从而保证了视网膜功能，降低了视力下降危险。

2. 眼内注射

眼内注射是最有效的药物递送方式之一，其可跨越血-眼屏障，使药物迅速浓集于眼内，继而在眼内扩散到达靶部位。眼内注射有玻璃体内注射和视网膜下注射。其中，玻璃体内注射能够使药物较快扩散至视网膜或脉络膜部位，是治疗眼底新生血管性疾病的抗血管内皮生长因子（vascular endothelial growth fator，VEGF）疗法的主要给药方式；视网膜下注射可将药物注入光感受器细胞和RPE之间的视网膜下腔，是将基因药物直接递送至RPE细胞的较优方法。

目前两种玻璃体内注射剂Lucentis®和Eylea®作为抗VEGF产品被批准用于治疗湿性AMD和糖尿病性黄斑水肿。Lucentis®作为雷珠单抗玻璃体内注射剂，每月一次用于新生血管性（湿性）AMD患者的治疗。Eylea®是一款阿柏西普玻璃体内注射剂，于2011年11月经美国FDA批准上市。其处方为阿柏西普、磷酸钠、氯化钠、聚山梨酯20、蔗糖和注射用水。Eylea®是一种重组融合蛋白，由VEFG受体1和2的胞外区与人体免疫球蛋白G1的可结晶片段融合而成。2018年2月Eylea®在我国获批，并且已在全球100多个国家获准上市。康柏西普眼用注射液（朗沐®）于2014年被批准于我国上市，是国内首款自主研发的全人源抗体类治疗药物，也是国产第一个抗VEGF眼科用药，用于治疗湿性AMD、糖尿病性黄斑水肿、病理性近视脉络膜新生血管性疾病。康柏西普眼用注射液于2022年5月又获批视网膜静脉阻塞（RVO）适应证。其处方为枸橼酸、蔗糖、精氨酸、聚山梨酯 20等。给药方案为初始3个月，每个月玻璃体腔内给药0.5 mg/（眼·次）（相当于0.05 mL的注射量），之后每3个月玻璃体腔内给药1次。除递送抗VEGF药物外，玻璃体内注射还用于靶细胞为神经节细胞和内核层细胞的基因药物递送。NR082是我国首个获得临床试验许可的眼科体内基因治疗药物，用于治疗ND4突变引起的Leber遗传性视神经病变。NR082以重组腺相关病毒作为载体，通过单次玻璃体内注射，将正确的基因通过玻璃体内注射递送至患者受损的视神经节细胞，修复线粒体生物呼吸链，使视神经节细胞恢复活力与视功能。NR082在中国正在进行Ⅲ期临床试验以评估其安全性和有效性（NCT04912843）。

视网膜下注射用于靶细胞为光感受器细胞或RPE细胞的基因药物递送。Luxtuma®是全球首款治疗眼科疾病的基因疗法，用于治疗RPE65等位基因突变相关的遗传性视网膜萎缩，于2017年获得美国FDA上市批准。其以腺相关病毒为载体，将正确的RPE65基因导入眼部，产生有功能的蛋白，恢复受损神经细胞的功能，从而恢复丧失的视力，患者只需单次注射一支可即可达到治疗的效果。眼内注射与其他给药途径相比，药物可直接到达靶部位，提高了治疗效果，降低了全身毒性反应，是注射治疗性蛋白类药物或基因药物的首选途径。但眼内注射患者顺应性极差，同时还伴随眼部炎症、结膜下出血、晶状体损伤和视网膜脱离等并发症。

3. 眼周注射

眼周注射给药方式包括球结膜下、球周和球后给药。球结膜下注射适用于眼前段病变；球周注射适用于虹膜睫状体部位的病变；球后注射适用于眼后段以及视神经疾病。眼周注射可绕开结膜和角膜上皮对药物吸收的屏障作用，使药物在短时间内在虹膜、前房和晶状体后达到有效的治疗浓度水平，并且作用持久。球结膜下注射用于治疗眼干燥症的西罗莫司脂质体已完成临床Ⅰ期早期阶段（NCT04115800），10天给药一次，共给药3次。在中、重度眼干燥症患者中，球结膜下注射负载西罗莫司的脂质体可有效减轻眼干燥症的症状，同时避免了其他局部给药引起的不良反应。基于薄膜水合法制备的负载拉坦前列素的卵磷脂酰胆碱脂质体，在兔眼中经结膜下注射此脂质体，避开眼部屏障及泪液稀释，可以持续释放90天的治疗量，比每日局部给药拉坦前列素具有更好的降眼压的效果。其正在进行临床Ⅰ/Ⅱ期试验以评估治疗眼高压的安全性和有效性（NCT01987323）。与玻璃体腔注射给药相比，眼周注射给药方式的侵入性相对较小，但眼周注射会引起疼痛、瘢痕的形成，也可能引发药物沉积等问题。

五、混悬剂

眼用混悬剂是药物以不溶性的微粒分散在分散介质中，粒径一般在0.1～10 μm的无菌非均相体系。溶解度较小的疏水性药物适宜制备成混悬剂。混悬剂在眼部给药中的优势：①载药量较高，使用的稳定剂较少，相较于乳剂大大减少了乳化剂、表面活性剂的用量，减少对眼部的刺激，增加安全性；②混悬剂的比表面积大，具有黏附性，易于黏附在角膜表面，延长眼部滞留时间；③与溶液剂相比，混悬剂在眼部的滞留时间延长，且维持饱和药物浓度，在眼部形成较高的浓度梯度，生物利用度较高。

目前微米混悬剂滴眼液上市产品较多，以治疗眼前段疾病为主。例如，降低原发性开角型青光眼或高眼压症患者升高的眼内压的固定剂量复合制剂Simbrinza®，药物为酒石酸溴莫尼定和布林佐胺，是一款不含β-受体阻滞剂的青光眼治疗药物。眼用纳米混悬剂粒径更小，通常在100～600 nm，载药量更大。已上市的纳米混悬滴眼液有ILEVRO®、INVELTYS®和EYSUVIS®。ILEVRO®是2012年美国FDA批准的奈帕芬胺纳米混悬滴眼液，用于治疗与白内障手术相关的疼痛和炎症。从白内障术前1天开始，在手术当天和术后前2周，患眼每日滴1滴ILEVRO®。INVELTYS®为氯替泼诺混悬滴眼液（1%），用于治疗眼部手术后的疼痛和炎症，于2018年8月获美国FDA批准上市。其处方为甘油、柠檬酸钠二水合物、泊洛沙姆407、氯化钠、EDTA、柠檬酸、苯扎氯铵和注射用水。它是基于黏膜渗透颗粒（mucus-penetrating particles，MPP）技术制备的纳米粒，其核心为氯替泼诺，表面修饰有非共价连接的泊洛沙姆407，平均直径为240～350 nm。EYSUVIS®（KPI-121 0.25%）是2020年被美国FDA批准的氯替泼诺纳米混悬滴眼液，用于眼干燥症短期治疗，和INVELTYS®一样采用美国MPP技术制备，其在房水、角膜、结膜和视网膜中的药物浓度显著高于氯替泼诺普通混悬剂或凝胶剂（Lotemax®）。传统的混悬滴眼液滴入眼睛时会被泪液黏蛋白和膜结合黏蛋白吸附，在眨眼时迅速被泪液清除，而MPP技术对黏蛋白的亲和力较低，可以增强药物在黏蛋白层的穿透，从而有效地克服泪膜的屏障作用。

眼用混悬剂也可通过脉络膜上腔（SCS）注射治疗眼后段疾病，SCS注射给药是一种提供眼部治疗的创新技术，旨在将药物输送到位于脉络膜和巩膜之间的脉络膜上腔。SCS注射能够使药物快速、充分地分散到眼睛后部，使药物的作用时间更长，从而潜在地提供有利和持续的疗效，并具有良好的安全性。例如，XIPERE®（曲安奈德眼用混悬液）是美国FDA批准的第一个SCS注射给药的产品，也是第一个被批准用于治疗葡萄膜炎相关黄斑水肿的药物。其处方为氯化钠、羧甲基纤维素钠、聚山梨酯80、氯化钾、氯化钙、氯化镁、醋酸钠、柠檬酸钠和注射用水，是无菌无防腐剂的单剂量脉络膜上腔注射用混悬液，注射前需摇匀并检查是否有结块或大颗粒。该制剂采用了 SCS Microinjector® 技术，用于提供非手术的、可靠的且能在诊室内进行的 SCS 注射。XIPERE® 由于其低水溶性和低溶出速率，具有潜在的长效优势。再如，CLS-AX 是用于脉络膜上注射的阿昔替尼混悬液。阿昔替尼在治疗剂量下可以抑制酪氨酸激酶受体，包括血管内皮生长因子受体（VEGFR-1、VEGFR-2 和 VEGFR-3），具有高效性和特异性。其在治疗湿性 AMD 患者的Ⅰ/Ⅱa 期临床试验在安全性和生物效应上取得积极结果，其旨在评估对治疗新生血管性 AMD 的安全性和有效性的Ⅱb 期临床研究正在招募（NCT05891548）。

综上，脉络膜上腔注射混悬剂具有作为脉络膜、视网膜等眼后段疾病治疗的长效疗法的潜力。

六、乳剂

乳剂是一种液体以微滴形式分散于另一相液体中形成的非均相液体分散体系。按照粒径大小可将乳剂分为普通乳剂、亚微乳和纳米乳，其中纳米乳粒径小，制备简单，价格低廉，易于过滤灭菌以及渗透性好，在提高生物利用度方面有很大的潜力。此外，纳米乳可以实现药物在眼球上的持续释放，并且比滴眼液更能渗透到房水或眼后段。由于药物从纳米乳中释放的时间较长，可以起到缓释作用，降低纳米乳的给药频率。为了在不同载体中分配药物，乳剂又被分为水包油（O/W）型和油包水（W/O）型。与 W/O 型乳剂相比，O/W 型乳剂可改善脂溶性药物的溶解度，对眼组织刺激性低，在眼表局部给药制剂中受到了广泛的关注。

眼用乳剂上市药物较多。例如，Restasis® 是载有环孢素 A 的眼用乳剂，环孢素 A 含量为 0.05%。该药通过抑制眼表 T 细胞的活化，打破炎症级联反应来治疗眼干燥症，2003 年 10 月被美国 FDA 批准上市，是首个市售的眼用乳剂，给药频率为每天两次。2010 年 11 月，该药获得加拿大卫生部批准，进入加拿大医药市场。Restasis® 是 O/W 型阴离子纳米乳剂，亲脂性的环孢素 A 分散在油相中，提高了药物的溶解度，降低了由局部药物浓度过高而带来的刺激性和潜在毒性。处方组成为环孢素 A、甘油、蓖麻油、吐温 80、卡波姆 1342 和注射用水。纳米级别的乳剂发挥了贮库作用，延长了药物在角膜的停留时间，从而使得药物能够更好地透过角膜进入眼内组织。在使用单剂量的 Restasis® 后，家兔角膜中的药物浓度持续增加，8 h 达最大值，随后缓慢下降，给药 24 h 后仍可以在角膜中检测到较高药物浓度。再如，Ikervis® 是一种 O/W 型阳离子纳米乳滴眼液，于 2015 年经欧盟批准上市。该制剂能够有效阻断角膜和泪腺部位促炎细胞因子的表达，有助于眼睛自然产生泪液，并且减少炎症反应，用于治疗眼干燥症以及严重角膜炎。处方组成为环孢素 A、中链甘油三酯、氯化十六烷基二甲基苄基铵、甘油、泰洛沙泊、泊洛沙姆 188 和注射用水。Ikervis® 是欧洲上市的首个眼干燥症处方药，其环孢素浓度在目前已上市的眼用制剂中最高（0.1%），是首个将一日两次用药降为一日一次的无防腐剂配方环孢素类滴眼液，阳离子乳剂可使得环孢素在泪膜有更好的生物利用度和长效。其他上市乳剂包括 Cationorm®、Soothe XP®、Xelpros®、Durezol®，均用来治疗眼前段疾病。

与其他剂型相比，乳剂具有良好的体内生物相容性、延长药物滞留时间、增强角膜渗透性、提高生物利用度等优势。

七、胶束

胶束是由疏水性内核和亲水性外壳构成的自组装纳米级胶体分散体，形态为球形、棒状或片层状，大小为100 nm左右，可分为聚合物纳米胶束和表面活性剂纳米胶束。表面活性剂胶束的临界胶束浓度（CMC）较高，在溶液中不稳定，聚合物胶束CMC低，稳定性好。目前两亲性嵌段共聚物胶束作为药物递送载体被广泛研究。

目前上市的胶束制剂数量较少，其中用于治疗眼部疾病的胶束制剂更为稀少。Cequa®是一款环孢素A（CsA）眼用纳米胶束制剂，于2018年8月被美国FDA批准上市，CsA浓度为0.09%，是目前唯一一个获美国FDA批准上市的眼用胶束制剂。Cequa®为一种不含防腐剂的单剂量清透水溶液，用于促进泪液分泌来治疗眼干燥症，每日给药两次。处方组成为环孢素A、聚氧乙烯氢化蓖麻油、辛苯聚醇40、聚维酮K90、磷酸二氢钠二水合物、无水磷酸氢二钠和注射用水。其平均粒径为22.4 nm，纳米级别的尺寸利于药物进入角膜和结膜细胞，提高眼表渗透性，克服环孢素A分子溶解度方面的挑战，并防止活性药物成分在渗透入眼内之前释放，从而能够递送高浓度的环孢素。Xu等设计了用于眼表局部药物递送的主动靶向型壳寡糖-缬氨酰缬氨酸-硬脂酸纳米胶束（CSO-VV-SA），并与参考Cequa®处方制备的混合纳米胶束[氢化蓖麻油40/辛氧基醇40（HCO-40/OC-40）]进行比较。两种胶束在细胞和动物水平上渗透性、滞留时间和生物利用度结果相当。在家兔眼组织分布定量研究中，与HCO-40/OC-40混合胶束相比，CSO-VV-SA纳米胶束可以进一步提高递送药物在眼后段的分布。

胶束在药物递送中的优势包括粒径小，可极大提高疏水性药物的水溶性，易于功能化，热力学稳定性好，易于制备，载药能力高，增强眼表渗透性以及生物相容性好；主要缺点是在体内注射时由于稀释而发生解离。

八、环糊精聚集体

环糊精及其衍生物是一种用途广泛的功能性辅料，其外表存在羟基，分子之间可以形成氢键，在水溶液中可以自组装形成聚集体。对于药物-环糊精包合物而言，疏水性的药物客体分子也能驱动聚集体的形成，从而形成纳米和微米级的聚集体。利用药物与环糊精的包合物在水溶液中易自组装形成聚集体的特性，制备环糊精聚集体也成为药物眼表局部给药药物递送的策略之一。

例如，地塞米松-γ环糊精混悬滴眼液于2021年发布招募进行两种适应证的Ⅲ期临床试验，以评估其对糖尿病性黄斑水肿（NCT05066997）和白内障术后眼部炎症和疼痛（NCT05147233）的有效性和安全性。地塞米松-γ环糊精混悬滴眼液因其载药能力大和促进膜渗透特性，可实现眼前段和眼后段疾病治疗。Zhou等制备了含有环糊精聚集体的拉坦前列素-γ环糊精混悬滴眼液，与市面上的拉坦前列素滴眼液（Xalatan®）相比，环糊精聚集体滴眼液组$AUC_{0\sim24h}$、C_{max}、MRT分别比商品型滴眼液组提高了2.60倍、1.36倍、1.99倍。此外，环糊精聚集体滴眼液在房水中可提供长达12小时的持续高浓度拉坦前列素，而Xalatan®在给药4小时后在房水中几乎检测不到拉坦前列素，拉坦前列素-γ环糊精聚集体混悬滴眼液可提高拉坦前列素生物利用度，表现出显著的缓释特性。Li等通过体外细胞渗透性试验和家兔眼组织分布试验证明了环糊精聚集体经结膜-巩膜途径到达眼后段，与四元环糊精聚集体混悬滴眼液相比，进入临床Ⅲ期三元环糊精聚集体混悬滴眼液具有更好缓释递药特性，即家兔单次眼表局部给药12小时后眼后段药物浓度仍高于有效治疗浓度。

与传统滴眼液相比，环糊精聚集体可增加药物在水溶液中的溶解度，从而提高药物在泪液中的浓度；还具有黏膜黏附性，且载药量大，可以延长药物眼表滞留时间，持续释放药物，达到缓释给药目的。因此，环糊精聚集体有望成为治疗眼前段和眼后段疾病的一种眼部药物递送系统。

九、眼用喷雾剂

眼用喷雾剂（eye spray）指含药溶液、乳状液或混悬液填充于特制的装置中，使用时借助手动泵的压力、高压气体、超声振动或其他方法将内容物呈雾状物释出，用于直接喷至眼表的眼用制剂。Mydcombi™是抗胆碱药托吡卡胺、α_1-肾上腺素受体激动剂盐酸去氧肾上腺素的眼用喷雾剂，用于在诊断程序和需要短期瞳孔散大的情况下诱导瞳孔散大，2023年5月被美国FDA批准上市，是首个用于治疗散瞳的托吡卡胺和去氧肾上腺素的固定组合，采用Optejet®微剂量分配器给药。使用Mydcombi™有可能取代目前使用的3种滴剂（麻醉剂、托吡卡胺、苯肾上腺素）的标准护理方法。在使用Mydcombi™的临床试验中，只有不到1%的受试者报告了刺痛的不良反应，可实现有效的瞳孔放大。此外，使用Optejet®微剂量分配器给药的毛果芸香碱眼用喷雾剂能暂时改善老花眼患者的近视力，已于2022年9月完成Ⅲ期临床研究（NCT05114486）。

综上，眼用喷雾剂可满足临床需要：可减少患者滴眼液的次数，实现精确给药。喷雾装置没有突出部件，与滴眼器相比不易接触患者眼睛，安全性好。

十、鼻喷剂

鼻喷剂指由原料药物与适宜辅料制成的澄明溶液、混悬液或乳状液，供喷雾器雾化的鼻用液体制剂。例如，伐尼克兰溶液鼻喷雾剂Tyrvaya™，用于治疗眼干燥症，2021年10月被美国FDA批准上市，是首个且唯一获批治疗眼干燥症的症状和体征（刺痛、烧灼感、对光敏感、视物模糊和眼疲劳等）的鼻喷雾剂，为眼干燥症治疗提供了新疗法。伐尼克兰鼻喷雾剂通过鼻腔吸入喷雾与烟碱型乙酰胆碱受体结合，激活三叉神经副交感神经通路，增加天然泪液分泌从而达到治疗眼干燥症的目的。正在研发的辛匹尼克兰溶液鼻喷雾剂（OC-02）用于治疗眼干燥症，2018年9月已完成临床Ⅱ期研究（NCT03633461），正在我国进行临床Ⅲ期研究。目前眼干燥症治疗的手段以眼表给药为主，鼻喷雾剂通过鼻腔吸入喷雾给药，可避免药液对眼部的刺激；鼻腔组织的渗透性相对较高，可提高药物生物利用度；药物吸收迅速，起效快，可避免泪液循环导致的药物剂量损失。鼻腔喷雾给药无须在已经受刺激的眼表上给药。鼻腔给药使难以独立使用局部滴眼液的患者可独立使用其处方进行眼干燥症的治疗。

十一、植入剂

眼部植入剂是将药物与高分子材料混合制备成的制剂或者装入了药物的微型装置，通过手术植入眼部，可缓慢持续释放药物数周至数年。目前市售的眼部植入剂有治疗眼前段疾病的前房植入物、泪点塞和治疗眼后段疾病的玻璃体内植入物、端口递送系统。

1. 前房植入物

前房内给药允许生物活性物质直接进入前房，并在作用部位获得更高的药物水平。使用眼内植入物虽比滴眼液更有侵入性，但植入物载药量更高且聚合物扩散屏障更容易控制，因此能在一段较长的时间内更好地控制药物释放，并且青光眼患者对前房内给药的缓释给药系统顺应性较好。例如，Durysta®是一款贝美前列素前房植入物，用于降低开角型青光眼或高眼压症患者的眼内压（IOP），于2020年3月4日在美国获得首次批准。Durysta®植入后聚合物基质会缓慢降解为乳酸和乙醇酸，缓慢释放贝美前列素，能够稳定释放贝美前列素长达6个月，24个月内有效性和安全性良好。长效缓释曲伏前列素（ENV515）是另一种使用生物可降解聚合物作为药物递送系统的前房植入物，由PRINT®技术制造。II期临床试验（NCT02371746）已完成，11个月时单次小剂量前房给药的ENV515降低了平均眼内压6.7 mmHg（893.25 Pa）。IOP的降低程度与拉坦前列素、贝美前列素和研究中的0.5%马来酸噻吗洛尔每日滴眼液相似。

2. 泪点塞

泪点塞，也称泪道栓，是一种采用聚合物材料的插入上或下泪道中的药物递送系统。泪点塞插入后，可阻止泪液从鼻泪管引流，从而保留更多泪液在眼表，可缓解眼干燥症的症状。Dextenza®是一款于2018年被美国FDA批准用于治疗眼科术后炎症和疼痛的泪点塞，是一种3 mm荧光黄色圆柱形棒状水凝胶植入物，于术后插入泪小管，水凝胶与泪液中水分接触后迅速膨胀直至牢固地固定于泪小管中，可持续释药超过30天。处方为4-臂聚乙二醇-N-羟基琥珀酰亚氨基戊二酸酯、醋酸三赖氨酸、N-羟基琥珀酰亚胺-荧光素、磷酸二氢钠、磷酸氢钠和注射用水。Dextenza®在给药时仅需简单插入下泪点，插入后与泪液接触会导致聚合物网络膨胀，堵住管口，从而限制液体从眼部流出，并保留眼表处液体。随着植入物降解，降解产物以及最终残留的植入物本身可通过鼻泪管清除，不需要手术移除。EXP-TC是装载他克莫司的泪点塞，其对眼干燥症治疗中的有效性、安全性和泪点塞保留率的I期临床研究正在招募中（NCT05618730）。

3. 玻璃体内植入物

玻璃体内植入物可依据是否生物可降解分为两类。Ozurdex®是一款可生物降解的地塞米松玻璃体内植入物，被批准用于治疗视网膜分支静脉阻塞（BRVO）或视网膜中央静脉阻塞（CRVO）后的黄斑水肿和眼后段的非感染性葡萄膜炎。Ozurdex®于2009年6月获美国FDA批准上市，这是美国FDA批准的第一个用于眼部适应证的生物可降解制剂，于2010年7月获欧盟批准上市。2017年10月，Ozurdex®获得国家食品药品监督管理总局上市批准，是我国首个获批的用于治疗黄斑水肿的玻璃体腔给药药品。Ozurdex®的生物可降解性基质是由具有疏水端基的PLGA和具有亲水端基的PLGA组成的混合物，采用2次热熔挤出技术将地塞米松均匀分布在聚合物基质中。Ozurdex®为6.5 mm × 0.45 mm的杆状物，通过22G针头的注射器注入玻璃体内。在眼内，PLGA缓慢被玻璃体凝胶溶解，缓慢释放出地塞米松，在第2个月时到达峰值，有效期可达6个月，极大降低了给药频率。该植入物不需要手术取出，避免了再次手术给患者带来的不便。Retisert®（0.59 mg醋酸氟轻松）和Illuvien®（0.19 mg醋酸氟米龙）是美国FDA批准的非生物可降解植入物，用于治疗糖尿病性黄斑水肿、视网膜血管阻塞继发黄斑水肿和眼后段葡萄膜炎，这两种植入物通过聚合物共轭形成，药物在玻璃体内可持续释放2～3年，药物浓度在封闭的玻璃体腔内呈稳定的线性下降，但这些装置仍然留在玻璃体腔内，需手术取出。另一种玻璃体内植入物Vitrasert®，可在眼内持续释放更昔洛韦，用于治疗CMV视网膜炎。玻璃体内植入物能够直接将药物送入玻璃体，避免频繁注射，因此玻璃体内植入物有望取代玻璃体内注射，成为治疗糖尿病性黄斑水肿和AMD等眼后段疾病的新手段。使用植入物可直接将药物递送到靶部位，跨过部分眼部屏障，并且可避免频繁注射，减少副作用，提高患者顺应性，特别适合慢性及老年性眼科疾病的长期治疗。

4.端口递送系统

端口递送系统（port delivery system，PDS）是一种用于治疗慢性视网膜疾病的永久性、可重复填充药物的不可生物降解的眼部植入物，通过手术固定在巩膜上，药物借助浓度梯度引起的被动扩散从端口向玻璃体腔移动，PDS借助多孔钛控释元件实现药物缓释。PDS是一种创新的药物输送技术，可在较长时间内将定制的雷珠单抗配方持续输送到玻璃体中，于2021年被美国FDA批准用于治疗湿性AMD。目前有两项进行的Ⅲ期临床试验正在评估采取9个月的药液再填充间隔治疗新生血管性AMD（NCT04657289）和治疗糖尿病视网膜病变（NCT04503551）的安全性和有效性。PDS可在较长时间内实现药物持续和可控释放，减少了玻璃体腔注射的次数，极大地提高了患者的顺应性，可能会从根本上改变未来视网膜疾病的治疗模式。

十二、药物洗脱型隐形眼镜

药物洗脱型隐形眼镜（drug-eluting contact lens）是一种薄的、弯曲的光透明镜片，戴在角膜上作为药物贮库，治疗眼部疾病。佩戴药物洗脱型隐形眼镜时，其置于角膜上方，在药物洗脱型隐形眼镜和角膜之间形成一种空间，这种空间被称为镜片后泪膜（POLTF），POLTF比泪液的周转速率要慢得多，因此可以延长药物在角膜上的滞留时间，增加药物的渗透性，提高药物生物利用度；药物洗脱型隐形眼镜作为药物贮库，持续向POLTF释放药物，达到缓释效果。药物洗脱型隐形眼镜具有微创或无创、疗效高、用药方便、容易终止治疗（通过摘除隐形眼镜）、不含防腐剂等优点。目前制备药物洗脱型隐形眼镜的技术主要有浸泡法、维生素E屏障技术、分子印迹技术、基于药物与基质的离子相互作用技术、载药胶体纳米粒（如纳米粒子、胶束、凝胶、脂质体等）、环糊精技术、载药聚合物薄膜、超临界流体等。2021年3月，日本厚生劳动省（MHLW）批准了全球首个药械组合型隐形眼镜ACUVUE® Theravision™，其是含有抗组胺药物酮替芬的日抛型药物洗脱型隐形眼镜，用于预防过敏性结膜炎引起的眼部瘙痒及屈光不正。该隐形眼镜佩戴三分钟后，过敏性结膜炎导致的眼睛瘙痒症状显著减轻，且可以持续12小时发挥效用。临床上负载马来酸噻吗洛尔和盐酸多佐胺药物的洗脱型隐形眼镜通讨维生素E屏障技术，将维生素E[（+）-α-生育酚]作为添加剂加入隐形眼镜中，实现两种药物的同时缓释，在较低剂量下可降低眼压，治疗青光眼，此项研究已完成临床Ⅰ期（NCT02852057）。Ross等制备负载地塞米松聚合物环状薄膜的隐形眼镜用于治疗视网膜血管渗漏，在体外可以持续释放7天，实现在治疗水平上向视网膜持续给药。在兔体内证实了治疗眼后段疾病的有效性和安全性，已经开始一项治疗复发性黄斑囊样水肿的Ⅰ/Ⅱ期临床试验（NCT04225611）。

由于其生物利用度高、具有缓释效果、微创、用药方便等独特优势，药物洗脱型隐形眼镜已被广泛研究以用于治疗眼部疾病，但药物的加入可能会改变隐形眼镜的关键特性，如含水量、透光率、拉伸强度、离子渗透性、氧渗透性等，且长期使用隐形眼镜可能会导致角膜毒性，这限制了药物洗脱型隐形眼镜的商业化。

十三、其他眼部给药系统

基于材料科学和纳米制剂的发展，眼表局部给药治疗眼前段和眼后段疾病取得显著进步。上述眼部给药系统均有上市产品，仍有很多新型眼部给药系统处于临床前研究阶段，如脂质体、树枝状聚合物、聚合物纳米粒、脂质纳米粒、微针、层状双氢氧化物等。

1. 脂质体

脂质体是脂质分散在水性介质中自组装形成的囊泡，可包封亲水性和亲脂性药物，通过融合、吸附、内吞和脂质交换等机制促进药物的吸收。脂质体的外表面修饰聚合物材料可增加制剂的黏膜黏附性和眼组织中的渗透性，修饰后的脂质体有更强的眼表渗透性、更高的生物利用度和更低的眼毒性。Zhan等采用薄膜水合法制备修饰有琥珀酰-伴刀豆球蛋白A的脂质体（sConA-Lip）滴眼液，通过负载河鲀毒素和右美托咪定起到眼部麻醉的效果。刀豆蛋白A（sConA）是一种凝集素蛋白，可特异性结合糖蛋白和糖肽，其与角膜聚糖部分结合，显著延长脂质体在角膜上的停留时间，达到持续释放药物的效果。常规眼部麻醉剂的镇痛时间约为20 min，而在角膜上单次局部滴注sConA-Lip后可达到105 min的密集镇痛和540 min的部分镇痛，远高于常规眼部麻醉剂镇痛时间。阴离子脂质体可增强载体系统穿透角膜屏障的能力，还可克服眼后段玻璃体等眼部屏障，提高药物向眼后段递送的效率。Davis等构建了蛋白annexin A5修饰的阴离子脂质体以递送贝伐单抗用于治疗AMD，相比市售制剂Avastin®，annexin A5修饰的阴离子脂质体在大鼠眼后房和兔视网膜/脉络膜中获得显著更高的贝伐单抗浓度。该脂质体可克服角膜屏障，增加药物向眼后段的递送。脂质体因其良好的生物相容性是经眼表局部给药向眼前段和眼后段递送药物的有潜力的递送系统。

2. 树枝状聚合物

树枝状聚合物是球形的树枝状纳米级（3～20 nm）有机聚合物，药物可通过离子间相互作用、疏水作用、氢键、化学键偶联等方式嵌入聚合物网络中。其因具有较好的生物相容性、水溶性、药物捕获能力以及每个分支末端官能团的反应性而应用于眼部药物递送。聚酰胺-胺[poly（amidoamine），PAMAM]型树枝状高分子是水溶性且无免疫原性的材料，是树枝状聚合物中研究最广泛的材料，修饰聚乙二醇（PEG）可增加PAMAM的生物相容性。PAMAM树枝状大分子与角膜上皮细胞外膜的脂质双层的结合使角膜上皮细胞间的连接疏松，利于药物从PAMAM树枝状大分子中释放并通过细胞旁途径转运到角膜，克服角膜屏障并增加角膜渗透性，从而提高药物的眼部生物利用度。Lancina等开发了基于树枝状聚合物的纳米纤维，将PEG修饰的PAMAM树枝状聚合物与聚环氧乙烷制备树枝状纳米纤维（DNF），并负载青光眼药物酒石酸溴莫尼定（BT）进行局部递送。PAMAM末端或核心基团与BT之间存在相互作用以及环氧乙烷的存在有助于纳米纤维结构松散，实现缓慢释放药物的效果。在大鼠模型中，每日一次给药后观察3周，DNF组疗效显著。树枝状大分子与眼部黏蛋白发生显著的相互作用还利于药物克服黏液屏障向眼后段递送。Yang等构建了环状精氨酸-甘氨酸-天冬氨酸六肽和细胞穿透肽共修饰的PEG化PAMAM纳米载体（nano-carrier，NC）用于治疗脉络膜新生血管，与未经修饰的树枝状聚合物相比，NC体外角膜渗透性提高1.5倍，在角膜和视网膜分布浓度更高，且延长药物在视网膜的滞留时间至12小时以上。树枝状聚合物可克服角膜、结膜和黏液等眼部给药屏障，有望成为治疗眼前段和眼后段疾病的一种眼部药物递送系统。

3. 聚合物纳米粒

聚合物纳米粒具有粒径小、可提高药物溶解度、良好的生物相容性、可降解性、存储过程相对稳定的优点，是合适的新型眼部药物递送系统。PLGA是获美国FDA批准的可用于眼部药物递送的纳米载体，也是目前纳米载体系统领域应用最广泛的生物相容性和可生物降解的聚合物材料。Li等制备的曲安奈德PLGA复合物纳米粒，在兔眼给药后房水中的C_{max}和$AUC_{0～6h}$分别是曲安奈德混悬液组的36.8倍和44.9倍。细胞穿透肽具有细胞膜穿透作用，可携带寡核苷酸、质粒DNA、小肽、蛋白质和纳米粒等物质克服眼屏障，增加制剂在眼表的渗透性和靶部位的药物浓度。Jiang等设计了一种类似章鱼的柔性八价穿透蛋白（8VP），以多臂PEG为核心，PEG臂两端的结合穿透蛋白作为伸展触角，促进治疗性核酸的浓缩和输送。8VP稳定地将核酸压缩成小于100 nm的带正电的多聚体，提高细胞摄取效率近100%和转染率75%以上。将8VP注入结膜囊后，8VP通过非角膜途径使核酸在视网膜中迅速分布且保留时间长于6小时。在视网膜母细胞瘤荷瘤小鼠模型中，局部滴注8VP/siRNA可有效抑制眼内肿瘤蛋白的表达且眼部耐受性良好。因此，纳米粒是经眼表局部给药将药物有效递送至眼内的良好载体。

4. 固体脂质纳米粒

固体脂质纳米粒（solid lipid nanoparticle，SLN）、纳米结构脂质载体（naostructered lipid carrier，NLC）和杂化脂质纳米粒是研究中经常使用的三种脂质纳米粒。脂质纳米粒的脂质成分，与泪膜的脂质成分相似，可延长载体在结膜囊中的滞留时间；与细胞膜的脂质成分相似，可提高药物的眼表渗透性和眼部生物利用度，并为亲水性和亲脂性药物提供可控的药物释放。Hussein等用壳聚糖和PEG涂层修饰的SLN制备了氧氟沙星固体脂质纳米粒，兔眼局部给药24小时后，相比市售氧氟沙星滴眼液，氧氟沙星固体脂质纳米粒的角膜渗透率提高1.66倍，在房水中的药物浓度高2~3倍。Yadav等制备的阿托伐他汀脂质纳米粒在兔角膜的渗透率比市售制剂高2.5倍，在房水和玻璃体中的$AUC_{0\sim50h}$分别是市售制剂的8倍和12倍。Platania等将多球壳菌素装载到NLC中，与多球壳菌素的混悬液相比，NLC制剂在家兔和小鼠视网膜中的T_{max}延长3倍，$AUC_{0\sim240min}$增加1000多倍。故SLN和NLC都被认为是向眼内递送药物的良好载体，它们易克服泪膜屏障、角膜屏障和BRB而增加药物在眼表的渗透性和眼内靶部位的生物利用度。与SLN相比，NLC的固体基质中掺入了液体脂质可增加脂质纳米粒中不规则晶型的比例，使空间容量增加从而增加载药能力。总之，SLN和NLC可延长药物在眼表的滞留时间从而增强眼表渗透性，是较有希望的眼部药物递送载体。

5. 微针

微针，也被称为微针阵列或微阵列贴片，由嵌入在基底片单侧中的多个微米尺度的针组成。微针应用于眼前段时可以穿透泪膜和角膜，直接增加药物的渗透量，而应用于眼周给药时，通过插入巩膜或葡萄膜，可将药物递送到眼后段。相比眼部注射给药，微针的创伤性较小，可降低疼痛和感染的风险；无须使用一次性注射器，减少医疗垃圾的产生；部分可自主使用，提高患者的依从性，具有较高的眼部给药的潜力。用于眼部药物递送的微针主要有涂布微针（将药物涂布在微针的表面，穿透眼部屏障后，增强药物递送）、中空微针（利用微针的孔腔将药物递送至眼部生物膜下，增强药物递送）和可溶微针（利用可降解材料与药物混合制成微针，其穿透眼部生物膜后，高分子材料降解使微针中的药物释放，增强药物递送）3类。可溶微针在眼部应用受到关注，用于角膜前给药或植入眼中缓慢释放。例如Lee等开发了一种携带可降解的载药针尖的可拆卸微针笔，在角膜炎小鼠模型中，单次注射可将载药针尖留在角膜内，并持续释放药物到周围的角膜组织中，持续9天以上。

因此，微针技术有彻底改变眼部给药的潜力，但其研究尚处于起始阶段，对微针的设计、聚合物选择工艺开发、临床给药标准的建立方面还需要做进一步研究。

6. 层状双氢氧化物

层状双氢氧化物（layered double hydroxide，LDH）是由带正电的水-镁石样层组成的无机层状化合物，中间层区域包含电荷补偿阴离子和溶剂化分子，整体呈电正性。阴离子药物易插层于LDH板层间，形成LDH插层材料。有机无机杂化的LDH因同时具有有机材料和无机材料的优点而在眼部给药系统中受到重视。例如，基于LDH和壳聚糖-谷胱甘肽（chitosan-glutathione，CG）衍生物，制备吡诺克辛钠（pirenoxinun netricum，PRN）眼用新型纳米复合滴眼液（CG-PRN-LDH），兔体内角膜前滞留试验结果显示CG-PRN-LDH纳米复合滴眼液的MRT和$AUC_{0\sim6h}$比市售吡诺克辛钠滴眼液分别高2.1倍和6.3倍。在LDH表面接上PepT-1的底物缬氨酰缬氨酸（valanyl valine，VV）后的靶向制剂CG-VV-PRN-LDH在兔体外角膜渗透试验中的累积渗透量比市售制剂高5.2倍。体内试验中兔眼晶状体的$AUC_{0\sim8h}$和MRT分别比市售制剂组高14.7倍和2.2倍。再如，用LDH、功能性羧甲基壳聚糖（carboxymethyl chitosan，CMCS）、VV和谷胱甘肽-甘氨酰肌氨酸（glutathione-glycylsarcosine，GS）制备的地塞米松磷酸钠（dexamethasone sodium phosphate，DEXP）靶向纳米复合物滴眼液CMCS-GS-DEXP-LDH的兔角膜前滞留数据$AUC_{0\sim6h}$、C_{max}和MRT较市售DEXP滴眼液分别增加8.35倍、2.87倍和2.58倍。CMCS-GS-DEXP-LDH在兔眼单次滴眼给药3小时后，仍能在视网膜和脉络膜组织中检测到120.04 ng/g的药物。因此，有机-无机杂化纳米复合物在眼表向眼内高效递送药物方面具有一定前景。

思 考 题

1. 简述眼部给药屏障。
2. 简述眼部给药系统的不同剂型。

（操锋）

参考文献

[1] Tatke A, Dudhipala N, Janga K Y, et al. *In situ* gel of triamcinolone acetonide-loaded solid lipid nanoparticles for improved topical ocular delivery: tear kinetics and ocular disposition studies[J]. Nanomaterials (Basel), 2018, 9(1): 33.

[2] Xu X Y, Sun L P, Zhou L, et al. Functional chitosan oligosaccharide nanomicelles for topical ocular drug delivery of dexamethasone[J]. Carbohydr Polym, 2020, 227: 115356.

[3] Zhou X Y, Li X L, Xu J M, et al. Latanoprost-loaded cyclodextrin microaggregate suspension eye drops for enhanced bioavailability and stability[J]. Eur J Pharm Sci, 2021, 160: 105758.

[4] Li X L, Jiang X C, Zhou X L. et al. Development of dexamethasone suspension eye drops: a comparative investigation of ternary and quaternary cyclodextrin aggregates[J]. J Drug Deliv Sci Technol, 2023, 82: 104383.

[5] Ross A E, Bengani L C, Tulsan R, et al. Topical sustained drug delivery to the retina with a drug-eluting contact lens[J]. Biomaterials, 2019, 217: 119285.

[6] Zhan C Y, Santamaria C M, Wang W P, et al. Long-acting liposomal corneal anesthetics[J]. Biomaterials, 2018, 181: 372-377.

[7] Davis B M, Normando E M, Guo L, et al. Topical delivery of avastin to the posterior segment of

the eye *in vivo* using annexin A5-associated liposomes[J]. Small, 2014, 10(8): 1575-1584.

[8] Lancina MG 3rd, Singh S, Kompella UB, et al. Fast dissolving dendrimer nanofiber mats as alternative to eye drops for more efficient antiglaucoma drug delivery[J]. ACS Biomater Sci Eng, 2017, 3(8): 1861-1868.

[9] Yang X C, Wang L H, Li L, et al. A novel dendrimer-based complex co-modified with cyclic RGD hexapeptide and penetratin for noninvasive targeting and penetration of the ocular posterior segment[J]. Drug Deliv, 2019, 26(1): 989-1001.

[10] Li F, Wen Y Q, Zhang Y, et al. Characterisation of 2-HP-β-cyclodextrin-PLGA nanoparticle complexes for potential use as ocular drug delivery vehicles[J]. Artif Cells Nanomed Biotechnol, 2019, 47(1): 4097-4108.

[11] Jiang K, Hu Y, Gao X, et al. Octopus-like flexible vector for noninvasive intraocular delivery of short interfering nucleic acids[J]. Nano Lett, 2019, 19(9): 6410-6417.

[12] Hussein M E, Mohammed H E, Shahira F E, et al. Development, optimization, and *in vitro/in vivo* caracterization of enhanced lipid nanoparticles for ocular delivery of ofloxacin: the influence of pegylation and chitosan coating[J]. AAPS PharmSciTech, 2019, 20(5): 183.

[13] Yadav M, Schiavone N, Guzman-Aranguez A et al. Atorvastatin-loaded solid lipid nanoparticles as eye drops: proposed treatment option for age-related macular degeneration (AMD)[J]. Drug Deliv Transl Res, 2020, 10(4): 919-944.

[14] Platania C B M, Dei Cas M, Cianciolo S, et al. Novel ophthalmic formulation of myriocin: implications in retinitis pigmentosa[J]. Drug Deliv, 2019;26(1): 237-243.

[15] Lee K, Song HB, Cho W, et al. Intracorneal injection of a detachable hybrid microneedle for sustained drug delivery[J]. Acta Biomater, 2018, 80: 48-57.

[16] Xu T T, Zhang J, Chi H B, et al. Multifunctional properties of organic-inorganic hybrid nanocomposites based on chitosan derivatives and layered double hydroxides for ocular drug delivery[J]. Acta Biomater, 2016, 36: 152-163.

[17] Wang Y Y, Zhou L, Fang L, et al. Multifunctional carboxymethyl chitosan derivatives-layered double hydroxide hybrid nanocomposites for efficient drug delivery to the posterior segment of the eye[J]. Acta Biomater, 2020, 104: 104-114.

第五章

口腔黏膜给药系统

本章学习要求

1. 掌握：口腔黏膜的基本结构；药物经口腔黏膜的吸收途径和影响因素。
2. 了解：目前研究中和已上市的各口腔黏膜给药系统的优点及代表性产品。

第一节 概述

黏膜给药是将药物与适宜的载体材料结合后，施用于腔体黏膜部位起到局部治疗或吸收进入血液循环发挥全身治疗作用的给药方式，可避免肝脏首过效应和胃肠道酶降解等破坏。黏膜给药的途径包括鼻腔、直肠、阴道、眼部和口腔等部位的黏膜。其中，口腔黏膜是常用的给药部位，尤其是那些可在口腔中给药产生局部和全身吸收的药物。

1847年，Sobrero等首次报道了硝酸甘油可经口腔黏膜吸收进入人体血液循环，此后相继有其他药物通过口腔给药吸收的报道。随着药物制剂技术的发展、口腔黏膜吸收机制研究的深入以及新材料的应用，口腔黏膜给药系统发展迅速。

口腔黏膜给药系统指使药物经口腔黏膜吸收并发挥局部或全身治疗作用的给药系统，剂型包括片剂、膜剂、咀嚼胶和粉末等。它们主要以下列几类给药方式起作用：①局部治疗，可用于治疗口腔感染、溃疡和口炎等；②舌下给药，进入全身循环；③颊部给药，进入全身循环。

与其他途径相比，口腔黏膜给药主要有以下优点：①口腔黏膜有较大的、平滑的且相对固定的表面，因此有利于放置生物黏附系统而实现缓释药物作用；②颊黏膜和舌下黏膜几乎无角质化，血管密集，血流丰富，故药物易吸收；③药物经颈静脉和上腔静脉直接进入体循环，可避开肝脏首过效应和胃肠道的破坏，实现较高的生物利用度；④口腔黏膜具有较强的耐受性，不易损伤且修复功能强；⑤口腔黏膜处的酶活性较低，可减少药物降解，是蛋白质、多肽和疫苗等的潜在给药途径；⑥给药方便，无痛，无须用水，通常亦无须设备，故患者顺应性高；⑦剂型易定位，且易于给药和终止；⑧吸收迅速、起效快，适用于急症的治疗，如冠状动脉粥样硬化性心脏病、心绞痛等；⑨既可以治疗局部病变，又可发挥全身治疗作用。

然而，若想进一步提高药物经口腔黏膜吸收发挥作用的效率，如下问题仍需得到有效解决：①药物转运通常仅通过被动扩散，因此药物吸收少、生物利用度低。②颊黏膜，如同小肠，形成一种脂质屏障，通常适于脂溶性小分子；仅有少数亲水性药物，如氨基酸、单糖，可经载体介导进行转运。③口腔黏膜途径对药物的味觉要求较高，对于苦味及刺激性药物需进行掩味。④与胃肠道吸收的总面积相比，口腔黏膜可供药物吸收的面积很小（100～170 cm^2）。⑤唾液分泌和咀嚼吞咽等口腔活动会加速药物离开作用部位而影响吸收，制剂也可能在药物溶出前被吞咽。⑥受药物在口腔内的滞留时间限制，只有具有较高药理活性的药物适合该系统。

一、口腔的解剖和生理学特点

口腔是消化道的起端，由口腔前庭和固有口腔两部分组成。覆盖于口腔内的黏膜统称为口腔黏膜。口腔的解剖区域和黏膜组织如图 5-1、图 5-2 所示。口腔黏膜从解剖学上可分为三个组织层：鳞状分层上皮、基底层和结缔组织。上皮层由 40～50 层鳞状分层上皮细胞组成。基底层为细胞外物质的连续层，在上皮的底部和结缔组织间形成一个边界。结缔组织由固有层和黏膜下层组成。其中，固有层又分为乳头层和网状层。从生理学上来说，猴子、猿、狗、猪和家兔的口腔黏膜类似于人体颊黏膜。药物给药和吸收的部位包括上（下）唇、齿龈、硬腭、软腭、舌下（牙床）、舌头和颊的黏膜组织。

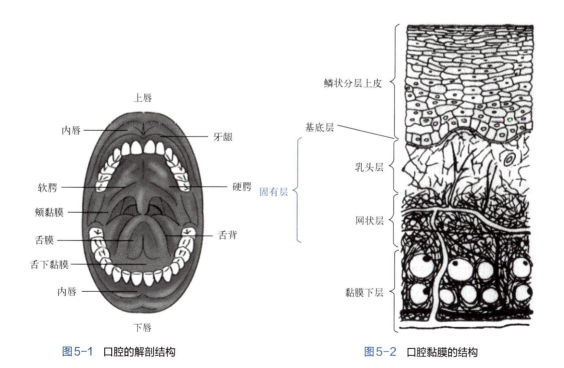

图 5-1　口腔的解剖结构　　　　　图 5-2　口腔黏膜的结构

硬腭黏膜和齿龈黏膜为角质化上皮，构成口腔的保护屏障。由于二者通透性较差，一般仅用于局部给药。而颊黏膜和舌下黏膜上皮未角质化，且血流丰富，有利于药物吸收，是用于全身给药的主要部位。不同类型口腔黏膜的药物渗透性由高到低为舌下黏膜＞颊黏膜＞硬腭＞牙龈黏膜。颊黏膜和舌下黏膜全身给药性质的差异对比见表5-1。

表5-1　颊黏膜和舌下黏膜全身给药性质的对比

性质	颊黏膜	舌下黏膜
位置	内颊	舌下
上皮类型	非角质化	非角质化
厚度	500～800 μm	100～200 μm
细胞层数	40～50层	8～12层
更新时间	5～7天	20天
血管化程度	中度血管化	高度血管化
血流速率	2.4 mL/min	1 mL/min
水渗透的绝对速率	$(579\pm16)\times10^{-7}$ cm/min	$(973\pm16)\times10^{-7}$ cm/min
卵白蛋白渗透的绝对速率	$(178\pm9)\times10^{-7}$ cm/min	$(426\pm53)\times10^{-7}$ cm/min
表面积	50.2 cm^2	26.5 cm^2
优点	可持续性地全身给药；对潜在过敏原和不可逆转的刺激或伤害都有很高的耐受性	可实现药物快速起效，用于急性治疗；适用于需要快速递送的药物
局限	唾液冲洗和不自主吞咽会影响效率；生物利用度比舌下黏膜低	唾液冲洗和不自主的吞咽会影响效率；给药装置放置困难

二、口腔的生理与环境因素

与皮肤类似，口腔是大量微生物的聚集地，有700多种细菌、真菌、病毒和原生动物。同时，口腔流体中微生物的密度很高，它们能在唾液黏膜表面及内部迅速形成生物膜。口腔黏膜对微生物产生的毒素形成一种有效屏障。

口腔中有三个主要的唾液腺：腮腺、下颌腺和舌下腺，可分泌唾液至口腔中。腮腺和下颌腺分泌的唾液较稀，而舌下腺主要产生黏性（含有黏液素）的唾液，酶活性有限。唾液由水（占比99%）、黏液、蛋白质、矿物盐和淀粉酶组成，含有钠、钾、氯和碳酸氢根等离子，具有润滑口腔结构和促进口腔吞咽动作的作用。另外，唾液中含有硫氰酸盐、抗生素和溶解酵素，有助于杀死口腔中的细菌。健康成人每日唾液分泌量为2～3 L，分泌速率约为0.5 mL/min。当受到紧张思考、嗅觉或食物味道刺激时，分泌量可增加至7 mL/min。唾液是黏性、乳白色、低渗液体，pH为6.2～7.4，细菌及代谢产物的存在可使环境pH降低至3～4。唾液膜分布于整个口腔表面，厚度为70～100 μm，覆盖于上皮细胞和牙釉质，而口腔不同部位唾液膜的厚度和性质有所区别。

三、口腔黏膜的血管系统

口腔的血流供应主要来自外部颈动脉，上颌骨动脉是主要分支，舌动脉和面动脉为两个小分支。舌动脉及其分支舌下动脉供应舌头、牙床和齿龈，面动脉供应嘴唇和软腭，上颌骨动脉供应颊部、硬腭和上颌骨及腭部齿龈。颈内静脉最后几乎获得所有口腔和咽部的血液，故药物透膜吸收后经内颈静脉进入全身循环。

四、药物的口腔黏膜吸收途径

口腔黏膜给药过程中，药物主要通过被动扩散进入局部相邻组织或全身血液循环，主要包括跨细胞途径和细胞旁途径两种途径（图5-3）。药物可同时通过两种途径，但哪种途径占优势则主要取决于药物的理化性质（分子量、极性等）。

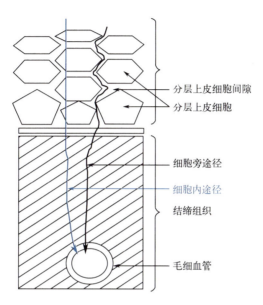

图5-3　药物经口腔黏膜吸收机制图

（一）跨细胞途径

跨细胞途径也称为细胞内途径，包括小分子的被动转运（扩散、pH分配）、离子化和极性化合物的主动转运（易化扩散和载体转运扩散）以及大分子的细胞内吞和转胞吞。药物跨细胞途径的转运很复杂，取决于许多理化性质，包括分子量、脂溶性、氢键电位、电荷和构象。脂溶性化合物和小分子主要经过跨细胞途径。细胞膜为脂溶性，亲水性药物由于其分配系数低而难以渗透。亲水性化合物（如大分子，包括多肽和蛋白质）的被动转运可通过吸收促进剂与磷脂层、整合蛋白质之间的相互作用而得到提高。一些水溶性小分子（如氨基酸、离子和糖类）可通过细胞膜的水性孔道进行转运。

（二）细胞旁途径

细胞旁途径也叫作细胞间隙途径，可分为两类：一种是通过脂质层的疏水途径，另一种是与邻近磷脂层极性基团头部狭窄水性区域相关联的亲水途径。对于通过细胞旁途径转运的化合物，弯曲度与细胞间空间是渗透的主要阻碍。在水性和脂质介质中具有相等溶解度的物质可通过跨细胞途径和细胞旁途径转运。然而，因为细胞间空间和细胞质为亲水性，亲脂性化合物在此环境下溶解度低，因此这种途径主要为亲水性化合物所采用。细胞旁途径转运由于细胞间空间不含蛋白酶而对多肽和蛋白质类药物的给药更有意义。

药物转运透过颊膜主要遵循Fick扩散原理。药物的流量可用下式表示：

$$J = \frac{DK_P}{h}\Delta C_e \tag{5-1}$$

式中，J 为药物流量；D 为扩散系数；K_P 为扩散常数；ΔC_e 为浓度梯度；h 为扩散路径。

上式表明，通过增加膜的流动性而减小膜的扩散阻力，可增加药物在邻近上皮唾液中的溶解度，或通过前体药物修饰提高脂溶性，可增加药物流量。由于致密的颊膜的屏障性质，限速步骤为药物分子透过上皮的运动。

五、口腔黏膜吸收促进剂

（一）渗透促进剂

药物通过口腔黏膜的渗透通常可通过加入化学渗透促进剂来达到。这些辅料应安全、无毒性、具有药理学和化学惰性、无刺激性和无过敏性，且在移走促进剂后组织应恢复其完整性。常用的渗透促进剂及其作用机制和关键发现如表5-2。

表5-2 渗透促进剂的种类、举例、转运机制和关键发现

种类	举例	转运机制	关键发现
表面活性剂	阴离子：十二烷基硫酸钠，月桂酸钠； 阳离子：十六烷基氯化吡啶 非离子型：聚氧乙烯-9-十二烷基醚、壬基苯氧基聚氧乙烯、聚山梨酸酯、山梨醇脂肪酸酯、聚乙二醇醚、聚乙二醇酯、月桂酸蔗糖 胆酸盐：胆酸钠、牛磺胆酸钠、牛磺脱氧胆酸钠、牛磺双氢褐霉素钠、脱氧胆酸钠、甘氨胆酸钠、甘氨脱氧胆酸钠	破坏细胞间脂质和蛋白的完整性；增加药物水溶性 表面活性剂和角蛋白原纤维之间的疏水作用导致上皮肿胀 渗透到细胞间区域，增加脂质的流动性、溶解性和提取率；与角蛋白相互作用，导致角质细胞的破坏	黏膜脂质可能在超过临界胶束浓度时被提取，从而降低颊黏膜的屏障性能
脂肪酸及其酯类	癸酸、辛酸、月桂酸、亚油酸、亚麻酸、油酸、2-辛基十二烷基肉豆蔻酸酯、肉豆蔻酸钠、1-[（N, N-二甲氨基）丙烯-2-基]十二酸酯	与磷脂结构域相互作用，增加膜流动性	脂肪酸亲脂性与渗透促进作用呈抛物线关系； 脂肪酸链的长度决定了其在黏膜中的扩散能力以及和脂质区的相互作用； 通过瞬间打开紧密连接改善细胞旁生物吸收
环糊精	α，β，γ-环糊精，甲基化环糊精，羟丙基β-环糊精	破坏细胞间脂质和蛋白的完整性	分子包合导致增溶、脂质提取和增加口腔吸收
聚合物	阳离子：壳聚糖、三甲基壳聚糖、聚L-精氨酸、L-赖氨酸	黏蛋白上带负电荷羧基和硫酸根离子相互作用	促进作用可能是由于增加了药物在黏膜表面的滞留，从而降低了唾液流对药物的清除率； 阳离子细胞穿透肽允许其通过非受体依赖性机制与黏蛋白上的阴离子基序相互作用，从而克服细胞膜的不渗透性和活性物质的细胞内化问题

续表

种类	举例	转运机制	关键发现
螯合剂	乙二胺四乙酸、聚丙烯酸酯、柠檬酸、水杨酸、柠檬酸盐、水杨酸盐	螯合剂与 Ca^{2+} 形成复合物	可能会扩大细胞之间的间隙，从而促进药物（特别是亲水性药物）的细胞旁运输
杂化合物	月桂氮酮	破坏脂质双层，增加生物屏障脂质区域的流动性和渗透性	功效主要取决于其浓度（1%～5%），也受所用载体选择的影响。对极性介质中的亲水性和亲脂性药物均有效

（二）酶抑制剂

口腔中存在多种具有降解作用的酶，使蛋白质和多肽类药物的运输受到极大阻碍，而酶抑制剂的使用有望解决该问题。其中，大分子的分子结构及其对相应蛋白酶的敏感性，对酶抑制剂的选择至关重要。

①抑酶蛋白、嘌呤霉素和一些胆酸盐，可以通过改变口腔酶的功能特性、改变其构象和/或阻碍药酶相互作用来保护蛋白质和多肽药物免受降解。②络合剂与游离金属离子（如 Zn^{2+} 和 Ca^{2+}）结合会形成不可吸收的络合物，从而使游离药物通过口腔黏膜渗透。如壳聚糖-乙二胺四乙酸（EDTA）配合物，具有粘接性和金属络合特性，可实现降低相应蛋白酶活性的作用。③与未修饰形式相比，聚卡波菲-半胱氨酸对完整颊黏膜分离出的氨基肽酶N和氨基肽酶S的活性表现出明显的抑制作用。该聚合物缀合物的抑制作用是由于L-半胱氨酸与存在于羧基肽酶和氨基肽酶结构中的 Zn^{2+} 结合。另外，丝氨酸蛋白酶抑制剂Aprotinin和氨肽酶抑制剂乌苯美司（Bestatin）也可以通过不同途径发挥抑制酶活性的作用。

在药物递送系统中使用硫代聚合物代替酶抑制剂可以控制抑制效果，从而避免由于反馈调节而增加的酶活性。研究人员比较了不同类型的聚卡波菲、聚丙烯酸和壳聚糖基硫聚合物对模型化合物渗透性的影响。结果表明，与未改性的聚合物相比，壳聚糖-硫代丁基脒（0.5%）偶联物与渗透介质谷胱甘肽（5%）的结合显著增强了亲水性模型化合物罗丹明的渗透。由于分子量大，巯基化聚合物缀合物不会从黏膜表面吸收，从而减少全身副作用。因此，硫代聚合物与低摩尔质量渗透促进剂的组合，可以实现延长时间从而改善细胞旁药物吸收。

（三）介质/复合溶剂

通过改变介质组成，形成胶束或离子对，增加药物的热力学活度或溶解度，进而增加药物透过颊黏膜的流量。常用的介质有乙醇、丙二醇等。

六、影响口腔黏膜给药的因素

（一）生理因素

1. 口腔黏膜的影响

渗透性和厚度的区域差异影响药物到达全身循环的速率和程度，并且不同口腔黏膜的角质化和组成也会影响全身黏膜给药。另外，吸收膜厚度、血液供应、血液淋巴排出、细胞更新速率也影响药物吸收进入全身循环的速率和程度。

2. 唾液和唾液腺的影响

唾液的pH、渗透压、表面张力、黏度以及其在口腔的流动行为，都会影响药物的吸收。唾液包含四个缓冲系统，即蛋白质系统、磷酸盐系统、尿素系统和碳酸盐系统。唾液的缓冲能力可以调节唾液pH，改变药物电离状态，从而促进药物的黏膜吸收。唾液渗透压是指每升唾液中所含电解质的浓度。研究发现，唾液渗透压可以影响药物的水合状态，从而影响药物的黏膜吸收。唾液在制剂表面的持续流动，也可以使药物在黏液层中扩散，增加吸收面积和溶解度，从而增加进入体循环的药量。而唾液的表面张力被认为会影响药物溶出率，即较高的界面张力会降低药物颗粒的润湿性，从而降低药物溶出率。另外，与较低黏度的介质相比，唾液黏度的增加可以增加黏膜表面厚度，降低药物分子的扩散系数，从而降低药物的溶出率。嗅觉、味觉和机械刺激会影响唾液的特征，如pH、缓冲容量和唾液流量。因此，唾液的刺激状态是影响口腔给药的重要生理特性。

给药系统不应置于唾液管上或邻近唾液管，因为这可能使给药系统流动或导致药物的过度冲失和体系的快速溶蚀，难以在局部形成高药物浓度。而且，若将黏附给药系统置于唾液管之上，减小的唾液流速将显著减少用以黏附生物黏附给药装置的黏液量。

3. 酶系统的影响

口腔中除唾液中的淀粉酶外，在黏膜中还含有一些降解酶，如酯酶、氨基肽酶、羧基肽酶、内肽酶等，这些酶会导致药物的代谢，妨碍药物的吸收。但与胃肠道相比，口腔中的代谢酶活性要低得多。

4. 口腔组织的运动

舌头的运动对制剂本身或制剂周围邻近组织的撞击，以及由舌头挤压硬腭产生的压力，都会导致生物黏附系统中药物的释放，引起药物的快速流失。谈话、饮食、咀嚼所引起的口腔运动，也将导致生物黏附给药体系的移动。因此，睡眠可显著延长制剂的停留时间。

（二）病理因素

口腔是一个复杂的生理环境，因此各个组分的病理变化会相互影响。例如，口腔黏膜炎导致的低唾液流率，会引起5-氟尿嘧啶的吸收减少。与颈静脉有关的并发症可能会影响口腔给药的全身吸收。例如，颈内瓣膜功能不全会导致血流缓慢，而甲状腺功能亢进和妇女受孕也会导致血液流速增加。动静脉畸形和颈动脉海绵窦瘘，会导致搏动性颈静脉紊流。另外，口干所导致的龋齿、牙周病、念珠菌病、溃疡和吞咽困难，也会一定程度上影响药物的吸收效率。

（三）药物的理化性质

1. 溶解度

药物在渗透通过黏膜前必须先溶解于口腔黏液，因此其在黏液中的溶解度会影响吸收效率。某些药物由于在口腔黏液中的溶解度极低，不适宜制成口腔制剂。

2. 分子量

亲水性物质主要经细胞旁途径吸收，因此其吸收速率与分子量大小有关，小分子药物能迅速透过口腔黏膜，而分子量大于2000的药物黏膜渗透性急剧下降。大分子药物在无吸收促进剂的存在下，其生物利用度也十分低。

3. 脂溶性

对于未解离的化合物，它们的相对通透性与其脂水分配系数有关，脂溶性较大和分子体积较小的药物更易透过口腔黏膜。舌下给药时，非离子型药物的脂水分配系数在40～2000较好（$\log P$=1.6～3.3）；$\log P$>3.3的药物脂溶性过高，则不溶于唾液；$\log P$＜1.0的药物则亲水性强，跨膜通透性差，需要增加给药剂量。

4. 解离度

口腔黏膜属于脂质膜，大部分弱酸类和弱碱类药物的口腔黏膜吸收遵循pH分配学说，即分子型药物易于透过、离子型药物难于透过，而分子型与离子型药物的比例则由环境的pH和药物的解离常数pK_a决定。

5. 药物与黏膜的相互作用

药物所带的电荷会影响药物经口腔黏膜的吸收。带正电荷的药物能与口腔黏膜中带负电荷的组分相结合，因此当分子量增加时，电荷也随之增加而有利于吸收。对于多肽和蛋白质类药物，其易与膜组分形成氢键，从而影响药物吸收，有时其影响程度比药物脂溶性或电离状态的影响更大。

（四）制剂因素

1. 剂型因素

药物经口腔黏膜给药的剂型较多，根据用药目的发挥局部或全身作用。溶液型或混悬型漱口剂、气雾剂、膜剂和口腔片剂等多以局部作用为主，可用于治疗口腔溃疡、细菌或真菌感染以及其他口腔科或牙科疾病。全身作用的常用舌下片、黏附片和贴膏等剂型，吸收主要部位是颊黏膜和舌下黏膜。

2. 溶出速率的影响

舌下给药因易受唾液冲洗作用影响，保留时间较短，这就要求制剂能够在较短时间内释放药物并被迅速吸收。目前舌下给药的制剂大多是针对一些需迅速起效的脂溶性药物设计的。与舌下黏膜给药相比，颊黏膜虽渗透性较差，但给药受口腔中唾液冲洗作用影响小，表面积大，将药物制成生物黏附片可以保持较长时间，有利于多肽类和水溶性药物的缓控释吸收。

七、口腔黏膜给药临床应用

根据2012—2021年美国和欧洲最新药物批准数据，口腔黏膜给药已广泛用于过敏、疼痛、阿片类药物依赖、复发性唇疱疹、帕金森病、偏头痛、心绞痛、勃起功能障碍和突发性癫痫等的治疗。从上市药品数量看，排名前三的应用患病类型为过敏（7种）、疼痛（癌症相关或慢性疼痛）（5种）和阿片类药物依赖（3种）。从给药途径来看，颊膜给药的产品只有4种，每一种都有不同的治疗适应证，包括疼痛、阿片类药物依赖、突发性癫痫和复发性唇疱疹。而舌下黏膜给药产品高达16种，其中7种用于过敏，4种用于治疗疼痛，2种用于阿片类药物依赖。

另外，19世纪开始应用的硝酸甘油舌下给药，现已成为治疗急性心绞痛的重要手段，其药理学和药代动力学特征也已明确。2005年，胰岛素口腔喷雾剂作为首个非注射途径的相关制剂被开发，开启了胰岛素非注射给药的新纪元。而我国研发生产的一系列产品也取得较大成功。例如：盐酸纳洛酮舌下片可救治急性酒精中毒患者；甲硝唑口腔粘贴片和醋酸地塞米松粘贴片可用于治疗口腔溃疡等口腔内部疾病；咪达唑仑口颊黏膜溶液成为国内首个针对婴幼儿、儿童及青少年开发的黏膜给药剂型，用于治疗3个月至18岁儿童高热或癫痫引起的急性、持续性惊厥发作。

第二节 口腔黏膜给药系统

根据溶出或崩解动力学原理，可将口腔黏膜给药剂型分为三类：速溶给药系统、慢速溶解给药系统和不溶性给药系统。速溶给药系统在口腔唾液中的崩解或溶出通常于几秒至1分钟内完成，将药物或非活性成分释放进入口腔，多数药物随着唾液的吞咽进入胃肠道而被吸收。慢速溶解给药系统通常于1~10分钟内溶解于口腔中，类型包括咀嚼片和舌下片等。不溶性给药系统置于口腔中后将完全不溶解，在10分钟至几个小时，甚至几天内将缓慢释药，类型包括咀嚼胶、颊膜和齿龈贴片、牙周纤维和口腔内给药装置等。

表5-3描述了2012—2021年在美国和欧洲市场批准上市的口腔黏膜给药产品。从表中可以看到，21种产品囊括了片剂、薄膜、溶液、喷雾剂、粉末和冻干片等。其中，7种为片剂，6种为冻干片，表明公司产品研发首选是片剂和冻干片。在给药部位方面，最常见的部位是舌下（16种），其次是颊膜（4种）。另外还有相当一部分产品正处于临床试验，其中片剂82种、颊膜18种、喷雾剂25种、溶液6种、冻干片5种、粉末1种。

一、生物黏附给药系统

传统的口腔黏膜给药剂型（如溶液和咀嚼片等）虽能快速起效，但由于人不自觉的吞咽动作以及制剂滞留时间较短等，大部分药物并未发挥作用。非黏附性口腔黏膜给药剂型，包括速溶片、咀嚼胶制剂（如尼古丁咀嚼胶）和中空纤维等。尽管它们比传统剂型效果稍好，但依然会受到唾液稀释和吞咽动作的影响，无法长时间持续释放。

生物黏附给药系统（bioadhesive drug delivery system）是利用具有生物黏附性的聚合物材料与机体组织表面产生较长时间的紧密接触，使药物通过接触处黏膜上皮进入血液循环，从而发挥局部或全身作用的给药系统。口腔生物黏附给药系统，可特定地黏附于口腔黏膜的某一部位，实现制剂与黏膜组织的高度亲和，从而实现药物的定点可持续性释放，并减少口腔环境对释放药物的影响，有效弥补了非黏附性制剂的不足。这类黏膜黏附性制剂理论上具有固定性（或黏附性）和缓控释行为两种性质。由于颊黏膜表面光滑、面积较大，故常用作生物黏附制剂的给药部位。尽管如此，生物黏附剂型的大小仍有一定限制，只能搭载有限量药物。一般以下几种类型的药物适于制成生物黏附制剂：①日给药量不超过25 mg的药物；②生物半衰期短的药物；③要求产生缓释效果的药物；④渗透性较差的药物；⑤对酶降解敏感的药物；⑥水溶性较小的药物。另外，黏膜黏附制剂也可用于口服后由肝代谢差异而导致血药浓度波动大的药物。

近年来，国内外对口腔黏膜黏附制剂的研究发展迅速，并有产品上市，如Belbuca®、Bunavail®、Libervant™和Sitavig®等。新兴的黏膜黏附纳米粒，可进一步延长药物在吸收部位的滞留时间。某些制备材料还具有酶抑制及膜渗透效应，可防止药物的酶降解及促进药物的跨膜转运，可提高蛋白质和多肽类药物的生物利用度。

表5-3 最近10年（2012年1月1日至2021年12月31日）上市的口腔黏膜给药产品

商品名	活性成分	所在公司	适应证	技术	给药途径和剂型	美国批准途径/年份	欧洲批准途径/年份
Acarizax®（Eur.）/Odactra®（US）	屋尘螨过敏原提取物	ALK-Abello；Abbott Laboratories；Seqirus；Torii Pharmaceutical Co Ltd	过敏性鼻炎、哮喘	Zydis® ODT技术	舌下速溶冻干片	生物制品许可申请/2017	非集中审批程序（法国/德国/丹麦）/2018
Actair®	屋尘螨过敏原提取物	Boryung Pharm Co Ltd.；Paladin Labs Inc.；Shionogi & Co Ltd.；Stallergenes SA	过敏性鼻炎、过敏反应	未知	舌下片	非此途径	预注册/2020
Belbuca®	丁丙诺啡	BioDelivery Sciences International Inc	慢性疼痛	BioErodible MucoAdhesive（BEMA®）	颊膜	505（b）(2)/2015	非此途径
Bunavail®	丁丙诺啡+纳洛酮	BioDelivery Sciences International Inc	阿片类药物依赖	BEMA®	颊膜	505（b）(2)/2014	非此途径
Dsuvia®（US）/Dzuveo™（Eur.）	舒芬太尼	AcelRx Pharmaceuticals Inc	疼痛	NanoTab	舌下片	505（b）(2)/2008	混合应用/2018
GoNitro®	硝酸甘油	G. Pohl Boskamp GmbH & Co. KG；Espero Pharmaceuticals	心绞痛	未知	舌下粉末	505（b）(1)/2016	非此途径
Grastek®（US）/Grazax®（Eur.）	草花粉过敏原提取物	ALK-Abello	过敏反应	Zydis® ODT技术	舌下速溶冻干片	生物制品许可申请/2014	未知/2007
Itulazax®	桦棒过敏原提取物	ALK-Abello	过敏性结膜炎、过敏性鼻炎	Zydis® ODT技术	舌下速溶冻干片	非此途径	非集中审批程序/2019
Kynmobi™	阿朴吗啡	Sunovion Pharmaceuticals Inc	帕金森病	PharmFilm®	舌下膜	505（b）(2)/2020	非此途径
Libervant™	地西泮	Aquestive® Therapeutics Inc	突发性癫痫	PharmFilm®	颊膜	新药生产上市注册申请/2020	非此途径
Nurtec™ ODT	瑞美吉泮	BioShin Ltd.；Biohaven Pharmaceutical Holding Co Ltd	偏头痛	Zydis® ODT技术	口腔分散片/冻干片	505（b）(2)/2020	非此途径
Oralair®	桦棒花粉提取物	Paladin Labs Inc.；Stallergenes SA	过敏性鼻炎	未知	舌下片	生物制品许可申请/2014	非此途径

续表

商品名	活性成分	所在公司	适应证	技术	给药途径和剂型	美国批准途径/年份	欧洲批准途径/年份
Ragwitek® (US) / Ragwizax® (Eur.)	短豚草花粉过敏原提取物	ALK-Abello	过敏性结膜炎；季节性过敏性鼻炎	Zydis® ODT技术	舌下速溶冻干片	生物制品许可申请/2014	非集中审批程序/2019
Recivit®	枸橼酸芬太尼	Grunenthal	癌症疼痛	未知	舌下片	非此途径	非集中审批程序（法国）/2019
Sitavig®	阿昔洛韦	Bruno Farmaceutici; Cipher Pharmaceuticals Inc.; Daewoong Pharmaceutical Co Ltd.; EMS SA; Innocutis Holdings LLC; Vectans Pharma	复发性唇疱疹	Lauriad®	黏膜黏附片	505（b）（2）/2013	非集中审批程序（十个主要欧洲国家）/2014
Sublivac®	屋尘螨过敏原提取物；花粉过敏原提取物	HAL Allergy Group	过敏性结膜炎；过敏性鼻炎	未知	舌下滴丸	非此途径	非集中审批程序（德国）/2018
Suboxone®	丁丙诺啡+纳洛酮	Indivior plc	阿片类药物依赖	PharmFilm®	舌下膜	505（b）（1）/2010	延伸申请/2020
Subsys®	芬太尼	BTCP Pharma	癌症疼痛	未知	舌下喷雾	505（b）（2）/2012	非此途径
Wafesil™	枸橼酸西地那非	iX Biopharma Ltd	勃起功能障碍	WaferiX™	舌下片/舌下冻干片	非此途径	预注册/2020
Zalviso	舒芬太尼	AcelRx Pharmaceuticals Inc	疼痛	NanoTab®	舌下片	非此途径	混合应用/2015
Zubsolv®	丁丙诺啡+纳洛酮	Mundipharma International Corp Ltd.; Orexo AB	阿片类药物依赖	未知	舌下片	505（b）（2）/2013	混合应用/2006

注：数据来源于上述药品所在公司网站。

（一）生物黏附及理论

口腔黏膜给药剂型中，生物黏附聚合物最初是和覆盖在黏膜上的黏液层相互作用，而不是直接与上皮表面发生作用，黏液在黏附物与黏膜间起联系物作用。生物黏附聚合物和口腔黏膜间生物黏附的形成过程包括三个阶段。①接触阶段：黏附聚合物与黏膜的紧密接触。②相互渗透阶段：聚合物链扩散到黏液层，扩大接触面积。③固结阶段：形成机械或化学相互作用（或二者同时存在），导致粘接关节的固结和加强，进而实现长时间的黏附。目前国内外对口腔生物黏附机制的研究很多，其理论包括吸附理论、润湿理论、电子理论、扩散理论、机械理论、断离理论和脱水理论等。

（二）生物黏附聚合物

口腔黏膜给药不同于其他途径给药，因而对黏膜黏附材料要求也不相同。理想的生物黏附材料应具有以下特点：①pH应具有生物相容性，并应具有良好的黏弹性；②应快速黏附于口腔黏膜，并具有足够的机械强度；③不受唾液分泌和口腔生理运动的影响，干燥或润湿状态都具有较好的生物黏附性，且具有一定剥离、拉伸和剪切强度；④口腔治疗过程中不会造成二次感染；⑤应具有良好的涂抹性、润湿性、溶解度和生物降解性；⑥具有局部的酶抑制和渗透性能。

近年来，人们研究了各种黏附聚合物，以延长制剂或活性药物成分在口腔黏膜靶部位的滞留时间。其中最常用的聚合物包括聚丙烯酸及其共聚物（如丙烯酸聚乙二醇单甲基醚共聚物）、聚乙烯醇、壳聚糖、海藻酸钠、明胶、卡拉胶、透明质酸以及纤维素衍生物（如羧甲基纤维素钠、羟丙基纤维素、羟丙基甲基纤维素）。其中，壳聚糖是一种带正电荷、具有生物相容性和可生物降解的天然聚合物，由于其与带负电荷的黏蛋白 O- 低聚糖链的静电相互作用而被广泛用作粘接聚合物。

另外，巯基可与黏蛋白中的半胱氨酸形成二硫键，因此巯基化等高效技术已被用于改善聚合物的粘接性能。然而，二者之间形成的二硫键是可逆的，容易断裂，因此巯基化聚合物的体内黏膜滞留能力也是有限的。

（三）口腔黏膜生物黏附制剂

1. 黏附片

黏附片包括整体型、部分包衣型和多层骨架片三种类型。整体型黏附片的制备大多采用直接压片法，亦可采用传统的湿法制粒工艺。部分包衣型黏附片是将不与口腔黏膜接触的黏附片表面进行包衣，使制剂单向释放药物，有效防止药物进入唾液，从而提高生物利用度。多层骨架片一般有2~3层结构，由非黏附层（惰性层）和黏附层组成，可根据药物性质控制药物释放方向或速率。药物可加至靠近黏膜表面的黏附层中，而惰性层朝向口腔，药物单向释放透过黏膜；也可加至非黏附层中，药物释放后直接进入口腔环境中。黏附片的不足之处包括：与黏膜接触面积小，无柔韧性，对于一些需要快速释放的药物不能达到较高的释药速率，以及长期应用黏附片可能导致黏膜刺激性。

而贴片作为黏附片的另一种形式，由黏附层、药物储层和疏水材料层组成。为方便给药，贴片一般为1~3 cm^{2}的椭圆形制剂，可设计成单向释药进入黏膜或双向释药同时进入黏膜和口腔两种给药方式，其黏附部分也可作为药物载体或将载药非黏附层黏附在口腔黏膜上。

2. 含片

含片具有延长释放和提高患者依从性的良好潜力。对于那些不能吞咽的患者来说，它们是一种替代药物。虽然含片可用于全身给药，但它们主要用于口腔或喉咙区域，作为抗生素、局部麻醉剂、抗菌剂和抗真菌药。但目前亦有上市的舌下片剂Acarizax®、Actair®等。

3. 膜剂

口腔膜剂一般分为缓慢释放药物的颊膜剂和快速释放药物的舌下膜剂。与颊片相比，膜剂优越的灵活性给患者带来了更好的舒适感，故患者依从性好，尤其在有咀嚼和吞咽困难的儿童和老人以及一些卧床患者中正在成为主流剂型。目前口腔膜剂上市品种主要集中在欧美市场，我国目前暂无上市产品，均处于在研状态。当前，研究和正在使用的膜剂制备技术包括溶剂铸造、热熔挤压、喷墨打印和3D打印，其中3D打印有望解决膜剂生产中的配方障碍以及实现临床中的个体化制剂。

4. 凝胶剂、糊剂和软膏剂

凝胶剂、糊剂和软膏剂均属于较为黏稠的半固体制剂，其主要优点是具有黏附性、异物感低、比溶液释放时间长以及制备和使用方便，为传统常用局部治疗剂型，通常用于治疗口腔黏膜炎症、牙龈炎和牙痛等口腔疾病。例如，Corsodyl®是一种以葡萄糖酸洗必泰作为有效成分的口腔黏膜凝胶，可刷在牙齿上以防止菌斑的形成，从而改善口腔卫生。它还含有聚合物羟丙基纤维素（HPC），有助于保持凝胶在口腔内。糊剂和软膏剂中目前主要上市药物有金霉素倍他米松糊剂、曲安奈德口腔软膏剂和口内炎软膏等。

（四）黏附性能的评价方法

用来评价生物黏附性的方法较少，方法的选择主要依据应用性、重复性及提供信息的有用性。对于黏附性能的评价，通常需要考察的是不同方法测定值的相对比较，而不必要比较黏附性的绝对值。

黏附性的评价方法可分为体外试验法和体内试验法。体外试验法是采用特殊装置测定黏附性，主要包括流变学试验、张力试验、斜面试验、耐冲洗试验等。体内试验法可采用γ-闪烁扫描、电子顺磁共振（EPR）等测定生物黏附持续时间从而反映黏附性质，或以健康志愿者为对象直接测定体内黏附时间和强度。但体外试验只能评价黏附剂初始的黏附性，而不能评价其在口腔内的保留时间，用体外试验对黏附材料进行分类时应特别谨慎。

二、微纳米制剂

（一）微针

微针（microneedle，MN）是金属、玻璃、硅、陶瓷或聚合物等材料制成的微米级针头，旨在以微创和无痛的方式穿透屏障并加强药物递送（缓慢释放、深层穿透和高载药量）的一种治疗技术。根据负载和释放药物方式的不同，微针主要分为固体微针、涂层微针、空心微针、溶解微针和水凝胶微针。自从微针的第一个专利在20世纪70年代被申请以来，利用微针作为药物递送系统的研究取得了重大进展。近年来，微针也常被用于口腔黏膜递药。目前，微针已被研究用于口腔癌治疗、口腔疫苗接种、局部麻醉、预防龋齿、胰岛素输送和促进伤口愈合等，但没有相关产品上市。

（二）微纳米颗粒

微球、脂质体、纳米乳、聚合物胶束、纳米混悬剂和纳米晶等微纳米递药技术，能通过改善药物溶解性、促进药物黏液穿透、增加药物黏膜渗透及增强药物黏膜黏附等促进药物的口腔黏膜吸收，常加载于凝胶剂或膜剂中，以增加和延长其与口腔黏膜的接触机会和时间。然而，口腔黏膜给药系统的载药量限制、纳米递药技术的黏膜促渗机制不清楚及安全性和质量评价等问题，阻碍了纳米递药技术在口腔黏膜给药中的研究与开发。

三、喷雾剂

口腔喷雾剂是一种口腔护理产品，通过喷雾器以雾状喷洒到口腔中使用，可以清洁口腔、清新口气、缓解口腔疼痛和预防口腔疾病等。它可以通过特殊设备直接给药到特定部位，并可以到达口咽部分，这是其他剂型无法达到的。美国FDA批准的第一种口服喷雾剂配方是由芬太尼Oralet™开发的，用于增强阿片类药物的口腔黏膜吸收。2002年，美国FDA批准丁丙诺啡（Subutex®）用于阿片类药物依赖（对阿片类药物成瘾，包括阿片类镇痛药）的初始治疗，丁丙诺啡和纳洛酮（Suboxone®）用于成瘾者的持续治疗。目前，口腔喷雾剂已用于胰岛素的递送。Ora-Lynx Insulin Spray是一款递送胰岛素的口腔喷雾剂，可以通过口腔黏膜迅速吸收进入血液循环，从而起到降低血糖的作用。Oral-lyn是另一种口腔喷雾剂胰岛素，它的成分与Ora-Lynx Insulin Spray类似，也是通过口腔黏膜递送胰岛素，适用于糖尿病患者控制血糖。另外，美洛昔康口腔黏膜喷雾剂还可缓解骨关节炎引起的疼痛。

四、咀嚼胶与漱口剂

咀嚼胶是将药物加入类似口香糖的载体所形成的制剂。而漱口剂是一种液体制剂，用于日常漱口和清洁口腔。咀嚼胶和漱口剂释放药物时，可与口腔各个部位接触，吸收面积大，且"嚼口香糖"和"漱口"均为人的日常行为，故患者依从性高。但与其他剂型不同，咀嚼胶和漱口剂中药物的释放离不开口腔的运动，若患者所患疾病致使口腔运动不便，则不宜使用。目前，尼古丁、西地那非和咖啡因已被开发成咀嚼胶；漱口剂有氟化物漱口液、氯己定口腔溶液等，用于预防龋齿、清除细菌和提供保健成分等。

五、舌下滴丸

舌下滴丸是将药物制成滴丸状并放置在舌下含服，使药物通过口腔黏膜直接吸收的剂型。舌下滴丸相对于口服片剂，具有更快的药物吸收速率和更高的生物利用度，因此常被用于急需快速药效的治疗方案中。

舌下滴丸的作用因药物成分而异，目前上市的舌下滴丸主要为复方丹参滴丸和速效救心丸两种中药复方制剂。复方丹参滴丸由多种中草药组成，以丹参为主要药味，常用于治疗冠状动脉粥样硬化性心脏病、心绞痛、高血压等心脑血管疾病。速效救心丸主要由川芎、冰片两味药组成，具有行气活血和祛瘀止痛等功效，可增加冠状动脉血流量，缓解心绞痛，用于气滞血瘀型冠状动脉粥样硬化性心脏病，是目前临床上治疗冠状动脉粥样硬化性心脏病最常用的药物之一。另外，舌下滴丸Sublivac®于美国上市，内含药物阿昔洛韦，主要治疗复发性唇疱疹。

六、OraVescent口服透黏膜技术

2005年6月，Cephalon公司向美国FDA提交了芬太尼泡腾颊膜片（fentanyl effervescent buccal tablet）的上市申请，用于癌症疼痛的治疗，此制剂采用了Cima公司的专利OraVescent促进吸收技术。其原理如下所述。

根据Henderson-Hasselbach方程可知：当pH低于弱碱性药物的pK_a时，可促进其在水溶液中的离子化；反之，当溶液pH高于其pK_a时，弱碱性药物的离子化受到抑制，非离子型占优势。药物的离子型较非离子型水溶性好，而非离子型常具有更好的生物组织渗透性。因此，当药物的溶解度低时，常将pH降低至pK_a以下。当弱碱性药物在生物系统中的吸收慢且不完全时，需选择适当高于药物pK_a的pH，这能保证多数溶解了的药物处于非离子型状态而更易于被吸收。也就是，低pH促进溶出，高pH促进吸收。通常需要在优化药物溶解度与促进吸收之间选择一个折中的pH，在其中一种能力减小的时候能促进另一个方面。

通过变化的pH可以得到两全其美的解决方案。如果系统的初始pH低，弱碱性药物的溶解度可得到提高；若通过某些手段缓慢提高系统pH，离子型药物可缓慢地转化为非离子型，从而促进药物吸收。此过程中的关键问题在于pH的改变应缓慢，以使非离子型浓度不超过其有效的水溶解度，随着药物被生物组织吸收，有效地减小非离子型药物在溶液中的浓度，可进一步防止药物从溶液中析出。

当泡腾反应发生时，释放出二氧化碳，如果颊膜或舌下片中含有泡腾酸碱对，释放出的二氧化碳溶解于唾液中，碳酸的形成使唾液变为酸性。之后，随着溶液中二氧化碳的失去，溶液pH逐渐升高。释放出的二氧化碳被黏膜组织吸收或释放至口腔内的空间。

等摩尔柠檬酸和碳酸氢钠可引起整个pH在6~8.4之间变化，即正常唾液pH的上下1个单位。因此利用这种泡腾反应可以在口腔中很方便地产生变化的pH这一特征而应用于给药系统。此动态系统pH的上限和下限可通过额外的pH调节剂来进行调整，但要维持pH变化范围在2个单位。例如，对于pK_a为6.6的药物，pH范围可从5.5变化到7.5。

七、粉末与口腔PowderJect®系统

口腔粉末给药是一种给药方式，是将药物制成细粉末，直接散布于口腔黏膜上，通过口腔黏膜吸收达到治疗的目的，如西瓜霜、复方皮质散、锡类散、珠黄散、青黛散、冰硼散和养阴生肌散等局部治疗的中药散剂。另外，舌下粉末GoNitro®于2016年在美国上市，内含药物硝酸甘油，主要用于治疗心绞痛。

口腔PowderJect®系统为安全有效的无针给药技术，用于粉末的口腔黏膜给药。口腔PowderJect®系统与一系列PowderJect®给药系统相同，系利用压缩气体源产生能量来促进和传递粉末或微粒物质至口腔。粉末注射剂的弹道学性质是口腔PowderJect®系统和以扩散为驱动力系统（如口服片）之间的基本区别。

八、智能药物装置

智能药物装置（intelligent drug delivery device，IDD）是一种安置在牙齿上的装置，不干扰患者口腔的正常功能，用于治疗吸烟、吸毒成瘾和慢性疾病。该装置由微处理器、药物

贮存器和药物释放阀组成，可通过体外遥控微处理器和释放阀门控制药物的释放速率和数量，以保持稳定的血药浓度。因此，该装置对上述患者的治疗十分有效，如糖尿病患者可以通过稳定的胰岛素水平获益。IDD 是一种将药物输送到颊黏膜的非侵入性方法，可减少副作用并提高患者的依从性，但该装置需特异定制和存在异物感等缺点导致其未被临床应用。

思 考 题

1. 目前已上市的口腔黏膜给药制剂的局限性是什么？如何加以改进？
2. 用于口腔黏膜给药的纳米粒、微针和智能药物装置等各自优缺点是什么？

（乔宏志）

参考文献

[1] 朱诗竟，李淞明，詹常森. 口腔黏膜给药系统研究进展[J]. 中成药，2018, 40(10): 2266-2271.

[2] Bastos F, Pinto A C, Nunes A, et al. Oromucosal products-market landscape and innovative technologies: a review[J]. Journal of Controlled Release, 2022, 348: 305-320.

[3] Jacob S, Nair A B, Boddu S H S, et al. An updated overview of the emerging role of patch and film-based buccal delivery systems [J]. Pharmaceutics, 2021, 13(8): 1206.

[4] 徐成，孙军娣，谢晓燕，等. 口腔黏膜给药制剂的质量评价研究[J]. 药物分析杂志，2019, 39(11): 1980-1991.

[5] 王冰，刘宏锐，陈芳，等. 口腔黏膜给药系统的药物动力学研究进展[J]. 药学学报，2020, 55(2): 226-234.

[6] Kozak M, Pawlik A. The role of the oral microbiome in the development of diseases[J]. International Journal of Molecular Sciences, 2023, 24(6): 5231.

[7] Shipp L, Liu F, Kerai-Varsani L, et al. Buccal films: a review of therapeutic opportunities, formulations & relevant evaluation approaches[J]. Journal of Controlled Release, 2022, 352: 1071-1092.

[8] 方亮. 药剂学[M]. 8版. 北京：人民卫生出版社，2016.

[9] 陈水燕，苏晓渝，王新敏，等. 基于纳米技术的口腔黏膜给药系统[J]. 药学学报，2023, 58(5): 1245-1255.

[10] Golshani S, Vatanara A, Amin M. Recent advances in oral mucoadhesive drug delivery[J]. Journal of Pharmacy and Pharmaceutical Sciences, 2022, 25: 201-217.

[11] Liu Y, Shuai S Y, Huang G T, et al. Nanocrystals based mucosal delivery system: research advances[J]. Drug Development and Industrial Pharmacy, 2021, 47（11）: 1700-1712.

[12] Watchorn J, Clasky Aj, Prakash G, et al. Untangling mucosal drug delivery: engineering, designing, and testing nanoparticles to overcome the mucus barrier[J]. Acs Biomaterials Science & Engineering, 2022, 8（4）: 1396-1426.

[13] Creighton R L, Woodrow K A. Microneedle-mediated vaccine delivery to the oral mucosa[J].

Advanced Healthcare Materials, 2019, 8（4）: 1801180.

[14] Li H R, Yu Y, Dana S F, et al. Novel engineered systems for oral, mucosal and transdermal drug delivery[J]. Journal of Drug Targeting, 2013, 21（7）: 611-629.

[15] 刘仁亮, 马晋隆, 倪睿, 等. 口腔黏膜生物黏附性材料的研究进展[J]. 中国医药工业杂志, 2018, 49（2）: 149-155.

[16] 李玉清, 章德军, 黄绳武. 黏膜给药系统评价方法的研究进展[J]. 中国药学杂志, 2012, 47（2）: 91-94.

第六章

吸入给药系统

本章学习要求

1. 掌握：影响药物鼻腔与肺部吸收的因素；吸入和非吸入气雾剂、喷雾剂、粉雾剂的概念、特点、类型及药物递送的原理和方法；鼻黏膜给药系统特点及分类。
2. 熟悉：鼻腔与肺部生理结构；常用吸入制剂的辅料及影响经口吸入给药疗效的因素；典型气雾剂、喷雾剂、粉雾剂的处方、制备工艺及体外评价方法；鼻黏膜给药系统质量要求及评价要点。
3. 了解：经口吸入制剂的最新进展；鼻黏膜给药系统研究进展。

第一节 呼吸道结构及影响药物吸收的因素

一、药物的鼻腔吸收

（一）鼻腔的生理结构及药物吸收过程

1. 鼻腔的生理结构

鼻腔是一处位于两侧颅骨之间的空腔，由骨性鼻腔和软骨支撑，并由黏膜和皮肤构成（图6-1）。其形状为不规则的狭长腔隙，顶部较窄，底部较宽，前后径大于左右两侧。它的前端与前鼻孔相连，后端通向鼻咽部的鼻后孔。整个鼻腔由鼻中隔分割成左右两个部分，前部通向外部的鼻前庭，后部通向咽部的固有鼻腔。

固有鼻腔是鼻前庭向后延伸的部分，其内侧壁为鼻中隔。固有鼻腔通过鼻后孔与咽部相连，其结构与骨性鼻腔类似，由骨和软骨结构覆盖黏膜而成。每侧鼻腔共有四个壁面，分别为上壁、下壁、内壁、外壁。上壁（顶部）狭窄，毗邻颅前窝，由鼻骨、额骨、筛骨筛板和蝶骨组成，筛板的筛孔通过嗅神经。下壁（底部）即口腔顶，由硬腭构成。内壁为鼻中隔，由骨性鼻中隔和软骨共同形成。外壁结构复杂,由鼻骨额突、泪骨、筛骨、腭骨垂直部和蝶骨翼突等多种骨骼构成。

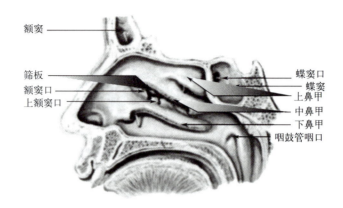

图6-1 鼻腔结构示意图

鼻腔外侧壁有三个突出的、略呈贝壳形、呈阶梯状排列的长条骨片,分别被黏膜覆盖,称为鼻甲。上鼻甲、中鼻甲和下鼻甲从上至下依次排列,它们下方的间隙分别称为上鼻道、中鼻道和下鼻道。上鼻甲后上方具有一个凹窝,称为蝶筛隐窝。鼻窦分别开口于中鼻道、上鼻道和蝶筛隐窝。

固有鼻腔的黏膜可根据其性质分为嗅部黏膜和呼吸部黏膜。嗅部黏膜位于上鼻甲以上及其相对应的鼻中隔部分,呈淡黄色或苍白色,内含嗅细胞,可感受气味的刺激。其余部位被粉红色的呼吸部黏膜所覆盖,该黏膜富含毛细血管和黏液腺,在上皮中具有纤毛,可净化空气并提高吸入空气的温度和湿度。鼻腔呼吸区黏膜的无纤毛柱状细胞表面有许多微绒毛,黏膜下层富含黏液腺和浆液腺,以及杯状细胞,能分泌出大量的黏液和浆液,对空气起到调湿作用。

鼻腔呼吸区的黏膜面积较大,其拥有的上、中、下三个鼻甲和对应的三个鼻道也增大了黏膜与空气接触的面积;同时,黏膜下有大量的毛细血管,当冷空气进入鼻腔时,鼻甲和鼻道的黏膜下血管会产生加温作用。据测试结果,0 ℃的冷空气经过鼻腔、咽喉进入肺部时,温度可升至36 ℃,与人体正常体温非常接近。可见鼻腔对于冷空气具有明显的加温作用。

鼻腔作为一种独特的药物吸收途径,其特点与生理结构密切相关。人体鼻腔深度为12~14 cm,鼻腔中部鼻甲部分膨大,鼻腔壁带有黏膜,在多个部位厚度一般为2~4 mm,而在某些凸起部位可达5 mm。其中,黏膜中含有许多由静脉血管组成的海绵状组织或海绵体。鼻腔黏膜表面覆盖着具纤毛的上皮细胞,其分布在鼻中隔和鼻甲处最为密集,纤毛长度约为5 μm,直径约0.2 μm。此外,鼻腔黏膜的杯状细胞分泌物的pH为7.4,使得成人正常鼻腔分泌物的pH保持在5.5~6.5之间。鼻腔黏膜表面积非常大,人体鼻黏膜面积约为150 cm^2,因此可以极大地增大药物吸收的有效表面积。鼻腔上部的黏膜比各个鼻窦内的黏膜更厚,血管更为密集,是药物吸收的主要区域。

鼻腔内的腺体可分泌出浆液和黏液,覆盖在鼻黏膜上。这些黏液中约含有95%~97%的水和2%~3%的蛋白质,包括糖蛋白、蛋白水解酶、分泌蛋白、免疫球蛋白和血浆蛋白。其中，蛋白水解酶是影响药物通过鼻腔吸收的重要因素之一。黏液pH在5.5～6.5之间，是蛋白水解酶最适宜的环境。黏液单向流向咽部，鼻腔的纤毛带动分泌物以5～6 mm/min的速率流过。鼻腔长度为12～15 cm，任何粉末和颗粒在鼻腔内接触的总时间仅有20～30 min，因此药物粉末或溶液很容易被迅速清除，难以停留很长时间，这可能对药物的鼻黏膜吸收造成影响。

鼻腔黏膜中的嗅神经上皮黏膜是神经系统与外界交流的最直接通路之一，其屏障作用远不及血脑屏障。鼻腔黏膜是药物进入脑的主要途径之一，主要通过嗅神经通路、嗅黏膜上皮通路和血液循环通路实现，这为药物通过鼻腔吸收并实现脑靶向提供了基于解剖学结构的途径。

2. 药物吸收过程

药物经鼻上皮细胞被鼻腔毛细血管吸收后，直接进入中枢神经系统及外周循环系统，而不经过肝门系统，避免了肝脏首过效应，是药物吸收的理想途径。但鼻腔存在蛋白水解酶，有些药物如多肽类及蛋白质类药物易在该部位被水解。另外，纤毛始终按一定的节律运动，其将进入鼻腔的异物粒子清除至咽喉而被排出，给入鼻腔的药物也会由于纤毛运动而被清除。

（二）影响药物鼻腔吸收的因素

影响药物鼻腔吸收的因素有很多，包括鼻腔的解剖生理因素、药物及其剂型因素等。

1. 生理因素

（1）鼻腔的pH　成人鼻腔分泌物的正常pH为5.5～6.5，婴幼儿略低。由于鼻腔黏液少，缓冲能力较差，因此鼻用制剂的pH对药物的解离度有较大影响，进而影响药物的吸收。

（2）黏膜内血流　鼻黏膜内毛细血管丰富，有利于药物的渗透吸收。如首过效应很强的药物黄体酮，鼻腔给药的生物利用度为口服的5～10倍。但病理状况，如萎缩性鼻炎、严重血管舒缩性鼻炎、鼻腔息肉、过敏性鼻炎、感冒等，能降低鼻部血管的血流量，从而减少药物的鼻腔吸收。外界因素如温度、湿度变化亦会降低鼻腔的药物吸收。

（3）鼻腔中的酶　成人鼻腔分泌物中含有多种酶类，能降解经鼻黏膜给药的药物，其中烟酰胺腺嘌呤二核苷酸磷酸（nicotinamide adenine dinucleotide phosphate，NADPH）-细胞色素P450酶的含量较肝脏高出3～4倍，在鼻腔形成一种伪首过效应（pseudo-first pass effect）。

（4）鼻黏膜的纤毛运动　鼻黏膜纤毛的摆动频率约1000次/分钟，滴入的溶液、粉末或颗粒在鼻腔内只能滞留20～30 min，影响药物吸收的完全性而降低药物的生物利用度。有些药物如盐酸普萘洛尔，虽然鼻腔给药吸收良好，但会影响纤毛的正常运动，使纤毛运动不可逆地停止。一些防腐剂或赋形剂也有可能影响纤毛的正常运动。

2. 药物的理化性质

（1）药物的分子量　药物的分子量大小与鼻黏膜吸收程度有着密切关系。一般来说，分子量越大，亲水性越小，越不易被吸收。通常分子量小于或等于300的药物几乎可以完全吸收；分子量大于300的药物，鼻黏膜吸收程度与分子量大小呈负相关；而分子量大于1000的药物经鼻黏膜吸收明显降低，在没有吸收促进剂的存在下，生物利用度通常小于5%，吸收差。

（2）药物的脂溶性和解离度　脂溶性大的药物易于被鼻腔吸收，而水溶性的药物鼻腔给药后吸收比口服和舌下给药差，生物利用度低。弱酸或弱碱性药物的鼻黏膜吸收程度依赖于溶液pH和解离度，分子型易通过鼻黏膜吸收，离子型吸收量较少。

（3）电荷　带正电荷的药物易于被吸收，因为带正电荷的药物能与带负电荷的鼻黏膜结合。例如，阳离子聚合物荧光素-异硫氰-二乙胺乙基右旋糖酐及其中性母核荧光素-异硫氰-右旋糖酐的分子量分别是9000、6000，兔鼻腔给药后，荧光素-异硫氰-二乙胺乙基右旋糖酐比荧光素-异硫氰-右旋糖酐吸收率高，鼻腔吸收率与分子量成正比，这种反常现象就是由药物所带电荷差异引起的。

（4）粒子大小　不溶性药物的粒子大小与其在鼻腔中的分布位置密切相关，药物颗粒大小通常以控制在2～20 μm为宜，该范围的粒子易分布在鼻腔吸收部位的前部，并可进一步被气流、纤毛或膜扩散作用引入吸收部位而被鼻黏膜吸收。大于50 μm的粒子一旦进入鼻腔即可沉积，难以到达鼻黏膜的理想吸收部位，而小于2 μm的粒子容易被呼吸道气流呼出。发挥局部治疗作用的气雾剂，如杀菌、抗病毒药物，粒径应大于10 μm，以避免肺吸收。

（5）溶液pH和渗透压　溶液pH除了影响药物的解离度外，还可以影响鼻纤毛的清除率。动物实验表明：鼻腔纤毛在pH 7.0～10.0时正常运动，pH低于6.0或大于11.0时运动频率大大降低。而正常人的鼻腔分泌液pH为5.5～6.5，因此鼻用制剂的pH也应在此范围内，一般不超过7.0。

渗透压也影响鼻纤毛的清除率，溶液的低渗或者高渗均可降低鼻纤毛运动频率。

（6）药物的浓度　许多药物的鼻腔吸收随药物的浓度增加而增大，例如对胰岛素、美克法胺、氨基比林和安乃近等给药剂量与吸收量关系的研究表明，剂量和血药浓度-时间曲线下面积（area under the curve，AUC）之间线性关系良好，提示鼻黏膜吸收机制为被动扩散。但也有相反结果，例如水杨酸溶液随着浓度增加，吸收率却下降。

3. 剂型因素

鼻腔给药有很多种剂型，包括滴鼻剂、喷雾剂、粉末剂、凝胶剂等，而同种药物的不同剂型对药物的生物利用度影响很大。滴鼻剂给药后吸收部位表面积较小，容易受到鼻纤毛的清除，因此，生物利用度比喷雾剂和粉末剂要低；粉末剂与喷雾剂的生物利用度没有显著性差异。但是粉末剂与液体喷雾剂相比，具有较高的化学稳定性和微生物稳定性。粉末制剂、凝胶制剂一般比液体制剂有较高的生物利用度，因为这些制剂在鼻腔内的驻留时间往往比液体制剂长，从而延长了药物与鼻腔黏膜的接触时间。此外，鼻腔给药的装置对鼻吸收量影响很大，主要是决定药物在鼻腔中的吸收部位。

二、药物的肺部吸收

（一）肺部的结构和药物的吸收机制

1. 肺部的结构

肺部是由气管、支气管、细支气管、终末细支气管、呼吸性细支气管、肺泡管、肺泡囊和肺泡组成。支气管在进入肺后分支多次，如同倒长的树，形成支气管树，最终末端膨大为肺泡。若以气管为0级，则至肺泡的分支可达到第23级。随着分支的不断细化，管径逐渐变细。当管径约为1 mm时称为细支气管，当管径约为0.5 mm时称为终末细支气管。从肺叶支气管至终末细支气管的各段都没有具有气体交换功能的肺泡，因此终末细支气管以上无呼吸功能，被称为肺部的导气部。终末细支气管以下的分支分别是呼吸性细支气管、肺泡管、肺泡囊和肺泡，它们都具有进行气体交换的肺泡，因此被称为肺部的呼吸部。

肺泡是支气管树的终末部分,为多面形薄壁囊泡,人肺泡直径平均为0.15 mm。成人肺泡约有3亿~4亿个,总面积约为70~80 m²。肺泡一面有缺口,经此缺口与呼吸性细支气管、肺泡管或肺泡囊相通,其他各面与相邻肺泡紧密相连,此连接部称为肺泡隔。肺泡腔内面衬有肺泡上皮,肺泡上皮表面存在一层很薄的液膜,称为肺上皮黏液层,其具有表面活性剂作用,有利于降低肺泡表面张力,维持肺泡壁稳定性。肺上皮细胞层由2种类型的细胞组成,分别为Ⅰ型肺泡上皮细胞和Ⅱ型肺泡上皮细胞。其中Ⅰ型肺泡上皮细胞为扁平的、具有很大比表面积的细胞,构成气体交换的主要界面;Ⅱ型肺泡上皮细胞为分散的多角形大细胞,具有合成、分泌、消除表面活性物质以及增殖、分化形成Ⅰ型肺泡上皮细胞的功能。肺泡巨噬细胞存在于肺泡腔内,滞留在肺上皮黏液层中,与肺泡上皮相接近。它具有活跃的吞噬功能,能吞噬进入肺内的灰尘颗粒、细菌等异物和衰老死亡的细胞,并将它们分解、消化、清除。此外,肺泡巨噬细胞还分泌生物活性物质,破坏过量抗原,激活淋巴细胞,并将抗原处理再传递给淋巴细胞。所以,肺泡巨噬细胞是机体防御功能的一道重要防线,如图6-2所示。

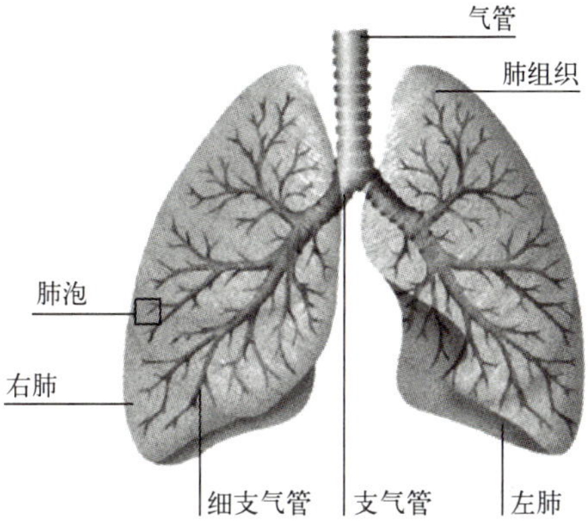

图6-2 肺部结构示意图

2. 药物在肺部的分布、吸收、代谢与清除

(1)药物在肺部的分布 药物进入肺泡部位后,被分为五部分:①由于咳嗽、喷嚏及纤毛排异作用而被清除至上呼吸道;②被吞噬入淋巴系统;③吸收进入血液循环;④被酶代谢激活或失活;⑤停留在肺泡中。

气雾剂中的药物颗粒进入肺内的运行是很复杂的,与粒子的形态、性状、大小等有关系。气雾剂给药后往往多数粒子经咽部进入胃肠道,仅少数粒子能到达作用部位。影响药物在肺部分布的因素主要是气雾剂本身的因素、使用方法及肺部的疾病状况等。

(2)药物的吸收 药物经肺泡壁与相邻毛细血管壁进入血液循环的过程称为药物经肺部吸收。药物通过肺部吸收进入血液循环主要有两条途径:跨细胞运输(transcellular transport)或经细胞旁途径(paracellular pathway)。跨细胞运输作用分为受体介导的跨细胞运输和非特异性的跨细胞运输。经细胞间通道转运则有以下两种方式:通过两细胞间的紧密连接,或通过某些细胞死亡并脱落而造成的基底膜上出现的暂时的空洞进行转运。

跨细胞运输是指转运的物质通过内吞作用由上皮细胞的一侧被摄入细胞,再通过外排作用从细胞的另一侧输出,而不破坏细胞膜的屏障功能或电位平衡。对于那些吸收非常缓慢的、较大的蛋白质及多肽类药物(分子量大于40000),跨细胞运输可能是非常重要的转运手段,而且其转运可能是受体介导的。而分子量低于40000的药物很可能是经细胞旁途径进行吸收。电子显微学研究发现,肺泡上皮细胞间的紧密连接是一种动态的结构,同时对于某些特殊的细胞间连接,如Ⅰ型肺泡和Ⅱ型肺泡上皮细胞间的连接,中间形成孔径小于27 nm的小孔,分子量较小的药物可以通过这些细胞间的小孔,绕过细胞屏障进入血液循环。在肺泡膜上还有一些较大的水性孔道,是由损伤细胞或细胞死亡脱落造成的,它们也是药物吸收的途径之一。

(3)药物代谢与消除 肺部存在大量的酶,对吸入肺部的药物有代谢作用。一方面是药物被代谢失活,影响药物在肺部的化学稳定性及在肺部的持续性;另一方面是药物经肺部代谢后被激活。药物在肺的消除包括除经吸收及代谢外一切使药物从肺部消失的过程，主要包括黏膜清除和肺泡吞噬作用。肺部表面存在吞噬细胞，细胞有触角，起清除细菌、死细胞及其他代谢物或异物的作用。药物被吸收后，一部分经吞噬而被清除。

（二）影响药物肺部吸收的因素

1. 生理因素

（1）呼吸道的防御作用　纤毛在气管壁上的运动可以将滞留在该区域的异物排出，排出时间通常需要几小时。在呼吸道向下深入程度越高，纤毛运动弱度就越大。一般来说，药物到达肺部深处所占比例越高，被纤毛运动清除的量就会越少，粒子停留时间也会变得更长。使用干粉吸入或雾化器进行给药时，患者主动吸入药物可以使药物到达肺部深处的量增加，且损失相对少量的药物。在临床应用中，药物的治疗效果取决于药物在不同部位的作用，例如用于治疗哮喘的沙丁胺醇、茶碱和色甘酸钠等药物需要到达下呼吸道，而青霉素、庆大霉素和头孢菌素类抗生素等一些抗菌药物需要停留在上呼吸道感染部位。

（2）呼吸道的管径　随着支气管分支增多、呼吸道管径变小及气道方向发生改变，药物粒子向肺深部运动过程中，容易因碰撞等原因而被截留。支气管病变的患者，腔道通常比正常人窄，药物更容易被截留，故肺部给药之前，应先用支气管扩张药，使支气管管径扩大，减少药物截留，提高药物治疗效果。

（3）呼吸量、呼吸频率和类型　气雾剂粒子到达肺部的部位与患者的呼吸量、呼吸频率以及呼吸类型有关。一般来说，药物粒子进入肺部的量与患者呼吸量成正比，与呼吸频率成反比。短促而快速地吸气可使药物粒子集中停留在气管部位，而缓慢、细长地吸气可以将药物粒子带到肺部更深的部位，如肺泡等。

（4）黏液层　呼吸道黏膜上的黏液层对于药物吸收具有阻挡作用。在粉末吸入剂中，药物需要首先溶解在黏液层中，才能够被充分吸收。特别是对于一些难溶性药物，黏稠的黏液层可能会限制粉末状药物的吸收速率。有时，带有正电荷的药物粒子会与带有负电荷的唾液酸残基发生相互作用，可能会影响药物的吸收效果。

（5）药物代谢酶　呼吸道黏膜内含有多种与外源物代谢相关的酶，例如磷酸酯酶、蛋白酶、细胞色素P450酶、黄素单加氧酶等，这些酶能够清除或代谢药物，导致药物失去活性。在研究胰岛素肺部吸收时，将碘标记的胰岛素与肺匀浆和亚细胞片段混合后进行培养以测定胰岛素的含量，结果表明部分胰岛素会被降解。这种降解作用可以被杆菌肽和氯化钠所抑制，说明蛋白水解酶可能会限制胰岛素在肺部的吸收。

（6）气-血屏障　药物被吸收后，它会通过肺上皮黏液层进入肺上皮细胞层、间隙组织、肺毛细血管内皮层，最终进入血液循环。在这个过程中，肺泡上皮细胞层是最主要的屏障。肺泡与毛细血管之间的结构是必经的气体交换结构，组织学上被称作气-血屏障，也被称作呼吸膜（图6-3）。

2. 药物的理化性质

药物经肺部吸收以被动扩散为主。药物的脂溶性、分子量大小、粒子大小等都能影响其在肺部的吸收。

（1）药物的脂溶性和脂水分配系数　肺泡扁平上皮为类脂质，脂溶性大的化合物，如可的松、氢化可的松、地塞米松等易从肺部吸收；而亲水性化合物，如季铵盐类化合物、马尿

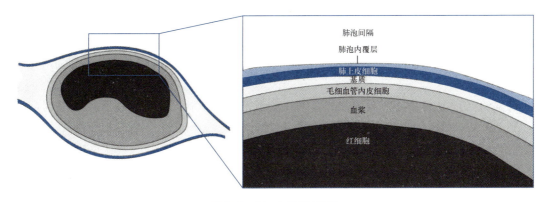

图6-3 气-血屏障结构图

酸盐、甘露醇等,其吸收主要通过细胞旁途径,且吸收较慢,此时药物的分子量是影响吸收的重要因素。

(2)药物的分子量大小　肺泡壁非常薄且细胞间存在较大的孔隙,因此水溶性良好的药物可以通过这些细孔被吸收,或被肺部的巨噬细胞吞噬后进入淋巴循环被吸收。一般地,药物的分子量越小,吸收速率就越快,而大分子药物的吸收速率相对较慢(表6-1)。因此,肺部是多肽和蛋白质类药物的理想给药部位。

表6-1　分子量对亲水性药物经肺部吸收的影响

药物	分子量	半衰期/min
维生素B_{12}	1355	225.0
菊糖	5250	225.0
肝素	15000	550.1
清蛋白	64000	3300.7
葡聚糖	3000	3397.8
	10400	3518.5
	20000	3894.1
	75000	3707.6
	160000	10534.1
	250000	24067.6

(3)药物粒子的沉积　肺部给药的药物首先在肺部通过惯性碰撞、沉降、扩散等方式沉积,然后溶出,发挥局部或全身治疗作用。粒子的沉积效率受呼吸道局部几何形状、粒子等特性参数及气流特征的影响。粒子在肺部的沉积与粒子的大小、形态、密度、初速度和呼吸方式有关。一般在气道上部,大于10μm的大粒子通常会沉积于气管中;2～10μm的粒子可

到达支气管与细支气管；2~3 μm的粒子可到达肺泡；粒径小于1 μm的粒子主要以扩散方式沉积。最适宜的空气动力学粒径应该在0.5~7.5 μm，而多数小于0.5 μm的粒子不能停留在呼吸道，容易随呼气排出。

3. 制剂因素

肺部给药剂型主要有气雾剂、喷雾剂、粉雾剂、微球制剂和脂质体等。组成制剂的处方、制剂工艺、吸入装置的构造等都能影响药物的吸收。

气雾剂使用方便，可靠耐用，但气雾剂阀门揿压与呼吸的协调性、使用时呼吸的类型等都对药物的吸入量和吸入深度有影响。如果使用气雾剂时，阀门的揿压与吸气不同步，药物则大部分停留在咽喉部。喷雾剂能使药物到达肺深部，避免了药物和抛射剂不相容以及吸入和启动不协调等问题。

随着药物微粉化技术和给药装置的不断进步，粉雾剂（干粉吸入剂）的类型和数量不断增多。根据不同给药沉积部位要求，粉末粒子大小应在几微米范围。粉碎方法有气流粉碎、球磨粉碎、喷雾干燥、超临界粉碎、水溶胶、控制结晶等。粉雾剂适用于多种药物，包括蛋白质和多肽等生物大分子药物。

微球制剂是近年来发展起来的新剂型。气化微球沉积于肺部，能使药物延缓释放，且可保护药物不受酶水解。通过改变制备工艺，如微球的大小、形状和孔隙率等，可以得到满足一定要求的微球制剂。目前，生物可降解微球作为肺部控释给药载体受到广泛关注。

将药物包入脂质体可改变药物的药动学性质，延长药物在作用部位的半衰期，而且脂质体具有良好的生物相容性。脂质体可靶向于肺泡巨噬细胞，对脂溶性差的大分子药物可显著提高其生物利用度，对毒性较大的药物可减少肺部给药时对正常组织的刺激性。如抗癌药、抗哮喘药和抗过敏药等，都可用脂质体作为肺部给药的载体。

第二节　气雾剂

一、气雾剂的定义与分类

（一）定义

气雾剂（aerosol）指含药溶液、乳状液或混悬液与适宜的抛射剂（propellant）共同封装于具有特制阀门系统的耐压容器中，使用时借助抛射剂的压力将内容物呈雾状喷出，用于肺部吸入或直接喷至腔道黏膜、皮肤和空间消毒的制剂。气雾剂一般由药物、耐压容器、定量阀门系统和喷射装置组成。

（二）分类

1. 按给药途径分类

按给药途径，气雾剂可分为吸入气雾剂、非吸入气雾剂及外用气雾剂。

（1）吸入气雾剂　使用时将内容物呈雾状喷出并吸入肺部的气雾剂，可发挥局部或全身治疗作用。本节将重点介绍吸入气雾剂。

（2）非吸入气雾剂　使用时直接喷射到腔道黏膜（口腔、鼻腔、阴道等）的气雾剂。鼻黏膜用气雾剂主要适用于鼻部疾病的局部用药和多肽类药物的系统给药；阴道黏膜用气雾剂，常用O/W型泡沫气雾剂，主要用于治疗微生物、寄生虫等引起的阴道炎，也可用于节制生育。

（3）外用气雾剂　用于皮肤、空间消毒与杀虫的气雾剂。皮肤用气雾剂主要起清洁消毒、保护创面、止血及局部麻醉等作用；空间消毒与杀虫用气雾剂主要用于杀虫、驱蚊及室内空气消毒。

2. 按分散系统分类

按分散系统，气雾剂可分为溶液型、混悬型和乳剂型。

（1）溶液型气雾剂　药物（固体或液体）溶解在抛射剂中，形成均匀溶液，喷出后抛射剂挥发，药物以固体或液体微粒状态到达作用部位。

（2）混悬型气雾剂　药物（固体）以微粒状态分散在抛射剂中，形成混悬液，喷出后抛射剂挥发，药物以固体微粒状态到达作用部位。

（3）乳剂型气雾剂　药物溶液和抛射剂按一定比例混合形成O/W型或W/O型乳剂。O/W型乳剂以泡沫状态喷出，因此又称为泡沫气雾剂。W/O型乳剂，喷出时形成液流。

3. 按处方组成分类

按处方组成，气雾剂可分为二相气雾剂和三相气雾剂。

（1）二相气雾剂　一般指溶液型气雾剂，由气-液两相组成。气相是由抛射剂所产生的蒸气；液相为药物与抛射剂所形成的均相溶液。

（2）三相气雾剂　一般指混悬型和乳剂型气雾剂，由气-液-固或气-液-液三相组成。在气-液-固中，气相是抛射剂所产生的蒸气，液相主要是抛射剂，固相是不溶性药物；在气-液-液中，两种不溶性液体形成两相，即O/W型或W/O型。

4. 按给药定量装置分类

按给药定量装置，气雾剂可分为定量气雾剂和非定量气雾剂。

（1）定量气雾剂　采用定量阀门系统的气雾剂，包括口腔、鼻腔和吸入气雾剂。采用定量阀门吸入的气雾剂又称为加压定量吸入剂（pressured metered-dose inhaler，pMDI）。

（2）非定量气雾剂　未采用定量阀门系统的气雾剂，主要用于皮肤、空间消毒等。

5. 按医疗用途分类

按医疗用途，气雾剂可分为肺部吸入用气雾剂、皮肤和黏膜用气雾剂、空间消毒用气雾剂。

（1）肺部吸入用气雾剂　主要经呼吸道吸入肺部发挥局部或全身治疗作用，又称吸入气雾剂。

（2）皮肤和黏膜用气雾剂　皮肤用气雾剂主要起创面保护、清洁消毒、局部麻醉及止血等作用；鼻黏膜用气雾剂主要用于治疗过敏性鼻炎或多肽类药物经鼻黏膜吸收起全身作用；舌下黏膜用气雾剂用于临床需要迅速起效的药物；阴道黏膜用气雾剂，常用为O/W型泡沫气雾剂，主要用于治疗微生物、寄生虫等引起的阴道炎或避孕等。

（3）空间消毒用气雾剂　喷出的粒子直径一般不超过50 μm，常在10 μm以下，可在空气中悬浮较长时间，主要用于杀虫、驱蚊及室内空气消毒。

二、气雾剂的组成

气雾剂由抛射剂、药物与其他辅料、耐压容器和阀门系统组成。

(一) 抛射剂

抛射剂（propellant）是气雾剂的喷射动力源，可兼作药物溶剂或分散介质。抛射剂多为液化气体，在常压下沸点低于室温，因此需要装入耐压容器内，由阀门系统控制。在阀门开启时，借抛射剂气化的压力将容器内药液以雾状喷出到达用药部位。抛射剂一般应满足以下要求：①常温下的蒸气压大于大气压；②无毒、无刺激性及无致敏性；③应为惰性气体，不与药物发生反应；④不易燃、不易爆；⑤无色、无臭、无味；⑥廉价易得。通常一种抛射剂难以同时满足以上所有要求，可将两种或几种抛射剂以适宜比例混合使用。抛射剂的喷射能力受其种类和用量影响，在气雾剂研发时应根据用药目的进行合理选择。如吸入气雾剂中雾滴多需控制在 $1\sim5~\mu m$，抛射剂用量较大，可达 99.5%（质量分数）；局部用气雾剂常含 50%~90%（质量分数）抛射剂，雾滴可在 $50\sim100~\mu m$ 之间变化。

抛射剂一般可分为氯氟烷烃类（chlorofluorocarbon，CFC）、氢氟烷烃类（hydrofluoroalkane，HFA）、二甲醚（dimethyl ether，DME）、碳氢化合物及压缩气体几类。其中，氯氟烷烃类又称氟利昂（freon），具有沸点低、易控制（常温下蒸气压略高于大气压）、性质稳定、毒性较小、可用作脂溶性药物的溶剂等特点，因此三个氟利昂品种（F_{11}、F_{114} 和 F_{12}）曾作为抛射剂广泛应用。但由于 CFC 可破坏大气臭氧层，我国已于 2015 年 12 月 31 日全面停止 CFC-MDI 的生产。

下面主要介绍其他类型抛射剂作为氟利昂的替代品。

1.氢氟烷烃类

HFA 不含氯，不破坏大气臭氧层，温室效应明显低于 CFC，且在人体内残留少、毒性低、惰性，也不具可燃性，在室温和大气压下与空气混合不会发生爆炸，被认为是 CFC 最合适的替代品。四氟乙烷（HFA-134a）和七氟丙烷（HFA-227）已被美国 FDA 批准用于定量吸入气雾剂中，主要性质见表 6-2，其中四氟乙烷较为常用。由于 HFA 对水分溶解性较大，且在药物及附加剂溶解性、与密封材料的相容性方面与 CFC 差异较大，在 pMDI 处方设计、生产工艺上仍存在较大挑战。1995 年欧盟批准了这两种 HFA 替代氟氯烷烃用于药用气雾剂的开发。《中国药典》（2020 年版）（四部）药用辅料首次收录了四氟乙烷和七氟丙烷，但规定两者供外用气雾剂用。目前全球大部分市售的吸入气雾剂的抛射剂均为氢氟烷烃。

表 6-2 常用 HFA 抛射剂的性质

名称	四氟乙烷	七氟丙烷
代号	HFA-134a	HFA-227
分子式	CF_3CFH_2	CF_3CFHCF_3
沸点 /℃	-26.5	-17.3
冰点 /℃	-108	-131
液态密度 /（g/cm³）（20 ℃）	123	1.41
蒸气压 /kPa（20 ℃）	572	389
温室效应	0.22	0.7
大气生命周期 / 年	15.5	33

2. 二甲醚（dimethyl ether，DME）

常温常压下为无色气体或压缩液体，具有轻微醚香味，主要优点有：①常温下稳定，液态时不易氧化；②压力适宜，易液化；③具有良好的溶解性能，对极性和非极性物质的溶解性均较好，尤其适用于水溶性药物，兼具抛射剂和溶剂双重功能，可以简化气雾剂的处方；④与不燃性物质混合可改善易燃性；⑤毒性低，无致癌性。但由于其易燃性问题，目前仍主要用作非定量气雾剂的抛射剂。

3. 碳氢化合物

主要有丙烷（A-108）、正丁烷（A-17）和异丁烷（A-31）。此类抛射剂毒性较低、密度小于 1 g/cm³、惰性且对环境影响小，但易燃、易爆。目前常单用或混合用作外用气雾剂的抛射剂。

4. 压缩气体

主要品种有二氧化碳、氮气和氧化亚氮等。压缩气体化学性质稳定，不与药物发生反应，不易燃烧。但液化后沸点较低，常温时蒸气压过高，对容器耐压性能要求高；若在常温下充入该类非液化压缩气体，则压力容易迅速降低；此外，膨胀比小，O/W型气雾剂喷雾时较湿且形成的泡沫不如其他液化气体抛射剂稳定。由于其具有良好的安全性，目前常用于消毒、肛肠、阴道、鼻腔、局部止痛等各类医用气雾剂中。

（二）药物与其他辅料

1. 药物

液体药物、固体药物均可制备气雾剂。目前应用较多的药物有呼吸系统用药、心血管系统用药、消炎镇痛药、皮肤用抗真菌药、烧伤药及消毒用品等。近年来，多肽类药物的气雾剂给药系统的研究日益增多，受到广泛的关注。

2. 其他辅料

根据处方需要可加入溶剂、助溶剂、抗氧剂、抑菌剂、表面活性剂等附加剂。表面活性剂在不同分散体中可用作增溶剂、润湿剂、助悬剂或乳化剂等，还有抗静电、润滑、减少药物吸附于容器壁和阀门等作用。常用的表面活性剂有磷脂、油酸及三油酸山梨坦等，含量一般为0.1%~2%（质量分数）。

（三）耐压容器与阀门系统

1. 耐压容器

对气雾剂耐压容器的基本要求包括耐压性（有一定的耐压安全系数）、抗撞击性、化学惰性、轻便、价廉和美学效果等。用于制备耐压容器的材料包括玻璃容器、金属容器和塑料容器三大类。

（1）**玻璃容器** 玻璃容器的化学性质比较稳定，但耐压性和抗撞击性较差，故需在玻璃瓶的外面搪以塑料层。常用外包塑料的塑料瓶，塑料外层可透明或有色，有吸收紫外线保护药物的作用，外观更符合美学要求，而且可以观察（较强的光线下）内容物的多少，一般用于溶液型气雾剂，而不用于混悬型气雾剂。随着新型材料的开发和应用，气雾剂已较少使用玻璃容器。

（2）**金属容器** 如铝、马口铁和不锈钢等，耐压性强，但对药物溶液的稳定性不利，故容器内常用环氧树脂、聚氯乙烯或聚乙烯等进行表面处理。铝制容器很轻，基本是惰性的，表面还可形成稳定的氧化铝层。由于容器是整体成型的，药液不会泄漏。铝制容器可以不用表面处理直接应用（特别是只含药物与抛射剂时），也可在表面涂以适当高分子材料后再应用。马口铁容器主要应用于局部用气雾剂，内表面一般都经过处理。

（3）塑料容器　塑料是一种人工合成的高分子材料，以合成树脂为主要原料并加入适当添加剂。塑料容器的优点是质地轻，不易摔碎，牢固耐压，具有良好的抗撞击性和抗腐蚀性。但是，需要注意的是，塑料制品本身的通透性较高，需要防止抛射剂的渗透以及添加剂对药物的影响。

2. 阀门系统

气雾剂的阀门系统是控制药物和抛射剂从容器喷出的主要部件，其中设有供吸入用的定量阀门，或供腔道或皮肤等外用的泡沫阀门等特殊阀门系统。阀门系统坚固、耐用和结构稳定与否，直接影响制剂的质量。阀门材料必须对内容物为惰性，其加工应精密。下面主要介绍目前使用最多的定量型吸入气雾剂阀门系统的结构和组成部件。阀门系统一般由推动钮、阀杆、橡胶封圈、弹簧、定量室和浸入管组成，并通过铝制封帽将其固定在耐压容器上，结构与工作示意图见图6-4。

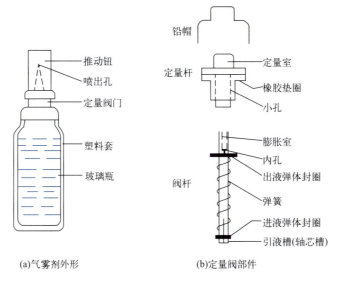

图6-4　定量型吸入气雾剂阀门系统装置及部件图

（1）封帽　通常为铝制品，将阀门固定在容器上，必要时涂上环氧树脂等薄膜。

（2）阀杆　阀门的轴芯部分，通常由尼龙或不锈钢制成。阀杆上端内部含有一个膨胀室，与上面的喷嘴相通，此室是内容物骤然气化的场所。在膨胀室下部的旁侧有一内孔，是内容物进入膨胀室的通道。阀杆下端有一细槽（引液槽）或缺口，以供药液进入定量室。

（3）橡胶封圈　通常用丁腈橡胶制成，分进液封圈与出液封圈两种。进液封圈紧套于阀杆下端，在弹簧之下，其作用是托住弹簧，同时随着阀杆的上下移动而使进液槽打开或关闭，且封住定量杯下端，使杯内药液不致倒流。出液封圈紧套于阀杆上端，位于内孔之下，弹簧之上，其作用是随着阀杆的上下移动而使内孔打开或关闭，同时封住定量杯的上端，使杯内药液不致溢出。

（4）弹簧　通常用不锈钢制成，套在阀杆的下部，位于定量杯内，为推动钮提供上升的动力。

（5）**定量室** 通常用塑料或金属制成，其容量一般为0.05～0.2 mL，阀杆穿插其中。定量室的容量决定了每揿一次的给药剂量。由于封圈控制药液不外溢，喷出的剂量准确。

三、气雾剂的制备工艺、生产设备及包装

（一）制备工艺

制备气雾剂的一般工艺流程为：容器与阀门系统的处理和装配→药物的配制、分装→抛射剂的填充→质量检查→包装→成品。抛射剂的填充有冷灌法和压灌法，其中压灌法又分为一步法和两步法，在工业化生产中主要采用冷灌法（图6-5）和一步压灌法（图6-6），气雾剂的生产环境、用具和整个操作过程，应避免微生物的污染。溶液型气雾剂应制成澄清溶液；混悬型气雾剂应将药物微粉化，并严格控制水分的带入。

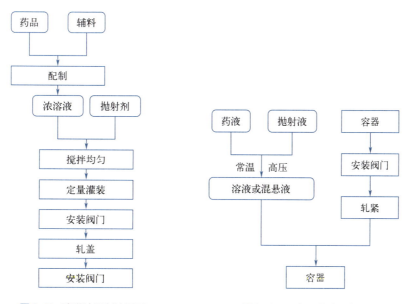

图6-5 冷灌法配制流程图　　图6-6 一步压灌法配制流程图

1. 容器与阀门系统的处理与装配

（1）**玻璃瓶的搪塑** 将玻璃瓶洗净、烘干，并预热到（125±5）℃，浸入预先配好的塑料黏液中，使瓶颈以下均匀地粘上一层塑料液，倒置后于（160±10）℃干燥15 min，备用。塑料黏液可由糊状高分子材料、增塑剂（如苯二甲酸二丁酯或苯二甲酸二辛酯）、润滑剂（如硬脂酸钙或硬脂酸锌）和色素等组成。金属容器包括铝、马口铁和不锈钢等，耐压性强，但不利于药物稳定，故常内涂环氧树脂、聚氯乙烯或聚乙烯等保护层。

（2）**阀门系统的处理** 阀门系统用于控制药物的喷射剂量。除一般阀门系统外，还有吸入用的定量阀门、供腔道或皮肤等外用的泡沫阀门。制造阀门系统的塑料、橡胶、铝或不锈钢等材料应对内容物保持惰性，具有并保持适当的强度，加工应精密。

将阀门系统中的塑料和尼龙制品洗净后用95%的乙醇浸泡、备用；不锈钢弹簧先在1%～3%的碱液中煮沸10～30 min，用水洗净至无油腻，然后再用95%的乙醇浸泡、备用；橡

胶制品用75%的乙醇浸泡24 h,干燥备用。上述经处理的零件按阀门系统的构造进行装配。

2. 药物处方的配制和分类

根据药物的性质不同和处方组成的差异,气雾剂中药液的配制方式各有不同。一般而言:①对于溶液型气雾剂,可将药物与其他附加剂溶解于潜溶剂中,制成澄清的溶液后进行分装;如需要也可将药物与附加剂分别溶于抛射剂与潜溶剂中,再将两液混溶后进行分装。②对于混悬型气雾剂,可先将药物进行微粉化处理,与其他附加剂混匀后进行分装,或加入部分抛射剂混悬均匀后进行分装,要特别注意环境的湿度、原料、辅料、用具和容器的含水量,以防止水分对混悬型气雾剂质量的影响。③对于乳剂型气雾剂,可先将药物与其他附加剂溶解于处方中的水性或油性介质中,在表面活性剂存在的情况下制备成均匀和稳定的乳剂后进行分装。

3. 抛射剂的填充

抛射剂的填充主要有压灌法和冷灌法两种,其中压灌法更常用。

(1)压灌法　压灌法是在完成药液的分装后,先将阀门系统安装在耐压容器上,并用封帽扎紧,然后用压装机进行抛射剂的填充。灌装时,压装机上的灌装针头插入气雾剂阀杆的膨胀室内,阀杆向下移动,压装机与气雾剂的阀门同时打开,过滤后的液化抛射剂在压缩气体的较大压力下定量地进入气雾剂的耐压容器内。

压灌法在室温下操作,设备简单。由于是在安装阀门系统后灌装,故抛射剂的损耗较少。如用旋转式多头灌装设备,可达较快速度。对水不稳定的药物也可用此法。

(2)冷灌法　药液借助冷却装置冷却至低温(−20 ℃左右),抛射剂冷却至沸点以下至少5 ℃。先将冷却的药液灌入容器中,随后加入冷却的抛射剂(也可两者同时灌入)。立即安装上阀门系统,并用封帽扎紧。

冷灌法是在开口的容器上进行灌装,对阀门系统没有影响,但需要低温设备和低温操作。由于是开口灌装,抛射剂有一定损失,因此操作必须迅速。由于低温下结冰的原因,含乳剂或水分的气雾剂不适合用此法进行灌装。

4. 气雾剂制备关键点及注意事项

(1)主药的性质　配制气雾剂,尤其是混悬型气雾剂时应注意主药的溶解度、微晶颗粒大小及形状、密度、多晶型等药物的固态物性。

(2)药物的微粉化　制备混悬型气雾剂时,必须事先对药物进行微粉化处理,要求药物的粒径在7 μm以下,并提供D_{10}、D_{50}、D_{90}的粒度分布数据,同时注意微粉化工艺对药物的影响,如主药高温降解、多晶型转化、粉末特性等。

(3)物理稳定性和蒸气压　处方筛选中混悬型MDI需着重研究药物的聚集;通过复配抛射剂,或加入短链醇(如乙醇)等潜溶剂的方法获得适宜蒸气压;结合质量和临床研究结果,分析剂量损失的原因。

(4)表面活性剂　表面活性剂有助于混悬和润滑阀门,保证剂量的准确。但在葛兰素史克公司(GSK)上市的沙丁胺醇气雾剂中,采用了GSK的特有专利技术,制剂中不含有表面活性剂和潜溶剂,而是使用了特殊的阀门,并对压力罐内壁进行了特殊的涂层以避免药物的吸附。

(5)水分和环境湿度的控制　氢氟烷烃(HFA)抛射剂具有亲水性,易将水分带入成品中。而处方中的水分含量较高可能对气雾剂性能(如化学稳定性、物理稳定性、可吸入性等)有潜在影响。产品中水分的来源主要有:①原料和辅料中带入;②生产环境引入;③容器和生产用具带入。所以在处方筛选过程中,应严格控制原料药和辅料的水分,也要避免生产环境以及生产用具、容器中水分的带入,以最大限度地避免水分带来的影响。

(6)其他 此外,在配制过程中要注意主药及附加剂成分的添加顺序、主药含量的稳定性、停产间歇时间的优化、车间的温度和湿度等。

(二)生产设备

药用定量气雾剂的生产设备较为复杂,要求较高,尤其是用于灌装HFA的生产设备,国内生产的较少,主要由瑞士Pamasol、美国KP-Aerofill、意大利Coster生产,均为全自动生产线,集洗罐、整理轧盖、灌装于一体,工业化程度较高,日产可高达5万罐。生产线的经典配置如图6-7所示。

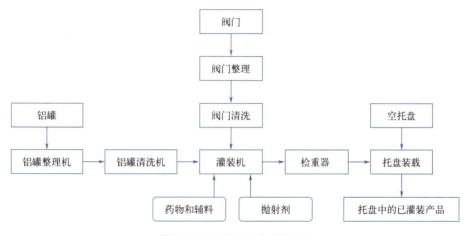

图6-7 MDI工业化生产流水线

(三)包装

气雾剂的包装组成主要包括耐压容器、塑料盖帽和阀门系统。容器包装材料有钢板、铝板、玻璃、不锈钢和塑料,其中以钢板为大多数,占80%～90%,铝板占10%～15%。内容物主要有产品和抛射剂。不同类型的抛射剂,初始压力会有所不同,21℃时,压力通常在10～70 lbf/m²(1 lbf = 4.45 N)范围内,但抛射剂是压缩的惰性气体时,容器在初始时的压力很高(90～150 lbf/m²)。阀门被设计成可以按需要的方式释放产品,同时在产品被用尽之前,保持产品和抛射剂的密封状态。产品被密封在容器内并与空气和外界其他污染物隔离。阀门类型需要根据处方、抛射剂和产品释放方式进行选择,如雾、泡沫、射流粉末等。

1. 阀门的安装

气雾剂的容器是一种压力容器,通常采用金属材料制备,也有玻璃或塑料的气雾剂容器。阀门系统的安装是确保气雾剂包装密封性能的关键。

阀座通常由马口铁制成,并带有一个垫圈(通常为丁腈橡胶)以确保锥形体的防渗漏密封。除最小的"一体"容器外,锥形体均配以标准的1 in(1 in = 0.02539 m)口。把阀座封闭连接至锥形体上的方法是卷边、钳紧,或更准确地说是冷挤(即在锥形体的弯边以下通过机械方法使阀支座膨胀,从而使连接处达到一定的机械强度),填充后的包装可耐受高达50

lbf/in^2 的压力。冷挤工艺本身非常关键，挤压深度和直径必须严格控制，以免泄漏。在阀座中心安装有阀体，其中安装有阀杆。它通过一个不锈钢弹簧而保持"关"的位置。通过按下或侧压触动装置或按钮打开阀门，产品则通过吸液管向外释放。阀体和阀座之间的密封通常受丁腈橡胶或氯丁橡胶垫圈的影响。

2. 填充和包装

气雾剂的填充过程包括四个主要步骤，即填充、排气、冷挤和抛射剂填充，其顺序可以不同。可以采用冷填充和压力填充两种方法。

冷填充系指产品和抛射剂都被冷冻并在压入前以液体形式通过直径 1 in 的口，并按容量填充（此过程为自排气）。产品组成必须能够耐受低温，常常适合填充非含水产品，目前已很少使用。压力填充也是从产品填充开始，但抛射剂在填充时为气体状态。产品填充后，顶空部位被抛射剂蒸气所充满，然后将阀冷挤定位。压力填充的一种改型方式称为阀座下填充，即先填充产品，然后将阀门松开，将容器抽真空，在阀座下注入抛射剂，最后将阀座冷挤入容器。压力填充设备比冷填充设备昂贵，但运行费用较低。

在所有这些工艺中，通过真空或抛射剂蒸发排气清除顶空部位的空气是至关重要的，否则容器内部压力会降低。

填充和封闭后，容器在 55 ℃或更高温度的水浴中检漏。然后容器被干燥，装上按钮。所有容器都在一特殊的喷台中检测喷雾情况。未印刷的容器被贴上标签并套盖。在这一阶段部分产品被取出，然后在一定储存期内（允许垫圈膨胀）检查失重。

有时使用两部分组成的盖，其内部是触动装置，而外部质硬，其一般的功能是防止顶压而导致的意外喷射。加盖和贴标签的气雾剂，随后装入带隔板或无隔板的外包装箱，或收缩包裹。

许多国家强制性要求在容器上加入警告性文字，如"高压容器，避光，不要暴露在超过 50 ℃的环境中，即使使用后也禁止刺孔或燃烧，禁止冲明火或自燃材料喷射"等。如果根据适当标准检测方法认定阀门操作时的喷射物具有易燃性，则必须进行说明。这些警示语通常不仅需要出现在外包装，而且在单元包装容器上也是必需的。另一个对气雾剂而言重要的要求是对防止儿童接触和触动标识封闭的要求。

四、气雾剂质量评价

首先，对气雾剂的内在质量进行检测评定，以确定其是否符合规定要求。然后，气雾剂的包装容器和喷射情况，在半成品时进行检查，具体检查方法参照现行《中国药典》。

气雾剂的质量评价包括剂量均一性、每揿喷量、微细粒子分布、最低装量、泄漏率、每揿主药含量、每罐总揿次等。其中，剂量均一性、微细粒子分布是气雾剂研究中最重要的评价指标。

（一）剂量均一性

从装置中释放出来的剂量为递送剂量；多次测定的递送剂量与平均值的差异程度则为递送剂量均一性。定量气雾剂应参照吸入制剂（通则 0111）相关项下方法检查，需分别检查罐内和罐间递送剂量均一性。

1. 罐内递送剂量均一性

取供试品 1 罐，振摇 5 秒，按产品说明书规定，弃去若干揿次，将吸入装置插入吸嘴适配器内，揿射 1 次，抽气 5 秒，取下吸入装置。重复上述过程收集产品说明书中的临床最小推荐剂量,采用适宜方法分别测定标示总揿次前(初始3个剂量)、中(n/2揿起4个剂量,n为标示总揿次)、后(最后3个剂量)共10个递送剂量。除另有规定外,符合下述条件之一者,结果可判为符合规定:①10个测定结果中,若至少9个测定值在平均值的75%~125%之间,且全部在平均值的65%~135%之间;②10个测定结果中若2~3个测定值超出75%~125%,另取2罐供试品测定。若30个测定结果中,超出75%~125%的测定值不多于3个,且全部在平均值的65%~135%之间。除另有规定外,平均值应在递送剂量标示量的80%~120%。

2. 罐间递送剂量均一性

取10罐供试品,按罐内递送剂量均一性方法操作,其中3罐测定说明书中规定的首揿、4罐测定中间(n/2)揿次、3罐测定末揿。除另有规定外,符合下述条件之一者,结果可判为符合规定:①10个测定结果中若至少9个测定值在平均值的75%~125%之间,且全部在平均值的65%~135%之间;②10个测定结果中,若2~3个测定值超出75%~125%,但全部在平均值的65%~135%之间,另取20罐供试品测定。若30个剂量中,超出75%~125%的测定值不多于3个,且全部在平均值的65%~135%之间。除另有规定外,平均值应在递送剂量标示量的80%~120%。

(二)微细粒子分布

气雾剂的粒度分布分为静态粒径分布和空气动力学粒径分布(aerodynamic particle size distribution,APSD)。静态粒径分布主要采用显微镜检测,较多地在配制中间体时用该法进行质控检验,吸入气雾剂要求药物粒径大小应控制在10 μm以下,其中大多数应为5 μm以下。对于吸入制剂而言,更为重要的是APSD的测定。粒子的空气动力学粒径决定粒子所能到达的呼吸道部位。各国药典所规定的吸入制剂空气动力学粒径的测定方法都是基于粒子惯性的碰撞器法。现行《中国药典》收载的是双级撞击器(twin-stage impactor,TSI),而目前国际上较为常用的测定微细粒子分布的仪器为安德森级联撞击器(Andersen cascade impactor,ACI)和新一代撞击器(next generation impactor,NGI)。现分别具体介绍如下。

1. 双级液体撞击器

对于雾滴(粒)的空气动力学直径的控制,现行《中国药典》采用模拟双级液体撞击器(图6-8)。其中,圆底烧瓶D及垂直管C处为第一级(stage Ⅰ),相当于主支气管;三角烧瓶、弯管、垂直管处为第二级(stage Ⅱ),相当于肺细支气管以下部位,即有效部位。使从吸入器释放出来的雾滴(粒)通过此仪器,然后测定仪器中第二级的药物沉积率,来控制雾滴(粒)大小分布。

双级撞击器是1987年由Hallworth等提出的,其主要原理是将雾滴(粒)通过模拟人体呼吸道的仪器,根据检测雾滴(粒)在仪器不同部位的分布情况,基于雾滴(粒)的大小和惯性来确定雾滴(粒)的空气动力学粒径。一般认为,在流速为60 L/min时,可以到达该装置第二级的药物雾滴(粒)的中位径(D_{50}),为6.4 μm。

2. 多级撞击器

多级撞击器是将吸入制剂中的药物吸入雾粒分为多个空气动力学等级,并为《欧洲药典》和《美国药典》收载。通过检定药物在各撞击盘中的沉积量,可获得药物的空气动力学粒径分布。在测得微细粒子剂量(fine particle dosage,FPD)的同时,可得到质量中值空气动力学直径(mass median aerodynamic diameter,MMAD)和几何标准偏差(geometric standard deviation,GSD)。

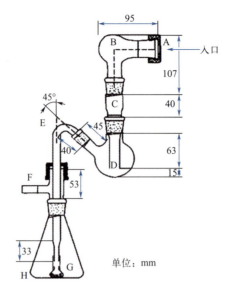

图6-8 双级液体撞击器示意图

A—吸嘴适配器，连接吸入装置；B—模拟喉部，由改进的50 mL圆底烧瓶制成，入口为29/32磨口管，出口为24/29磨口塞；C—模拟颈部；D—一级分布瓶，由24/29磨口100 mL底烧瓶制成，出口为14/23磨口管；E—连接管，由14口磨口塞与D连接；F—出口三通管，侧面出口为14口磨口塞，上端连接塑料螺帽（内含垫圈）使E与下密封，下端出口为24/29磨口塞；G—喷头，由聚丙烯材料制成，底部有4个直径为1.85 mm±0.125 mm的孔，喷孔中心有一直径为2 mm、高度为2 mm的凸出物；H—二级分布瓶，24/29磨口250 mL锥形瓶

多级撞击器中，应用最广泛的是为《英国药典》收载的安德森级联撞击器（ACI），如图6-9。由于药物所沉积的表面不同，圆盘撞击器和液体撞击器所测得的粒径分布存在一定的差异。采用金属圆盘作为接收器的一大缺点是容易引起粒子飞散。在圆盘表面涂布甘油、硅油等可避免粒子飞散。ACI的另一缺点是操作复杂，且层级间垂直分布，不易拆卸，较难实现自动化分析。ACI各级圆盘的尺寸、号码及各级所对应的粒子大小见表6-3。

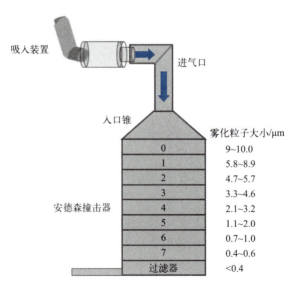

图6-9 安德森级联撞击器示意图

表6-3 ACI的主要尺寸规格及各级对应的微粒粒径

名称	号码	尺寸 /mm	粒径 /μm
0级	96	2.55±0.025	9.0～10.0
1级	96	1.89±0.025	5.8～9.0
2级	400	0.914±0.0127	4.7～5.8
3级	400	0.711±0.0127	3.3～4.7
4级	400	0.533±0.0127	2.1～3.3
5级	400	0.343±0.0127	1.1～2.1
6级	400	0.254±0.0127	0.7～1.1
7级	201	0.254±0.0127	0.4～0.7

3. 新一代撞击器

新一代撞击器由七个层级和一个微孔收集器（micro-orifice collector，MOC）构成，已被《美国药典》《欧洲药典》《英国药典》收载，如图6-10。气雾流以锯齿形式通过碰撞器。在30～100 L/min流速范围内，D_{50}在0.24～11.7 μm之间，有不少于五个级别的D_{50}在0.5～6.5 μm之间。测定时各层级之间干扰较少。粒径分布曲线形状较好，无拖尾现象。

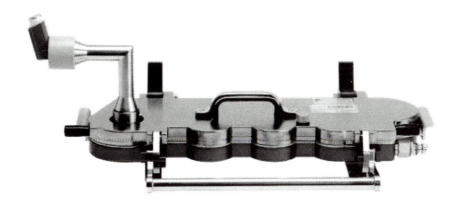

图6-10 新一代撞击器示意图

已有研究者等对比了NGI和ACI中粒子沉积的情况，结果表明，NGI中粒子在各层级之间的沉积小于ACI。由于NGI各级为水平分布，可以凭借托盘将各级碰撞杯一同取出，在进行分析测定时无相互干扰，因此有利于实现自动化分析。

（三）喷射速率和喷出总量检查

非定量气雾剂检查此项。

1. 喷射速率

取供试品4罐，分别喷射数秒后，擦净，精密称定，将其浸入恒温水浴（25±1）℃中30 min，取出，擦干，连续喷射5 s，擦净，分别精密称重，然后放入恒温水浴中，按上法重复操作3次，计算每罐的平均喷射速率（g/s），均应符合各品种项下的规定。

2. 喷出总量

取供试品4罐，依法操作，每罐喷出量均不得少于标示装量的85%。

（四）每罐总揿次

定量气雾剂可参照吸入制剂（通则0111）相关项下方法检查，应符合规定。

取气雾剂1罐，揿压阀门，释放内容物到废弃池中，每次揿压间隔不少于5 s。每罐总揿次应不少于标示总揿次（此检查可与递送剂量均一性测定结合）。

（五）每揿主药含量

定量气雾剂或吸入气雾剂应检查每揿主药含量。

取供试品1罐，依法操作，每揿主药含量应为每揿主药含量标示量的80%～120%。凡规定测定递送剂量均一性的气雾剂，一般不再进行每主药含量的测定。

（六）每揿喷量

取样1罐，依法操作，计算10个喷量的平均值。再重复测试3罐。除另有规定外，均应为标示喷量的80%～120%。

凡进行每揿递送剂量均一性检查的气雾剂，不再进行每揿喷量检查。

（七）装量

非定量气雾剂可参照最低装量检查法（通则0942）检查，应符合规定。

（八）无菌和微生物检查

除另有规定外，用于烧伤[除程度较轻的烧伤（Ⅰ度或浅Ⅱ度外）]、严重创伤或临床必须无菌的气雾剂，可参照无菌检查法（通则1101）检查，应符合规定。其他气雾剂可参照非无菌产品微生物限度检查：微生物计数法（通则1105）和控制菌检查法（通则1106）及非无菌药品微生物限度标准（通则1107）检查，应符合规定。

五、气雾剂处方设计

气雾剂的处方组成，除选择适宜的抛射剂外，主要根据药物的理化性质选择适宜的附加剂（如潜溶剂、表面活性剂），配制成一定类型的气雾剂，以满足临床用药的要求。

首个沙丁胺醇HFA气雾剂来自3M公司（Proventil®），与市场上原来使用的沙丁胺醇CFC-MDI（Ventolin®）相比，二者空气动力学半径相当，但Proventil® HFA具有更好的剂量均一性、更小的氟利昂效应以及所有标定剂量喷射后更快的剂量消退。二者处方差异见表6-4。

必须注意，在抛射剂替代中，当剂量大于其在CFC-MDI中的用量时可能导致安全性问题，需进行相关药理毒理评价。如另一个最常用的哮喘治疗药二丙酸倍氯米松（beclometasone dipropionate，BDP）HFA气雾剂（QVAR®），仍由3M公司首先研发成功，与BDP的CFC-MDI相比，具有更高的肺部有效沉积，小粒子的特性使QVAR®用更低的药量就可以治疗哮喘。

表6-4　不同抛射剂的沙丁胺醇气雾剂的处方及灌装体系比较

产品	Ventolin® CFC	Proventil® HFA
定量法	Bespak 公司 63 μL 阀（高聚体）	3M 公司 25 μL 阀（不锈钢或不同的合成橡胶）
每揿药物量	沙丁胺醇 100 mg	硫酸沙丁胺醇 120.5 mg
抛射剂	CFC 12∶11 = 72∶28	HFA134a
助溶剂	无	乙醇
每剂表面活性剂	约 10 mg 油酸	油酸
生产	高速压力灌装	必须冷冻干燥
触发器	喷嘴直径为 0.4 mm 的标准 CFC 喷嘴	调节至 APSD 与 Ventolin CFC 相当

第三节　吸入粉雾剂

一、粉雾剂的定义与分类

（一）定义

粉雾剂（inhalation powder）系指一种或一种以上固体微粉化的原料药物，经特制的给药装置以干粉的形式递送至呼吸道，发挥全身或局部作用的一种给药系统。随着生物技术和基因工程的发展，越来越多的多肽和蛋白质类药物用于临床治疗，鼻黏膜和肺部给药成为此类药物重要的非注射给药途径，而粉雾剂则是最具潜力和竞争力的剂型。

（二）分类

粉雾剂按用途可分为吸入粉雾剂（powder aerosols for inhalation）、非吸入粉雾剂和外用粉雾剂，其中吸入粉雾剂是最受关注的，因为其有望代替气雾剂，为呼吸系统给药开辟新的途径。本节将重点介绍吸入粉雾剂。

吸入粉雾剂系指微粉化药物或与载体以胶囊、囊泡或多剂量贮库形式，采用特制的干粉吸入装置，由患者主动吸入雾化药物至肺部的制剂，亦称干粉末吸入剂（dry powder inhaler，DPI）。非吸入粉雾剂系指药物或与载体以胶囊或囊泡形式，采用特制的干粉给药装置，将雾化药物喷至腔道黏膜的制剂。外用粉雾剂系指药物与适宜的附加剂灌装于特制的干粉给药器具中，使用时借助外力将药物喷至皮肤或黏膜的制剂。

二、吸入粉雾剂的特点

吸入粉雾剂中的药物通过呼吸道黏膜下丰富的毛细血管吸收，与气雾剂相比有以下特点：①患者主动吸入药粉，可避免气雾剂给药-吸气协同困难；②无抛射剂氟利昂，可避免对环境的污染和对呼吸道产生的刺激性；③药物可以胶囊或囊泡形式给药，剂量准确，无超剂量给药危险；④不含防腐剂及乙醇等附加剂，对病变黏膜无刺激；⑤药物呈干粉状，稳定性好，干扰因素少，给药剂量大，尤其适用于多肽和蛋白质类药物的给药；⑥便于患者使用和携带。

三、吸入粉雾剂的质量要求

吸入粉雾剂在生产和贮藏期间应符合下列有关规定：
①配制粉雾剂时，为改善粉末的流动性，可加入适宜的载体和润滑剂，其中所有附加剂均应为生理可接受物质，且对呼吸道黏膜和纤毛无刺激性、无毒性。②给药装置中使用的各组成部件均应采用无毒、无刺激性、性质稳定、与药物不起作用的材料制备。③吸入粉雾剂中的药物粒度大小应控制在 10 μm 以下，其中大多数应在 5 μm 以下。④胶囊型、囊泡型吸入粉雾剂应标明每粒胶囊或囊泡中药物含量、胶囊应置于吸入装置中吸入而非吞服、有效期和贮藏条件。多剂量贮库型吸入粉雾剂应标明每瓶的装量、主药含量、总吸次和每吸主药含量。⑤吸入粉雾剂应置于凉暗处贮藏，防止吸潮。

四、吸入粉雾剂的处方、工艺与制备

（一）吸入粉雾剂的处方

吸入粉雾剂主要由填充粉体和吸入装置组成，根据药物与辅料的组成，DPI的处方一般可分为：①仅含微粉化药物的粉雾剂；②药物与载体的均匀混合物；③药物、适宜润滑剂、助流剂、抗静电剂及载体的混合物。

处方需要保持药物及其载体粒子之间聚集与分散力的平衡，药物和载体粒子间黏附与释放之间的平衡。药物载体表面越光滑，粒子越圆整，粉雾的流动性和分散性就越好。此外，还应注意湿度的控制。DPI因给药形式不同，可分为胶囊型、囊泡型和贮库型三种。近年来，根据其是否可主动产生雾化粒子而将其分成主动和被动两种类型。主动型DPI装置可先将粉末（API和辅料）雾化，再由患者吸入，如辉瑞公司曾上市的胰岛素吸入粉雾剂，其给药装置中包含一个雾化腔（spacer），但目前市场上仍以被动型为主。

此外，粉末吸入效果在很大程度上受药物（或药物与载体）粒子的粒径大小、外观形态、荷电性、吸湿性等性质的影响。

吸入粉末常采用空气动力学直径（aerodynamic, d_a）来表示。一般认为供肺部给药合适的 d_a 为1～5 μm，细小的粒子易于向肺泡分布，d_a 小于 2 μm 的粒子易于包埋于肺泡中。由于许多颗粒的形态不规则，主要采用动态形态因子和静态形态因子等对其形态不规则度进行分析，如下式：

$$d_a = d_e \left(\rho_p X / \rho_o \right)^{1/2} \qquad (6\text{-}1)$$

式中，d_e 为球形等效粒径（diameter of an equivalent sphere）；ρ_p 为颗粒密度；$\rho_o = 1 \text{ g/cm}^3$；$X$ 为动态形态因子（球形时为1）。

理论上，粒径足够小的微粉化药物可以进入肺部，而较大的载体粒子则沉积于上呼吸道。实际上，微粉化的药物表面能大，易荷电和引湿发生聚集，使得药物和载体的分离并不完全，某些药物微粒会不可避免地附着在载体表面，也沉积于上呼吸道。因此，粉雾剂通常由微粉化药物和适宜载体（平均粒径为30～150 μm）组成黏附混合物（adhesive mixture）以改善粉体流动性与分散性，α-单晶乳糖是最常用的载体，还有其他载体如甘露醇、氨基酸和磷脂等。载体物质的加入可以提高机械填充时剂量的准确度，当药物剂量较小时，载体还可以充当稀释剂。此外，有时也可以加入少量润滑剂，如硬脂酸镁和胶体二氧化硅等，增加粉末的流动性，有利于粉末的"雾化"，大多数DPI均含有载体，与一般制剂不同，粉雾剂的载体及其在制备过程中均有一定的特殊性，粉雾剂的不同处方组成示意图如图6-11。

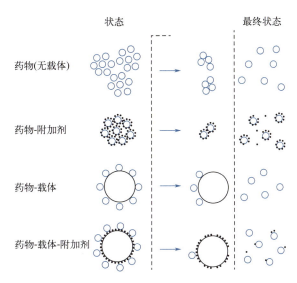

图6-11 吸入粉雾剂的不同处方组成示意图

（二）吸入粉雾剂的工艺与制备

1. 吸入粉雾剂的制法

（1）主药的微粉化处理 为了将有效递送药物至肺部，通常需要通过粉体工程学技术将其微粉化至空气动力学粒径1～5 μm的范围。常用的粉体工程学技术有微粉化技术（球磨粉碎、气流粉碎）、结晶控制技术、喷雾干燥技术、冷冻干燥技术以及超临界流体技术等。因粒子间作用力受粒径分布、粒子密度、形态、表面粗糙度、表面能、水分等影响，而粒子间黏附与凝聚作用显著影响粉雾剂的微细粒子分数，因此，在微粉化之后常需对粉体学特征进行表征。粉体学参数一般包括：①粉体的粒径以及分布测定；②填充粉体临界相对湿度的测定。药物在微粉化处理后，由于比表面积的增大，吸湿性可能明显发生变化，而水分又是粉雾剂严格控制的检查项目，所以应该测定微粉化药物的临界相对湿度。此外，如有条件，还应进行堆密度和孔隙率、荷电性、粉体流动性、比表面积的测定等。

（2）载体 粉雾剂常用的载体为乳糖。乳糖作为口服级药用辅料已经收载于多国药典，但作为粉雾剂的载体，除符合药典标准外，还应该针对粉雾剂的剂型特点做出进一步要求。例如，表面光滑的乳糖可能在气道中较易与药物分离，不同形态的乳糖对微粉的吸附力不同可能导致粉雾剂在质量和疗效上的差异。所以作为粉雾剂载体的乳糖除了需要满足药典的要求外，还需要对乳糖的粉体学特点如粒度、形态、流动性等进行研究。

甘露醇、氨基酸和磷脂类也可以作为粉雾剂的载体。对于采用其他载体的粉雾剂，在处方筛选前需要明确这种载体是否可以用于吸入给药途径，同时还应关注所选用载体的安全性。

粉雾剂除了加入一定量的载体外，有时为了改善粉末的流体学特性、载体的表面性质以及抗静电性能，以得到流动性能好、粒度分布更均匀的粉末，常在处方中加入一定量的润滑剂、助流剂以及抗静电剂等。但上述辅料需要通过试验或文献确认才可用于吸入给药途径。对于国内外均未见吸入制剂使用的辅料，需要提供相应的安全性数据。

（3）载体和辅料的粉碎　改善粉末流动性最常用的方法就是加入一些粒径较大的颗粒作为载体或辅料。不同粒度的载体对微粉化药物的吸附力不同，太细的载体或辅料与微粉化的药物吸附力过强，并且可能进入肺部，导致安全隐患。所以载体和辅料的粉碎粒度需要进行筛选，以满足粉末流动性和给药剂量均匀性的要求。

（4）药物与载体的比例　对于在处方中加入载体的粉雾剂，需要在处方工艺筛选中考察药物与载体的不同比例对有效部位沉积量的影响。

（5）药物与载体的混合方式　不同的混合方式对粉雾剂有效部位沉积率有影响。所以在处方工艺筛选中应注意混合方式和混合时间对产品质量的影响。

（6）药物与载体的灌装　灌装时分剂量通常有直接称重法和容量法。这两种方法均可以采用连续式或间歇式灌装。前者虽然剂量最准确，但效率低，而容积法速率较快，是大生产中常采用的将药物与辅料混合物灌装于胶囊、囊泡或贮库型容器中的方法，并可以添加辅助设备在灌装过程中对剂量加以在线监控。

（7）水分和环境湿度的控制　水分对粉雾剂的质量具有较大的影响，水分含量较高直接导致粉体的流动性降低，粒度增大，影响产品质量。所以在处方筛选过程中，应保证原料药的水分保持一定，对微粉化的药物及辅料的水分进行检查。同时，在混合和灌装过程中，应控制生产环境的相对湿度，使环境湿度低于药物和辅料的临界相对湿度。对于易吸湿的成分，应采取一定的措施保持其干燥。

2. 吸入粉雾剂的装置

粉雾剂由粉末吸入装置和供吸入用的干粉组成。吸入粉雾剂类产品的附加值很高，主要原因就在于药物微粉化技术和给药装置的开发。药物性质不同，剂量、载体不同，药物微粉化的技术也会有所不同。吸入装置的选择，应根据主药特性选择适宜的给药装置；需长期给药的宜选用多剂量贮库型装置，主药性质不稳定的则宜选择单剂量给药装置。因此，开发一种新型吸入粉雾剂，往往要考虑粉末药物吸入装置的开发。

吸入装置一直是开发粉雾剂的重点和难点。自1971年英国的Bell研制的第一个干粉吸入装置（Spinhaler®）问世以来，粉末吸入装置已由第一代的胶囊型（如Spinhaler®、Rotahaler®、ISF Haler®、Berotec Haler®等）、第二代的囊泡型（如Diskhaler®），发展至第三代的贮库型（如Turbuhaler®、Spiros®等）。时至今日研制出的干粉吸入器种类众多，几种不同剂量的干粉吸入装置示意图如图6-12所示，本节将重点介绍粉末雾化器以及具有代表性的各个类型粉末吸入装置产品。

粉末雾化器也称吸纳器，是简单粉末药物的吸入装置。其结构主要由雾化器的主体、扇叶推进器和口吸器三部分组成（图6-13）。在主体外套有能上下移动的套筒，套筒内上端装有不锈钢针；口吸器的中心也装有不锈钢针，作为扇叶推进器的轴心及胶囊一端的致孔针。使用时，将组成的三部分卸开，先将扇叶套于口吸器的不锈钢针上，再将装有极细粉的胶囊的深色盖插入扇叶的中孔中，然后将三部分组成整体，并旋转主体使与口吸器连接并试验其牢固性。压下套筒，使胶囊两端刺入不锈钢针；再提起套筒，使胶囊两端的不锈钢针脱开，扇叶内胶囊的两端已致孔，并能随着扇叶自由转动，即可供患者使用。夹于中、拇指间，在接嘴吸用前先呼气。然后接口于唇齿间,深吸并屏气2～3 s后再呼气。当吸嘴端吸引时,空气由另一端进入,经过胶囊将粉末带出,并由推进器扇叶,扇动气流,将粉末分散成气溶胶后患者吸入呼吸道起治疗作用。反复操作3～4次,使胶囊内粉末充分吸入,以提高治疗效果。最后应清理粉末雾化器,并保持干燥状态。

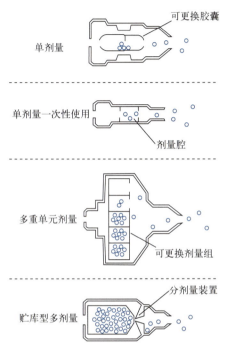

图6-12　几种不同剂量的干粉吸入装置

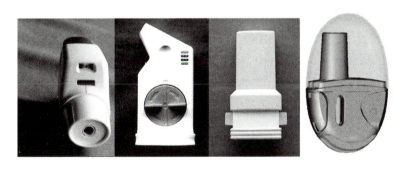

图6-13　常见的市售粉末雾化器装置

胶囊型吸入喷雾剂给药装置,如Spinhaler®,使用时胶囊被金属刀片刺破,在吸入过程中胶囊随刀片旋转,粉末从胶囊壁上的孔中释放出来,进入相对较宽的气道中,当气流流速达35 L/min时,胶囊壁发生强烈颤动而使释药完全。

囊泡型吸入粉雾剂给药装置,如Diskhaler®药盘由8个含药囊泡组成。吸入时,刺破一水泡眼的铝箔,由吸嘴吸入药物,转轮可自动转向下一个囊泡。患者无须重新安装便可吸入几个剂量,防湿性能优于早期吸入装置,但需要经常更换药板。

多剂量贮库型吸入粉雾剂给药装置,能将许多剂量储存在装置中,使用时,旋转装置，药物即由贮库释放到转盘上，单位剂量的药物粉末进入吸入腔中，在湍流气流的作用下，药物从聚集状态分散，在肺部产生良好的沉积，使用方便且无须用添加剂。但该装置在防湿性及剂量方面有一些问题，例如，若患者过量装入药物，有超剂量给药的危险。而都保（Turbuhaler®）可通过激光打孔的转盘精确定量；肺部干粉吸入系统 Spiros®，采用电池动力呼吸触动推进器，可排除由吸力大小引起的剂量差异。Spiros® 吸入器中的药物及载体首先被传输到一个带推进器的药仓，在此，药物被转速为 15000 r/min 的电池动力推进器喷出。推进器由计量式呼吸开关控制，当呼吸量为 15～60 L/min 时即可开启。Spoiros® 干粉吸入器虽由呼吸制动，但并不依赖于患者的呼吸频率。

干粉吸入装置的最新进展主要集中在可以帮助患者正确用药的主动型装置。主动型干粉吸入装置通过预先注入压缩气体，使用高频振动和电池电机等方法克服被动型吸入装置的吸气气流依赖性问题，已上市粉雾剂装置及药物见表6-5。

3. 主要生产设备

DPI 的主要生产设备包括微粉化处理设备、常规制粒混合设备、粉末灌装设备、装配及包装设备。其中，与其他剂型相比，粉末灌装设备尤其是应用于囊泡或贮库型的灌装机较为特殊。大多数上市的新型 DPI，均由德国 Harro Hofliger 公司为其特别设计和制造灌装设备，如 Pfizer 的 Exubera®、GSK 的 Advair®。

4. 典型处方和工艺分析

例6-1　沙美特罗替卡松粉吸入剂

【处方】
沙美特罗昔萘酸盐	72.5 mg
丙酸氟替卡松	100 mg
乳糖	12.5 mg

【制备】将主药微粉化使沙美特罗昔萘酸盐体积中位粒径（D_{50}）为 1.5 μm，丙酸氟替卡松 D_{50} 为 2.2 μm，空气动力学粒径分布（$D_{90}-D_{10}$）/D_{50} 控制在 2 以下，将乳糖细粉（占乳糖总量约15%）与乳糖粗粉（D_{50} 约 60 μm，粒度分布为 2）预先混合，再加入微粉化主药混匀，灌装于铝箔泡囊中即得。

【注解】本品为联合用药治疗哮喘和慢性阻塞性肺疾病。乳糖为载体，有细粉和粗粉两种规格，加入适量细粉约 15%（质量分数）可填充粗粉的缝隙，除增加粉体的流动性外，还有利于吸入时药物与载体顺利分离。

例6-2　色甘酸钠吸入粉雾剂

【处方】
色甘酸钠	20 g
乳糖	20 g
制成	1000 粒

【制法】将色甘酸钠微粉化处理，得到极细的色甘酸钠粉末，与乳糖混合充分，分装到空心胶囊中，使每粒胶囊含色甘酸钠 20 mg，即得。

【注解】①本品为抗变态反应药，可预防各种哮喘的发作。②处方中的乳糖为载体，起稀释剂和改善粉末流动性作用。③色甘酸钠在胃肠道仅吸收 1% 左右，而肺部吸收较好，吸入后 10～20 min 血药浓度即可达峰，生物利用度可达到 8%～10%，因此将色甘酸钠做成胶囊型粉雾剂，可提高色甘酸钠在人体中的生物利用度。

表6-5 已上市粉雾剂装置及药物

	装置	DPI类型	生产商	贮存方式	药物	适应证
吸入型单剂量	Spinhaler®	单剂量	Aventis	胶囊型	色甘酸钠	哮喘
	Rotahaler®	单剂量	GlaxoSmith-Kline	胶囊型	沙丁胺醇、倍氯米松	哮喘
	Inhalator®	单剂量	Boehringer-Ingeheim	胶囊型	非诺特罗	哮喘
	Cyclohaler®	单剂量	Pharmachemie	胶囊型	沙丁胺醇、倍氯米松、异丙托溴铵、布地奈德	哮喘
	Handihaler®	单剂量	Boehringer-Ingeheim	胶囊型	噻托溴铵	慢性阻塞性肺疾病（COPD）
	Aerolizer®	单剂量	Novartis	胶囊型	福莫特罗	哮喘
	FlowCaps®	单剂量	Hovione	胶囊型	去甲肾上腺素	哮喘
	TwinCaps®	单剂量	Hovione	胶囊型	神经氨酸酶抑制剂	流感
吸入型多剂量	Turbohaler®	多剂量	Astra Zeneca	贮库型	沙丁胺醇、特布他林、布地奈德	哮喘
	Diskhaler®	多剂量单元剂量	GlaxoSmithKline	囊泡型	沙美特罗、倍氯米松、丙酸氟替卡松、扎那米韦	哮喘、流感
	Diskus/Accuhaler®	多剂量单元剂量	GlaxoSmithKline	填充带	沙丁胺醇、沙美特罗、丙酸氟替卡松	哮喘
	Aerohaler®	多剂量单元剂量	Boehringer-Ingeheim	—	异丙托溴铵	哮喘
	Easyhaler®	多剂量	Orion Pharma	贮库型	沙丁胺醇、倍氯米松	哮喘
	Ultrahaler®	多剂量	Aventis	贮库型	—	哮喘
	Pulvinal®	多剂量	Chiesi	贮库型	沙丁胺醇、倍氯米松	哮喘
	Novolizr®	多剂量	ASTA	贮库型	布地奈德	哮喘、慢性阻塞性肺疾病（COPD）
	MAGhaler®	多剂量	Boehringer-Ingeheim	贮库型	沙丁胺醇	哮喘
	Taifum®	多剂量单元剂量	LAB-Pharma	贮库型	沙丁胺醇	哮喘
	Eclipse®	多剂量单元剂量	Aventis	胶囊型	色甘酸钠	哮喘
主动装置	Exubera®	单剂量	Pfizer	囊泡型	胰岛素	糖尿病

五、吸入粉雾剂的质量评价

吸入粉雾剂的部分质量评价项目与气雾剂相似,可参照气雾剂相关章节进行研究。但由于吸入粉雾剂与气雾剂在制剂特性、辅料组成、包装容器等方面存在差异,研究项目的选择还应考虑制剂的特点进行。吸入粉雾剂内容物的特性研究包括粉体性状、鉴别、检查和含量测定等,质量研究的特殊项目包括以下几方面。

1. 每吸主药含量(贮库型)

每吸主药含量是处方因素的综合体现,也是容器和剂量系统剂量的体现,因而该项是吸入粉雾剂重要的过程控制和终点控制的项目之一。通过对批间和批内每吸主药含量的测定,可以有效控制产品的质量,保证临床给药的一致性,确保临床疗效。采用吸入粉雾剂释药均匀度测定装置测定,每吸主药量应为每吸主药含量标示的65%~135%。

2. 每瓶总吸数(贮库型)

为保证每瓶粉雾剂的给药次数不低于规定的次数,需要进行每瓶总吸数的测定。每瓶总吸数与每吸主药含量一样,也是粉雾剂重要的检查和控制项目,要求每瓶总吸次不得低于标示总吸次。

3. 含量均匀度(胶囊型和囊泡型)

对于单剂量给药的胶囊型和囊泡型粉雾剂,为了保证每一剂量的准确性,应进行含量均匀度检查,且凡规定检查含量均匀度的粉雾剂,一般不再进行装量差异的检查。

(1)含量均匀度 参照现行《中国药典》含量均匀度检查法检查,应符合规定。

(2)装量差异 平均装量在0.30 g以下的,装量差异限度为±10%;平均装量为0.30 g或以上的,装量差异限度为±7.5%。

4. 剂量均一性(贮库型)

通过检测在多个揿测点的释药量,以确认吸入粉雾剂从开始使用到整个排空过程中不同给药揿测之间的释药剂量一致性(图6-14)。

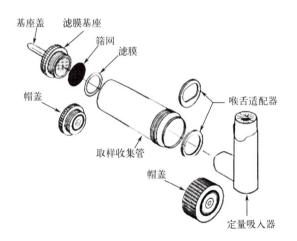

图6-14 剂量均一性检测示意图

5. 微细粒子分数

按照吸入制剂细微粒子空气动力学特性测定法,参照现行《中国药典》,细微粒子分数应不少于每吸主药含量标示量的10%。

6. 排空率

对于单剂量给药的胶囊型或囊泡型吸入粉雾剂,为了保证每一剂量给药的准确性,应进行排空率检查,排空率应不低于90%。

7. 水分

水分对吸入粉雾剂的粒径分布、雾化程度、含量均匀度、结晶度、稳定性及微生物污染等方面均有显著影响,因此应对吸入粉雾剂的水分进行严格控制,相应检查方法可参照现行《中国药典》有关内容。

8. 其他

关于粉末的粒度及粒度分布、微生物限度等参见气雾剂有关内容。

六、吸入粉雾剂的市场应用及展望

随着20世纪90年代末超微化颗粒(纳米化颗粒)加工技术的成熟,许多难溶药物均可凭借着纳米技术加工成超微粉,这样的超微药粉进入肺部后,可被肺黏膜上的黏液所溶解并快速吸收进入血液循环,而且可避免肝脏的首过效应。临床试验结果表明,利用纳米技术加工的抗哮喘药物干粉(如沙美特罗、班布特罗等),可使药物到达肺黏膜的数量提高1倍,并且更快进入血液循环。有研究者进行了9个临床试验,给予患者沙丁胺醇或丙酸倍氯米松,比较了干粉吸入剂Easyhaler®、定量吸入剂Turbuhaler®(有隔离装置)及Diskhaler®(无隔离装置)的有效性、安全性和可接受性。经统计分析发现,与定量吸入剂相比,干粉吸入剂Esayhaler®使用更方便,患者更易接受。目前将干粉吸入肺部给药系统的研究应用于大分子药物以提高药物的稳定性和全身治疗效果,得到了国内外药剂方面专家的广泛关注。

吸入粉雾剂作为一种新型的肺部给药剂型,其研究和开发需要综合知识,如药剂学、医学、粉体工学、力学及机械等多方面的知识。目前在国际上对吸入粉雾剂的研究是多方面的,如吸入装置的研究,蛋白质和多肽类大分子药物的新给药途径的研究,粉末粉体学性质的研究,药效、生物利用度的研究等。世界知名公司美国辉瑞的胰岛素粉雾剂Exubera®的上市与撤市事件无疑促使各国研究机构进行了反思,即在产品的研制推广过程中,应进一步重视装置的设计,提高患者依从性等。

第四节 鼻腔黏膜给药系统

一、鼻黏膜给药系统的定义及特点

(一)鼻黏膜给药系统的定义

鼻黏膜给药系统(intranasal administration system)是利用鼻腔进行给药的一种方法,通过高分子聚合物的黏附作用,药物可以与鼻黏膜黏附并通过其吸收,从而起到局部或全身治疗的作用。近年来,随着新的给药方式、新的剂型以及新的辅料和技术的使用,鼻黏膜给药已成为最受关注、应用最广泛的全身疾病治疗方法。许多药物通过鼻黏膜吸收后,其生物利用度比口服给药更高,能够发挥全身治疗作用,例如甾体激素类、抗高血压药、镇痛药、抗生素和抗病毒药物等。同时,某些蛋白质和多肽类药物经鼻黏膜吸收也能达到良好的疗效。

目前制成鼻黏膜吸收的药物主要可分为两类：一类是生物利用度低、口服给药个体差异大的药物，而另一类则是易被破坏或不易吸收、只能经过注射途径给药的药物。这些药物可以制成溶液剂滴入鼻腔，或通过气雾剂进行给药。垂体激素是临床上最早采用鼻腔给药的多肽类药物，例如缩宫素、血管紧张素胺及其类似物、促黄体激素释放激素激动剂等，其鼻腔给药是仅次于注射的有效给药方式。而目前，甾体激素类、多肽类以及疫苗类等药物已经有制成鼻黏膜吸收制剂并上市或进入临床研究阶段。

（二）鼻黏膜给药系统的特点

1. 为蛋白质和多肽类药物提供一条非注射的给药途径

由于蛋白质和多肽类药物的分子量大，亲水性强，容易受到胃肠道和肝脏药物代谢酶的降解，通常只能采用注射给药的方式。而鼻黏膜给药系统可以提供一条替代注射的途径。鼻黏膜内有丰富的毛细血管，血管细胞膜上有许多孔隙，有利于药物，特别是大分子亲水性药物的吸收。此外，与胃肠道相比，鼻腔中的酶种类和数量较少，因此为蛋白质和多肽类药物提供了更好的吸收环境。

2. 避免肝的首过效应，提高生物利用度

鼻黏膜上的微绒毛可显著增大药物吸收的有效表面积，而丰富的毛细血管和高渗透性则保证了药物的快速吸收。通过鼻黏膜吸收的药物可以直接进入血液循环，避免了肝脏的首过效应，提高了药物的生物利用度。

3. 增加药物的脑内递送

经鼻给药后，药物除了能起到局部治疗作用外，还可以通过鼻黏膜吸收进入体循环或针对脑部进行定向递药。基于生理解剖学基础，鼻腔给药更容易给药到脑内。鼻腔黏膜主要分为两部分，一是占总面积90%～95%的呼吸部黏膜，另一是占总面积5%～10%的嗅神经上皮黏膜。在鼻腔给药后，大部分药物会通过呼吸部黏膜进入血液循环，而少量的药物也可以通过嗅黏膜吸收，绕过血脑屏障并进入脑组织，从而提高了脑内药物的浓度。

4. 鼻腔黏膜免疫

使用鼻腔进行免疫治疗不仅可以诱导系统性免疫应答，还能够促进局部免疫应答。该方法的免疫效果类似于皮下注射免疫，而且比口服免疫更加有效，尤其适用于呼吸系统疾病的免疫治疗。

5. 速效

鼻腔给药吸收迅速、起效快，多肽类药物的鼻腔吸收速率接近静注，并且使用方便，非常适于急救、自救。

6. 给药方便

以滴入或喷入方式给药，患者可自行完成。对机体损伤轻或无，患者依从性好，无纤毛毒性及刺激性的药物制剂适于长期给药，并可减少传染性疾病的传播。

二、鼻黏膜给药系统的分类

鼻黏膜是亲水性生物大分子类药物（核酸、蛋白质、多肽、抗体类等）理想的给药途径，除传统的滴鼻剂外，现已研制出包括脂质体、微球、微乳、纳米粒凝胶等在内的多种鼻黏膜给药新系统。

1. 滴鼻剂（nasal drop）

滴鼻剂是一种常用的鼻腔给药剂型，一般制成溶液剂、混悬剂或乳剂，其药物成分易吸收，且因制备简便，不需加用阀门。滴鼻剂pH应为5.5~7.5，并应具有一定的缓冲能力。滴鼻剂应呈等渗或略呈高渗，不改变鼻黏液的正常黏度，不影响纤毛活动及分泌液的离子成分，有一定的稳定性和安全性。目前市场上有普萘洛尔、硝苯地平、硝酸甘油等药物滴鼻剂。

2. 鼻喷雾剂（nasal spray）

鼻喷雾剂具有比滴鼻剂吸收快、生物利用度高等优点。滴鼻剂使药液沉积在鼻腔后部的鼻咽外，而喷雾给药则使药液沉积在鼻腔的前部，以小液滴分散。溶液剂和混悬剂均可制成鼻喷雾剂。具有计量泵和驱动器的鼻喷雾剂可以精准控制剂量，并可将雾滴粒径控制在25~200 μm。选择泵和驱动器时，应当考虑处方的黏度以及混悬剂药物颗粒的大小和形态。

3. 鼻用凝胶剂（nasal gel）

鼻用凝胶剂是用聚丙烯酸、聚乙烯醇、卡波姆等高分子材料研制的鼻腔给药新剂型，可以延长药物与鼻黏膜的接触时间，继而提高药物的生物利用度。在生理条件下，鼻用凝胶剂与鼻腔中黏液混合，黏度增大，有利于滞留药物，延长吸收时间。鼻用凝胶剂适用于对热敏感的多肽类和蛋白质药物。

4. 鼻粉剂（nasal powder）

若药物因稳定性差或其他原因不宜制备成溶液剂或混悬剂，可以考虑制作鼻粉剂，具有较好的稳定性。药物以及辅料的溶解度、粒径、空气动力学特性和鼻腔刺激性均会影响鼻粉剂的适用性。

5. 微粒给药系统

脂质体是一类由磷脂等物质通过自组装形成的双分子层的囊泡，具有高生物相容性、无毒性和低免疫原性。包载药物的脂质体通过鼻黏膜给药，可避免药物被鼻内活性酶降解，显著改善药物对鼻黏膜和纤毛的毒性，磷脂双分子层可控制药物的释放，同时脂质体可显著延长药物在鼻腔内的滞留时间，改善药物的吸收。

微乳通过鼻黏膜给药可实现药物的脑部靶向累积。鼻内使用佐米曲普坦和舒马曲坦的微乳剂后，药物可迅速进入大鼠大脑并分布。尼莫地平微乳可经鼻腔给药在嗅球内累积，药物含量为静脉注射的3倍，表明微乳可通过鼻脑通道实现药物的脑靶向。

微球可延长药物与鼻黏膜的接触时间，避免药物被酶降解而提高生物利用度。鼻用微球制剂的制备通常采用生物相容性高的材料，如淀粉、透明质酸、白蛋白、右旋糖酐及明胶等。如荷载褪黑素的明胶微球和淀粉微球，可显著延长药物在鼻内滞留时间，且具有缓释作用。

三、鼻黏膜给药系统的设计

（一）药物性质

通常药物的分子质量 < 500 Da、脂水分配系数 $\log P < 5$ 时具有良好的黏膜吸收性能。生物大分子等药物需要适当的吸收促进剂帮助吸收。

（二）辅料选择

1. 生物黏附材料

使用生物黏附材料能够延长药物在鼻黏膜表面的停留时间，促进药物吸收。这些材料主要通过吸水膨胀或表面润湿等作用与鼻黏膜相互作用从而产生黏附。一些常用的生物黏附材料包括淀粉、明胶、甲壳素及其衍生物、血清白蛋白、树脂类、玻璃酸、纤维素衍生物、聚丙烯酸、葡聚糖、卡波姆、β-环糊精、聚左旋乳酸和黄原胶等。

2. 黏膜吸收促进剂

理想的吸收促进剂应能够快速、安全、有效地提高鼻黏膜的药物吸收。通常认为，促进吸收的主要原理是它们可以通过改变磷脂双分子层膜的结构来增加膜的流动性，降低细胞间的紧密度，增加细胞旁途径等方式来改善上皮细胞的渗透性。表面活性剂是一种常见的吸收促进剂。优秀的吸收促进剂不仅应该显著提高药物的吸收，同时还应该对鼻黏膜无毒性副作用，刺激性小，不对鼻毛功能造成影响。例如，胆盐（如牛磺胆酸盐、甘胆酸盐、脱氧牛磺胆酸盐、脱氧胆酸盐）、牛磺二氢褐霉素钠和月桂醇聚氧乙烯醚。

3. 酶抑制剂

针对生物大分子药物如多肽和蛋白质类，它们会在鼻黏膜上受到大量肽酶和蛋白质酶的分解，这会影响它们的药效。但是，如果加入肽酶和蛋白质酶抑制剂，可以有效地减缓药物的水解过程，提高其生物利用度。

（三）制法与处方举例

例6-3　复方利巴韦林滴鼻剂

【处方】
利巴韦林	10 g	甘油	100 mL
盐酸麻黄碱	10 g	苯扎溴铵	0.1 g
氯化钠	5.5 g	蒸馏水	加至1000 mL

【制法】按处方称取利巴韦林、盐酸麻黄碱和氯化钠，并溶于适量蒸馏水中，过滤，加入甘油，再加入蒸馏水至近刻度，摇匀；加入苯扎溴铵，缓慢加蒸馏水至刻度，轻微振摇混匀，分装即得。

【注解】①利巴韦林滴鼻剂的浓度不宜超过15%，否则在贮存期易析出结晶，在室温条件下（20～30 ℃）对10%的样品进行3个月的观察，该制剂性质稳定，未见性状有任何改变，含量测定几乎无变化。临床上治疗上呼吸道感染疗效确切。②处方中加入甘油，可增加药物的黏度，延长药物在患处的停留时间，减少用药次数；加入苯扎溴铵、羟苯类防腐剂，起到防腐的作用。③本品为局部用药，部分药物可被黏膜吸收。吸收后在呼吸道分泌物中的浓度大多高于血药浓度，可通过血-脑屏障和胎盘屏障。利巴韦林在肝内代谢，经肾脏排泄，亦可经乳汁排出。有文献报道采用利巴韦林滴鼻剂治疗感冒与静脉滴注具有同样的迅速控制和缓解病情作用，疗效确切。

四、鼻黏膜给药系统的质量要求及质量评价

（一）质量要求

鼻黏膜给药系统在生产及贮藏期间应符合下列规定：

① 鼻用制剂可根据主要原料药物的性质和剂型要求选用适宜的辅料。通常含有调节黏度、控制 pH、增加原料药物、提高制剂稳定性或能够赋型的辅料。除另有规定外，多剂量水性介质鼻用制剂应当添加适宜浓度的抑菌剂。在制剂确定处方时，该处方的抑菌效力应符合抑菌效力法（通则 1121）的规定，制剂本身如有足够的抑菌性能，可不加抑菌剂。

② 鼻用制剂多剂量包装容器应配有完整和适宜的给药装置。容器应无毒并洁净，应与原料药物或辅料具有良好的相容性，容器的瓶壁要有一定的厚度且均匀。除另有规定外，装量应不超过 10 mL 或 5 g。

③ 鼻用溶液剂应澄清，不得有沉淀或异物；鼻用混悬液若出现沉淀物，经振摇应易分散；鼻用乳状液若出现油相与水相分层，经振摇应易恢复成乳状液；鼻用半固体制剂应柔软细腻，易涂布。

④ 鼻用粉雾剂中原料药物与适宜辅料的粉末粒径一般应为 30～150 μm，鼻用气雾剂和鼻用喷雾剂喷出后的雾滴粒子绝大多数应大于 10 μm。

⑤ 鼻用制剂应无刺激性，对鼻黏膜及其纤毛不应产生毒副作用。如为水性介质的鼻用制剂应调节 pH 与渗透压。

⑥ 除另有规定外，鼻用制剂还应符合相应制剂通则项下有关规定。

⑦ 除另有规定外，鼻用制剂应密闭贮存。

⑧ 除鼻用气雾剂、鼻用喷雾剂和鼻用粉雾剂外，多剂量包装的鼻用制剂在开启后使用期最多一般不超过 4 周。

⑨ 鼻用制剂若为无菌制剂，应在标签或说明书中标明；如有抑菌剂还应说明抑菌剂的种类及浓度。

（二）质量评价

鼻用制剂应无刺激性，对鼻黏膜及其纤毛不应产生毒副作用。除另有规定外，鼻用制剂还应符合相应制剂项下有关规定。鼻用制剂应密闭贮存。多剂量包装的鼻用制剂在启用后一般不超过 4 周。除另有规定外，鼻用制剂还应进行以下相应检查：

① 沉降体积比：混悬剂滴鼻剂沉降体积比应不低于 0.9。

② 递送剂量均一性：定量鼻用气雾剂、混悬剂和乳液型定量鼻用喷雾剂及多剂量贮库型鼻用粉雾剂可参照现行《中国药典》方法测定 10 瓶，测定收集液中的药量，应符合规定。

③ 装量差异：除另有规定外，单剂量包装的鼻用固体制剂或半固体制剂，取供试品 20 个，分别称定内容物重量，计算平均装量，超过平均装置 ±10% 者，不超过 2 个，并不得有超过平均装量 ±20% 者。凡规定检查含量均匀度的鼻用制剂，一般不再进行装量差异检查。

④ 装量：除另有规定外，单剂量包装的鼻用液体制剂，取供试品 10 个，将内容物分别倒入经标化的量入式量筒内，在室温下检视，每个装量与标示装量相比较，均不得少于其标示量。多剂量包装的鼻用制剂，照最低装量检查法（通则 0942）检查，应符合规定。

⑤ 无菌：除另有规定外，用于手术、创伤或临床必须无菌的鼻用制剂，照无菌检查法（通则 1101）检查，应符合规定。

⑥ 微生物限度：除另有规定外，参照非无菌产品微生物限度检查微生物计数法（通则 1105）和控制菌检查（通则 1106）及非无菌药品微生物限度标准（通则 1107）检查，应符合规定。

五、鼻黏膜给药系统的研究进展

（一）用于局部递送的鼻黏膜给药系统

目前，局部减充血剂和局部类固醇占据了鼻用产品总市场价值的三分之二以上（表6-6）。过敏反应正在全球范围内上升，并影响到5%～10%的人口。局部类固醇是慢性过敏和非过敏性黏膜炎症患者的首选药物。此外，局部类固醇还用于治疗鼻炎和鼻窦炎。持续性鼻窦炎和鼻息肉病通常与哮喘有关，需要终身治疗。局部类固醇的临床结果通常不佳，主要是由于激素在鼻腔和鼻窦的分布很差。纳米技术为药物递送，保护活性成分免于过早降解，增强生理稳定性，实现药物控制释放并改善生物分布提供了机会。现已开发了多个具有黏附作用的纳米技术平台，如油胺改性的聚甘露糖醛酸胶束、壳聚糖混合物颗粒等，用以延长药物在鼻黏膜中的停留时间，提高生物利用度。因此，基于纳米技术的药物递送剂型为慢性鼻炎和慢性鼻窦炎的治疗提供新的思路和方法，有望为现有和新的局部药物带来巨大的市场效益，并为能够提高患者依从性和生物利用度的新型鼻黏膜给药系统带来新的机会。

表6-6 用于局部给药的上市鼻用产品

产品名称	药物	适应证
Allergocrom®、Vividrin®、Lomusol®	色甘酸钠	过敏性鼻炎
Astelin®、Allergodil®	氮卓斯汀	过敏性鼻炎
Bactroban®	莫匹罗星	鼻腔葡萄球菌的根除
Beconase®、Vancenase®	二丙酸倍氯米松	季节性和常年性过敏性鼻炎
Bisolnasal®	曲马唑啉	抗鼻黏膜充血
Decadron®	地塞米松	鼻炎性疾病或鼻息肉的治疗
Flixonase®	丙酸氟替卡松	季节性和常年性过敏性鼻炎
Livocab®、Livostin®	左卡巴斯汀	过敏性鼻炎
Nasacort®	曲安奈德	季节性和常年性过敏性鼻炎
Nasalcrom®	色甘酸钠	季节性和常年性过敏性鼻炎
Nasivin®	羟甲唑啉	鼻塞缓解
Nasonex®	糠酸莫米松	季节性和常年性过敏性鼻炎
Otrivin®	丁苄唑啉	鼻塞缓解
Patanase®	奥洛他定	季节性和常年性过敏性鼻炎
Rhinex®	萘甲唑啉	抗鼻黏膜充血
Rhinocort®	布地奈德	季节性和常年性过敏性鼻炎
Sinex®	苯肾上腺素	鼻塞缓解
Syntaris®	氟尼缩松	季节性和常年性过敏性鼻炎

(二)用于全身给药的鼻黏膜给药系统

快速吸收和迅速起效对于控制剧烈的急性疼痛以及控制心血管疾病发作、癫痫发作、低血糖、恶心和呕吐等严重的病理情况至关重要。鼻黏膜给药系统避免了药物在胃和肝脏中的降解问题,并允许对许多持续性疾病进行完全的自我用药。目前用于全身给药的鼻用上市产品包括治疗骨质疏松症的降钙素等系统作用药物、去氨加压素等心血管药物、非甾体抗炎药和抗偏头痛药物(表6-7),并且有更多药物正在研发中。

表6-7 用于全身给药的上市鼻用产品

产品名称	药物	适应证
Aerodiol®	雌二醇	围绝经期
Altronase®	异丙托溴铵	支气管痉挛
Imigran®	舒马曲普坦	偏头痛
Instany®	芬太尼	疼痛治疗
Miacalcic®	降钙素	绝经后骨质疏松症
Miacalcin®	鲑鱼降钙素	骨质疏松症
Migranal®	甲磺酸双氢麦角胺	偏头痛
Minirin®、Desmospray®	醋酸去氨加压素	夜间遗尿症
Minrin®、Octostim®	醋酸去氨加压素	夜间遗尿症、尿崩症
Nascobal®	氰钴胺	维生素B_{12}缺乏症
Nicotrol®	尼古丁	戒烟
Stadol NS®	酒石酸环丁甲二羟吗喃	疼痛、偏头痛
Suprecur®、Suprefact®	醋酸布舍瑞林	前列腺癌、子宫内膜异位症
Synarel®	醋酸那法瑞林	子宫内膜异位症
Syntocinon®	催产素	刺激乳汁排出
Zomig®	佐米曲普坦	偏头痛

(三)用于脑部递送的鼻黏膜给药系统

许多中枢神经系统(central nervous system,CNS)疾病,如抑郁症、癫痫、精神分裂症、偏头痛等,由于治疗药物的大脑有限输送而疗效受到影响。通过开发基于纳米技术的鼻黏膜给药系统打破了这一障碍。一般来说,药物从鼻腔输送入脑有三种途径。①循环通路:鼻黏膜分布着丰富的血管和淋巴管,药物分子可以被吸收进入毛细血管而参与体循环,穿过血脑屏障到达中枢神经系统。②嗅神经通路:药物与树突末梢的纤毛接触,由内吞作用进入嗅神经细胞内部,经轴浆转运直接穿过筛板至嗅球,进一步到达中枢神经系统。③三叉神经通路:药物可通过呼吸区域的三叉神经分支内吞作用与周围三叉神经元融合,直接转运到大脑。鼻黏膜给药系统与基于纳米技术的药物输送系统相结合,为未来了解大脑功能和中枢神经系统疾病的治疗开拓新的思路。

(四)用于疫苗递送的鼻黏膜给药系统

鼻腔接种疫苗是一个等待开发的先进领域。在流感、百日咳、脑膜炎、新型冠状病毒等疾病状态下,病原性感染主要是由于病原体通过黏膜接触进入人体。因此,这些疾病是可以应用鼻腔疫苗的理想候选者,因为在病原体进入的这些部位可以发生中和抗体和特定的细胞反应。除了鼻子是第一个接触病原体的地方外,它还富含淋巴组织,特别是鼻部相关淋巴组织(nasal associated lymph tissue,NALT)。这种给药途径简单、价廉,而且可以适用于大量患者。它代替了针头的使用,从而消除了感染乙肝、艾滋病毒等病毒的风险。目前已有相关疫苗上市(表6-8)。

表6-8 用于疫苗递送的上市鼻用产品

产品名称	适应证
Feline trivalent vaccine	疱疹
Flu Avert®	流感
FluMist®	流感
Maxi/Guard Nasal Vac®	支气管病
Nobivac BP®	支气管病

(五)鼻黏膜给药系统的挑战

随着技术的进步,鼻黏膜给药系统不断发生变化。然而,鼻黏膜给药系统和鼻黏膜给药吸收方面仍然面临挑战。

1. 鼻黏膜生理和病理

大多数药物的鼻黏膜吸收速率很快,其吸收程度取决于生理因素,如鼻腔分泌物、纤毛运动和新陈代谢。鼻腔分泌物和纤毛的运动可统称为黏液纤毛清除,随个体的健康状况而变化。鼻腔给药后鼻腔黏液纤毛清除量与药物化合物的生物利用度成反比,即较高的鼻分泌率和较快的纤毛运动会导致较低的鼻腔生物利用度。可以通过处方设计来克服这些生理因素的影响,例如在处方中使用微量的麻醉剂。

2. 剂型方面

鼻用制剂的有效性受许多因素的影响,如pH、药物浓度、药物分布、黏度、药物剂型、药物辅料等。

(1)pH 药物的pK_a值和吸收部位的pH影响药物在鼻黏膜的吸收程度,制剂的pH也是影响鼻黏膜吸收程度的主要因素。成人鼻腔黏液的正常pH为5.5~6.5,婴幼儿为5.0~6.0。由于鼻腔黏液量较少,缓冲能力较差,因此鼻腔制剂的pH对药物的解离和吸收有较大影响。然而,对鼻腔pH环境的改变需要慎重,因为酸性pH会对鼻黏膜产生刺激性,碱性pH会使溶菌酶的活力下降,导致微生物感染。通常适宜的制剂pH范围为4.5~7.5。

(2)药物浓度 药物浓度在药物鼻黏膜渗透/吸收过程中起着非常重要的作用,过高的药物浓度可能引起鼻黏膜损伤。

（3）**药物分布** 药物在鼻腔内的分布显著影响药物鼻黏膜吸收的程度。给药方式可能会影响药物在鼻腔内的分布，从而直接影响药物的吸收能力。因为鼻用制剂的吸收和生物利用度主要取决于给药部位，因此鼻腔的解剖结构起着重要作用。鼻腔前部具有较长的鼻腔停留时间，从而增强药物吸收；而鼻腔后段则负责黏液纤毛清除，从而导致较低的生物利用度。

（4）**黏度** 通过增加制剂的黏度来延长鼻黏膜与制剂的接触时间，从而增强渗透。然而，制剂的高黏度阻碍了黏液纤毛清除等常规功能，因此改变了药物的渗透性，并且过高的黏度导致制剂中药物的扩散减少，从而减少药物吸收。

（5）**药物剂型** 滴鼻剂被认为是最常见和最方便的鼻腔给药剂型，但对药物的精确剂量控制困难，并反复导致过量使用。液体（悬浮液和溶液）喷雾剂比粉末喷雾剂更有优势，因为粉末喷雾剂容易引起鼻黏膜刺激。近年来，凝胶给药方法被认为是一种更精确的鼻腔给药方法。它们通过将剂型滞留在鼻黏膜中，减少了鼻后扩散和前向流失，从而延长了停留时间，减少了黏液纤毛清除。近年来，微乳、纳米乳、微球、脂质体等鼻黏膜给药系统被开发，用于更好地通过鼻腔给药。

（6）**药物辅料** 辅料的选择主要基于特定剂型的要求，常见辅料的分类有胶凝剂、黏度增强剂、增溶剂、缓冲成分、抗氧化剂、防腐剂、保湿剂和调味剂或味道掩蔽剂。处方设计选择辅料时要求辅料具有生物相容性，并且不阻碍药物从鼻黏膜表面的吸收。

3. 递送装置

用于鼻黏膜给药系统的传统给药装置，如滴管、喷雾器等会使药物沉积在鼻腔前部，这可能引起局部和全身药物的不良部位。局部类固醇在这些部位的沉积会导致常见的不良反应，如出血。输送到鼻咽的药物可能会引起不适的味道和刺激，从而降低患者的依从性。高效给药设备的开发，特别是新型递送装置的开发，为患者提供了精准的剂量、好的依从性和高生物利用度，从而确保了药物的有效性和安全性。

思 考 题

1. 简述影响药物鼻腔吸收的因素。
2. 影响药物肺部沉积和吸收的因素有哪些？
3. 简述气雾剂的特点，并思考什么类型的药物可以改造成气雾剂型。
4. 简述气雾剂中抛射剂的作用和必要性，归纳抛射剂的种类与特点，并思考氟利昂的替代品。
5. 简述吸入粉雾剂的特点，并思考适合改造成吸入粉雾剂的药物应具备的特性。
6. 简述粉末雾化器装置中各组成元件的作用，并思考这样设计的原因。
7. 简述鼻黏膜给药系统的特点及分类。
8. 简述鼻黏膜给药系统的质量要求。

（张华清）

参考文献

[1] 潘卫三. 新药制剂技术[M]. 北京：化学工业出版社，2004.
[2] 贾伟, 高文远. 药物控释新剂型[M]. 北京：化学工业出版社，2005.
[3] 周汉良, 陈季强. 呼吸药理学与治疗学[M]. 北京：人民卫生出版社，1999.
[4] 朱家壁. 现代生物药剂学[M]. 北京：人民卫生出版社，2011.
[5] 程刚. 生物药剂学[M]. 北京：中国医药科技出版社，2019.
[6] 厉明蓉, 梁凤凯. 气雾剂：生产技术与应用配方[M]. 北京：化学工业出版社，2003.
[7] 潘卫三. 药剂学[M]. 北京：化学工业出版社，2017.
[8] 丁文龙. 系统解剖学[M]. 北京：人民卫生出版社，2018.
[9] 何勤, 张志荣. 药剂学[M]. 北京：高等教育出版社，2021.
[10] 吕万良, 王坚成. 现代药剂学[M]. 北京：北京大学医学出版社，2022.
[11] 吴正红, 周建平. 药物制剂工程学[M]. 北京：化学工业出版社，2022.
[12] 崔福德. 药剂学[M]. 2版. 北京：中国医药科技出版社，2002.
[13] 崔福德. 药剂学[M]. 6版. 北京：人民卫生出版社，2009.
[14] 国家药典委员会. 中华人民共和国药典[M]. 北京：中国医药科技出版社，2020.
[15] 吴正红, 周建平. 工业药剂学[M]. 北京：化学工业出版社，2021.
[16] 方亮. 药剂学[M]. 北京：中国医药科技出版社，2016.
[17] 陆彬. 药物新剂型与新技术[M]. 北京：人民卫生出版社，2005.
[18] 徐晖, 魏培莲. 鼻腔给药系统研究进展[J]. 中国药业，2004（3）：72-73.
[19] Lisbeth I. Nasal drug delivery possibilities, problems and solutions[J]. J Control Release, 2003, 87（1/3）：187-198.
[20] Leiby K L, Raredon M S B, Niklason L E. Bioengineering the blood-gas barrier[J]. Compr Physiol, 2020, 10（2）：415-452.
[21] Neves J D, Sarmento B. Mucosal delivery of biopharmaceuticals: biology, challenges and strategies[M]. New York: Springer, 2014.
[22] Nordgard C T, Draget K I. Coassociation of mucus modulating agents and nanoparticles for mucosal drug delivery[J]. Adv Drug Deliv, 2018, 124: 175-183.
[23] Kumar A, Pandey A N, Jain S K. Nasal-nanotechnology: revolution for efficient therapeutics delivery[J]. Drug Deliv, 2016, 23（3）：681-693.
[24] Lobaina Mato Y. Nasal route for vaccine and drug delivery: Features and current opportunities[J]. Int. J. Pharm., 2019, 572: 118813.
[25] Ugwoke M I, Agu R U, Verbeke N, et al. Nasal mucoadhesive drug delivery: background, applications, trends and future perspectives[J]. Adv Drug Deliv Rev, 2005, 57（11）：1640-1665.

第七章

腔道给药系统

本章学习要求

1. 掌握：影响直肠药物吸收的生理因素和药物因素；栓剂的概念、基质与制备；阴道给药系统的基本概念，以及药物吸收途径和影响因素。
2. 熟悉：新型栓剂类型，影响阴道黏膜药物吸收的因素。
3. 了解：尿道给药系统，子宫给药系统。

第一节 直肠给药系统

一、概述

直肠给药系统是一类专门纳入肛门在直肠释药的制剂。用于直肠给药系统的剂型包括软膏剂、溶液剂、气雾剂、栓剂等，其中栓剂应用最为广泛。

栓剂（suppository）指药物与适宜基质制成，专供纳入肛门、阴道等腔道的一种固体剂型。栓剂在常温下为固体，纳入人体腔道后，在体温下能迅速软化熔融或溶解于分泌液，逐渐释放药物而产生局部或全身作用。

根据给药途径，栓剂一般可以分为肛门栓、阴道栓、尿道栓、鼻用栓及耳用栓等几类。其中，以肛门栓和阴道栓最为常用，而阴道栓逐渐为阴道用片或胶囊所替代，后三者已极为鲜见，如前列地尔尿道栓。

栓剂为古老的剂型之一，在公元前16世纪埃及的《埃伯斯莎草纸》中就有记载，当时均仅以发挥局部疗效为目的，如抗菌、消炎、润滑等作用，治疗直肠局部疾病。我国用栓剂治疗疾病的最早记载可上溯至《史记·扁鹊仓公列传》；后汉张仲景的《伤寒论》中载有蜜煎导方，就是用于通便的肛门栓；晋代葛洪的《肘后备急方》中用半夏和水为丸纳入鼻中的鼻用栓及用巴豆鹅脂制成的耳用栓剂。其他如《千金要方》《证治准绳》等亦载有类似栓剂的制备与应用。

在1852年，欧洲发现可可脂（cocoa butter）作为栓剂基质的优点后，开始研究以直肠为给药途径的栓剂，并得到普遍使用。后来研究发现栓剂中药物还可通过腔道黏膜吸收，进入血液循环系统和淋巴系统而起全身治疗作用，而且可以避免肝首过效应。因此，栓剂发展至今，已从过去局部用药为主转变为以直肠给药而发挥全身作用为主。

栓剂在欧洲、美国、日本等国家使用居多。表7-1为国外上市的部分产品。

表7-1　国外上市的部分栓剂产品

药物	商品名	载药量	用途
苯巴比妥钠	Lupial®	25 mg/粒、50mg/粒、200mg/粒	镇静
对乙酰氨基酚	Alpiny suppositories®	100mg/粒	解热镇痛
头孢唑	Epocelin®	250mg/粒	抗生素
水合氯醛	Escre suppositories®	250 mg/粒、500mg/粒	镇静催眠
昂丹司琼	Zofran Suppositories®	16mg/粒	止吐
美洛昔康	Mobic®	15mg/粒	消炎镇痛
卡马西平	Tegretol®	125 mg/粒、250mg/粒	抗癫痫
比沙可啶	Dulcolax®	10mg/粒	缓泻药

二、栓剂的分类与作用特点

直肠给药剂型主要包括直肠栓剂和直肠保留灌肠液，其中以栓剂应用最为广泛，灌肠剂（enema）和直肠滞留剂（rectal retention fluid）由于其用量大，给药后有不适感，并不常用，但其有利于药物的充分吸收，一般吸收要比栓剂好。

直肠给药具有以下的一些特点：①药物可以避免因受胃肠pH或消化酶的作用而失去活性，如肝素等可以透过直肠吸收而减少胃肠对它的降解。②对胃肠黏膜有刺激的药物可减少口服给药对胃肠造成的刺激。③药物经直肠吸收，大部分可绕过肝脏，从而避免肝首过作用。④直肠释药持续时间比一般片剂长，适用于某些慢性疾病的治疗。⑤对婴幼儿以及神志不清或呕吐不止的患者，使用栓剂较口服或注射给药更为容易简单。

三、影响直肠栓中药物吸收的因素

患者的身体状况和药物的理化性质是影响直肠栓中药物释放和吸收的主要因素。

1. 生理因素

人体直肠属于大肠的末端，约长15～20 cm，仅能容纳2～3mL惰性黏液，平均温度为36.9℃（温度范围为36.2～37.6℃），在休息状态下直肠无蠕动作用。直肠表面无绒毛和微绒毛，皱褶少，表面积小（大约为200～400cm^2），但直肠黏膜内有丰富的血管和淋巴管分布，毛细血管与上直肠静脉、中直肠静脉和下直肠静脉相连。

影响直肠药物吸收的生理因素包括结肠内容物、循环途径、直肠液pH和缓冲容量的大小。

（1）结肠内容物　栓剂发挥全身作用时，在没有粪便的情况下，药物在空直肠中可有更多的机会接触直肠吸收表面积，因此在应用栓剂前可先予以清除内容物的灌肠剂。其他情况如腹泻、因肿瘤生长引起的结肠梗阻、结肠脱水均会影响药物从直肠部位吸收的速率和程度。

（2）循环途径　直肠中上直肠静脉与门静脉系统连接，进入肝脏；中、下直肠静脉直接与体循环相连，可避开肝脏的代谢。因此有首过作用的药物进入直肠部位的不同可获得不同的生物利用度。直肠的淋巴循环也有助于药物的吸收。

（3）直肠液pH及缓冲容量的大小　直肠分泌液的pH为7～8，基本上是中性的，无缓冲能力，故药物给药后在直肠环境中一般不发生化学变化。

2. 药物因素

药物因素主要包括药物理化性质、药物粒径的大小、基质的性质以及药物与基质的亲和性。

（1）药物理化性质　药物的分子量、解离程度和脂水分配系数均可影响药物在直肠内的吸收。根据其化学结构，药物可直接经上皮细胞（穿过细胞）或经紧密连接（细胞间质）通过直肠壁吸收。非解离型药物易通过直肠黏膜而被吸收入血，其中脂溶性非解离药物最容易吸收，季胺化合物等完全解离的药物则吸收很差。当一种亲脂性药物分散在油性基质中时，药物难以从基质中扩散进入直肠内，因此选择基质时应注意与药物的配伍问题。

（2）药物粒径的大小　当药物不溶而以粒子状态混悬分散于栓剂基质中，粒度大小影响其吸收，粒径越小，吸收越好。现行《中国药典》规定栓剂中的固体药物应预先用适宜方法制成细粉，并全部通过六号筛。

（3）基质的性质以及药物与基质的亲和性　栓剂给药后，药物必须经过基质熔融、软化或溶解后才能释放，分散于直肠黏液，与黏膜接触而吸收。栓剂基质有油脂性和水溶性两种，一般水溶性药物在油脂性基质中的释放和吸收快于脂溶性药物。这是由于油脂性基质在体温条件下迅速熔融，涂布在直肠黏膜表面，其中均匀分散的水溶性药物可从油水界面较快转入体液中，因而出现较快吸收作用。而脂溶性药物必须先从油相转入水相的体液中，此过程和药物的脂水分配系数及浓度密切相关。如可可脂在体温下能迅速熔融，但因不能与体液混溶，脂溶性药物几乎不能释放。通常水溶性药物使用油脂性基质，水不溶性药物使用水溶性基质。如果基质与药物相互作用阻止其释放，药物的吸收将受到抑制。另外，当栓剂的基质对直肠黏膜有刺激时，可促进直肠运动排便而使栓剂中药物不能完全被吸收。

四、栓剂的质量要求

现行《中国药典》规定，合格的栓剂应符合以下要求：栓剂中的药物与基质应混合均匀，栓剂外形要完整光洁；塞入腔道后应无刺激性，应能熔融、软化或溶化，并与分泌液混合，逐渐释放出药物，产生局部或全身作用；应有适宜的硬度，以免在包装或贮存时变形。溶出度试验、体内吸收试验等检查项目[参照现行《中国药典》]。

五、栓剂的基质及附加剂

基质不仅赋予药物成型，而且影响药物的作用。栓剂纳入腔道后，药物必须从基质中释放出来，然后分散或溶解于分泌液中。基质的性质不同，释放药物的速率也不同。选择基质时，还需要根据用药目的和药物性质来决定。

栓剂基质一般分为油脂性基质、水溶性基质、混合基质以及附加剂。

（1）油脂性基质　主要包括可可脂、香果脂、半合成脂肪酸甘油脂类、氢化植物油类等。

（2）水溶性基质　主要品种有甘油明胶、聚乙二醇类、泊洛沙姆（poloxamer）等。

（3）混合基质　混合基质系亲水性和亲油性基质的混合物，这些材料可能是物理的或化学的混合物。有些为乳剂，一般为W/O型，如聚氧乙烯（40）硬脂酸酯，为聚氧乙烯二醇和游离聚乙二醇单硬脂酸和双硬脂酸酯的混合物，能溶于水，白色或微褐色蜡状固体，熔点为39~45℃。

（4）附加剂　根据处方需要可加入表面活性剂、稀释剂、吸收促进剂、吸收阻滞剂、增塑剂、润滑剂和防腐剂等。

六、栓剂的制备及包装

栓剂的制备可分为搓捏法、冷压法和热熔法三种，其中搓捏法因不适合工业化大生产，一般少用；冷压法仅适合有足够可塑性的基质应用，但需特别的机械设备，损耗量多；热熔法为最为常用的方法。

1. 热熔法制备工艺流程

热熔法：选择基质种类→计算基质用量→熔融基质→加入药物（粉碎或溶解）→混匀→涂模与注模→冷却→刮削→出模→成品→质检→包装和储存。

2. 冷压法制备工艺流程

冷压法：选择基质种类→计算基质用量→基质锉末→加入药物（粉碎或溶解）→混匀→捏搓或压制→质检→包装和储存。

制备栓剂时，栓模内涂的润滑剂通常有两类：①对于油脂性基质的栓剂，常用软肥皂、甘油各一份与95%乙醇五份混合所得；②对于水溶性或亲水性基质的栓剂，则用油性液体润滑剂，如液状石蜡或植物油等。有的基质不沾模，如可可脂或聚乙二醇类，可不用润滑剂。

栓剂常用的包装材料有：聚乙烯箔、醋酸纤维素、硬聚氯乙烯、聚乙烯烃、层压铝箔、锡箔或蜡纸等。

七、新型栓剂

直肠给药除普通栓剂外，尚有以速释和缓释为目的的新型栓剂给药系统。速释栓剂主要包括中空栓剂和泡腾栓剂；缓释栓剂主要包括渗透泵栓剂、微囊栓剂和骨架缓控释栓剂；此外，还有速释和缓释的双层栓剂等。

1. 中空栓剂

中空栓剂最早由渡道善照等在1984年研制成功，其外壳为空白或含药基质，中空部分填充固体、液体、混悬剂等各种状态的药物。其特点是：①增加药物的稳定性，中空栓剂中的药物被基质包裹，免受空气的潮解和氧化；②避免药物间的配伍禁忌，中空栓剂中药物与基质相对分开，便于具有相互作用的药物的应用；③生物利用度高，填充液体状态药物制成的中空栓剂，药物分散程度好，外壳基质在体内熔融后，药物一次性释放，药液因上部外壳的阻碍，易于向直肠下部扩散，使通过直肠上静脉进入门静脉的药物更少，更多的药物则通过直肠下静脉吸收，绕过门静脉，具有更高的生物利用度。同时还可避免制作过程中由加热引起的药物晶型改变，造成生物利用度下降。

中空栓剂的制备需在普通栓模上方安置一个可固定不锈钢管的支架，将钢管插入栓模并使之固定，沿边缘注入熔融的基质，待凝固后拔去钢管，削去多余部分，即为栓壳。在栓壳中填入药物，并将尾部用相应的基质封好即得。

也可直接用普通栓模进行制备，如儿童用镇静中空栓剂的制备：将半合成脂肪酸酯水浴加热使之熔融，迅速注入栓模中，待模孔中基质边缘凝固后，翻转模具使中间未凝固基质流出，形成中空外壳，用定量器定量加入药物，尾部用熔融的基质封口，冷却后用软膏刀刮去多余部分，取出即可。

水合氯醛是一种安全有效的镇静催眠药，有穿透性的臭气及腐蚀性苦味，口服给药，患者较难接受，制成普通栓剂后极易吸潮，软化变形，因此将水合氯醛用丙二醇溶解后制成中空栓剂，用于小儿特殊检查时的催眠及缓解高热引起的惊厥。

胰岛素口服易被消化酶破坏，只能注射给药。含胰岛素 4 U 的中空栓剂的降血糖作用与皮下注射 1 U 相当，因此胰岛素中空栓剂有可能作为胰岛素皮下注射的替代途径。

2. 泡腾栓剂

泡腾栓剂处方中一般加入发泡剂，使用时产生泡腾作用以加速栓剂熔融和药物释放，泡腾栓剂产生的泡沫可延长药物与黏膜作用时间，提高局部组织药物浓度，进而增强治疗效果。此类栓剂有利于药物分布渗入黏膜皱褶内，尤其适用于阴道栓制备。

3. 双层栓剂

此类栓剂由两层组成，较普通的栓剂能更好地适应临床治疗疾病的需要或不同性质药物的要求，目前有以下两种。

（1）**内外双层栓剂**　内外双层栓剂由内外两层组成，各含不同的药物。由于外层和内层分别熔融释放药物，故栓剂给药后可先后发挥两种药物的作用。

此种栓剂的制备需要特殊的双层栓模，由可悬挂固定的圆锥形内模及栓模外套（与普通栓模类似）组成。先将内模插入外套中固定，然后注入外层基质与药物的熔融物，待凝固后取出内模，再将另外的基质与药物混合的熔融物注入内层，冷凝后取出即得。

（2）**上下双层栓剂**　此种栓剂为上下两层，主要有三种形式：第一种，将两种理化性质不同的药物分别分散于脂溶性基质和水溶性基质中，制成上下两层，以便药物吸收或避免药物发生配伍禁忌；第二种，将一种药物分散于脂溶性基质和水溶性基质中，制备成上下两层，使栓剂在使用时兼具速释和缓释作用；第三种，将空白基质和含药基质制成上下两层，上层空白基质阻止药物向上扩散，减少药物自直肠上静脉吸收，不但可提高栓剂的生物利用度，还可减少药物的毒副作用。

4. 微囊栓剂

微囊栓剂是采用高分子聚合物作为囊材，将药物微囊化后加入基质中制成栓剂。为了保证给药后迅速发挥疗效，可用适当比例未经微囊化处理的药物作为速释部分，与药物的微囊混合加入基质中制成缓控释栓剂。微囊栓剂具有血药浓度稳定、维持时间长的特点，其控释效果取决于微囊囊材和制备方法等因素。

5. 渗透泵栓剂

渗透泵栓剂是一种控释型长效栓剂，是利用渗透压原理，由药物、微孔膜、渗透压产生剂、可透过水分不能透过药物的半透膜组成。纳入体内后，水分进入栓剂产生渗透压，压迫贮药库使药液透过半透膜的小孔释放出来。渗透泵栓剂的优点是能在一定时间内保持血药浓度稳定。

该栓剂的结构如图7-1所示,最外层1为微孔渗透膜,具有微孔;2为渗透压物质层,如蔗糖层,有吸水性;3为半透膜,水分可进入而药物不能透出;4为药物贮库;5为激光打制的释药小孔。当此栓剂与体液接触后,水分由渗透膜进入蔗糖层,再由半透膜进入药物贮库,药物吸收水分后压力增加,由激光打制的小孔中释放,进入蔗糖层,与蔗糖混合后再缓缓渗出,因此可以长时间地释放药物,维持药效,是一种较好的控释栓剂。

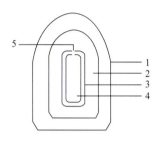

图7-1 渗透泵栓剂简图

1—微孔渗透膜;2—渗透压物质层;3—半透膜;4—药物贮库;5—释药小孔

6. 骨架缓控释栓剂

骨架缓控释栓剂是将药物包含于具有可塑性的不溶性或可溶性高分子材料中,制成栓剂。高分子聚合物遇水后,基质吸收水分,体积膨胀,柔软而富弹性,避免了异物感,而且凝胶对生物黏膜具有特殊黏合力,故能延长药物的停留和释放时间,促进药物的吸收,提高药物的生物利用度。常用的亲水凝胶材料为泊洛沙姆、甲基纤维素(MC)、羟丙基甲基纤维素(HPMC)、羧甲基纤维素(CMC)、聚乙烯醇(PVA)、聚乙烯吡咯烷酮(PVP)等。

利用不溶性高分子材料制成的骨架型缓控释栓剂在体内应用后,不熔融、不崩解,对药物的溶出和释放起物理屏障作用。骨架表面的药物在介质中迅速溶解、扩散,发挥速释作用;骨架内部的药物通过外部介质的渗入而缓慢溶解、扩散而释放,发挥缓释作用。这种栓剂应用后以原型排出体外。

7. 液体栓剂

液体栓剂较普通栓剂使用方便,给药后无疼痛和不适感,使用前为液态,给药后在腔道生理温度下可形成半固体凝胶,具一定生物黏附性,且还有缓释长效、生物利用度好的特点。美沙拉嗪(MSZ)为临床治疗溃疡性结肠炎的有效药物。以泊洛沙姆407(P407)和188(P188)为主要基质材料、卡波姆为生物黏附剂、月桂氮酮为渗透促进剂,制备赖氨酸布洛芬缓释液体栓剂。当处方中P407与P188的比例为1∶1.2时,缓释液体栓剂的胶凝温度为30.4~38.1℃,最接近直肠温度;卡波姆的含量为0.8%时,缓释液体栓剂的体外释放符合零级动力学方程。

8. 自乳化栓剂

自乳化栓剂(self microemulsifying suppository,SEMS)是由脂质基质、表面活性剂、助表面活性剂(或增溶剂)和药物组成的各向同性混合物。它们通过温和的搅拌,在水介质中形成瞬时的水包油型微乳液,使其成为直肠输送具有足够油溶性疏水药物的理想载体。药物以溶解的形式存在,且形成小尺寸液滴,为药物吸收提供了大的界面表面积。此外,制剂中脂质的存在有助于通过增强药物吸收来提高给药部分的生物利用度。因此，对于溶出速率受限吸收的药物，SMES可以被证明是提高药物吸收速率和吸收程度的有用工具。

β-蒿甲醚是一种有效和迅速作用的抗疟药，已列入世界卫生组织治疗严重多重耐药性疟疾的基本药物清单。目前，β-蒿甲醚有可作为口服治疗的片剂和肌内注射治疗严重疟疾感染的油剂。然而，β-蒿甲醚的口服生物利用度低（约40%），这主要是因其水溶性差和在胃酸中的降解，其治疗效果显著降低。自微乳化β-蒿甲醚栓剂，可通过直肠途径给药，起效快，效果持久。

除此之外，尚有关于灌肠剂的研究。如微型灌肠剂（microenema），系一般制成溶液或使用凝胶辅料制成的凝胶状制剂，产生润滑效果，便于使用。其中药物以分子或微小粒子状态分散，无栓剂的熔融、释放于体液的过程，有利于药物的吸收，可弥补栓剂基质对药物吸收的影响；使用后接触面积大，吸收迅速；体积小，使用方便，无创伤性和排便感，尤其适合小儿用药。有人认为微型灌肠剂可与注射剂媲美，其容量小（5 mL左右），给药方便，还具有注射和口服都没有的独特优点，根据需要液体可含用作增稠剂的水或油状赋形剂。

八、应用实例

例 7-1　小儿退热抗惊中空栓

【处方】
双氯芬酸	15 g
水合氯醛	200 g
半合成脂肪酸酯	适量
丙二醇	适量
制成	1000 粒

【制备】取半合成脂肪酸酯，在35～40℃水浴中熔融后，使之具有一定黏度，迅速注入栓模中，稍冷却后翻转栓模，使中间未凝固的基质流出，形成空腔，于空腔内定量注入丙二醇的药液（每粒栓中含双氯芬酸15 mg、水合氯醛0.2 g），尾部用同样基质熔封，刮平模口，启模包装。

【用途】解热镇痛药，用于治疗小儿高热及高热引起的惊厥。

例 7-2　吗啡控释栓

【处方】
吗啡	15 g
Novata BBC	适量
制成	1000 粒

【制备】吗啡原药粉过180 μm药筛，取15 g加入熔融的基质Novata BBC中，超声振荡15 min，混合均匀，待冷却至45～50℃时，注入栓模，冷却成型，启模包装。

【释放度考察】采用转篮法考察释放度，释放介质为蒸馏水900 mL，恒温37℃，转速50 r/min，紫外分光光度计于285 nm处测定其吸收度，4小时累计释放百分率为标示量的50%，体内可缓慢释药达7小时以上。

例 7-3　盐酸普萘洛尔缓释栓

【处方】
盐酸普萘洛尔	25 g

PEG 4000	730 g
硬脂酸	55 g
硬脂酸镁	适量
滑石粉	适量
制成	1000粒

【制备】 将硬脂酸与 PEG 4000 混合，熔融，加入盐酸普萘洛尔均匀分散，冷却至室温；将该固形物粉碎，过20目药筛，加入1%硬脂酸镁和滑石粉，混合均匀。用加压成型法制成直径6 mm、长度为23 mm的药栓。

【释放度考察】 采用流动池法测定体外释放度，释放介质为 0.067 mol/L 磷酸盐缓冲液（pH 7.4），4小时累计释放百分率为标示量的60%。

例7-4 甘草甜素二钾缓释栓

【处方】

组分A		组分B	
甘草甜素二钾	250 g	聚氧乙烯烷基醚	45 g
三柠檬酸钠	500 g	半合成脂肪酸酯（Witepsol W-35）	705 g
制成	1000粒		

【制备】 将组分B于50℃加热熔融，加入组分A，充分搅拌，将混合物放置并冷却至40~45℃，注入栓模，至水浴中冷却至25℃，成型后脱模，包装。

【用途】 急性和慢性肝脏疾病。

九、栓剂的应用及展望

栓剂虽是我国传统剂型之一，但长期处于"静息"状态。自20世纪80年代后，我国在栓剂基质、品种、生产包装、设备等方面有了较大的进展，但仍主要停留在普通栓剂，新型缓释、控释栓剂的研发尚有较大发展空间。近年来，栓剂的特殊应用越来越引起人们的重视，随着栓剂制备工艺的改进、新型辅料的应用和生产自动化的实现，新型栓剂不断出现，栓剂的应用将更加广泛。表7-2为国内已上市部分直肠栓剂的代表性产品。

表7-2 国内已上市部分直肠栓剂的代表性产品

药物名称	规格	作用类型	临床应用
复方阿托品麻黄碱栓	0.7 g	全身	慢性气管炎单纯型及喘息型
盐酸克仑特罗栓	60 μg	全身	哮喘以及支气管痉挛
双黄连栓	1.5 g	全身	外感风热致感冒
萘普生栓	0.25 g、0.4 g	全身	止痛
吲哚美辛栓	25 mg、100 mg	全身	解热镇痛抗炎
阿司匹林栓	0.15 g、0.3 g、0.5 g	全身	退热、止痛
盐酸曲马多栓	0.1 g	全身	中度疼痛
硫酸吗啡栓	10 mg、20 mg	全身	镇痛

续表

药物名称	规格	作用类型	临床应用
丙戊酰胺栓	0.1 g、0.2 g、0.4 g、0.6 g	全身	各种类型癫痫
聚维酮碘栓	0.2 g	局部	感染性阴道炎、痔疮
醋酸氯己定痔疮栓	20 mg	局部	痔疮
麝香痔疮栓	1.5 g	局部	痔疮
美沙拉嗪栓	0.25 g、0.5 g	局部	溃疡性结肠炎
柳氮磺吡啶栓	0.5 g	局部	结肠炎
肠舒通栓	1.9 g	局部	肠道清洁
甘油栓	2 g	局部	年老体弱者便秘
比沙可啶栓	10 mg	局部	急慢性便秘以及习惯性便秘
盐酸左旋咪唑栓	50 mg、100 mg、150 mg	局部	蛔虫、蛲虫、钩虫
替加氟栓	0.5 g	局部	消化系统癌
前列闭尔通栓	2.2 g	局部	前列腺增生
野菊花栓	2.4 g	局部	前列腺炎、慢性盆腔炎

第二节　阴道给药系统

一、概述

阴道是药物传递的有效途径。阴道局部给药能有效用于治疗感染、子宫内膜异位、子宫肌瘤和避孕、引产。由于阴道具有丰富的毛细血管和毛细淋巴管、较大的黏膜表面积，对许多药物通透性良好，所以它也是全身给药的有效途径，特别适合蛋白质、多肽类药物的全身给药。

1. 定义

阴道给药制剂指将药物置于阴道内，通过阴道黏膜吸收进入局部或全身血液循环，用于杀菌消毒、避孕、引产、流产、治疗癌症，甚至可以实现蛋白质、多肽类药物给药等作用的一类制剂。

阴道作为给药途径很早就为人们所认识，最初主要是作为一种局部给药途径，用于治疗外阴感染、阴道炎、子宫内膜萎缩症以及杀精避孕。剂型有溶液剂、片剂、膜剂、栓剂、软膏剂、凝胶剂、泡沫剂、海绵剂等。

自20世纪20年代起，人们发现甾体激素能被阴道吸收，典型的例子是口服无生物活性的孕酮，制成栓剂后可被阴道黏膜吸收起效。人们逐渐认识到：通过阴道途径给药也可产生全身疗效，从此阴道内药物控释系统（阴道给药系统）（intravaginal controlled drug delivery system）发展起来。目前还有人研究将多肽类或疫苗通过阴道给药达到全身治疗的目的。

2. 阴道的解剖与生理

人的阴道位于盆骨腔内，前邻尿道，后邻直肠，为管状腔道，长7～12 cm，平时前后壁贴近。阴道壁由上皮层、肌层和纤维层构成。其中上皮层有许多环形皱襞，分为间质和鳞状上皮。间质由胶原纤维和弹性纤维构成，并有血管、淋巴管、神经、纤维母细胞及不同数量的巨噬细胞和淋巴细胞。肌层为平滑肌，肌纤维束相互交织，形成分界不明显的内环与外纵两层，以纵肌为多。人的阴道黏膜有许多皱褶，这使得阴道能够收缩、扩张。

在雌激素的作用下，阴道上皮细胞合成和聚集大量糖原，经乳酸杆菌分解成乳酸，使阴道保持一定的酸度，一般pH为4～5，可防止病菌侵入或感染。一旦病菌侵入或感染，由于病菌的繁殖，阴道液pH往往升至中性（或接近中性）。此外，绝经前后，阴道上皮变薄，细胞变小，糖原减少，脱落细胞减少，阴道液也会变为碱性。黏膜固有层浅部的结缔组织较致密，富于弹性纤维和血管，深部较为疏松。阴道血管分布丰富，血流经会阴静脉丛流向会阴静脉，最终流向腔静脉，可绕过肝的首过效应。

正常阴道内有需氧菌和厌氧菌寄居，形成阴道正常菌群，阴道与这些菌群之间形成生态平衡，因此并不致病。一旦生态平衡被打破或外源性病原体侵入，即可导致炎症的发生。长期应用抗生素抑制乳酸杆菌的生长或机体免疫力低下亦可使其他致病菌成为优势菌，引起炎症，从而导致阴道生理条件的一系列变化。

3. 阴道给药的特点

与传统的口服给药相比，阴道途径给药具有以下优点：

① 不仅可以局部用药，而且可以全身性用药。阴道有丰富的毛细血管和淋巴管，且阴道没有明确的神经末梢，给药时患者的疼痛刺激小，因此阴道对于特定的疾病是有效的药物释放部位，可通过将药物置于阴道内，通过阴道黏膜吸收进入局部或全身血液循环，从而达到局部或全身治疗的目的，如杀菌消毒、避孕、引产、流产、替代治疗、治疗子宫内膜异位症、治疗妇科肿瘤，甚至是可以实现蛋白质、多肽类药物给药。但由于阴道上皮多层细胞的吸收屏障，从阴道吸收发挥全身作用的药物仅限于一些剂量小、作用强的激素药物，如阴道避孕环，阴道插入装置治疗尿失禁、激素失调等。

② 可以避免肝脏的首过代谢，生物利用度较高。阴道血管分布丰富，血流经会阴静脉丛流向会阴静脉，最终进入腔静脉，因而阴道黏膜给药可避免口服给药的首过作用，从而大大提高这些药物的生物利用度。如黄体酮、雌二醇类药物在肝脏易被代谢失活，口服生物利用度低，通过阴道给药可以克服。

③ 适用于一些有严重胃肠道反应以及不适合口服的药物，如前列腺素可引起恶心、呕吐、腹泻，及由于子宫收缩可产生下腹痛等胃肠道副反应。

④ 可以避免多次给药所产生的"峰谷"现象。如口服安宫黄体酮片后，2 h达血药峰浓度。血药浓度波动范围在1.15～5.15 ng/mL，在随后的22 h内以指数形式下降到0.15 ng/mL以下，分为α、β两个阶段。α阶段下降迅速，β阶段下降缓慢。而安宫黄体酮环阴道给药后，开始吸收相对迅速，4 h达到稳态（0.37～0.63 ng/mL），并且可以通过安宫黄体酮环维持该血药浓度，治疗结束后取出。

⑤ 为非侵入性的给药途径，可自身给药，是药物持续释放的有效途径。

该给药途径也有一些缺点，如某些半固体系统给药不便；局部耐受性差；用药受生理周期影响；受性生活的干扰等。

4. 影响药物从阴道吸收的因素

药物在阴道上皮细胞膜的吸收涉及药物从给药系统中的释放、药物在阴道液中的溶解和黏膜的渗透。因此，影响药物从阴道的吸收因素包括阴道的生理环境、药物的理化性质以及给药系统的性质。

（1）阴道的生理环境 阴道上皮的条件、阴道壁的厚度、宫颈黏液及特异的胞质受体等均影响药物在阴道的吸收。与鼻腔、直肠黏膜的单层上皮细胞相比，阴道黏膜为多层上皮细胞，浅层细胞内含透明角质颗粒，但角化不完全。多层上皮细胞形成药物吸收屏障，因而吸收时滞较长，也是一般药物难以经阴道吸收发挥全身作用的主要原因。阴道黏液的 $pH \leqslant 4.5$，有一定的抑菌作用。黏膜固有层浅部的结缔组织较致密，富有弹性纤维和血管，深部较为疏松。阴道黏膜黏液中存在多种肽代谢酶、过氧化酶和磷酸酯酶，以及能够代谢药物的微生物群。宫颈黏液有助于发挥一些阴道给药系统的生物黏附性，但也是药物吸收的屏障。阴道液量的多少也显著影响药物的吸收。大量的阴道液有助于药物溶出，但过多，药物则会随阴道液流出体外。

阴道壁厚度、黏液等随排卵周期、妊娠和绝经期时阴道上皮及阴道内的变化而变化。动物实验表明，动情期后和动情间期，阴道内亲水性物质的渗透能力增大，原因可能是上皮细胞之间的连接比较松弛，阴道上皮层较薄。绝经期后，阴道上皮变薄，细胞变小，阴道黏液变为碱性。

（2）药物的理化性质 与其他黏膜给药系统相类似，药物通过阴道黏膜的转运途径主要有三种：一是细胞转运通道，为脂溶性通道；二是细胞外转运通道，为水溶性通道；三是受体介导的转运。药物在阴道的吸收大多属于被动扩散过程，以细胞转运通道为主。阴道的吸收作用，除取决于阴道壁的厚度、细胞的特异性受体等条件外，还决定于被吸收物质分子大小、物理化学性质。体内外试验发现，随药物脂溶性增加，阴道上皮渗透系数增大；分子型药物容易通过阴道黏膜吸收，而离子型药物则难以吸收。

有些药物的阴道膜渗透性低，吸收受阴道上皮渗透性的限制，药物必须具有足够的亲脂性，以扩散形式通过脂质连续膜，但也要求有一定程度的水溶性以保证能溶于阴道液体。例如，具有一定水/油平衡值的雌激素雌二醇-3-醋酸酯在临床上可明显升高绝经后妇女的雌激素水平，而戊酸雌二醇因具较高的亲脂性，在相同的妇女身上不能升高雌激素水平。

（3）给药系统的性质 剂型是药物应用的形式，对药效的发挥极为重要。阴道用剂型，根据使用目的不同，制成速效或长效制剂。如女性生殖器炎症的急性发作期需要使用速效剂型；而针对慢性炎症、长效避孕药、提高局部或全身免疫力的抗原、抗体给药则往往制成长效制剂。对于发挥局部作用的阴道给药制剂而言，要求制剂在阴道中较长时间保持有效药物浓度，既有足够的溶解度和溶出速率，又能避免被全身吸收或全身吸收甚少，如阴道杀精子剂、HIV及其他性传染病（STD）预防用药、外阴及阴道炎症局部用药；而发挥全身作用的药物制剂则需克服其吸收屏障，促进其全身吸收。另外，选择合适的剂型还可以降低或消除药物的不良反应，提高药效。

5. 激素阴道给药的"子宫首过效应"

药物在阴道内可发挥局部治疗作用，有些药物还可通过吸收进入体循环。近年来，人们又发现激素类药物在阴道给药时存在一种"子宫首过效应"，即药物经阴道黏膜吸收后，直接转运至子宫的现象。

黄体酮经阴道给药是切实可行的非口服给药途径，如应用阴道栓剂、凝胶剂或霜剂后，尽管血浆水平低于生理水平,但能达到子宫内膜分泌期转变和妊娠条件,提示药物通过阴道直接转运至子宫,即优先摄入的"子宫首过效应"。又如达那唑阴道环代替口服治疗子宫内膜异位症,不增加血清浓度却能很好治疗子宫内膜异位,尤其是深层渗入的子宫内膜异位,从而推测其转运机制是通过阴道黏膜直接吸收,并随之扩散转运至盲管和骨盆组织。

目前,在理论上至少有三种不同的机制可解释激素的"子宫首过效应"。一是通过组织直接从阴道向子宫被动扩散。二是通过静脉或淋巴循环系统运送。在人类女性体内发现了从阴道顶侧到子宫颈穿行的淋巴管,且均结束于髂内动脉旁的淋巴结。因此,阴道上部和子宫两者淋巴系统间联系可能是一条直接运送的潜在途径。三是子宫-阴道的静脉/淋巴管与动脉扩散的逆流血管运送。这是一种易化扩散,为逆动脉至静脉的生理交换,即黄体酮由子宫阴道淋巴管或静脉扩散到子宫动脉系统。这种交换发生在两个非常接近且血流方向相反的血管之间,从而使局部动脉药物浓度渐渐高于其他器官的动脉。例如,在猪的阴道放置孕酮后,其子宫动脉血中孕酮浓度要高于周围动脉中浓度,有力地支持了这种转运机制。

二、阴道制剂

目前临床上应用和研究的阴道制剂主要有阴道栓剂、凝胶剂、阴道膜剂、海绵剂、阴道片、阴道环等。

1. 阴道栓剂

阴道栓剂是现阶段应用较多的阴道给药剂型,具有剂型简单、疗效确切、作用时间较长的特点。

阴道栓剂在常温下是固体,纳入阴道后,在体温下能迅速软化、熔融或溶解于分泌液中,逐步释放药物而致局部或全身作用。阴道栓的形状有球形、卵形、鸭嘴形等,重2~5 g,直径1.5~2.5 cm,其中鸭嘴形使用较多。表7-3为国内已上市部分阴道栓剂的代表性产品。

表7-3 国内已上市部分阴道栓剂的代表性产品

药物名称	规格	作用类型	临床应用
诺氟沙星栓	0.2 g	局部	细菌性阴道炎
甲硝唑栓	0.5 g	局部	阴道滴虫病
克林霉素磷酸酯栓	0.1 g	局部	细菌性阴道炎
鱼腥草素钠栓	20 mg	局部	宫颈糜烂
酮康唑栓	0.4 g	局部	阴道念珠菌病
苦参碱栓	50 mg	局部	滴虫、念珠菌性阴道炎、慢性宫颈炎
聚维酮碘栓	0.2 g	局部	感染性阴道炎、痔疮
妇炎灵栓	0.28 g	局部	外阴瘙痒、灼痛、赤白带下或兼尿频、尿急
聚甲酚磺醛阴道栓	3 g	局部	宫颈糜烂、宫颈炎、阴道感染等
宫颈癌栓	2.5 g	局部	宫颈癌及其前期病变
重组人干扰素α-2a栓	60000 IU	局部	阴道病毒感染
卡前列甲酯栓	0.5 mg	局部	妊娠终止、产后出血
黄体酮栓	25 mg	局部	月经失调
壬苯醇醚栓	40 mg、50 mg、100 mg	局部	避孕
复方芙蓉泡腾栓	2.2 g	局部	阴部潮红、肿胀、痒痛、带下量多

在制备阴道栓剂时，水溶性基质有利于药物的吸收，因此使用较多。据文献报道，含50 mg黄体酮的6种阴道栓剂，其中3种为水溶性基质，3种为脂溶性基质。用杂交犬作为动物模型给药，测定血药浓度并计算生物利用度。结果表明，水溶性基质栓剂的生物利用度高于脂溶性栓剂，这可能与阴道液是水溶液有关。

最常采用的水溶性基质是不同分子量的聚乙二醇混合物。以聚乙二醇作基质的阴道栓剂能与水混溶，且具有足够硬度，有利于患者塞入。此类基质中常需加入表面活性剂和防腐剂。也可以在栓剂中加入缓释黏附材料，既能延缓药物释放，减少给药次数，提高疗效，又能增加药物与吸收部位的接触，有利于药物吸收。例如达那唑缓释栓剂，采用熔融法，将聚乙二醇6000和聚乙二醇600以1∶1的比例制备成栓剂。若在此栓剂基质中添加不同量的羟丙基甲基纤维素（HPMC），发现随着HPMC用量增加，栓剂释药减慢，当HPMC与基质的比例为1∶6.5时，栓剂中药物在体外12 h内缓慢释放，符合一级释放规律。

和其他阴道剂型一样，许多阴道栓剂的pH常调节到酸性，约为4.5，与阴道正常的pH相似。酸性环境不利于病原体生长，却有利于阴道中正常的酸性杆菌繁殖。

泡腾栓剂又称产气栓（gas-releasing suppository），是在栓剂中加入发泡剂，使用时产生泡腾作用，加速药物的释放，并有利于药物分布和渗入黏膜皱襞，尤其适于制备阴道栓。

海绵栓剂为海绵状栓剂，可避免一般栓剂因基质熔融而流失的缺点。有用聚醚型聚氨酯泡沫塑料为基质制成的阴道海绵栓，因该基质为非生物降解材料，在使用上有一定的局限性。也有以明胶为基质，经溶解、发泡、冷冻、干燥、成型等工艺制成的阴道海绵栓剂，由于明胶海绵在体内可被酶解吸收，故使用方便。经体内体外释药试验证明，明胶海绵栓剂还具有缓释作用。

2. 凝胶剂

凝胶剂是现在发展很快的阴道给药剂型，具有易涂布、滞留时间长、患者顺应性好等优点。

阴道凝胶的主要材料是一些具有黏膜黏附力的聚合物，如天然阳离子聚合物、聚丙烯酸类阴离子聚合物等。虽然阴道上皮并没有产生黏液的腺体细胞，不是严格意义上的黏膜上皮，但它浸润于含有宫颈黏液的阴道液体中，因此这些聚合物可以黏附在黏膜上，通过吸水使黏膜表面脱水，并降低表面压力，就像锚一样吸附于表面，从而延长了药物在局部的作用时间。

阴道凝胶可用于不同的治疗目的。近来上市的Cervidil®凝胶剂是一种长条状、厚而平的亲水凝胶聚合物薄片，含10 mg地诺前列酮，亲水凝胶材料由聚乙烯氧化物和乌拉坦交联聚合而成。将药物横放于阴道后穹隆，在阴道潮湿环境下，水凝胶吸水膨胀，以0.3 mg/h的速率释放药物，可持续12 h。它可以用于宫颈成熟的初期或持续期，当临床产科症状表现为足月或足月分娩时使用。

再如Crinone®凝胶，该制剂是由微粉化的黄体酮和polycarbophil高分子材料组成的O/W型乳剂。不溶于水的高分子材料在阴道中膨胀，形成的黏附性凝胶覆盖在阴道壁上，黄体酮可通过阴道黏膜吸收，持续时间为25～50 h，该制剂可用于保胎。

壬苯醇醚（NP-9）是目前普遍使用的一种外用杀精子药，其主要副作用是导致阴道和宫颈黏膜发炎及溃疡，从而使病菌有机会入侵。例如，一种聚氧丙烯/聚氧乙烯聚合物凝胶剂，可以减少或消除NP-9对人宫颈和结肠上皮细胞的毒性。动物体内试验研究表明，单独使用NP-9对阴道和子宫颈黏膜产生很高的毒性，如出现出血、刺激、上皮破裂、坏死、黏膜下层白细胞聚集和上皮细胞完整性受破坏等症状，而NP-9凝胶制剂毒性则明显减轻。

3. 阴道片

与其他剂型相比较，阴道片剂具有较多的优点：①使用方便、质量稳定、生产的机械化程度高；②与栓剂相比，克服了栓剂基质受体温作用熔融后连同药物一起流失而影响疗效、污染衣物及患者的不适感；③阴道泡腾片可以快速崩解，增大药物在阴道的分布面积，起效快，疗效高；④生物黏附性阴道片提高了制剂的抗排出能力，延长了阴道内的滞留时间，有利于提高生物利用度。阴道片通常为子弹形或椭圆形，以便于塞入阴道。阴道片包括普通阴道片、阴道泡腾片、生物黏附性阴道片。

（1）普通阴道片　例如，某医院有确诊122例念珠菌性阴道炎患者，随机分为两组，A组使用克霉唑阴道片，阴道放置1枚，共1次；B组使用硝酸咪康唑栓，每日阴道放置1枚400 mg栓剂，连续使用7 d，记录治疗第7 d的治愈率。克霉唑阴道片组为41.94%，明显好于硝酸咪康唑栓组16.67%，$P<0.05$，差异有显著性。但第14 d后及总治愈率两组之间无明显差异，$P>0.05$。结果表明，克霉唑阴道片能更快地消除症状达到治愈，可作为治愈念珠菌性阴道炎局部用药的首选药物，以满足患者快速止痒的需求。

（2）阴道泡腾片　阴道泡腾片应用于阴道后能吸水发泡，迅速将主药分散到阴道的每一皱襞，增大药物在阴道的分布面积，起效快，疗效高。如壬苯醇醚避孕泡腾片，为白色异形（环形）片，含主药60 mg，加泡腾崩解剂等辅料制成。该片使用方法同避孕栓剂，使用后片剂遇体液迅速产生泡沫（二氧化碳），药物很快扩散，分布在阴道各空隙处，发挥避孕效果。

（3）生物黏附性阴道片　生物黏附性阴道片利用高分子生物黏附材料，延长了制剂在阴道内的滞留时间，提高了制剂的抗排出能力，有利于提高生物利用度。常用的生物黏附材料有：羟丙基甲基纤维素（HPMC）、羟丙基纤维素（HPC）、羧甲基纤维素钠（CMC-Na）、聚丙烯酸（PAA）、甲基纤维素（MC）等。

阴道片除用于局部治疗外，也可发挥全身作用。如溴隐亭是多巴胺受体促进剂，主要用于治疗高催乳素血症。阴道内放置溴隐亭片2.5～7.5 mg后，24 h后阴道内残余量分别为放入量的0.65%和2.79%，血中药物浓度约在6 h可测出，12 h左右达高峰，之后血药浓度逐渐下降，至24 h仍大于高峰时的50%。上述实验结果说明97%～99%以上的溴隐亭经阴道吸收进入体循环。

一般来说，阴道用片剂的片重在1～5 g之间，以2 g左右最好；pH在4.5～8.5，以pH 5左右最好。

阴道片制备时采用压制法，处方中常含有乳糖作为填充剂，淀粉作崩解剂，聚维酮作分散剂，硬脂酸镁作润滑剂。

4. 阴道环（contraceptive vaginal ring，CVR）

供阴道使用的控释给药系统中，使用最广泛的为阴道环。一般阴道环均为圆环形，外直径通常为40～75 mm，截面直径为4～9.5 mm。药物均匀分布在阴道环的聚合物基质中，应用后，与阴道液接触，药物缓慢溶解并从装置中释放，装置内部的药物沿着浓度梯度向表面扩散，从而产生持久的药物释放。阴道环放置在阴道的后穹窿部，置取方便，患者可自主使用。

现阶段阴道环主要有：避孕用复方雌孕激素阴道环；激素替代治疗用的雌激素阴道环；治疗子宫内膜异位症的达那唑阴道环；增强局部免疫力，预防性传播疾病的免疫阴道环；用于预防HIV感染的缓释阴道环。

阴道免疫环包括抗体阴道环和抗原阴道环。通过阴道环局部给药释放抗原或单克隆抗体,使妇女获得被动免疫,从而预防性传播疾病(sexually transmitted disease,STD),提高局部免疫力。

1970年开发研制的安宫黄体酮避孕环是第一个真正的阴道用避孕控释给药系统。目前世界卫生组织等对阴道环进行了大量的研究和生产。

阴道环可控制释放一种或多种药物。与其他阴道释放系统相比,其优点为能准确持续地释放低剂量的避孕药物,如需要可长至数月,患者的差异最小。

由于阴道口较窄,阴道避孕环必须具有良好的弹性才能顺利放入。此外制环的载体材料必须无毒、无刺激性并具良好的生物相容性。迄今使用最多的材料当推医用规格的硅橡胶。其他常用的阴道环材料包括乙烯-醋酸乙烯共聚物、苯乙烯-丁二烯-苯乙烯共聚物等。

阴道环主要有4种类型:

(1)骨架型　药物与硅橡胶均匀混合,然后经硫化制成;环中药物均匀分布,这种环药物累积释放量与时间的平方根成正比。

(2)包膜型　环芯是含药的硅橡胶,外环是空白硅橡胶。

(3)贮库型　药芯是药物以适宜的水溶性高分子物质为载体,加稀释剂制成糊状物,灌注到乳白色的硅橡胶空环中。

(4)夹层型　内外两层均是不含药物的硅橡胶,中间的夹层是含药的硅氧烷。

骨架型给药系统在漏槽状态下进行体外释药时,释药机制符合Higuchi方程。而后三种结构的阴道环,由于外层均为不含药的硅橡胶,释药时可起到限速作用,药物可恒速释放,符合零级动力学。

如Nestorone®阴道环,直径为58mm,截面直径为8.4mm,药芯由1∶1的Nestorone和硅橡胶制成,外套硅橡胶控释管。对释药量分别为50 μg/d、75 μg/d和100 μg/d的三种剂量阴道环进行6个月的研究,结果表明,研究期内的血药浓度相当平稳,分别为125 pmol/L、200 pmol/L和250 pmol/L。雌激素在正常范围内。三种剂量的阴道环均可抑制排卵,但100 μg/d释放量剂量偏高。

再如雌二醇阴道环(Estring®),中央为雌二醇储库,由硅橡胶和硫酸钡制成环状,环直径55 mm,储库直径2 mm。阴道环塞入阴道上端1/3处,开始时药物速释,然后按75 μg/24 h的速率释药达90天以上,用于治疗与绝经后阴道萎缩有关的泌尿生殖系统症状。

5. 阴道膜剂

阴道膜剂由具有优良成膜性和柔韧性、组织相容性好、刺激性小的高分子材料制成。其特点是:与阴道黏膜紧密接触,给药面积大,释放缓慢,达到有效药物浓度并维持一定时间。国内对阴道膜剂研究比较多。在避孕、终止早孕、绝经后阴道疾病、阴道炎等方面均有使用。

作阴道膜剂载体用的高分子材料,主要是合成的高分子聚合物,最常用的是聚乙烯醇类聚合物,常见的有聚乙烯醇(PVA)05-88、17-88等。此类材料成膜性能良好,成膜后的强度和柔韧性均能满足膜剂成型与应用的要求。其他还有药膜树脂04、乙烯-醋酸乙烯共聚物(EVA)、甲基丙烯酸酯-甲基丙烯酸共聚物、羟丙基纤维素、羟丙基甲基纤维素等。

如壬苯醇醚避孕药膜,由壬苯醇醚加PVA、甘油等制成膜剂,每张含主药50 mg,面积为（5×5）cm² 或（11×5）cm²，呈柔软、透明纸样。包装时薄膜间用半透明吸潮薄纸相间，10张一叠，包装于塑料袋内。房事前，将薄膜1片送入阴道深部3～5 min让其溶解。该药膜的避孕有效率，按周期计算为99.59%，按国际妇女年计算为94%～97%。

6. 海绵剂

阴道海绵塞是由聚氨基甲酸酯（polyurethane）做成蘑菇状海绵，一侧为凹面，一侧为平面，有一条带子固定于两侧可作牵引。海绵中加入壬苯醇醚。使用时将此海绵的含药凹面紧贴子宫颈口，条带在下以便取出。避孕效果为94%～97%。

7. 其他

除上述介绍的剂型外，供阴道使用的传统剂型还有霜剂、洗剂等。由于阴道给药具有独特的使用和治疗效果，以及近几十年来阴道作为全身给药系统的发展，阴道给药系统正逐渐被研究者们关注。

目前，妇科药物的阴道给药发展很快，如用于避孕的多层阴道环（norgestrel-releasing multicycle vaginal ring）为一新的阴道避孕环，停药期为5天，从而降低了排卵的危险性。这种新一代的阴道避孕环为多层结构，药物分散在聚硅氧烷聚合物骨架中，并由不含药物的聚硅氧烷聚合物膜包合，能够防止开始使用时药物的突释作用。再如，循环使用18-乙基炔诺酮阴道环、载孕酮和雌激素的阴道内避孕系统、用于引产的前列腺素阴道释放系统等。除了妇科药物外，其他药物（如胰岛素）的阴道黏膜用药也正在发展起来。

对于多肽和蛋白质等大分子药物，阴道给药方式具有诱人的前景。因为其不仅可以改善这类药物的吸收问题，而且可以提高患者长期用药的顺应性。多肽和蛋白质分子量较大，在体内容易引起免疫反应，相对于注射途径，阴道给药更加安全。但是药物在阴道的吸收易受到微生物群、pH、周期变化等诸多生理因素的干扰，因此如何延长药物在给药部位的停留时间，保持药物吸收的一致性是阴道给药所需研究的重点内容。

但目前国内的研究与国际上还有一定的距离，在药物的局部和全身吸收的体内外考察、提高患者的用药依从性等方面还有大量的工作要做，值得进一步探索和发展。

现在国内阴道给药的剂型和药物都得到了极大的发展，大量的剂型均已应用于临床，还有大量的新剂型尚处于研究阶段。将来的热点在于开发阴道给药产生全身药效的产品，及进一步开发特殊设计的阴道给药系统，最有潜力的阴道给药将是多肽和蛋白质类药物。

第三节　尿道给药系统

一、尿道的生理特点

尿道是从膀胱通向体外的管道。女性尿道粗而短，长2.5～5 cm，直径约8 mm，易于扩展，可达8～13mm。起于尿道内口，经阴道前方，开口于阴道前庭。男性尿道细长，长16～22 cm，管径5～7 mm，起自膀胱的尿道内口，止于尿道外口，行程中通过前列腺部、膜部和阴茎海绵体部，男性尿道兼有排尿和排精功能。目前尿道递药系统的主要用于治疗膀胱、前列腺等相关疾病。各类尿道递药系统剂型见表7-4。

表7-4　尿道给药系统的剂型

原料药	药物递送系统
5-氟尿嘧啶	尿道栓
呋喃菌素	尿道栓
透明质酸	尿道凝胶
利多卡因	尿道热敏凝胶
辣椒素	脂质体
肉毒杆菌毒素	脂质体
多柔比星	纳米粒
甲氧苄啶	黏膜黏附纳米粒
多柔比星	双功能纳米粒

二、尿道给药的各种剂型

（一）栓剂

尿道栓有男女之分，男用的重约4 g，长1～1.5 cm；女用的重约2 g，长0.60～0.75 cm。例如，Weimar等人成功制备了5-氟尿嘧啶尿道栓剂，可用以治疗顽固生殖器尖锐湿疣。研究结果显示所制备的尿道栓剂对尖锐湿疣具有良好疗效，可以减少患者用药次数，提高患者依从性。还有前列地尔尿道栓剂用于治疗勃起功能障碍，但前列地尔尿道栓剂随着西地那非的出现而逐渐减少使用。再如，Willcox等人成功制备呋喃菌素尿道栓剂，用以治疗慢性非淋菌性尿道炎。因此，随着药物的不断创新，递送方式的不断进步，尿道栓剂的使用已经很少了。

（二）凝胶剂

尿道凝胶剂通常用于缓解尿道导管插入术中疼痛。也可制备复合凝胶系统来治疗尿失禁，预防尿道狭窄等。Chapple等制备了透明质酸/右旋糖酐凝胶。研究结果显示患者经凝胶治疗后漏尿次数明显减少，可以明显缓解压力性尿失禁的症状。Chung等制备了基于泊洛沙姆的热敏凝胶，通过尿道滴注给药与对照组滴注润滑剂对照，结果发现最大尿流速、排尿后残余尿量等具有显著性差异。基于泊洛沙姆的热敏溶胶凝胶滴注降低了尿道狭窄的发生率。

（三）脂质体

脂质体是磷脂双分子层组成的微小囊泡。脂质体可以用于递送难溶性药物。Tyagi等研究实验调查了辣椒素作为脂质体囊内载体治疗间质性膀胱炎/膀胱疼痛综合征的功效。辣椒素是疏水性的，需要乙醇盐水才能渗透到尿路上皮，但乙醇盐水会导致组织损伤。给正常大鼠注射聚氨酯麻醉，然后将脂质体封装的辣椒素通过尿道滴注到膀胱。测量这些大鼠的排尿指数以估计脂质体的疗效。所得结果显示，脂质体对辣椒素的膀胱内递送效果与乙醇盐水相同。因此脂质体是辣椒素膀胱内给药的优越载体，产生相当的功效，组织损伤更少。Kuo 等制备了肉毒杆菌毒素脂质体，并通过滴注脂质体来治疗膀胱过度活动症。通过与对照组膀胱内滴注肉毒杆菌毒素注射液对比，膀胱内滴注脂质体可有效降低膀胱过度活动症发作的频率，滴注肉毒杆菌毒素注射液会有排尿后残留尿量增加和尿路感染的风险。而采用滴注脂质体则可以预防此类不良事件。

（四）纳米粒

纳米粒由于其多功能性、生物相容性和在生物条件下可降解的能力，在靶向药物递送的现代研究中获得了更多关注。Brigger 等研究了纳米粒在治疗膀胱癌症中的作用。由于所使用的多柔比星穿透效率低，使用纳米粒可以促进多柔比星更好地安装在尿路上皮。实验的组织学和组织分析证明，多柔比星纳米粒制剂对尿道上皮细胞是安全的，不会造成可见的损伤，并且纳米粒更容易穿透尿道壁，相比于普通制剂更加有效。将纳米粒与黏膜黏附载体联合使用，可以进一步提高药物递送能力，可以使药物在前列腺、膀胱内的停留时间延长，并且在频繁排尿时也不会有药物损失。Barthelmes 等的研究结果表明，壳聚糖修饰或掺入的巯基乙酸纳米粒与未修饰的壳聚糖相比，具有更好的黏附性、更高的稳定性和更持久的药物释放。壳聚糖巯基乙酸纳米粒的这种功能性差异是由于硫醇基团的存在和二硫键的形成。研究两种纳米粒的药物释放能力证明，具有共价交联的壳聚糖巯基乙酸纳米粒比未修饰的壳聚糖纳米粒提供了更多的药物控制释放。近年来，Sahatsapan 等将负载多柔比星的含马来酰亚胺的壳聚糖和含邻苯二酚的藻酸盐的双功能纳米粒，用于治疗与尿路相关的各种疾病。这些药物载体在膀胱中的停留时间可以比具有单个官能团的纳米粒更长。除此之外，该纳米粒可持续释放多柔比星超过 24 h。负载多柔比星的纳米粒可以被 MB49 细胞有效吸收，能够有效杀死 MB49 膀胱癌细胞。

第四节 子宫给药系统

一、子宫的生理特点

子宫是一个中空的梨形纤维肌肉器官，通常长 8 cm，宽 5 cm，厚 2.5 cm，重 30～40 g，在女性生殖系统中起着许多重要作用。子宫有两个部分，一个上部肌肉体和一个下部纤维子宫颈。子宫体由浆膜、子宫肌层和子宫内膜（子宫黏膜）组成。黏膜产生子宫液，其成分随着月经周期和妊娠期的变化而变化。子宫颈位于子宫体下方，与下生殖道直接接触，分为三个部分：外宫颈、宫颈转化区和内宫颈。子宫的血流系统主要包括卵巢动脉、子宫静脉和子宫动脉。子宫壁血管化程度高，为血液和淋巴引流提供了极好的通道，同时避免了肝脏首过效应。各类子宫递药系统剂型见表 7-5。

表7-5 国内外子宫给药的各种剂型

原料药	药物递送系统
Cu、吲哚美辛	宫内节育器
孕激素	宫内节育器
5-氟尿嘧啶、黄体酮	宫内节育器
成纤维细胞生长因子	复合多孔支架
透明质酸	水凝胶
雌二醇	热敏水凝胶
角质形成细胞生长因子	黏膜黏附性的热敏水凝胶

二、国内外子宫给药的各种剂型

1. 宫内节育器

子宫递药系统最成功和最完善的系统是宫内节育器。宫内节育器通常用于长期的避孕。Cu-宫内节育器是获得广泛成功的宫内节育器,并且仍在使用中。这些系统能够释放铜离子,损害精子的运动性,并诱导抵抗胚胎植入的子宫内膜炎症反应,从而达到避孕效果。但这些Cu-宫内节育器有月经疼痛和出血增加的副作用。为解决以上副作用已经有研究人员提出用吲哚美辛修饰Cu-宫内节育器,将药物掺入基质弹性储器或通过应用聚电解质膜涂层来维持吲哚美辛的释放。后续又开发出释放孕激素的宫内节育器,通过释放孕激素(主要是左炔诺孕酮)引起子宫内膜萎缩和抑制胚胎植入,以及增厚宫颈黏液和限制精子迁移到子宫的能力来发挥其避孕作用。除此之外,释放孕激素的宫内节育器也可以用以治疗月经过多,以及递送其他药物来达到不同的治疗效果。Salmoria等成功制备了表面含有5-氟尿嘧啶的黄体酮宫内节育器。所制备的黄体酮节育器可以受控制地释放,并且所释放的黄体酮可以增强5-氟尿嘧啶癌症治疗效果。目前还开发出了宫内置入支架以达到同样效果。Cai等提出了一种使用微流体装置制造的碱性成纤维细胞生长因子负载明胶-甲基丙烯酰基/海藻酸盐复合多孔支架,该支架具有抗黏附性能,并促进大鼠子宫内膜愈合。牛血清白蛋白作为生物药物化合物的替代物被掺入支架中,并被证明能够在体外持续释放约100 h。

2. 水凝胶

水凝胶通常包含由大分子亲水性聚合物通过化学交联或物理相互作用形成的三维结构。得益于其三维结构及良好的生物相容性,水凝胶可以分离受损的子宫内膜,避免其相互粘连。并且水凝胶还可以作为药物的载体来治疗各种疾病。Chi等的研究表明透明质酸水凝胶可以预防中重度宫内粘连,还可以负载其他具有协同治疗作用的制剂来促进子宫内膜再生。最近还出现了用于预防宫内粘连的热敏水凝胶。Zhang等报道了一种新型泊洛沙姆127热敏水凝胶,其中加载了雌二醇,以实现宫内粘连药物雌二醇的局部递送和持续释放。负载雌二醇的泊洛沙姆127溶液在37 ℃时可转化为凝胶,并在子宫内停留超过48 h,而雌二醇溶液在前2 h内迅速被人体清除。同时,雌二醇从泊洛沙姆127热敏水凝胶中缓慢释长达72 h。这项研究证明了子宫注射负载雌二醇的泊洛沙姆热敏水凝胶可有效预防大鼠模型中机械损伤诱导的宫内粘连。Xu等使用ε-聚赖氨酸作为赋形剂,以肝素修饰的泊洛沙姆为基质材料，成功制备了具有良好黏膜黏附性的热敏水凝胶，使凝胶具有良好的生物黏附性并且加速了角质形成细胞生长因子的体外释放，还可以促进子宫内膜血管的再生。此外，水凝胶还可以负载多种药物。

思 考 题

1. 简述直肠给药的特点，以及影响直肠栓中药物吸收的因素。
2. 简述栓剂的各种新剂型。
3. 简述阴道给药的特点，以及影响药物从阴道吸收的因素。
4. 简述尿道给药的各种剂型
5. 简述国内外子宫给药的各种剂型。

（吴正红、祁小乐）

参考文献

[1] 吴正红, 周建平. 工业药剂学[M]. 北京: 化学工业出版社, 2021.

[2] 周建平. 药剂学进展[M]. 南京: 江苏科学技术出版社, 2008.

[3] Dalapathi G, Sulabha P, Shital S, et al. Self-Microemulsifiyng Suppository Formulation of β-Artemether[J]. AAPS Pharm Sci Tech, 2010, 11(3): 1179-1184.

[4] 李倩, 吴春芝, 李爽, 等. 中国栓剂的剂型研究与临床应用进展[J]. 华西药学杂志, 2020, 35(6): 691-697.

[5] 陆继伟, 裴元英. 阴道给药系统的剂型发展[J]. 中国临床药学杂志, 2003, 12(2): 123-127.

[6] 王俏, 陈国神. 阴道给药制剂的研究进展[J]. 中国现代应用药学杂志, 2005, 22(1): 34-37.

[7] Weimar G W, Milleman L A, Reiland T L, et al. 5-fluorouracil urethral suppositories for the eradication of condyloma accuminata [J]. The Journal of urology, 1978, 120(2): 174-175.

[8] Wysowski D K, Swann J. Use of medications for erectile dysfunction in the United States, 1996 through 2001 [J]. The Journal of urology, 2003, 169(3): 1040-1042.

[9] Willcox R R. Furacin urethral suppositories in the treatment of chronic nongonococcal urethritis [J]. The British journal of venereal diseases, 1956, 32(4): 246.

[10] Chapple C R, Haab F, Cervigni M, et al. An open, multicentre study of NASHA/Dx Gel (Zuidex) for the treatment of stress urinary incontinence [J]. European urology, 2005, 48(3): 488-494.

[11] Chung J H, Kim K S, Choi J D, et al. Effects of poloxamer-based thermo-sensitive sol-gel agent on urethral stricture after transurethral resection of the prostate for benign prostatic hyperplasia: a multicentre, single-blinded, randomised controlled trial [J]. BJU international, 2020, 125(1): 160-167.

[12] Tyagi P, Chancellor M B, Li Z, et al. Urodynamic and immunohistochemical evaluation of intravesical capsaicin delivery using thermosensitive hydrogel and liposomes [J]. The Journal of urology, 2004, 171(1): 483-489.

[13] Kuo H C, Liu H T, Chuang Y C, et al. Pilot study of liposome-encapsulated onabotulinumtoxina for patients with overactive bladder: a single-center study [J]. European urology, 2014, 65(6): 1117-1124.

[14] Brigger I, Dubernet C, Couvreur P. Nanoparticles in cancer therapy and diagnosis [J]. Advanced drug delivery reviews, 2002, 54(5): 631-651.

[15] Barthelmes J, Perera G, Hombach J, et al. Development of a mucoadhesive nanoparticulate drug delivery system for a targeted drug release in the bladder [J]. International journal of pharmaceutics, 2011, 416(1): 339-345.

[16] Sahatsapan N, Rojanarata T, Ngawhirunpat T, et al. Doxorubicin-loaded chitosan-alginate nanoparticles with dual mucoadhesive functionalities for intravesical chemotherapy [J]. Journal of Drug Delivery Science and Technology, 2021, 63: 102481.

[17] Elchalal U, Abramov Y. Uterine biology and the intrauterine device [J]. Advanced drug delivery reviews, 1995, 17(2): 151-164.

[18] Critchley H O D, Maybin J A, Armstrong G M, et al. Physiology of the Endometrium and Regulation of Menstruation [J]. Physiological reviews, 2020, 100(3): 1149-1179.

[19] Zondervan K T, Becker C M, Missmer S A. Endometriosis [J]. N Engl J Med, 2020, 382(13): 1244-1256.

[20] das Neves J, Notario-Pérez F, Sarmento B. Women-specific routes of administration for drugs: A critical overview [J]. Advanced drug delivery reviews, 2021, 176: 113865.

[21] Thiery M. Pioneers of the intrauterine device [J]. The European journal of contraception & reproductive health care, 1997, 2(1): 15-23.

[22] Baram I, Weinstein A, Seidman D S. A three-dimensional way to prevent pregnancy: the IUB intra uterine ball-a newly introduced IUD in clinical trials [J]. Journal of obstetrics and gynaecology of India, 2014, 64(2): 152-154.

[23] Turok D K, Gawron L M, Lawson S. New developments in long-acting reversible contraception: the promise of intrauterine devices and implants to improve family planning services [J]. Fertility and sterility, 2016, 106(6): 1273-1281.

[24] Stanford J, Mikolajczyk R. Mechanisms of action of intrauterine devices: Update and estimation of postfertilization effects [J]. American journal of obstetrics and gynecology, 2003, 187: 1699-1708.

[25] Zhang S S, Li Y, Yu P P, et al. *In vitro* release of cupric ion from intrauterine devices: influence of frame, shape, copper surface area and indomethacin [J]. Biomedical microdevices, 2015, 17(1): 19.

[26] Tian K, Xie C S, Xia X P. Chitosan/alginate multilayer film for controlled release of IDM on Cu/LDPE composite intrauterine devices [J]. Colloids and surfaces B, Biointerfaces, 2013, 109: 82-89.

[27] Zador G, Nilsson B A, Nilsson B, et al. Clinical experience with the uterine progesterone system (Progestasert R) [J]. Contraception, 1976, 13(5): 559-569.

[28] Stanford J B, Mikolajczyk R T. Mechanisms of action of intrauterine devices: update and estimation of postfertilization effects [J]. American journal of obstetrics and gynecology, 2002, 187(6): 1699-1708.

[29] Hurskainen R, Teperi J, Rissanen P, et al. Clinical outcomes and costs with the levonorgestrel-releasing intrauterine system or hysterectomy for treatment of menorrhagia: randomized trial 5-year follow-up [J]. Jama, 2004, 291(12): 1456-1463.

[30] Salmoria G V, Vieira F E, Muenz E A, et al. Additive Manufacturing of PE/fluorouracil/progesterone intrauterine device for endometrial and ovarian cancer treatments [J]. Polymer Testing, 2018, 71:

312-317.

[31] Cai Y L, Wu F Y, Yu Y R, et al. Porous scaffolds from droplet microfluidics for prevention of intrauterine adhesion [J]. Acta biomaterialia, 2019, 84: 222-230.

[32] Gibbs D M, Black C R, Dawson J I, et al. A review of hydrogel use in fracture healing and bone regeneration [J]. Journal of tissue engineering and regenerative medicine, 2016, 10(3): 187-198.

[33] Kou L F, Jiang X, Xiao S Y, et al. Therapeutic options and drug delivery strategies for the prevention of intrauterine adhesions [J]. Journal of Controlled Release, 2020, 318: 25-37.

[34] Chi Y, He P, Lei L, et al. Transdermal estrogen gel and oral aspirin combination therapy improves fertility prognosis via the promotion of endometrial receptivity in moderate to severe intrauterine adhesion [J]. Molecular medicine reports, 2018, 17(5): 6337-6344.

[35] Highley C B, Prestwich G D, Burdick J A. Recent advances in hyaluronic acid hydrogels for biomedical applications [J]. Current opinion in biotechnology, 2016, 40: 35-40.

[36] Zhang S S, Xia W T, Xu J, et al. Three-dimensional structure micelles of heparin-poloxamer improve the therapeutic effect of 17β-estradiol on endometrial regeneration for intrauterine adhesions in a rat model [J]. International journal of nanomedicine, 2017, 12: 5643-5657.

[37] Xu H L, Xu J, Shen B X, et al. Dual Regulations of Thermosensitive Heparin-Poloxamer Hydrogel Using ε-Polylysine: Bioadhesivity and Controlled KGF Release for Enhancing Wound Healing of Endometrial Injury [J]. ACS applied materials & interfaces, 2017, 9(35): 29580-29594.

第八章

经皮给药系统

本章学习要求

1. 掌握：经皮给药的概念、作用机制及影响因素。
2. 熟悉：药物经皮吸收的途径与影响因素；促进药物经皮吸收的促进方法。
3. 了解：经皮给药系统的类型与制备过程；药物经皮吸收的体内外研究与评价方法。

第一节 概述

一、经皮给药系统的定义

经皮给药系统（transdermal drug delivery system，TDDS）或称经皮治疗系统（transdermal therapeutic system，TTS），是一种药物通过皮肤进行吸收的方法，是药物经由皮肤吸收进入人体血液循环并达到有效血药浓度，从而实现疾病治疗或预防的一种给药新途径。

传统经皮给药制剂包括软膏剂（ointment）、乳膏剂（cream）、糊剂（paste）、凝胶剂（gel）、涂膜剂（paint）、硬膏剂（plaster）、巴布剂（cataplasm）、涂剂（liniment）、气雾剂（aerosol）、喷雾剂（spray）、泡沫剂（foam）和微型海绵剂（microsponge）等，经皮给药新剂型包括微乳（microemulsion）、脂质体（liposome）和脂质纳米粒（lipid nanoparticle，LNP）等。经皮给药系统主要是指药物经由特殊设计的装置释放，透过完整的皮肤，进入全身血液系统的新剂型，国内常称为透皮贴剂（patch），广义的经皮给药系统可以包括上述经皮给药制剂。

二、经皮给药系统的优势及局限性

自20世纪80年代以来，经皮给药系统已经成为各国医药工作者研究的热点，发展十分迅速，这主要是由于经皮给药系统与其他给药方式相比有其独特之处。

（一）经皮给药系统的优势

1. 可避免肝脏首过效应和药物在胃肠道的降解

如血管扩张药硝酸甘油，经口服后约90%会被肝脏所降解，常采用舌下含服，但药效维持时间短。基于此开发的硝酸甘油经皮给药系统避免了上述缺点，为心绞痛患者提供了诸多便利。

2. 延长作用时间，减少用药次数，提高患者用药的顺应性

如基于阿片类镇痛剂芬太尼开发的透皮贴剂，药物存储器中包含了足够72 h内平稳释放的芬太尼，一贴可持续使用三天，无须频繁给药，为老年患者带来福音。

3. 维持恒定的药理效应或所需血药浓度，达到增效减毒的目的

经皮给药系统可以达到良好的药物控释效果，使药物平稳释放，避免了普通制剂由于多次给药或吸收过快而产生的血药浓度峰谷现象所引起的不良反应。如东莨菪碱，常用方法为每次口服 0.2～0.3 mg，每6 h一次，有口干、面红、散瞳、视物模糊、心率加快等副作用，其副作用的产生与血药浓度有关，若通过经皮给药的方式则可使血药浓度保持恒定，避免上述副作用。

4. 患者可自主用药

若发现不良反应，可随时中止用药，相较于口服和注射给药安全性更高、耐药性更低。

5. 适用于婴儿、老年人或因呕吐不宜口服药物以及长期用药的患者

儿童的肝、肾以及血脑屏障的功能尚未发展完全，对多数药物的代谢、排泄和耐受性差，药物使用不当易引起中毒。儿童患者比成年患者的皮肤吸收性更好，经皮给药相对起效更快。同时，经皮给药系统可避免药物吞咽困难，以及中药口服的不良气味，减少儿童、老年患者口服药物的抵触情绪。

（二）经皮给药系统的局限性

经皮给药系统虽有许多优点，但由于皮肤的屏障功能，经皮给药系统仍有一定的局限性：

1. 皮肤屏障导致起效较慢，不适于快速起效的药物

如用于急救的肾上腺素，通常选择静脉注射给药。

2. 给药部位以及个体差异对药物吸收效率的影响较大

皮肤的通透性具有部位和个体差异，不同个体的皮肤通透性是有区别的，尤其以年龄区别更为显著，而每一个人不同部位的皮肤对于药物的吸收速率也是不相同的。

3. 不适合大剂量或易对皮肤产生刺激性的药物

皮肤是保护机体免受外界环境中有害因素侵害的器官，但一些药物直接接触皮肤也会对其产生一定的刺激性，严重的甚至会引发过敏反应。

4. 药物或被皮肤中存在的代谢酶所降解

皮肤具有代谢和储库作用，其活性表皮、皮脂腺和毛囊中存在着丰富的酯酶，会将透过皮肤的药物进行代谢，称其为皮肤中的首过效应，如过氧苯甲酰在经皮给药时，会被皮肤降解为苯甲酸。

三、经皮给药系统的发展历程

通过皮肤用药治疗各类疾病可以追溯到远古时期，流传至今的古代医学典籍中，蕴藏

着经皮给药治疗内、外科疾病的宝贵遗产。战国时期，我国医学典籍《灵枢·经筋篇》曾有"马膏"的记载；东汉时期，医圣张仲景的《伤寒杂病论》中记述了"外敷、药浴"等多种内科病的外治之法，并且列举了各种贴敷方；清代（1865年）吴尚先的膏药专著《外治医说》系统地总结了敷、熏、浸、洗、擦、蜡疗、泥疗等多种皮肤外用药治内科病的方法。经皮给药与其他中国传统治疗技术如针灸、拔火罐、穴位贴敷、脐部贴敷等相结合，内容极为丰富。

传统的皮肤用药通常用于局部治疗，普遍认为药物难以通过皮肤角质层的屏障作用达到全身治疗的目的。但随着20世纪60年代工农业的发展，农药透过皮肤引发中毒的事件屡见不鲜，这一现象引发药学工作者的深入研究，彻底打破了皮肤作为机体防御屏障不能成为给药途径的传统观点。从20世纪70年代末开始，经皮给药系统的研究和应用迅速发展。1979年，首个经皮给药系统——东莨菪碱贴剂（Transderm Scop™）获美国食品药品管理局（FDA）批准，是美国国家航空航天局（NASA）让药企为其研制的一款贴于耳后防止眩晕的药物贴剂，用于防止宇航员在宇宙失重状态下的眩晕。这是美国第一款透皮吸收贴剂，也是全世界公认的第一款局部给药、全身吸收的药物贴剂，标志着经皮给药的研究与开发进入了一个新局面。之后，美国FDA又批准了3种防治心绞痛的硝酸甘油透皮控释贴剂。至今，美国已批准了35个以上的经皮给药系统（TDDS）产品，涉及高血压、心绞痛、晕动病、围绝经期、男性性腺功能减退、镇痛、戒烟辅助治疗、避孕、尿失禁治疗等。我国自1985年以来，在经皮给药系统方面也做了大量研究工作，如空军南京医院研制的东莨菪碱贴片、可乐定贴片先后被批准上市。

目前，经皮给药系统的研究扩展到更多的治疗领域，如帕金森病、注意力缺乏、多动症以及生育功能低下等。除美国外，英国、日本等国家也对经皮给药研究十分重视，已经有多个产品上市。从表8-1可以了解到经皮给药系统发展历程。

表8-1 经皮给药系统发展历程

时间	发展历程
1900年	证实离子导入可增强经皮转运
1924年	Rein提出皮肤最外层的角质层到真皮层构成了经皮转运的主要屏障
1954年	证实声波可增强经皮转运
1964年	Blank校正了Rein的说法，指出一旦除去角质层，水分从皮肤的流失速率显著增加
1965年	Scheuplein等指出，药物经皮通透是通过角质层被动过程所控制
1975年	Michaels等证明，皮肤虽有强大的屏障性质，但药物在角质层中仍有显著的通透性
1976年	美国FDA批准经皮电泳装置
1976年	经皮传递的微针专利发表
1979年	美国FDA批准首个经皮给药系统——东莨菪碱贴剂
1981年	美国FDA批准硝酸甘油贴剂
1983年	美国FDA批准经皮离子导入毛果芸香碱用于诊断胰腺囊性纤维性变
1984年	美国FDA批准芬太尼贴剂

续表

时间	发展历程
1986 年	美国 FDA 批准雌二醇贴剂
1991—1992 年	美国 FDA 批准烟碱贴剂
1991—1995 年	证实低频超声波能更有效地增强药物经皮转运
1993 年	美国 FDA 批准睾酮贴剂
1995 年	美国 FDA 批准利多卡因液剂离子导入应用（用于局部麻醉）
1998 年	证实微针、光声能增强药物经皮转运
1998 年	美国 FDA 批准雌二醇炔诺酮贴剂（用于激素替代疗法）
1999 年	美国 FDA 批准利多卡因贴剂治疗带状疱疹疼痛
2001 年	美国 FDA 批准周效乙炔雌二醇复方贴剂；同年，美国 FDA 批准反向离子导入（电渗）仪用于经皮检测人体葡萄糖浓度
2003 年	美国 FDA 批准奥昔布宁贴剂
2003 年	证实热致孔增强经皮转运
2006 年	美国 FDA 批准抗抑郁药司来吉兰贴剂上市
2007 年	第一个含有罗替戈汀的帕金森病贴片（纽普罗™）获得了美国 FDA 的批准
2014 年	美国 FDA 批准透皮避孕药（Apleek™）
2014 年	美国 FDA 批准丁丙诺啡贴片（Butrans™）用于治疗对其他药物无效的慢性疼痛
2018 年	首款用于治疗过敏性鼻炎的抗组胺透皮贴剂——富马酸依马斯汀（Allesaga™ TAPE）在日本市场获批
2019 年	美国 FDA 批准卡巴拉汀透皮贴片（艾司朗™）用于阿尔茨海默病
2020 年	Fukuta 首次证明了离子电渗技术（IOP）可以用于生物大分子药物（例如抗体和抗细胞因子治疗剂）的经皮递送

四、经皮给药系统的现代进展及未来展望

（一）现代进展

进入 21 世纪，由于对皮肤超微结构和药物经皮通透过程的深入了解，科学家们正逐步揭开经皮给药的神秘面纱，药物经皮吸收传递系统在药物制剂领域里翻开了新的篇章。

近年来，国内外药物递送系统市场的 TDDS 规模不断扩大，许多公司和研究机构不断增加的研究、专利和商业化产品证实了这一点。TDDS 目前作为一种治疗各种疾病的给药系统越来越受欢迎，这是因为它具有非侵入性和自我给药的优点，并允许以预定和受控的速率进行持续的药物分配。

传统的经皮给药剂型如液体类制剂、膏剂、凝胶剂、涂膜剂、贴剂、喷雾剂等，在药物透皮渗透方面都不够理想。为了改善这一问题，科研人员研制出各种经皮给药新剂型作为经

皮给药的载体，如微乳、脂质体和脂质纳米粒。相较于传统剂型，新剂型的粒径更小，属于纳米级别，更容易透过皮肤角质层，且新剂型对多种药物均有较高的增溶能力，可以提高载药量。在新剂型中添加凝胶基质，可以在保留新剂型高效透皮优点的基础上增加制剂黏度，延长药物在皮肤上的滞留时间，产生缓释作用。

近年来，针对促进药物经皮吸收的方法也有颇多研究，物理增强技术被证明可以促进药物向体循环输送，允许给药范围很广，特别是那些通常很难使用化学渗透增强方法输送的药物（如大分子）。2014年测定2.5%盐酸利多卡因凝胶在20 kHz超声波作用下，盐酸利多卡因凝胶2 h累积经皮渗透量是被动扩散的9.3倍，证实药物透皮中应用低频超声比高频超声效果好；2017年证实聚乙烯左旋丙交酯（PLLA）微针上包被了（290.6±45.9）μg的利多卡因后，在刺进皮肤1 min、2 min、5 min后利多卡因的释放量是恩纳乳膏递送进皮肤内利多卡因量的22.0倍、13.6倍、14.0倍；2019年发现将微针和微乳联合用于乳房局部经皮给药，可以进一步改善塞来昔布的经皮渗透性；2020年将微针与电穿孔技术进行联用，有效地将DNA和siRNA传递到小鼠皮肤中，与仅使用电穿孔进行治疗相比，预先使用微针滚轮打孔辅助的这种电穿孔方案不仅可以实现在低电压条件下的核酸递送，而且具有更高的安全性；2020年首次证明了离子电渗技术（IOP）可以用于生物大分子药物（例如抗体和抗细胞因子治疗剂）的经皮递送，这种无创且有效的药物输送有望提高更多患者的生活质量。

（二）未来展望

经皮给药系统的发展涉及药物制剂、制药设备、医疗器械等多个领域，目前对经皮给药新剂型的研究已经足够深入，然而由于皮肤屏障的存在，经皮给药系统尚未充分发挥其潜力。皮肤是最外层的器官，具有多层结构，其作用是阻止化学物质、高温和毒素等危害人们的身体，而皮肤又可分为具有保护功能的表皮和真皮，真皮是血管所在的部位，并负责产生皮肤细胞，每一层皮肤都存在着干扰药物经皮递送的成分。首先，表皮的皮肤屏障效应发生在角质层，也就是在最外层，有着阻隔外部物质的特性，在大分子物质的传输过程中，屏障效应是非常显著的。在经皮给药系统中，人们普遍认为小分子物质的输送利用细胞间途径，而大分子物质除了使用细胞间途径之外，还引入细胞内途径的方法和各种机制，这是由于皮肤的结构内含有的细胞、亲水性物质和疏水性物质的脂类部分并不完全有规律地排列，但却有规律地存在，这些结构特征可以用物理化学性质的原理来解释，有望增强药物经皮递送效率。其次，真皮层中的血管系统也会抑制经皮给药，一层单细胞厚的内皮细胞层终止于真皮上层与表皮交界处附近浅层动静脉丛的乳头环，代表着皮肤周围组织和人类血管系统之间的界面，内皮细胞在皮肤中的作用类似于整个身体，通过调节通透性和诱导血管扩张或收缩来主动对压力、切变、渗透压、热、趋化因子和细胞因子作出反应。因此，经皮给药系统最大的问题是如何解决角质层的屏障效应，将药物高效输送到皮肤组织，并通过细胞和血管组织到达靶向组织。当前的问题是只有一小部分药物可以通过皮肤组织输送。为了解决这一问题，我们需要开发各种新的经皮给药技术，使其成为有吸引力的给药方法，并且在给药剂量、成本效益和治疗效果方面，发掘其相对于其他给药方法的潜在竞争优势。

目前，与经皮给药系统相匹配的制药设备也有待进一步研究，在促进药物经皮渗透方面，越来越趋向于多种促渗技术的联合使用，如微针-电穿孔、离子导入-超声联用等，这也对药物递送装置提出了挑战。理想的药物透皮装置应该是安全、有效、便携、操作简单的，例如使用可生物降解的聚合物代替透皮药物递送装置中的金属组分，减少金属组分对皮肤的伤害。相信随着科学的进步和各个领域的不断发展，经皮给药系统有望用于治疗更多的疾病。

第二节　药物的经皮转运及影响因素

一、皮肤结构与功能

皮肤（skin）是组成复杂、多功能且最大的器官，被覆于体表，与外界环境相互作用并适应环境。皮肤是一个物理、化学屏障，是调节温度以维持人体内环境稳定的部位和末端的感觉器官。成年人的皮肤总面积为 1.5～2.0 m^2，重量约为体重的 5%。皮肤厚度存在较大的个体、年龄和部位差异，一般为 0.5～4 mm，眼底皮肤较薄而足底皮肤较厚。皮肤功能的正常对维持机体健康非常重要，皮肤能保护机体免受外界环境中有害因素的侵害，防止体内水分、电解质和其他物质损失，感受刺激，产生相应的应激反应，通过皮脂腺与汗腺排泄代谢产物，并通过周期性更新表皮，维持机体内环境稳定和皮肤的动态平衡。同时，皮肤还能反映一定的机体异常生理情况。

（一）皮肤的结构

皮肤由表皮（epidermis）、真皮（dermis）和皮下组织（subcutaneous tissue）三部分构成，表皮与真皮之间由基底膜带相连接。此外，皮肤中还有汗腺、皮脂腺、毛囊等皮肤附属器，同时还含有丰富的血管、淋巴管以及神经纤维和肌肉。人类皮肤的基本结构见图 8-1。

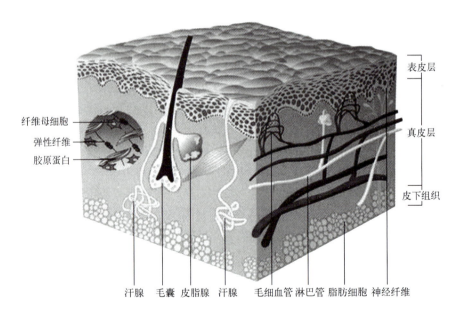

图 8-1　人类皮肤基本结构示意图

1. 表皮

表皮在组织学上属于复层鳞状上皮，由颗粒层（stratum granulosum）、棘层（stratum

spinosum）、基底层（stratum germinativum）和角质层（stratum corneum）组成。角质层是表皮最外层的亚层，厚约15 μm，由角质化角质细胞层和细胞间脂质构成。细胞间脂质形成高度有序排列的脂质双分子层，由中性脂质、神经酰胺、甘油三酯和游离脂肪酸组成，其他剩余的成分是磷脂、糖鞘脂和胆固醇。细胞间脂质中的角质细胞呈砖墙状排列，角质细胞类似于砖，细胞间脂质类似于砂浆。厚厚的、重叠的角质细胞由角质桥粒（细胞间黏附结构）连接，穿插于细胞间脂质中。角质层的这种"墙砖结构"保证了完整皮肤的紧密性和不透水性，是药物经皮吸收的主要障碍，其中脂质起着主要作用。

2. 真皮

真皮在组织学上属于不规则的致密结缔组织，由纤维、细胞和基质组成。纤维有胶原纤维、弹力纤维和网状纤维三种，为真皮的主要成分，占真皮的95%以上，除赋予皮肤弹性外，也构成皮肤及其附属器的支架。真皮细胞主要包括成纤维细胞、组织细胞和肥大细胞，其中成纤维细胞又称纤维母细胞，能合成胶原纤维、弹力纤维和基质；组织细胞是网状内皮系统的组成部分，吞噬并清除微生物、代谢产物、色素颗粒和异物等；肥大细胞胞质内的颗粒，能贮存并释放组胺和肝素等。基质是一种无定形的、均匀的胶样物质，充塞于纤维束间及细胞间。

3. 皮下组织

皮下组织位于真皮下方，下与肌膜等组织相连，由疏松结缔组织及脂肪小叶组成，又称皮下脂肪层。皮下组织含有血管、淋巴管、神经、局泌汗腺（merocrine sweat gland）和顶泌汗腺（apocrine sweat gland）等。皮下组织的厚度随部位、性别及营养状况的不同而有所差异。皮下组织具有防止散热、储备能量和抵御外来机械性冲击的功能。

4. 皮肤附属器

皮肤附属器包括毛囊（hair follicle）、皮脂腺（sebaceous gland）和汗腺（sweat gland），均由外胚层分化而来，约占皮肤面积的0.1%。

（1）毛囊　毛囊位于真皮和皮下组织中，由内毛根、外毛根鞘和结缔组织鞘组成。由毛囊长出毛发，毛囊末端呈球形扩张，称为毛球，其基底凹入处有毛乳头伸出，毛乳头内有血管、神经、胶原纤维及成纤维细胞。毛发斜插于毛囊中，露出皮面的角化部分称毛干，深入皮肤内的非角化部分称毛根。人体表面除手掌和足底外，均有毛发分布。毛发性状与遗传、健康状况、激素水平和气候等因素有关。

（2）皮脂腺　皮脂腺是一种可产生脂质的器官，属于泡状腺体，由腺泡和较短的导管构成，开口于皮肤表面下0.2～0.5 mm处的毛囊中，其作用为合成并分泌皮脂，pH约为4.2～5.6，分泌受激素调节。皮脂腺分布广泛，存在手掌趾和指趾屈侧以外的全身皮肤，其数目为100个/cm^3，头面及胸背上部等处皮脂腺较多，称为皮脂溢出部位。皮脂腺不与毛囊连接，腺导管直接开口于皮肤表面。皮脂腺也有生长周期，但与毛囊生长周期无关，一般一生只发生两次，主要受雄激素水平控制。

（3）汗腺　汗腺分为局泌汗腺和顶泌汗腺。局泌汗腺遍布全身，以掌趾、腋、额部较多，背部较少。局泌汗腺的腺体部分自我盘旋呈不规则球状，多位于真皮与皮下组织交界处，导管从真皮深部向表皮延伸，穿越表皮开口于皮肤表面的汗孔，平均有100～130个/cm^2，总数约160～400万个。局泌汗腺受交感神经系统支配，神经递质为乙酰胆碱。顶泌汗腺主要分布在腋窝、乳晕、脐周、肛周、包皮、阴囊和小阴唇，偶见于面部、头部和躯干。顶泌汗腺分泌主要受性激素影响，青春期分泌旺盛。顶泌汗腺也受交感神经系统支配，介质为去甲肾上腺素。

(二)皮肤的功能

1. 皮肤的屏障功能

皮肤被覆于体表,可以保护体内各种器官和组织免受外界有害因素的侵害,也可以防止体内水分、电解质及营养物质的流失。

(1)防护物理性损伤　皮肤对光线的防护主要通过吸收作用实现,皮肤各层对光线的吸收有选择性。角质层主要吸收短波紫外线(波长190~280 nm),而棘层和基底层主要吸收长波紫外线(波长320~400 nm)。黑色素细胞在紫外线照射后可产生更多的黑色素,使皮肤对紫外线的屏障作用显著增强。

(2)防护化学性刺激　角质层是皮肤防护化学性刺激的最主要结构。角质层细胞具有完整的脂质膜、丰富的胞质角蛋白及细胞间的酸性糖胺聚糖,具有抗弱酸和抗弱碱的作用。

(3)防御微生物入侵　角质层细胞排列紧密,角质形成细胞间也通过桥粒结构相互镶嵌排列,能机械性防御微生物的侵入。角质层较少的含水量以及皮肤表面的弱酸性环境,均不利于某些微生物生长繁殖。角质层生理性脱落,亦可清除一些寄居于体表的微生物。

(4)防止营养流失　正常皮肤的角质层具有半透膜性质,可以防止体内营养物质和电解质的丢失,皮肤表面的皮脂腺也可大大减少水分丢失。正常情况下,成年人经皮丢失的水分每天为240~480 mL,但如果角质层全部丧失,每天经皮丢失的水分将增加10倍以上。

2. 皮肤的吸收功能

皮肤具有吸收功能,经皮吸收是皮肤外用药物的理论基础。角质层是经皮吸收的主要途径,其次是毛囊、皮脂腺、汗腺。

皮肤的吸收功能受以下多种因素影响。

(1)皮肤的结构和部位　皮肤的吸收能力与角质层的薄厚、完整性及通透性有关,不同部位角质层的薄厚不同,吸收能力也存在差异,一般而言,阴囊>前额>大腿屈侧>上臂屈侧>前臂>掌趾。

(2)角质层的水合程度　角质层的水合程度越高,皮肤的吸收能力越强。

(3)被吸收物质的理化性质　完整皮肤只能吸收少量水分和微量气体,水溶性物质不易被吸收,而脂溶性物质和油脂类物质吸收良好,主要吸收途径为毛囊和皮脂腺,吸收强弱顺序为羊毛脂>凡士林>植物油>液体石蜡。

(4)外界环境因素　环境温度升高可使皮肤血管扩张、血流速率增加,加快已透入组织内的物质弥散,从而使皮肤吸收能力提高。环境湿度也可影响皮肤对水分的吸收,当环境湿度增大时,角质层水合程度增加,皮肤吸收能力增强。

(5)病理情况　皮肤充血、理化损伤及皮肤疾患均会影响经皮吸收。

二、药物经皮吸收的过程

药物的经皮吸收能力是药物在角质层中的扩散、角质层和活性表皮之间的药物分配、活性表皮和真皮之间的药物扩散,以及药物通过皮肤毛细血管或毛细淋巴管吸收进入体循环的综合函数。

(一)药物在皮肤中的扩散

药物从制剂或介质中进入皮肤,直至被毛细血管吸收进入体循环是一个复杂的过程。药物分子首先从制剂中游离出来，在皮肤表面溶解分配进入角质层，角质层是亲脂的，脂溶性药物可以穿过角质层到达活性表皮的界面。同时药物又必须有足够的亲水性才能顺利地穿过含水活性表皮到达深层的真皮。药物从角质层分配进入水性的活性表皮后，继续扩散到达真皮，进而被毛细血管吸收进入体循环。因此，药物在皮肤中的扩散能力取决于药物的油水分配系数，药物有适宜的油水分配系数，才能有效地扩散进入皮肤深层。

（二）药物经皮吸收的途径

药物可以通过两种途径进行吸收，即表皮途径（包括细胞内途径和细胞间脂质途径）和皮肤附属器（毛囊、皮脂腺、汗腺）途径，如图8-2所示。

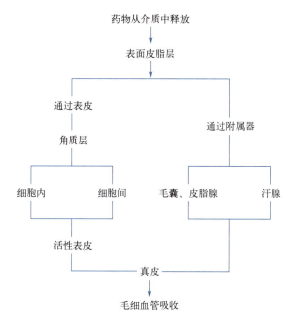

图8-2 药物经皮吸收途径

1. 表皮途径

表皮途径指药物通过表皮角质层扩散至真皮后经毛细血管吸收进入体循环的途径，是主要的药物吸收途径，又分为细胞内和细胞间途径。前者药物通过角质细胞（终末分化的角质形成细胞）到达活性表皮，由于水化角蛋白的存在，角质细胞提高水环境，允许亲水或极性溶质的运输。后者通过细胞间隙的转运，角质细胞被脂质包膜包围，从而将细胞与脂质双分子层连接起来，允许亲脂性或非极性溶质通过连续的脂质基质扩散。角质层细胞的低渗透性以及药物在跨细胞途径中的多次亲水/亲脂分配导致细胞内途径仅占表皮途径的极小一部分，药物主要经细胞间途径被吸收进入体循环。

2. 皮肤附属器途径

毛囊、皮脂腺和汗腺嵌入真皮内，直接与皮肤表面的外部环境相通，为药物进入皮肤深层提供皮肤附属器渗透途径。由于直接与外界环境相通，药物经皮肤附属器的吸收速率快于表皮途径，但是皮肤附属器仅占全身皮肤的0.1%左右。有研究表明，大于10 μm的颗粒滞留在皮肤表面，3～10 μm的颗粒积聚在毛囊中，小于3 μm的颗粒可以渗入毛囊。皮肤附属器对部分离子型药物及水溶性的大分子药物是很重要的吸收途径。此外，离子型药物在离子导入过程中通过皮肤的主要通道也是皮肤附属器。

（三）皮肤的代谢和储存

1. 代谢

皮肤内存在着一些代谢酶，组织化学和免疫组化学研究表明，这些代谢酶主要存在于活性表皮、皮脂腺和毛囊中。它们能代谢通过皮肤渗透的药物，使药物到达体循环之前经受首过效应。虽然皮肤内的首过效应比肝内弱得多（不到肝脏的10%），但药物的代谢反应，如氧化还原、水解和甲基化、葡萄糖醛酸化等反应都会在皮肤中发生。皮肤中酯酶含量最为丰富，有研究表明，局部应用药物过氧苯甲酰时，药物能完全被皮肤降解成苯甲酸。皮肤的代谢作用亦具有一定的利用价值，它可被用来设计前体药物，以促进药物的经皮吸收。当药物的经皮渗透速率小，不能达到治疗要求时，合成渗透速率大的前体药物（通常是增加药物的亲脂性，典型的如倍他米松戊酸酯）在通过皮肤时被代谢成具有治疗活性的母体药物，继而被机体吸收。如甲硝唑为有效的抗真菌药物，局部应用于治疗皮肤深层真菌感染时，由于在角质层内穿透力不强，其疗效受到影响。为了增强其渗透性，合成了一系列酯衍生物，其乙酸酯、丙酸酯、丁酸酯、戊酸酯的透皮速率均有增加，其中丙酸酯和丁酸酯的透皮速率最大。

人体皮肤上寄生着许多微生物，它们主要寄生在角质层的浅表处，如毛囊、皮脂腺口的漏斗部和汗管口等。这些微生物有降解药物的能力，特别在药物以薄层涂于皮肤表面时，此作用尤为突出。经皮给药系统贴于皮肤上长达数天至一周有利于这些微生物生长，从而使药物的降解作用变得明显。

2. 储存

药物在经皮吸收过程中会逐渐累积并在皮肤中形成贮库，其中角质层是主要的药物累积部位。药物贮库的形成是由溶解于角质层中的游离药物和结合于角质层中的药物所引起的，其中后者起主要作用。现已发现亲脂性与亲水性的药物都可能由于与角质层结合或很小的扩散系数而积蓄在角质层中，然后缓慢地扩散出来。真皮中也可能形成药物贮库。

三、药物经皮吸收的影响因素

（一）皮肤因素

1. 年龄

不同年龄的皮肤生理情况不同。皮肤的主要结构在出生前已经基本形成，出生后至成年期间，主要发生表皮与真皮的增厚和表面积增大。新生儿皮肤薄，表皮角化层的细胞层数少，真皮结缔组织和纤维较细且稀疏，毛细血管网丰富。随着年龄增长，表皮细胞层数增多，角化层变厚，真皮纤维增多，由细弱变为致密。大约在30岁以后，皮肤外观和机械性逐渐出现自然衰老的变化，到老年时或处于不利的环境时，这些变化更为显著。自然衰老显而易见的是表皮和真皮的萎缩，以致弹性消失，出现皱纹。婴儿角质层虽然发育良好，但其屏障特性仍不及成年人，尤其是早产儿（妊娠时间不足28周）。但是有些婴儿不仅屏障特性差，而且角质层发育不良，易经皮肤失水，也易吸收经皮肤给药的药物而达到全身效果，故必须严格控制剂量，谨慎给药。

2. 种族

角质层厚度、单位面积汗腺和毛孔的数量存在物种差异，皮肤的血流灌注也各不相同，不同物种之间皮肤渗透性具有显著差异性，表8-2列举了人和部分动物的皮肤厚度差异。角质层厚度是皮肤渗透速率和渗透系数的重要决定性因素。在各种动物皮肤中，猪皮肤是最接近于人体皮肤组织结构的皮肤，其中又以2~3月龄的小猪皮肤最趋近。然而，体外透皮渗透试验中更常用的皮肤为易获取的无毛小鼠和无毛大鼠皮肤。人类个体皮肤渗透性的差异主要受到人种和基因的影响，但是因人皮肤获取较困难，关于不同人种的皮肤渗透性研究目前较少。

表8-2 人与动物不同部位的皮肤厚度差异

皮肤种类	皮肤部位	角质层/μm	活性表皮/μm	全皮/μm
人	腹部	17	47	3.0
人	前臂	17	36	1.5
猪	背部	26	66	3.4
小鼠	背部	5	13	0.8
无毛小鼠	背部	9	18	0.4
大鼠	背部	18	32	2.1
无毛大鼠	背部	15	28	0.9

3. 皮肤的水合状态

皮肤的水合状态影响着药物的经皮渗透。正常皮肤含水量为5%~15%。水合状态增高可引起角质膨胀，使紧密的角度层结构发生改变，形成多孔而使药物易于透入。清洗皮肤（如用肥皂和水）会对皮肤产生刺激（轻度充血），改变皮肤的屏障作用，增加皮肤的水合状态而增加药物的吸收。

4. 皮肤的完整性

表皮损伤或有疾病的患者的皮肤会增强对药物的透皮吸收。例如湿疹皮肤对药物的透入性比正常皮肤要大3~5倍；烧伤患者的烧伤深度不同，其皮肤对药物的透入性也不同，但总的来说比正常皮肤大6~15倍；用胶布剥脱角质后，可使药物经皮肤吸收由1%~2%上升到85%~90%。

（二）药物因素

一般来说，适宜通过皮肤使用的药物应满足以下要求：①高效（每日剂量小于10 mg）。②体积小（摩尔质量小于500 g/mol，目前商业透皮贴片中最大的药物是丁丙诺啡，469 g/mol。③温和的亲油性，脂水分配系数（$\log P$）处于1~5。④熔点小于250℃。⑤口服生物利用度低。⑥生物半衰期短。

表8-3列举了部分透皮贴片内药物的理化性质。

表 8-3 透皮贴剂中的药物的理化性质

药物	摩尔质量 /(g/mol)	log$P$	熔点 /℃	适应证	上市年份
阿塞那平	286	3.8	143	精神分裂症	2019
丁丙诺啡	468	3.8	209	慢性疼痛	2010
尼古丁	162	1.1	液体	戒烟干预	1990
左炔诺孕酮	312	3.8	236	雌激素替代治疗	2003
司立吉林	187	2.7	142	抑郁症	2006
莨菪碱	303	0.8	59	晕动病	1981

1. 分子大小

药物分子大小对药物通过皮肤角质层扩散的影响，与药物在聚合物膜内的扩散相似，近似遵循 Stokes-Einstein 定律：

$$D = \frac{TK_B}{6\pi\eta r} \tag{8-1}$$

式中，K_B 为玻尔兹曼常数；T 为热力学温度；π 为圆周率；η 为扩散介质黏度；r 为分子半径。

由式（8-1）可见，扩散系数 D 与药物分子半径 r 成反比。由于分子半径与分子体积是立方根关系，分子体积小时对扩散系数的影响不大，而分子体积与分子量有线性关系，因此当分子量较大时，显示出对扩散系数的负效应。分子量大于 500 的物质较难透过角质层。

2. 分子结构

与药物在聚合物膜内的扩散不同，药物在皮肤中的扩散途径主要是通过角质层内曲折的非均相类双分子层过程，药物的分子结构和三维形状很大程度上影响着药物的经皮传递。线性分子通过角质细胞间类脂双分子层结构的能力明显强于非线性分子。

3. 亲疏水性

药物在皮肤的溶解、吸收、分布、转运与药物的水溶性和脂溶性有关，即和脂水分配系数有关。药物脂水分配系数对药物经皮吸收有着关键影响，脂水分配系数越大，物质越疏水；反之越小，则越亲水，即水溶性越好。角质细胞间类脂双分子层的存在意味着脂溶性强的药物易通过角质层。药物通过角质层随即分配进入活性表皮，但是活性表皮是水性组织，导致脂溶性太强的药物无法透过活性表皮。因此药物透皮的渗透系数与脂水分配系数呈抛物线关系，即渗透系数开始随脂水分配系数增大而增大，但增大至一定程度后渗透系数开始降低。脂水分配系数 1 以上（脂溶性适中）的药物易于吸收。

4. 氢键

氢键是影响药物在角质层中扩散的主要因素。具有氢键基团的单取代或双取代药物分子对扩散系数的影响最为显著。

5. 立体化学和空间位阻

立体化学和空间位阻影响药物分子的溶解度，最终影响药物在皮肤中的渗透性。羟基的空间位阻决定了其在水中的溶解度，从而影响药物分子穿透皮肤。

(三)制剂因素

1. 剂型

经皮给药制剂的药量对维持该浓度梯度具有重要作用。给药系统的剂型影响药物的释放性能,进而影响药物的透皮速率。药物释放得越快,越有利于药物的透皮吸收。一般来说,传统的外用剂型(软膏剂、乳膏剂、洗剂、凝胶剂等)中的凝胶剂、乳膏剂药物释放较快。

2. 药物浓度与给药面积

药物在皮肤中的扩散依赖于皮肤两侧浓度梯度的被动扩散。大部分药物的稳态透过量与膜两侧的浓度梯度成正比,因此药物经皮吸收量随着基质中药物浓度的提高而增加,但是当浓度超过一定范围时,吸收量将达到峰值而不再增加。经皮吸收量亦随着给药面积的增大而增加,因此贴剂一般有多种规格,但是患者的用药依从性在贴剂过大时下降,实际经验证明,贴剂面积不宜超过 60 cm²。

3. 基质

溶解或分散药物的介质会影响药物的溶解度、药物的释放、药物在给药系统和皮肤之间的分配以及皮肤的渗透性能。有机弱酸类或弱碱类药物以分子形式存在较大的透皮能力,而离子型药物不易透过角质层。皮肤表皮和真皮存在pH差异,利用这一点,根据药物的解离常数pK_a值调节给药制剂的pH,优化药物分子型与离子型之间的比例,可最大程度地提高药物渗透性。此外,选择与离子型药物具有相反电荷的基质或载体时,因形成中性离子对,角质层中药物的渗透性也会因此增加。

四、促进药物经皮吸收的方法

(一)化学方法

1. 前体药物

前体药物(prodrug)设计是一种用于提高化合物的溶解度,从而提高其渗透性的策略。该方法在经皮给药研究中具有提高经皮通量的作用。合成前药的主要目的是通过对药物进行化学修饰获得衍生物,从而使其获得更优的物理化学和/或药代动力学性质。在体内,前体药物被酶裂解或者化学释放,导致母体药物(活性药物成分)的形成。前药存在以下优点:促进物(化学修饰物)的成分不存在过量的情况,这些成分与药物的比例为1∶1,因此这些成分的局部和全身负担远小于基于经皮吸收促进剂的处方的成分;前药是专门为每种药物设计的。衍生化是前体药物合成的常用策略,常用的两种衍生化途径包括烷基链延长增加亲脂性和聚乙二醇化来产生衍生物,如酯类、碳酸盐类、氨基甲酸酯类和醚类。皮肤角质层的脂-蛋白质双层结构对前体药物的脂溶性、水溶性都有特殊要求,需要兼顾药物的脂溶性和水溶性。表8-4列举了一些进行前药设计的经皮给药药物。

2. 经皮吸收促进剂

经皮吸收促进剂是一种能穿透皮肤以降低皮肤耐药性的物质,能够在不影响皮肤其他功能的基础上可逆地降低皮肤的屏障性能。理想的经皮吸收促进剂应具备的条件是:对皮肤及机体无药理作用、无毒、无刺激性及无过敏反应;应用后立即起作用,去除后皮肤能恢复正常的屏障功能;使用后不影响机体内营养物质和水分通过皮肤损失;具有惰性,与药物和附加剂之间无理化反应；无色无臭。经皮吸收促进剂通过改变皮肤角质层脂质双分子层的排列、改变皮肤的水合状态和改善皮肤附属器途径来提高药物渗透率。常见的经皮吸收促进剂分类如表8-5。

表8-4 用于经皮给药的前药

前药	药物分子	皮肤模型
烷基类似物	苯甲嗪	人类皮肤
糖苷脂	氟比洛芬、布洛芬、酮基布洛芬和萘普生	人类皮肤
聚乙二醇	纳曲酮	迷你猪皮肤
烷基酯	丁丙诺啡	无毛小鼠皮肤
酰胺	酮咯酸	大鼠皮肤

表8-5 常见经皮吸收促进剂分类表

种类	具体物质
有机溶剂类	乙醇、丙二醇、醋酸乙酯、二甲基亚砜、二甲基甲酰胺等
有机酸、脂肪醇	油酸、亚油酸、月桂醇、月桂酸等
月桂氮䓬酮及其同系物	—
表面活性剂	阳离子型、阴离子型、非离子型、磷脂
角质保湿与软化剂	尿素、水杨酸、吡咯酮类
萜烯与植物挥发油	薄荷醇、樟脑、柠檬烯、桉树脑等
环糊精类	β-环糊精、羟丙基-β-环糊精等

（二）物理方法

1. 离子导入

离子导入（iontophoresie）是在电场作用下，离子型药物通过皮肤的过程。药物离子从溶液中通过皮肤进入组织，阴离子在阴极、阳离子在阳极进入皮肤。离子导入系统有3个基本组成部分，即电源、药物贮库系统和回流贮库系统。当两个电极与皮肤接触，电源的电子流到达药物贮库系统转变成离子流，离子流通过皮肤，在皮肤下面转向回流系统，回到皮肤进入回流系统，再转变成电子流（图8-3）。电场存在下，皮肤附属器途径是离子型药物进入皮肤的主要途径。同时，离子导入过程中存在电渗作用，即皮肤（生理pH下荷负电荷）两侧液体产生定向移动。电极极性与皮肤电荷决定了电渗引起的水流方向，从而增加相应离子型药物的渗透量。药物离子导入过程中包括药物的被动扩散和电场对药物透皮的促进作用，这两方面的因素都会对离子导入产生影响，可将其分为药物因素（药物分子大小和亲疏水性、药物溶解度和浓度，药物的结合、代谢和降解，介质和剂型影响，皮肤条件和促进剂的作用）和电场因素（电流密度、皮肤阻抗、离子价、离子迁移率、导电性、离子强度和离子导入持续时间等）。

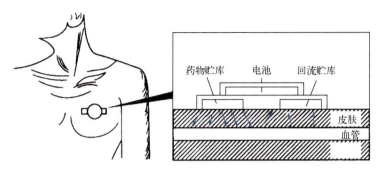

图8-3 离子导入系统示意图

离子导入过程中药物的转运速率用Nernst-Planck公式来表示：

$$J_i = -D_i \left(\frac{dC_i}{dx} + \frac{C_i Z_i F}{RT} \times \frac{d\psi}{dx} \right) \tag{8-2}$$

该式假设在理想溶液中和稳态条件下，离子i的稳态速率J_i与浓度梯度$\frac{dC_i}{dx}$和电势梯度$\frac{d\psi}{dx}$有关。式中，D_i为扩散系数；C_i为浓度；Z_i为离子i的电荷；F为法拉第常数；R为气体常数；T为绝对温度。

将离子导入时电场下药物的透皮系数$P_{\Delta\psi}$与无电场时被动扩散系数P_0的比值定义为促透比率E，则

$$E = \frac{P_{\Delta\psi}}{P_0} = \frac{-K}{1-\exp K} \tag{8-3}$$

$$k = \frac{Z_i F_{\Delta\psi}}{RT} \tag{8-4}$$

式中，$\Delta\psi$为膜两侧的电势差。以上这些公式都忽略了电渗的作用。

2. 电穿孔

电穿孔（electroporation，EP）最早出现于细胞生物学中，是将电场施加到细胞以增加细胞膜的渗透性，从而允许化学品、药物或DNA被引入细胞。这种技术可以将核苷酸、DNA与RNA、蛋白质、糖类、染料及病毒颗粒等导入原核和真核细胞内。电穿孔用于提高药物透皮的能力始于1993年。当皮肤暴露于高电场脉冲时，就会发生透皮EP，也称为电渗透。EP是一种物理传递机制，电穿孔利用瞬时的高压脉冲电场在细胞膜的脂质双分子层上形成暂时的、可逆的亲水通道。通道的大小和持续时间与电压、脉冲数和脉冲时间有关。许多研究间接提出了通过EP形成的"孔"或"水通道"。这些孔很小（小于10 nm），是暂时且稀疏的（约占表面积的0.1%）。图8-4为电穿孔促进药物透皮的概述图。

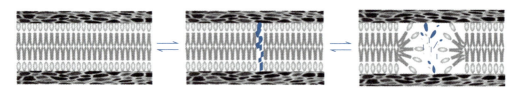

图8-4 电穿孔促进药物透皮概述图

EP具有多功能性。第一，可以严格控制透皮渗透速率。第二，EP的应用范围广，尤其适用于生物大分子的递送，如多肽、蛋白质、疫苗等。

EP递送的低剂量顺铂被评价为2种骨肉瘤细胞系的一种新的治疗策略。EP传递的代谢调节剂能够更有效地抑制骨肉瘤细胞的细胞周期，并对其恢复和增殖能力产生负面影响。然而，电穿孔技术应用于临床仍面临着诸多挑战。首先，电穿孔技术的安全性问题包括引起皮肤红肿、发热、烧伤等热效应和引起神经刺激、孔道不可逆等非热效应。其次，渗透剂量问题，电穿孔可以促进药物经皮渗透，但是大部分渗透通量只比被动扩散高1~2个数量级。

3. 超声波

超声波（ultrasonic wave）是一种物理技术，通过使用超声波来促进透皮吸收。超声药物透入疗法是将药物加入接触剂中，利用超声波对介质的弥散作用和对细胞膜通透性的改变，从而使药物通过皮肤或黏膜透入机体的治疗方法。然而，超声需要一种超声波偶联剂，通常使用水凝胶来传输超声。因此，可以在超声偶联剂中加入活性化学剂，达到物理治疗和透皮给药同时进行的目的。

超声波促进透皮吸收具有以下特点：超声和药物综合作用，声透疗法不仅能将药物透入体内，同时还能保持原有药物性能；声透疗法是将整个药物分子透入体内，所用药源较广，不限于电离和水溶物质，可以根据药物性能配成水剂、乳剂或膏剂等作为接触剂被透入；无电刺激现象，不发生电烧伤，操作简便。

超声波促进药物经皮渗透的机制有空化效应、热效应和机械作用。其中空化效应是主要作用机制，皮肤在超声波下产生空化气泡，其振动引起皮肤角质层脂质双分子的振动，造成角质层脂质双分子层结构无序化，大量的水涌入进而形成水性通道，加速药物经水性通道透过脂质双分子层。图8-5为超声波促进药物渗透皮肤的示意图。

4. 无针喷射

无针喷射给药系统（needle-free drug delivery）是指将药物溶液或药物粉末通过高速射流喷射穿过皮肤达到局部和全身治疗目的的给药系统，因无针头刺破皮肤，疼痛感和出血减轻，应用方便可靠，患者顺应性较好。无针喷射给药的设想始于20世纪30年代初的一个偶然发现，即高压水流喷射到手上的感觉是无痛的。20世纪50年代开始出现大量有关无针喷射技术的专利和文献报道，研究的药物包括胰岛素、局麻药等。近年来有报道对各类大、小分子量药物，胰岛素类似物，生长激素和疫苗进行无针给药研究。无针喷射给药系统包括液体喷射系统和粉末喷射系统两大类。图8-6为液体Intraject®液体无针注射器示意图。图8-7为PowderJect®粉末注射器原型剖面图。

5. 激光

激光可以消融角质层，从而增强药物的输送，且其引起的皮肤损伤在几天后可很快恢复。激光可以通过光热效应直接破坏皮肤屏障，增加药物的透皮吸收。该方法可提高生物利用度，缩短处理周期，增强各种药物的透皮作用。然而，激光的应用仍受到某些因素限制：

一是专用激光设备非常大,不适合个人使用;二是尽管所使用的激光器能量输出低,但激光的安全性仍存在争议。

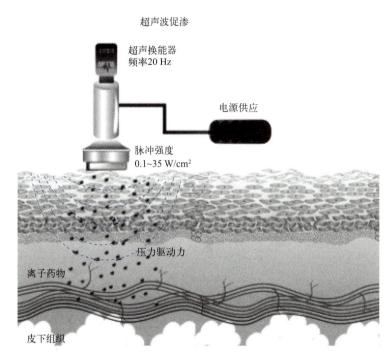

图8-5 超声波促进药物透皮示意图

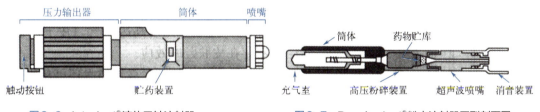

图8-6 Intraject®液体无针注射器　　　图8-7 PowderJect®粉末注射器原型剖面图

皮肤是一个半渗透性的屏障,能保护身体免受外界的伤害,防止水分流失。而激光照射可与皮肤组织相互作用,如角质层、表皮和真皮层,不仅可减少所需药物的局部剂量,而且能使药物更深地渗透到软组织中。不同类型的激光器有不同的波长和机制,包括红宝石激光器(694 nm)、钇钪镓石榴石激光器(2790 nm)、铒:钇镓石榴石激光器(Er:YAG,2940 nm)、掺钕钇镓石榴石激光器(Nd:YAG,355 nm、532 nm、1064 nm和1320 nm)和CO_2激光器(10600 nm)。

红宝石激光器可发射694 nm的激光,用于临床皮肤科治疗雀斑、色素性皮损、黄斑和黄褐斑。这种激光可以产生光机械波,促进局部/透皮给药。光机械波的应用发生在10 ns~1 μs的极短时间内。角质层上的渗透光刻波是暂时的,经过几分钟的照射后可恢复正常。研究表明,光机波辅助葡聚糖(5 J/cm^2,490 ns)对大鼠真皮层的穿透达到400 μm。另一项实验研究了从红宝石激光到大鼠皮肤的单光机械波的应用,发现其可用于局部递送约

100 nm 颗粒。将皮肤暴露在感光波下，纳米粒就会扩散到表皮，这表明光波可以促进局部大渗透物的递送。

6. 微针贴片

微针（microneedle）是一种新颖的经皮给药剂型，通过其大量的微米级小针头，破坏角质层形成微通道，使药物通过皮肤传递并在特定部位聚集。微针的设计因给药方法、微针的类型和药物的作用而异，但大多数贴片都有某些共同的特征。典型微针的尖端形状为锥形，长度为150～1500 μm，宽度为50～250 μm，尖端厚度为1～25 μm。药物通常放置在微针尖上，微针尖固定在底部的基底上形成微针阵列，阵列连接到贴片背面以方便使用。根据制备工艺不同，微针可分为实心微针、涂层微针、溶解微针和水凝胶微针等。不同类型微针的特性不同，应根据药物剂量、起作用时间、给药周期、给药效率、包装、尖锐废物、贴片佩戴时间等因素选择合适的微针设计。图8-8为微针的类型及给药示意图。

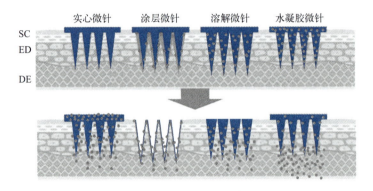

图8-8 不同微针类型与给药示意图

SC—角质层；ED—表皮；DE—真皮

根据贴片的设计或组成，微针中使用了从金属到聚合物的各种材料。一般而言，微针材料应具有足够的机械强度用于皮肤插入。非溶解性微针具有惰性、生物相容性和足够强的机械力，插入皮肤不会引起免疫反应。在微针贴片的制造、储存和运输过程中，基质与药物之间的兼容性也至关重要，涂层微针和可溶解微针的基质一般应该是水溶性的和生物相容性的。此外，它应该在体内溶解或分解而不引起毒性。同时，微针作为一种给药工具同样存在局限性，如载药量、持续给药、难溶性药物增溶技术等方面的问题。

（三）药剂学方法

1. 微乳

微乳（microemulsion）的粒径为10～100 nm，是一种新型药物载体，具有提高药物溶解度和生物利用度等优点，具有优良的透皮性质，是目前透皮制剂研究的热点之一。微乳是由多相组成的，按结构可以分为W/O型、O/W型以及双连续相3种。双连续相不仅对脂溶性药物有较好的分散性、释放度，也对皮肤有一定的水化作用。

微乳对于经皮给药的作用有：促渗作用、缓释作用（微乳包裹药物，使其均匀分散，防止外界环境破坏，增加稳定性）、减轻药物毒副作用以及刺激性等。

由于微乳是难溶解、易挥发、不稳定的化学合成药物及中药提取物的优良载体，目前国内外关于微乳和基于微乳的经皮给药制剂的报道较多，表8-6按照药物分类，列举了一些应定时间后，要用手术方法将其从植入处取出。

（2）生物可降解型材料　生物可降解型材料植入体内后，在体内酶的作用下降解成单体小分子，被机体吸收，不须将其取出。医学上已经使用的生物可降解型材料主要有聚乳酸、乳酸-羟基乙酸共聚物、聚己内酯、谷氨酸多肽、谷氨酸/亮氨酸多肽、甘油酯、对羟基苯甲酸、对羟基苯乙酸、对羟基苯丙酸聚合物等。如植入片Gliadel®WAFER，全球唯一治疗恶性胶质瘤的新药，于2000年开始用于术后脑瘤的化疗，可将其他不能透过血脑屏障的抗肿瘤药（如卡铂、环磷酰胺）直接植入颅内进行治疗。

2. 注射型原位凝胶植入剂材料

原位凝胶植入剂具有良好的组织相容性，在给药部位滞留时间长，同时可起到贮存药物、防止药物受环境影响等作用，原位凝胶材料给药前后因周围环境中温度、pH、离子等的变化，聚合物的分散状态发生改变，进而系统由溶液向凝胶转变。原位凝胶中加入生物降解型高分子聚合物载药微球如PLGA载药微球，可制备长效原位凝胶植入剂，具有制备工艺简单、成本低、封装效率高等优势。

温度敏感型原位凝胶是指高分子材料溶液随温度值变化而诱发凝胶由液体状态转化为半固体状态的凝胶。温敏型原位凝胶植入剂多由一种或几种混合材料制成，例如聚乙二醇（PEG）和聚乳酸（PLA）组成的BAB型（PEG-PLA-PEG）水凝胶材料即是可生物降解的温敏型原位凝胶材料；又如壳聚糖与甘油单油酸酯、壳聚糖与甘油磷酸钠等混合材料也表现出很好的温敏凝胶性质；再如非离子型表面活性剂泊洛沙姆407型与泊洛沙姆188型联合使用可作为温敏凝胶材料；此外，聚N-异丙基丙烯酰胺（PNIPAm）凝胶亦是一种典型的温敏型凝胶。

pH敏感型原位凝胶是指高分子材料溶液的pH变化而诱发凝胶由液体状态转化为半固体状态的凝胶。常用的载体有卡波姆等，卡波姆是一种pH依赖的聚合物，由于大量羧基的存在，卡波姆可在水中溶解形成低黏度的溶液。在碱性溶液中羧基离子化，负电荷相互排斥使分子链膨胀、伸展并相互缠结形成凝胶。若卡波姆单独使用作原位凝胶的材料，需要较高的浓度，易对机体产生刺激性，因此常常将卡波姆和HPMC等合用，降低胶凝的浓度，还可提高凝胶强度。

离子敏感型原位凝胶是指某些多糖类阴离子聚合物材料的溶液与体液中的多种阳离子络合而改变构象，在用药部位形成凝胶。常用的载体材料有结冷胶（gellan gum）、海藻酸钠。

三、植入剂的制备

固体植入剂的制备方法主要有溶剂浇铸法、熔融挤出法、压膜成型法。

1. 溶剂浇铸法

利用有机溶剂及水作为溶剂，使药物及辅料溶解，待有机溶剂和水分部分挥发后得到半固体混合物，再置于浇铸装置中，浇铸成适宜的形状，干燥后制得一定规格的植入剂，经灭菌即得。

2. 熔融挤出法

将药物与辅料按比例混合，于加热环境下熔融混合，使药物高度分散在载体中，并填充于挤出装置中，在一定温度条件下将熔融的固体分散体挤入模具中，室温冷却固化脱模，经灭菌即得。

3. 压膜成型法

将药物和辅料共溶于有机溶剂后形成溶液，经干燥后，形成粒度极小的固体粉末，用液压机在极高的压力下于活塞型模具内压成片状，经灭菌即得。

四、植入给药的影响因素

（一）生理因素

植入给药系统主要采用皮下植入方式。给药后药物不断从载体中释放，扩散至周围结缔组织，进而透过毛细血管吸收。皮下组织较为疏松，富含脂肪，血管较少，血流速率慢，故皮下植入的药物吸收相对缓慢，药物的作用时间延长，甚至可以达到数年之久。此外，皮下组织局部的酶系统较弱，一些蛋白质、多肽类药物可采用植入方式给药来减少药物的代谢，提高生物利用度，如胰岛素。

（二）剂型因素

1. 药物的理化性质

植入给药的药物吸收主要以被动扩散方式为主，药物的脂溶性和解离度影响药物的吸收。通常，脂溶性大的非解离型药物的吸收易于水溶性解离型药物的吸收。分子量小的药物容易透过毛细血管壁被吸收，而分子量大的药物由于难以通过毛细血管内皮细胞膜和孔膜，主要通过淋巴吸收。

2. 释药载体

植入药的释药速率是影响药物吸收的重要因素，而释药的载体决定了药物的释放。植入给药的载药材料由最初单一的硅橡胶，发展到现在的聚乳酸、聚乙醇酸、丙交酯和乙交酯的共聚体和聚乙内酯等生物可降解材料。应用生物可降解的聚合物制成植入剂，在使用后，骨架材料可以在体内酶的作用下降解成单体小分子，被机体吸收。此外，释药载体不同或载体的组成不同，对药物的释放和吸收也会产生影响。

3. 制剂因素

植入剂从剂型中缓慢、均匀地释放，然后迅速、完全地被吸收。整个过程的限速步骤是药物从剂型中的释放速率，故血药浓度比较平稳且持续时间可长达数月甚至数年。按其释药的机制可分为以下四类。

（1）膜通透控释剂　利用膜的通透性来控制药物释放的一种植入剂。一般采用硅胶作为载体材料制成的管型植入剂。例如 Norplant 埋植避孕法为高度有效、长效可逆、简便安全的避孕方法。

（2）骨架扩散控释剂　利用骨架作为载体材料制成的一种植入剂。这种控释制剂能恒速释药，保持有效血药浓度，使药物生物利用度增加。

（3）骨架溶蚀控释剂　利用可生物降解的聚合物作为载体制成植入剂。这种材料制成的植入剂使用后能不断降解、破碎，使包载的药物得以释放，甚至可以达到接近零级的释药速率。这种植入剂不会产生突释效应，即大剂量释药的可能性，因此不会导致吸收过快，血药浓度快速升高。

（4）渗透压驱动释药型　渗透压控释给药系统的释药动力主要是药物溶解形成的高浓度溶液与外界形成的渗透压差。膜的透水性、半透膜的厚度、孔径、孔隙率影响药物释放的速率和时间。释药小孔的直径也是影响药物释放的因素之一，直径太小会减小释药速率，太大则释药太快。

五、植入剂的应用

(一) 生殖健康

用于生殖健康的植入剂通过埋植在皮下、阴道内、子宫内长期释药，主要用于避孕，是目前公认的有效的避孕方法之一。目前用于临床的有Norplant、Jadelle、Implanon和Nexplanon等。用于生殖健康的可植入给药装置示例如表10-8所示。

表10-8 用于生殖健康的可植入给药装置示例

商品名	植入方式	基质材料	药物	适应证	类型	批准年份
Norplant®	皮下埋植	硅橡胶	左炔诺孕酮	避孕	生物不降解型	1990
Jadelle®	皮下埋植	硅橡胶	左炔诺孕酮	避孕	生物不降解型	1996
Estring®	阴道埋植	硅橡胶	雌二醇	围绝经期综合征	生物不降解型	1996
Nuvaring®	阴道埋植	PEVA	依托孕烯、乙炔雌二醇	避孕	生物不降解型	2001
Implanon®	皮下埋植	PEVA	依托孕烯	避孕	生物不降解型	2006
Nexplanon®	皮下埋植	PEVA	依托孕烯	避孕	生物不降解型	2011

(二) 抗肿瘤治疗

口服化疗药物是治疗肿瘤最常用的给药途径，但药物剂量大，常导致严重的全身性毒副作用，例如中性粒细胞减少症和心肌病。通过将药物递送装置直接植入到作用部位可大大减少药物剂量，从而降低对其他健康组织造成的损害。如卡莫司汀抗肿瘤植入剂Gliadel已于2000年用于脑瘤的化疗，将不能透过血脑屏障的抗肿瘤药直接植入颅内进行化疗。用于肿瘤治疗的可植入给药装置示例如表10-9所示。

表10-9 用于肿瘤治疗的可植入给药装置示例

商品名	植入方式	基质材料	药物	适应证	类型	批准年份
Zoladex®	皮下埋植	PLGA	戈舍瑞林	前列腺癌	生物降解型	1989
Gliadel®	瘤内埋植	聚酐	卡莫司汀	原发性恶性胶质瘤	生物降解型	1996
Viadur®	皮下埋植	聚氨酯	醋酸亮丙瑞林	前列腺癌	渗透泵	2000
Vantas®	皮下埋植	PEVA	依托孕烯	前列腺癌	生物不降解型	2004
Oncogel™	瘤内埋植	PLGA-PEG-PLGA	紫杉醇	食管癌	热致溶胶-凝胶	—

（三）眼部疾病

对于眼后段疾病的治疗，常规制剂难以有效地穿透角膜进入病变部位而达到治疗效果，如用单纯的药物溶液注射入玻璃体内，长期治疗需反复注射，易导致眼内感染、玻璃体积血、视网膜脱落等并发症。眼球后部的缓释给药系统能有效定位释放药物，植入型给药装置可直接植入到作用部位，提高药物浓度，并且长时间持续释药，减少给药次数从而提高患者的依从性。目前已上市一些眼部植入剂，包括早期植入眼睑的毛果芸香碱、目前应用的可生物降解的地塞米松玻璃体内植入剂和更昔洛韦眼后植入剂等。用于眼部疾病的可植入给药装置示例如表10-10所示。

表10-10 用于眼部疾病的可植入给药装置示例

商品名	植入方式	基质材料	药物	适应证	类型	批准年份
Ocusert®	结膜囊	PEVA	毛果芸香碱、海藻酸	开角型青光眼	生物不降解型	1974
Vitrasert®	玻璃体	聚乙烯醇、PEVA	更昔洛韦	巨细胞病毒性视网膜炎	生物不降解型	1996
Retisert®	玻璃体	硅橡胶	氟轻松	非感染性葡萄膜炎	生物不降解型	2005
Ozurdex®	玻璃体	PLGA	地塞米松	黄斑水肿	生物降解型	2009
Dextenza®	泪小管	PEG	地塞米松	眼科术后眼痛和炎症	生物降解型	2018
Durysta™	眼前房	丙交酯-共-乙交酯	比马前列素	降低开角型青光眼或高眼压症患者眼内压	生物降解型	2020

（四）胰岛素给药

胰岛素在胃肠道中易失活，血浆半衰期只有10～20 min，口服给药效果差，植入型给药已成为研究热点。胰岛素泵可分为体外式和植入式两种，是一种新型药械结合产品。植入体内的闭环式胰岛素泵由内含泵、电池、芯片、输注器、血糖生化感应器和无线电远程控制器组成。将其置于患者腹部皮下脂肪处，将血糖生化感应器经导管插入术置于靠近右心房处的静脉内，由无线电远程控制胰岛素的输注。该系统可模拟胰腺分泌，临床疗效良好。

（五）心血管疾病

近年来，植入材料及器械已成为治疗心血管疾病的最有效的工具，如颈动脉内膜切除术、大小脉管吻合术等。但血管以及组织器官的移植都可能造成冠状动脉再狭窄，并且血栓的形成可能导致心肌梗死、脑卒中以及由局部缺血和静脉阻塞造成的组织或器官坏死等。植入长效给药系统在降低全身性毒性的同时，能提高药物的局部血浓度，特别是抗血栓形成药物，能避免全身给药造成的出血。

六、质量评价

植入剂的质量评价方法因品种不同,检测方法有所差异。植入剂在生产和贮藏期间应符合下列有关规定:

① 植入剂所用的辅料必须是生物相容的,可以用生物不降解材料如硅橡胶,也可用生物降解材料。前者在达到预定时间后,应将材料取出。上市制剂所用载体多为合成材料,如醋酸戈舍瑞林植入剂使用聚乳酸-羟基乙酸共聚物(PLGA),其分子量及分布范围、组成单体的比例以及玻璃转化温度都会影响最终制剂的释放周期和释放速率。聚乙烯醇(PVA)和乙烯-醋酸乙烯酯共聚物(EVA)是生物不可降解的辅料,为确保PVA或EVA外包膜在释放过程中不会出现破裂或脱落的情况,应对薄膜层的厚度及相关质量性状建立分析方法。

② 植入剂应进行释放度测定。目前植入制剂释放度测定多根据制剂自身特点来设计释放度试验,释放度测定仪器通常为带有水平或回旋振摇功能的恒温水浴箱或气浴箱;容器多为具塞玻璃瓶或锥形瓶,释放介质根据药物的自身特性选择,温度多在 37 ℃左右,取样时间点设置3~5个,使用紫外分光光度计法或高效液相色谱法测定。对于一些释药周期过长的药物(大于3个月),可通过添加少量甲醇或乙醇或升高温度来建立加速释放度方法。

③ 植入剂应进行无菌检查。由于植入剂的特殊性,应进行严格的无菌检查,消除或至少能够减少具有抗菌特性的化合物的存在。

思 考 题

1. 简述微球微囊制剂的评价指标。
2. 简述微球制剂的制备方法。
3. 简述纳米晶实现长效的机制。
4. 简述介质研磨法和高压均质法的区别。
5. 简述沉淀法制备纳米晶的原理及工艺流程。
6. 简述水凝胶的分类。
7. 简述水凝胶的释放机制。
8. 简述植入剂的制备工艺。
9. 简述影响植入给药的因素。

(张宇)

参考文献

[1] 肖丽蒙, 严真, 尹莉芳. 微球与原位凝胶植入剂长效策略与控制突释的研究进展[J]. 中国药科大学学报, 2022, 53(1): 10-17.
[2] 杨群, 张锴, 李晓辉, 等. 枸橼酸托法替布长效缓释微球的研制、表征及药动学研究[J]. 中国药学杂志, 2021, 56(12): 988-996.

[3] Rodrigues de Azevedo C, von Stosch M, Costa MS, et al. Modeling of the burst release from PLGA micro-and nanoparticles as function of physicochemical parameters and formulation characteristics[J]. Int J Pharm, 2017, 532(1): 229-240.

[4] 张韬，李玉囡，钱占寅，等. 基于藻酸双酯钠的阿霉素/塞来昔布纳米药物晶体的制备及其抗肿瘤作用研究[J]. 现代药物与临床，2022, 37(11): 2475-2481.

[5] 丁静雯，王君吉，何军. 影响注射用长效纳米晶混悬型注射液体内外释药因素的概述[J]. 中国医药工业杂志，2020, 51(12): 1517-1528.

[6] 仇子杰，郝天娇，侯小燕，等. 长效凝胶制剂研究进展[J]. 药学与临床研究，2023, 31(2): 140-147.

[7] 舒丹丹，张淑娟，金丽娜，等. 乳化溶剂挥发法及在微囊化制剂中的应用[J]. 北方药学，2012, 9(4): 22-23.

[8] 陆新月，吕慧侠. 微球给药系统载体材料的研究进展[J]. 中国药科大学学报，2018, 49(5): 528-536.

[9] 翟远航，李靖，阿布都卡哈尔，等. 明胶微球在骨组织工程中的应用[J]. 生物工程学报，2023, 39(9): 3724-3737.

[10] 马光辉，苏志国，王连艳，等. 尺寸均一的生物微球和微囊的设计、制备和应用研究[C]// 2006年全国高分子材料科学与工程研讨会论文集，2006: 29-30.

[11] 蔡杰慧，杨英全，廖敏，等. 磁性PCL-PEG-PCL微球的制备及释药性研究[J]. 化学研究与应用，2022, 34(4): 787-794.

[12] 王德飞，秦爽，刘红. 明胶微球的制备及其在口腔医学领域的应用[J]. 中华老年口腔医学杂志，2019, 17(5): 314-318.

[13] 杨立群，杨丹，孟舒，等. 生物降解性合成高分子材料作为药物缓释载体的研究进展[J]. 当代医学，2009, 15(33): 16-18.

[14] 卓祖优，宋生南，白小杰，等. 天然高分子在微胶囊壁材中的应用[J]. 包装工程，2021, 42(15): 112-121.

[15] 王恺源，高永良. 影响PLGA微球突释的因素以及控制技术[J]. 中国新药杂志，2011, 20(6): 557-562.

[16] 王玉静，孙秀芝，徐丽，等. 微球制剂的研究进展及前景分析[J]. 生物化工，2017, 3(2): 80-83.

[17] Zhou X Q, Hou C L, Chang T L, et al. Controlled released of drug from doubled-walled PVA hydrogel/PCL microspheres prepared by single needle electrospraying method[J]. Colloids Surf B Biointerfaces, 2020, 187: 110645.

[18] Ansary R H, Rahman M M, Mohamad N, et al. Controlled release of lysozyme from double-walled poly(lactide-co-glycolide) (PLGA) microspheres[J]. Polymers (Basel). 2017, 9(10): 485.

[19] Wong C Y, Al-Salami H, Dass C R. Microparticles, microcapsules and microspheres: A review of recent developments and prospects for oral delivery of insulin[J]. Int J Pharm, 2018, 537(1/2): 223-244.

[20] Varde N K, Pack D W. Microspheres for controlled release drug delivery[J]. Expert Opin Biol Ther, 2004, 4(1): 35-51.

[21] Wang Q, Shen M, Li W, et al. Controlled-release of fluazinam from biodegradable PLGA-based microspheres [J]. J Environ Sci Health B, 2019, 54(10): 810-816.

[22] Chiang P F, Peng C L, Shih Y H, et al. Biodegradable and multifunctional microspheres for treatment of hepatoma through transarterial embolization[J]. ACS Biomater Sci Eng, 2018, 4(9): 3425-3433.

[23] 李勋，韦祎，马光辉，等. 缓释微球制剂的研究进展[J]. 北京化工大学学报(自然科学版)，2017,

[24] 郭宁子, 辛中帅, 杨化新. 微球制剂质量控制研究进展[J]. 中国新药杂志, 2015, 24(18): 2115-2121.

[25] 邱晓明, 甄平, 李松凯. 聚乳酸-羟基乙酸共聚物载药微球制备工艺研究进展[J]. 中国组织工程研究, 2018, 22(10): 1599-1604.

[26] 李晴晴. 银杏内酯B长效注射剂的研究[D]. 连云港: 江苏海洋大学, 2022.

[27] 代孟孟, 张元元, 王绍花, 等. 纳米晶体药物制备技术的研究进展[J]. 中国粉体技术, 2019, 25(5): 56-62.

[28] 邢杨杨, 丁壮, 赵燕娜, 等. 布洛芬纳米晶制剂的研制[J]. 中国医药工业杂志, 2018, 49(3): 338-346.

[29] Gao L, Liu G Y, Ma J L, et al. Drug nanocrystals: *In vivo* performances[J]. Journal of Controlled Release, 2012, 160(3): 418-430.

[30] Pardhi V, Verma T, Flora S J S, et al. Nanocrystals: an overview of fabrication, characterization and therapeutic applications in drug delivery[J]. Current pharmaceutical design, 2018, 24(43): 5129-5146.

[31] Fontana F, Figueiredo P, Zhang P, et al. Production of pure drug nanocrystals and nano cocrystals by confinement methods[J]. Adv Drug Deliv Rev, 2018, 131: 3-21.

[32] Salazar J, Muller RH, Moschwitzer JP. Combinative particle size reduction technologies for the production of drug nanocrystals [J]. J Pharm, 2014, 2014: 1-14.

[33] Li Y, Wang Y, Yue PF, et al. A novel high-pressure precipitation tandem homogenization technology for drug nanocrystals production: a case study with ursodeoxycholic acid[J]. Pharm Dev Technol, 2014, 19: 662-670.

[34] Sinha B, Müller RH, Möschwitzer J P. Systematic investigation of the cavi-precipitation process for the production of ibuprofen nanocrystals[J]. Int J Pharm, 2013, 458: 315-323.

[35] 金鹤翔, 屠露萍, 饶泽鹏, 等. 纳米晶注射给药的生物药剂学研究进展[J]. 中国新药杂志, 2023, 32(20): 2066-2072.

[36] Surve H D, Jindal B A. Recent advances in long-acting nanoformulations for delivery of antiretroviral drugs[J]. Journal of Controlled Release, 2020, 324(prepublish): 379-404.

[37] Isalomboto C N, Andreas F, Mazda R, et al. Clinically established biodegradable long acting injectables: An industry perspective[J]. Advanced Drug Delivery Reviews, 2020, 16719-46.

[38] Kraft C J, McConnachie A L, Koehn J, et al. Mechanism-based pharmacokinetic (MBPK) models describe the complex plasma kinetics of three antiretrovirals delivered by a long-acting anti-HIV drug combination nanoparticle formulation[J]. Journal of Controlled Release, 2018, 275229-241.

[39] Darville N, Heerden V M, Mariën D, et al. The effect of macrophage and angiogenesis inhibition on the drug release and absorption from an intramuscular sustained-release paliperidone palmitate suspension[J]. Journal of Controlled Release, 2016, 23095-108.

[40] Ganesh S, Kumar A B. NanoCrySP technology for generation of drug nanocrystals: translational aspects and business potential[J]. Drug delivery and translational research, 2016, 6(4): 392-398.

[41] 万卉凝. 水凝胶在医学领域的性质与应用[J]. 化工中间体, 2021(1): 89-91.

[42] 高建朋, 李明, 唐佩福. 刺激响应型水凝胶在骨修复中的应用综述[J]. 解放军医学院学报, 2021(8): 42.

[43] 宫程铭, 王霞. 生物相容性水凝胶的研究进展[J]. 山东化工, 2022, 51(22): 84-89.

[44] 彭蔚, 杨扬帆, 林羡钗, 等. 吡非尼酮药物缓释载体PTMAc-PEG-PTMAc水凝胶制备与体外实验

[J]. 中山大学学报(医学科学版), 2019, 40(2): 219-227.

[45] Wu Y M, Liu Y Y, Li X Y, et al. Research progress of *in-situ* gelling ophthalmic drug delivery system[J]. Asian Journal of Pharmaceutical ences, 2019: 1-15.

[46] 吕冬梅, 罗永华, 万孝龙, 等. 成骨诱导剂缓释凝胶的研制及凝结性能[J]. 中国组织工程研究, 2019, 23(34): 5447-5453.

[47] 于修洋, 管庆霞, 赵曙宇, 等. 中药凝胶剂在黏膜给药系统中的应用研究进展[J]. 西北药学杂志, 2022, 37(4): 188-193.

[48] 崔桓, 冯松福, 陆晓和. 将水凝胶作为药物缓释载体的研究进展[J]. 当代医药论丛, 2020, 18(4): 18-20.

[49] 张通, 蔡金池, 袁志发, 等. 基于透明质酸的复合水凝胶修复骨关节炎软骨损伤: 应用与机制[J]. 中国组织工程研究, 2022, 26(4): 617-625.

[50] 燕宇, 刘萍, 秦海利, 等. 紫外-可见-近红外光诱导自修复纳米复合水凝胶的制备及性能研究[J]. 现代化工, 2020, 40(1): 91-95.

[51] 万红, 何中美, 毛得宏, 等. 中药鼻腔给药研究进展[J]. 实用中医药杂志, 2021, 37(2): 325-328.

[52] 黄星雨, 袁佳敏, 杨琼梁, 等. 鼻用原位凝胶剂的研究进展[J]. 中国现代应用药学, 2018, 35(3): 448-453.

[53] 张利竣, 吴盈盈, 吴瑾瑾, 等. 灯盏花素温敏型鼻用原位凝胶的体外释放和生物黏附性考察[J]. 中国现代应用药学, 2020, 37(23): 2863-2867.

[54] Cook M T, Brown M B. Polymeric gels for intravaginal drug delivery[J]. Journal of Controlled Release, 2018, 270: 145-157.

[55] Nagai T, Machida Y, Suzuki Y, et al. Method and preparation for administration to the mucosa of the oral or nasal cavity. US 4226848A[P]. 1980-07-10.

[56] Zhang M, Zhuang B, Du G, et al. Curcumin solid dispersion-loaded insitu hydrogels for local treatment of injured vaginal bacterial infection and improvement of vaginal wound healing[J]. J pharm pharmacol, 2019, 71(7): 1044-1054.

[57] Petelin M, Sentjurc M, Stolic Z, et al. EPR study of mucoadhesive ointments for delivery of liposomes into the oral mucosa[J]. Int J Pharm, 1998, 173(1/2): 193-202.

[58] 薛棱芬, 殷雅卓, 谢兴亮, 等. 苦参碱直肠原位温敏凝胶的制备及性能评价[J]. 中草药, 2018, 49(6): 1311-1316.

[59] Carlfors J, Edsman K, Petersson R, et al. Rheological evaluation of Gelrite® *in situ* gels for ophthalmic use[J]. Eur J Pharm Sci, 1998, 6(2): 113-119.

[60] 严俊, 余舒莹, 王萍萍, 等. 苦参碱生物黏附凝胶对家兔口腔溃疡的疗效研究[J]. 中华危重症医学杂志(电子版), 2017, 10(2): 98-102.

[61] 王钰池, 纪力旸, 王静, 等. 可注射水凝胶治疗眼科疾病的研究进展[J]. 眼科新进展, 2020, 40(9): 896-900.

[62] 郭明宇, 徐林. 水凝胶应用在关节损伤中的意义和进展[J]. 岭南现代临床外科, 2021, 21(2): 239-243.

[63] 李琪, 卢雨金, 乔宁, 等. 医药控释用智能水凝胶的最新研究进展[J]. 应用化工, 2022, 51(8): 2437-2441.

[64] 钟大根, 刘宗华, 左琴华, 等. 智能水凝胶在药物控释系统中的应用及研究进展[J]. 材料导报, 2012, 26(11): 83-88.

[65] 刘环宇, 叶静仪, 梁佩莹. 水凝胶的制备[J]. 化工时刊, 2014, 28(1): 11-14.

[66] 肖文柯, 荆雨阳, 周敏, 等. 浅谈水凝胶隐形眼镜的研究现状[J]. 中国设备工程, 2022(2): 251-

252.

[67] 崔福德. 药剂学[M]. 7版. 北京: 人民卫生出版社, 2011.

[68] 方亮. 药剂学[M]. 8版. 北京: 人民卫生出版社, 2016.

[69] 国家药典委员会. 中华人民共和国药典[M]. 2020年版. 北京: 中国医药科技出版社, 2020.

[70] 于鲲梦, 平其能, 孙敏捷. 植入型给药系统的应用与发展趋势[J]. 药学进展, 2020, 44(5): 361-370.

[71] 林晓鸣, 郭宁子, 杨化新, 等. 植入制剂质量控制研究进展[J]. 中国新药杂志, 2019, 28(5): 528-535.

[72] 陆彬. 药物新剂型与新技术[M]. 2版. 北京: 人民卫生出版社, 2005.

[73] Leach D G, Young S, Hartgerink J D. Advances in immunotherapy delivery from implantable and injectable biomaterials[J]. Acta Biomater, 2019, 88: 15-31.

[74] Ma H Y, Suonan A, Zhou J Y, et al. PEEK (Polyether-ether-ketone) and its composite materials in orthopedic implantation[J]. Arabian Journal of Chemistry, 2021, 14(13): 102977.

[75] 林晓鸣, 郭宁子, 杨化新, 等. 植入制剂质量控制研究进展[J]. 中国新药杂志, 2019, 28(5): 528-535.

第十一章

蛋白质、多肽类药物的口服给药系统

 本章学习要求

1. 掌握：影响蛋白质、多肽类药物口服生物利用度的因素。
2. 熟悉：蛋白质、多肽类药物口服给药系统的发展历史和前沿技术。
3. 了解：蛋白质和多肽类药物的常见给药方式。

第一节 蛋白质、多肽类药物概述

蛋白质和多肽类药物是用于预防、治疗和诊断疾病的一类大分子生物药物。1982年，美国Likky公司首先将重组胰岛素投放市场，这标志着第一个重组蛋白质药物的诞生。近年来，随着我国生物技术的不断发展，生物技术药物现已成为我国药物研发的重要领域，目前我国应用于临床的生物技术药物有20多个品种，包括干扰素-α1a、干扰素-α2b、乙肝疫苗、促红细胞生成素、表皮生长因子、胰岛素、生长激素、碱性成纤维细胞生长因子等，其中大部分为蛋白质和多肽类药物，并且越来越多的蛋白质和多肽逐渐被开发为治疗各种疾病的药物。蛋白质和多肽类药物与其他类型的药物相比，有很多突出的优点，如原材料简单易得、与人体生理物质较为接近、治疗效果好、副作用小、无蓄积毒性、新药种类繁多、研发过程目标明确、针对性强等。

尽管近年来蛋白质和多肽类药物的使用频率一直呈上升趋势，但其在应用方面仍存在许多问题，主要的原因是其在生物体内外的不稳定性：半衰期短，清除率高，分子量大，膜渗透性差，易被酶、细菌以及体液破坏等。因此蛋白质和多肽类药物的临床主要剂型为溶液型注射剂和冻干粉针，使用时需要频繁注射，加重了患者心理、经济以及身体上的负担，降低了患者的依从性。发展既能确保药物疗效，又能保证患者依从性的蛋白质和多肽类药物的适当给药方式，一直是药剂学领域的一个研究热点，具有十分重要的意义。

一、蛋白质和多肽类药物的常见给药方式

蛋白质和多肽类药物的给药方式主要分为两种：注射给药和非注射给药。其中非注射给药方式主要包括鼻腔给药、经皮给药、肺部给药、口服给药等。

（一）注射给药

注射给药是蛋白质和多肽类药物临床上所采用的主要给药方式。对于在溶液中较为稳定的药物，可以通过加入适当的稳定剂及控制贮存条件将药物制成溶液，而某些蛋白质类药物（特别是纯化后的），在溶液中容易丧失活性，可考虑制成冻干剂或通过其他手段来提高药物稳定性。

下面介绍几种蛋白质和多肽类药物的注射剂剂型。

1. 前体药物注射液

将蛋白质和多肽类药物开发为注射液，其水溶性、热稳定性、酶稳定性以及如何延长半衰期是研究的关键。因此，通过调控蛋白质和多肽类药物分子的空间结构，可使其生物化学性质得到改善。

以蛋白质和多肽类药物的聚乙二醇（PEG）化为例，PEG是一种高亲水性的合成聚合物，能够增加药物在水中的溶解性。在PEG共价连接蛋白之后，药物的天然构象会产生一定的刚性，不易伸展失活，从而减少了药物分子内部基团的热振动，增加了药物的热稳定性。同时，PEG能提高药物抗蛋白酶水解力。PEG产生了一定的空间屏蔽作用，且蛋白质等高分子中对蛋白水解酶等失活因子敏感的基团被修饰了，进而就阻挡了蛋白水解酶的进攻，因此提高了药物抗蛋白水解酶的能力。蛋白质和多肽类药物经PEG修饰后，药物分子会变大而不易被肾小球滤过，从而延长了半衰期。

除此之外，蛋白质和多肽类药物还可以通过PEG化消除或降低其免疫原性。人体的免疫系统会自动识别异体蛋白质和其他外来物质，并将其消灭。然而，蛋白质和多肽类药物一旦经PEG处理，就可以"伪装"起来，从而防止被人体免疫系统视为外来物质而被清除。通过这种方式，PEG化的蛋白质和多肽类药物能够在体内停留更长的时间，从而更好地发挥药效。

2. 注射用微球

随着生物物理学、生物化学和材料科学等学科在药学中的应用越来越多，脂质体、微球、微胶囊和纳米胶囊等药物递送技术的出现，为解决蛋白质和多肽类药物的递送问题提供了新思路。其中微球以其易于制备、生物利用度高和靶向性好等优点而备受关注，对于蛋白质和多肽类药物而言，采用注射用微球这一给药方式，可以通过改变共聚物的比例或分子量达到控制药物作用时间的效果，从而实现缓释，大大提高药物的生物利用度。1986年，法国伊普森生物技术公司上市了肌注曲普瑞林-聚丙交酯-乙交酯微球，随后醋酸亮丙瑞林、戈舍瑞林和阿伏瑞林肌注微球被陆续生产出来，在临床上用于治疗一些激素依赖性疾病，如前列腺癌、子宫肌瘤、乳腺癌和子宫内膜异位症等。

以醋酸亮丙瑞林为例，由于其半衰期只有16 min，常规溶液剂需要每天注射给药，且一个疗程长达3～6个月。为了避免长期注射给药带来的痛苦与不便，20世纪90年代末，国外成功开发了其几种长效微球注射液，如武田公司的醋酸亮丙瑞林注射剂，可缓慢释放药物长达28天，现已进入中国市场。该制剂以生物可降解材料聚乳酸-乙酸（PLGA）为骨架，将

药物包裹在几十微米的微球内,可以直接注射给药。PLGA作为一种骨架材料,具有良好的生物相容性和较高的安全性,可被不断降解为体内固有的小分子并排出体外。

3. 疫苗控释制剂

以生物降解性和生物相容性材料为载体的疫苗控释制剂可在较长时间内连续释放或脉冲释放抗原,相比于传统疫苗,能够产生更好的免疫效果,提供更长时间的保护。现如今的疫苗控释制剂主要采用了制备成微球或其他微粒制剂的方法,通过选择合适的材料以及控制包埋的程度来控制疫苗的释放速率,如快速释放、恒速释放和脉冲释放等。现研究的控释疫苗主要包括类毒素疫苗(如白喉、破伤风、气性坏疽、霍乱等)、病毒疫苗(如乙肝疫苗)、核酸疫苗及人工合成疫苗等。

目前,疫苗控释制剂有两大类:

① 控释缓释的疫苗控释制剂:通过设计适当的工艺,使之最初突释抗原,然后以恒定的速率释放抗原,以获得更好的免疫应答。

② 脉冲释放抗原的疫苗控释制剂:它由几种不同壁厚的微囊混合而成,这些微囊被注射到体内后,壁薄的微囊于1~14天释放抗原,壁稍厚的微囊于1~2月释放,壁更厚的微囊于9~12月释放。这种分次释放模拟了目前常规的免疫接种程序,理论上是较第一种更为可行的单剂全程免疫的疫苗控释制剂。随着对疫苗控释制剂的研究越来越深入,单剂量全程免疫制剂有希望被研制成功。

综上所述,虽然注射剂可以保证蛋白质和多肽类药物的稳定性,确保疗效,然而,注射给药会给患者带来很多不便,包括疼痛、对注射的排斥以及局部刺激等,因此,许多研究团队试图开发新的给药途径来进行替代。

(二)非注射给药

1. 鼻腔给药

蛋白质和多肽类药物通过鼻腔给药有很多优点:鼻腔黏膜面积约200 cm^2,上皮细胞间隙较大并与毛细血管紧密相连,血管和淋巴管丰富,血流速率约40 mL/min,而且药物经鼻腔黏膜吸收后,直接进入全身血液循环,可以免受肝脏及胃肠道的首过破坏。

蛋白质和多肽类药物的鼻腔给药剂型主要为溶液、粉末和微球,且一般采用喷雾给药的方式以深入鼻腔。粉末和微球的滞留时间长,吸收好,药物含量高,给药体积小,有利于维持药物自身的稳定性,但可能产生鼻黏膜刺激。采用吸收促进剂和酶抑制剂等均可提高药物的鼻腔吸收率,延长药物滞留时间。

2. 经皮给药

经皮药物释放系统或称经皮给药系统,是药物经由皮肤吸收进入人体血液循环并达到有效血药浓度,从而实现疾病治疗或预防的一类制剂。通过这种给药方式,可以避免肝脏的首过效应以及胃肠道对药物的灭活作用,从而提高药物的生物利用度。除此之外,通过这种给药方式,患者可以自主用药,缩小患者个体间及个体内的差异,容易维持患者体内的血药浓度或药理效应,增强了治疗效果,减少了副作用,同时也可以延长药物作用的时间,减少用药次数,并且可以随时终止给药。

然而对于蛋白质和多肽类药物而言,经皮给药也有一些不足之处。一方面由于皮肤的渗透性不大,多数药物无法透过这层屏障,即使有一些方法可以提高药物的透过速度,但要想达到理想的治疗效果还是有一定的困难。另一方面是药物释放的剂量可能不够,过于缓慢的释放速度很难保证药物治疗的效果，因此经皮给药对于药物剂量的设计有一定的要求。为了克服这些经皮给药的困难，增强药物的渗透性，研究人员采取了各种方法，希望寻求到一种比较理想的方式，既不改变或破坏角质层的构造，又能使蛋白质和多肽这种大分子药物顺利通过皮肤给药。

（1）以脂质体为载体透皮给药　脂质体的主要材料是磷脂，磷脂分子在一定条件下形成双分子层，与角质层细胞间隙的类脂双分子层结构相同，故这种结构有利于两者的亲和力，从而促进药物的渗透。迄今为止，已有大量生物药物利用脂质体作为药物透皮给药的载体，如胰岛素、干扰素、胶原蛋白、肝素、过氧化物歧化酶、组织生长因子等。脂质体作为蛋白质和多肽类药物透皮给药的载体，十分有利于药物的渗透吸收，脂质体除了体积小以外，更重要的是具有高度的变形性，在一定的水合压力下（来源于皮肤表面液体水分的蒸发和皮肤内各层次水分浓度梯度），其类脂膜可以发生形变，从而使药物透皮进入体内。相关研究表明，以脂质体作为透皮给药载体将胰岛素输入体内，效果可以达到皮下注射胰岛素的水平，具有迅速降血糖的作用。

（2）微针透皮给药技术　微针阵列是微电子机械技术在医学领域中的一个重要应用，目前被广泛应用于医学测量、药物递送、微流体采样等诸多领域，它具有尺寸小、强度高、生物相容性好等特点，并且可以相对精确地控制微针刺入的深度，从而减少对皮肤的损伤，不会造成患者疼痛，而且微针阵列技术对药物的理化性质几乎没有限制，为患者提供了一种更为安全有效的治疗手段，更符合当今社会所追求的人性化治疗的目标。

目前研究表明，微针透皮给药技术既能满足治疗要求，又基本不会对患者造成损伤。它利用微米级尺寸的微针阵列作用于皮肤表面，微针的长度足以刺穿角质层但不会刺激到较深组织内的神经，所以没有疼痛感，而且在相应的操作与实时监测下，因其精密的设计，能够利用在皮肤角质层产生的微小孔道来增加药物的经皮吸收，是一种介于皮下注射与透皮贴剂之间的微侵袭透皮给药方式。并且智能微针透皮给药技术还可以连接微型泵或微型传感器进行持续而又精确地给药，从而增强皮肤对药物尤其是大分子药物的渗透性。胰岛素智能微针透皮给药系统的原理就是可以根据糖尿病患者体内血糖浓度的高低自动调节胰岛素的释放量，使血糖水平始终保持在正常范围，从而具有高效、长效、速效、毒副作用小、剂量低以及使用方便等优点。

目前，微针贴片在蛋白质和多肽类药物递送的领域里有大量临床试验正在开展，涉及疫苗以及皮肤病、糖尿病、眼病等多种疾病的治疗。其中目前利用微针注射胰岛素治疗糖尿病，已经有多个比较成功的案例，如顾臻团队研发的血糖响应性智能胰岛素微针贴片目前正在开展注册临床试验。

3. 肺部给药

肺部的表面积高达 70 m^2，远大于除胃肠道以外的其他给药途径的药物吸收面积，而且肺泡毛细血管丰富，上皮细胞间隙较大，十分利于药物的吸收。蛋白质和多肽类药物的肺部给药系统一般首选小剂量的粉雾剂系统，粉雾剂不同于溶液剂，可以避免药物的降解，且微粉化技术保证了药物不在气管或支气管滞留，可顺利进入肺部组织。气雾剂在蛋白质和多肽类药物的肺部给药系统中也有应用，但一些蛋白质和多肽类药物在形成气溶胶微粒时可能会发生变性。

胰岛素的吸入治疗是多家制药公司研究的热点，辉瑞公司和赛诺菲安万特公司合作开发的胰岛素的肺部吸入剂，在吸入之后口服二甲双胍，对2型糖尿病患者的血糖控制效果、疗效与注射剂相同。

4. 口服给药

口服给药系统使用方便，患者顺应性高，已成为蛋白质和多肽类药物热门的给药方式之一。然而由于蛋白质和多肽类药物的不稳定性，口服给药后，蛋白质和多肽类药物通常会在胃肠道中降解为氨基酸小分子后被吸收，生物活性丧失，若不采取一些方法，直接口服给药，其生物利用度往往只有0.1%或更低，临床使用价值不大，因此口服给药是蛋白质和多肽类药物研究难度最大的给药途径。但是，目前蛋白质和多肽类药物已有个别品种实现了口服给药，并且有大量蛋白质和多肽类药物口服给药制剂尚在前沿研发之中。

二、影响蛋白质、多肽类药物口服生物利用度的因素

口服给药作为一种安全、合规的给药途径，已逐渐成为蛋白质和多肽类药物研究的重点，但胃肠道的结构组织和生理功能使蛋白质和多肽类药物口服后的生物利用度较低，通常只有百分之几。

影响蛋白质和多肽类大分子药物生物利用度的因素主要可分为两大类：第一类是药物本身的物理化学性质，即亲脂性、分子大小、分子电荷、极性表面积、氢键供体或受体等；第二类则是宿主的生物屏障，如管腔和黏膜酶、胃肠通过时间、肠道转运、外排泵、肝脏代谢酶等。

（一）药物的物理和化学因素

全面了解蛋白质和多肽类药物的物理和化学性质对于开发出更有效的蛋白质和多肽类药物的口服递送技术是十分必要的。

1. 亲脂性

蛋白质和多肽类药物普遍具有较高的分子量和较强的亲水性。口服给药后，药物为了与脂质双分子层相互作用，上皮细胞膜需要破坏掉与水的氢键，由于蛋白质和多肽类药物的亲脂性较弱，它们在整个胃肠道的吸收都会受限。

2. 分子大小

蛋白质和多肽类药物分子的大小会影响胃肠道对其进行被动摄取，这可能是由上皮细胞严密的膜结构（脂质双分子层）决定的。小分子很容易顺着浓度梯度进行被动渗透，但大分子的进入却受到限制，这是因为浓度差所导致的势能不足以将大分子插入或转移到膜上。因此，药物分子的大小是药物进行被动运输的关键性限制因素。

3. 分子电荷

电荷也会对药物的被动运输产生影响，相比不带电的分子，带电分子的被动运输较为困难。对于蛋白质和多肽类药物来说，在环境pH等于等电点（pI）时，其以积聚物的状态存在，水溶性最小，不利于进行膜渗透。不同环境的pH还会导致药物的电荷强度、电离程度以及药物的渗透性发生变化，然而，调节生物系统的pH也可能会降低蛋白质和多肽类药物的稳定性。

4. 极性分子表面积

极性分子表面积定义为大分子中极性原子（氮原子和氧原子的数量）的表面积，常用于预测药物的吸收方式和口服生物利用度。极性分子表面积越来越多地被用作预测分子运输方式的重要参数，通常在肠道吸收的情况下，如果分子的极性表面积大于140 Å（1 Å=10^{-10} m），

则认为分子具有低的上皮细胞膜渗透性；而若分子的极性表面积小于或等于60 Å，则认为分子很容易被吸收。研究发现，蛋白质和多肽类药物中极性原子的表面积较大，因此其与水分子或膜内部环境的分子间氢键作用会减慢药物整体的渗透速率。

(二) 生理因素

患者口服药物之后，药物在胃肠道被吸收，胃肠道大致可分为两部分：上部和下部。上部包括口腔、咽、食管、胃和小肠（十二指肠），下部包括小肠的剩余部分（空肠和回肠）和大肠（盲肠、结肠和直肠）。胃肠道由四个同心层组成：包裹胃肠道管腔的黏膜和黏膜下层，然后是肌肉层和浆膜。最内层黏膜由上皮、固有层和黏膜肌层构成，是蛋白质和多肽类药物吸收的主要屏障。

1. 胃肠道屏障

口服蛋白质和多肽类药物面临的第一道生物屏障就是胃肠道内恶劣的pH环境以及酶的降解。胃酸的pH为1.5~3.5，这会破坏蛋白质的三维结构，十二指肠中的pH大致为5~6，空肠远端和回肠中的pH为7~8，而结肠中的pH又降为6。环境pH会影响蛋白质和多肽类药物的离子化程度、降解、渗透以及给药效率。

除了pH，胃肠道腔内还有许多蛋白酶和肽酶，它们会影响蛋白质和多肽类药物的稳定性，其中胃蛋白酶是胃中的主要蛋白酶，小肠中还有胰蛋白酶、内肽酶、α-糜蛋白酶、弹性蛋白酶等，它们均会导致蛋白质和多肽降解。有关胃肠道生理屏障如图11-1所示。

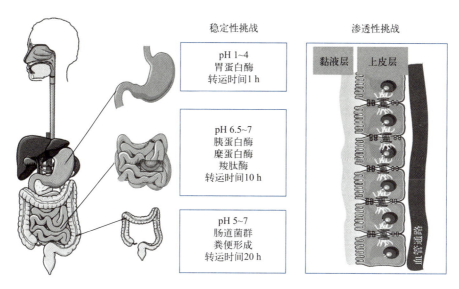

图11-1 胃肠道生理屏障示意图

2. 黏液屏障

任何蛋白质和多肽类口服药物在经过胃肠道腔之后都会与整个消化道内壁的黏液层发生相互作用。黏液屏障主要通过两种机制来限制药物的渗透：一是通过将多肽类药物与带负电荷的黏蛋白纤维连接；二是形成阻碍膜吸收的网状结构物理屏障。除此之外，胃肠道中的黏液还会导致肽键水解、蛋白质三维结构被破坏等，这些因素都会限制黏膜上皮细胞对蛋白质和多肽类药物的吸收。

3. 胃肠道通过时间

蛋白质和多肽类药物在胃肠道中的转运时间决定了药物与所需吸收区域的关联时间，若转运时间过短，药物的吸收减少；若转运时间过长，可能会影响到药物的稳定性，如胃酶、胃液、肽酶等都会影响蛋白质和多肽类药物的稳定性。

4. 外排泵

胃肠道上皮细胞表面有许多外排转运体[如P-糖蛋白（P-gp）]，其会限制大分子从细胞膜穿过，因此P-gp等外排泵会导致蛋白质和多肽类药物的生物利用度降低。外排泵主要是ATP依赖性多特异性外排转运体，在其作用下，药物被困在胃肠道上皮细胞的隔室中，阻止其进入体循环。

5. 代谢酶

即使药物成功地被胃肠道吸收，蛋白质和多肽类药物的细胞间代谢也会极大地影响其在全身循环中的生物利用率。药物顺利通过胃肠道屏障并成功抵御外排泵后，进入肝门系统，肝屏障与肠屏障截然不同，因为肝屏障中存在大量的代谢酶，这些酶有灭活从肠道吸收的亲脂性物质的功能，这些酶属于CYP450家族，整个过程被称为首过代谢。

第二节　蛋白质、多肽类药物口服给药技术与设计

一、蛋白质、多肽类药物口服给药系统发展史

研究报告显示，全球口服蛋白质和多肽类药物市场需求不断增长。此外，目前全球也在开发一些新技术来改善蛋白质和多肽类药物的口服吸收问题，如使用瞬时渗透促进剂。然而，目前口服蛋白质和多肽类药物的商业产品局限于一些特殊的多肽，例如环孢素A的Neoral®和索马鲁肽的Rybelsus®。

虽然开发蛋白质和多肽类药物的口服给药系统很困难，但自胰岛素被发现以来，各种相关尝试从未停止过。胰岛素是由Frederick Banting博士和Charles Best博士于1921年在加拿大发现的，并在美国和欧洲的合作下研制成功。仅仅过了一年，1922年就进行了研发口服胰岛素的首次尝试，遗憾的是，首次尝试的结果并不理想。

因此，有必要采用新型给药技术来促进蛋白质和多肽类药物的口服吸收。第一篇关于胰岛素口服给药的论文中使用了乙醇来改善胰岛素的口服吸收。Edgar A. Ferguson首次尝试将口服吸收促进剂（三聚脱水甲醛-苯胺）与胰岛素混合，并于1965年获得了胰岛素口服制剂的首个专利。随着口服胰岛素研究的深入，越来越多的科学家和公司开始关注其他蛋白质和多肽类药物的口服给药。1990年，美国FDA批准的Sandimmune®是环孢素A的第一个口服制剂，也被认为是多肽类药物的第一个口服制剂。1995年，诺华公司开发出环孢素A的改进口服制剂Neoral®并获得批准。此后，自乳化纳米给药系统（SNEDDS）被认为是改善药物口服吸收的重要策略，但SNEDDS不能明显提高亲水性蛋白质和多肽类药物的口服生物利用度。

随后，有多家公司多年来一直致力于口服胰岛素的研究，并建立了一些平台，包括美国的Emishphere®、印度的Biocon®、英国的Diabetology®、美国的Diasome®以及以色列的Oramed®。2001年，美国FDA允许Emisphere公司的第一个口服胰岛素制剂进行Ⅰ期临

床试验，然而于2006年，由Emisphere在印度进行的一项为期90天的双盲Ⅱ期临床研究显示，其与安慰剂相比，效果没有显著差异。2014年，由Oramed开发的ORMD-0801被美国FDA批准进行Ⅲ期临床试验。2019年，诺和诺德开发的索马鲁肽口服制剂Rybelsus®获得美国FDA批准，用于治疗2型糖尿病。随后，利用瞬时通透性增强技术开发的奥曲肽缓释胶囊MyCapssa®也于2020年获得美国FDA批准。Rybelsus®和MyCapssa®这两种多肽口服产品的成功将使蛋白质和多肽类药物的临床给药方式发生革命性的变化，推动蛋白质和多肽类药物口服给药系统的发展。有关蛋白质和多肽类药物胰岛素口服给药系统发展史见图11-2。

口服给药是一种方便且容易被患者接受的方式，如果能解决蛋白质多肽类药物口服的生物利用度的问题，相信口服蛋白质和多肽类药物的开发前景必定是非常广阔的。

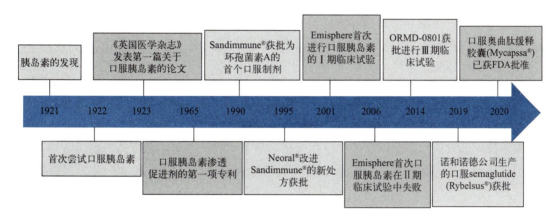

图11-2 蛋白质和多肽类药物胰岛素口服给药系统发展史

二、蛋白质和多肽类药物口服给药技术

1. 保护蛋白质和多肽类药物的稳定性

（1）蛋白酶抑制剂　蛋白质和多肽类药物暴露于胃肠道之后，蛋白酶会对其进行降解，这会降低蛋白质和多肽类药物的可吸收浓度。各种小分子蛋白酶抑制剂可逆或不可逆地与靶蛋白酶结合，并使其失活，从而保证蛋白质和多肽类药物不被水解。

常用的蛋白酶抑制剂有甘胆酸钠、卡莫司他甲磺酸盐、杆菌肽、抑肽酶、大豆胰酶抑制剂等，前三种效果较佳。

但在使用蛋白酶抑制剂的过程中需注意：

① 蛋白酶抑制剂的特异性选择。针对肠道酶选择特异性的酶抑制剂，是蛋白质和多肽类药物在肠道中保持稳定的关键。

② 要控制好蛋白质和多肽类药物释药系统中酶抑制剂的剂量。

③ 结合应用渗透促进剂可以达到更好的效果。例如，同时服用12 IU的胰岛素、10 mg/mL胆酸钠和抑肽酶，禁食大鼠的血糖下降达70%，而若只与抑肽酶合用，血糖只下降30%。

然而，由于蛋白酶抑制剂的质量相对较低，它们比蛋白质和多肽类药物本身更容易被吸收，因此可能会导致全身的副作用以及抑制蛋白酶的能力丧失。

（2）采用肠溶衣制剂　肠溶包衣材料在pH较高（7.5～8.0）的条件下才会溶解，因此肠溶包衣可以防止蛋白质和多肽类药物在胃内释放，使药物在小肠内才被释放出来，从而减少胃酸和部分酶对药物的破坏。一些pH响应型聚合物通常被用来包衣片剂、胶囊以及微/纳米粒，如采用肠溶材料丙烯酸树脂对胰岛素胶囊或微丸进行包衣。

（3）化学修饰　化学修饰可以改善蛋白质和多肽类药物的酶稳定性以及膜的通透性，从而提高药物生物利用度。化学修饰一般会通过引入额外的基团来对药物进行结构修饰，方法包括维生素B_{12}连接、脂化、聚乙二醇化、前药设计以及蛋白质融合等。例如，脂肪酸与半胱氨酸结合后，会使其可逆地与白蛋白结合，从而改善半胱氨酸的体循环以及酶的稳定性。另一种化学修饰方法是修饰蛋白质和多肽的主链，包括环化策略和氨基酸取代策略。通过环化可以掩盖容易降解的C和N末端，以提高蛋白质和多肽类药物在胃肠道中的酶稳定性。

2. 增加蛋白质和多肽类药物的吸收

除了增强蛋白质和多肽类药物在胃肠道中的稳定性外，限制蛋白质和多肽类药物口服生物利用度的另一个重要因素是药物较大的分子量和高亲水性导致的极低的上皮细胞膜渗透性。目前有多种策略可以促进蛋白质和多肽类药物的口服吸收，其中吸收促进剂和纳米载体技术可能是临床或临床前产品中较常用的。

（1）吸收促进剂　蛋白质和多肽类药物口服给药的障碍为胃肠道通透性差，而这些吸收促进剂可以促进蛋白质和多肽类药物的口服吸收，无论是通过开放紧密连接（tight junction，TJ）的细胞旁吸收还是通过增加膜通透性的跨细胞吸收，或者两者的结合，都被广泛用于蛋白质和多肽类药物的口服制剂。图11-3展示了当前吸收促进剂可能涉及的机制。

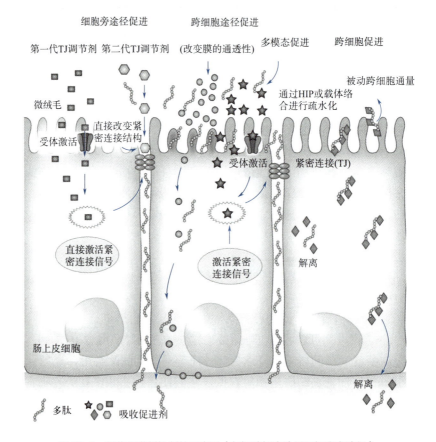

图11-3　吸收促进剂机制的示意图（包括跨细胞途径和细胞旁途径）

在临床前研究中，已有超过250种物质被用作口服蛋白质和多肽类药物的吸收促进剂，其中一些典型的物质已列在表11-1中。1961年，一项研究发现，在狗的体内，乙二胺四乙酸二钠（EDTA）能够改善50 mg/kg剂量肝素的口服吸收率，从此以后，吸收促进剂就引起了更多科学家的关注。目前一些半合成和合成物质已被开发用作吸收促进剂，包括螯合剂、表面活性剂、聚合物和细菌毒素等。例如，表面活性剂、脂肪酸和胆盐等能增加黏液层和上皮细胞层的通透性，扩大细胞间隙，最常用的口服吸收促进剂就是胆盐和脂肪酸，但有些也会使用水杨酸钠作为口服蛋白质和多肽类药物的吸收促进剂，该类物质的最大缺点是无选择性地作用于脂质表面，从而可能导致所有小肠内容物包括各种毒素以及生物病原体进入血液，因此存在潜在的细胞膜溶解和局部炎症的毒性。

表11-1 增加蛋白质和多肽类药物口服给药吸收的吸收促进剂

促进剂	应用
EDTA	ORMD-0801、ORMD-0901（美国 Oramed Pharma）
柠檬酸	Peptelligence™（美国 Tarsa）
胆汁酸盐	IN-105（印度 Biocon）
碳酸氢钠	GIPET®（爱尔兰 Merrion Pharma）
辛酸钠	TPE®（以色列 Chiasma）
SNAC/5-CNAC	Eligen®（美国 Emisphere）
壳聚糖	口服胰岛素（美国 NanoMega）

（2）纳米载体技术　蛋白质和多肽类药物口服给药的另两个障碍就是酶的降解和肠上皮通透性差，几乎大多数策略都是基于克服这两个障碍来提高蛋白质和多肽类药物的口服生物利用度。由于纳米载体具有保护药物不被降解、增加药物的肠道吸收、实现靶向递送以及控制释放速率等优点，纳米载体已成为蛋白质和多肽类药物实现口服给药的一个重要策略。纳米载体可以将活性的生物大分子包裹到中心，以防止胃肠道的酶对其进行降解。除此之外，纳米载体可以被派尔集合淋巴结中的上皮细胞或M细胞摄取，从而增加药物的吸收。纳米载体还可以将吸收促进剂与药物一起包埋，或通过配体修饰来进一步增强药物的口服吸收。目前各种纳米载体系统在蛋白质和多肽类药物的口服给药领域均得到了广泛的研究，根据纳米载体材料的不同，其主要分为脂质纳米粒、聚合物纳米粒和无机纳米粒三大类。

脂质纳米粒以其携带疏水和亲水化合物的能力、药物释放的可控以及高度的生物相容性等优点而在药物递送方面备受关注，例如浙江大学顾臻教授团队发明的葡萄糖响应型和Fc受体靶向型的口服胰岛素脂质体，后文会进行详细介绍。

壳聚糖、环糊精、海藻酸钠、透明质酸、葡聚糖等天然聚合物已被广泛用于蛋白质的口服给药。其中一些聚合物，如壳聚糖和海藻酸盐，可以自然地附着在黏膜表面，并能够可逆地打开紧密连接增加药物吸收。除此之外，用功能配体来修饰聚合物纳米粒更有利于药物的肠道吸收和靶向递送。例如，有研究者合成了一种内核负载有能够防止蛋白质酶降解的聚酯酰胺纳米粒，而纳米粒通过物理吸附转铁蛋白进行表面修饰，从而使纳米粒能够通过转铁蛋白受体介导的细胞转运有效地穿过肠内皮细胞。

人们已经尝试了许多无机材料的纳米粒用于蛋白质和多肽的口服给药,如二氧化硅纳米粒、金纳米粒以及硒纳米粒等。其中,二氧化硅纳米粒因为其独特的多孔结构,具有高载药量和实现药物持续释放的显著优势。

3. 生物黏附剂

蛋白质和多肽类药物被黏附或结合在肠道黏膜上皮上时,应用黏膜黏附剂能够直接改变黏膜上皮对药物的通透性,增强非特异性受体介导的细胞对药物的内吞作用。有研究者将包封有胰岛素的壳聚糖纳米粒以2 IU/kg的剂量口服给药,结果表明药物在体内能够持续作用15小时,与皮下注射相比,相对生物利用度上升至14.9%。

三、已上市的蛋白质和多肽类药物的口服制剂

自1982年第一个重组胰岛素被批准上市以来,大量的蛋白质和多肽类药物已被开发出来。表11-2列出了一些上市以及研发中的口服蛋白质和多肽类药物。

表11-2 上市以及研发中的蛋白质和多肽类药物口服产品

蛋白质和多肽类药物	商品名	技术	公司
环孢素A	Neoral®/Sandimmune®	SNEDDS	Novatis AG(瑞士)
醋酸去氨加压素	DDAVP®	化学改性	辉凌制药(瑞士)
奥曲肽	Mycapssa®	肠溶包衣;渗透促进剂	Chiasma(美国)
赛格列酮	Rybelsus®	渗透促进剂	诺和诺德(丹麦)
他替瑞林	Ceredist®/Ceredist OD®	化学改性	三菱Tanabe制药公司(日本)
利那洛肽	Linzess®	主动靶向	Actavis, Inc.(美国)
万古霉素	Vancocin®	主动靶向	ANI制药公司(美国)
二胺氧化酶	DAOSiN®	主动靶向	SCiOTEC(奥地利)
胰脂肪酶	Creon®	延迟释药;主动靶向	AbbVie Inc.(美国)
索马鲁肽	Rybelsus®	渗透促进剂	诺和诺德(丹麦)

下面详细介绍几种目前市面上在售的蛋白质和多肽类药物的口服给药制剂。

1. 索马鲁肽口服制剂

胰高血糖素样肽-1(GLP-1)药物被选为2023年 *Science* 杂志年度十大科学突破之首。胰高血糖素样肽-1受体激动剂(GLP-1RA)是一类治疗2型糖尿病的高效药物。GLP-1RA可以有效地控制血糖,同时可以通过影响食欲和控制胃排空导致体重减轻。此外,GLP-1RA还被证明可以降低心血管疾病患者发生心血管疾病的风险。这些疗效在美国糖尿病协会(ADA)以及美国内分泌学会(ACE)发布的临床指南中均有记录。

许多GLP-1RA可通过皮下注射给药,这些药物包括艾塞那肽、利拉鲁肽、利西拉肽、度拉糖肽和索马鲁肽(索马鲁肽现在有口服制剂)。它们的分子结构、大小、半衰期和

给药间隔等性质均不同。第一个被批准的GLP-1RA制剂是2005年的艾塞那肽，艾塞那肽（4186.6 Da）是一种合成多肽类似物，它的平均半衰期为2.4 h，每天需给药两次。随后，通过将艾塞那肽加入到缓释微球中，开发出了一种每周只需给药一次的艾塞那肽缓释制剂。利拉鲁肽（3751.2 Da）是一种人类GLP-1类似物，它的半衰期为13 h，需要每天给药一次。索马鲁肽（4113.6 Da）也是一种人类GLP-1类似物，类似于利拉鲁肽，但经过改造后具有更高的白蛋白亲和力和抵抗二肽基肽酶-4抑制剂降解的能力，每周仅一次皮下给药即可。

但GLP-1RA一直只能通过皮下给药，这是因为GLP-1RA作为一种多肽类药物，其口服生物利用度很低。直到2019年，第一个获得批准的口服GLP-1RA制剂问世—索马鲁肽的口服制剂Rybelsus®。它是通过将药物与吸收促进剂N-[8-（2-羟基苯甲酰）氨基]辛酸钠（SNAC）联合使用从而开发出来的，SNAC对药物索马鲁肽的有效保护，成功解决了口服蛋白质和多肽类药物吸收效果差的问题。

图11-4显示了SNAC与索马鲁肽共用时，SNAC对索马鲁肽的保护机制。当药片被侵蚀时，SNAC会通过发泡作用导致局部pH升高，胃pH的升高可以减少胃蛋白酶原向胃酶的转化，从而保护药物免受酶降解。SNAC还可以通过改变溶解片剂的溶液的极性来削弱疏水相互作用，否则将促进半乳糖齐聚。此外，由于SNAC的间接作用，药物被结合到局部胃细胞的脂膜中，并使胃上皮细胞的脂膜溶化（从固体转变为液体），从而导致索马鲁肽通过细胞，吸收增加。

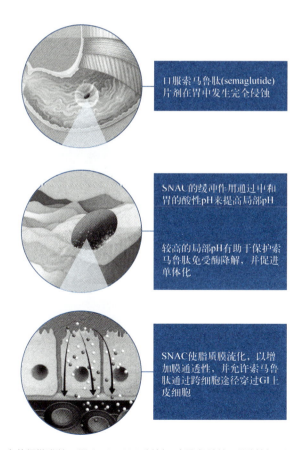

图11-4　第一个获得批准的口服GLP-1RA制剂—索马鲁肽的口服制剂Rybelsus®作用机制

索马鲁肽口服制剂是第一个被批准用于治疗2型糖尿病的GLP-1RA口服制剂，其利用了吸收促进剂SNAC克服了口服给药的障碍。索马鲁肽与SNAC的联合使用可使索马鲁肽在胃中被局部吸收而不影响其他分子的吸收。相关研究分析表明，索马鲁肽一旦被吸收，无论是通过皮下途径还是口服途径给药，都有类似的药代动力学特征。临床研究表明，口服索马鲁肽的疗效优于安慰剂和一些常见的代表性药物（DPP-4抑制剂、其他GLP-1RA、SGLT2）的口服制剂和注射剂，且其安全性和耐受性与GLP-1RA一致。

口服索马鲁肽的出现是治疗2型糖尿病及克服蛋白质和多肽类药物口服给药障碍的一个重要里程碑，它的出现给2型糖尿病患者提供了更多的治疗选择，推动了GLP-1RA在医药领域的应用，使得更多的糖尿病患者能够更好地控制血糖，更标志着口服多肽新纪元的开始。

2. 奥曲肽口服胶囊

2020年，美国FDA批准了用于治疗肢端肥大症的奥曲肽口服制剂MyCapssa®，该制剂采用了Chiasma的瞬时渗透促进剂（TPE™）技术，MyCapssa®是美国FDA批准的第一个口服生长抑素类似物（SSA），也是美国FDA批准的第一个使用TPE™技术的产品。

奥曲肽是一种分子量较低（M_w=1019.2）的环肽，与其他线型多肽相比具有较高的稳定性，因此被选为应用TPE™技术的首选药物。辛酸钠（C_8）是TPE™技术中起到增加药物渗透作用的关键成分，但其增强药物渗透的作用机制尚不清楚，Chiasma表明，在应用C_8后，可以产生暂时和可逆的渗透促进作用，并会诱导紧密连接的蛋白的重组，如ZO-1和Claudin，因此C_8被认为是通过调节紧密连接的蛋白从而增加药物的渗透吸收。

Rybelsus®的目标是增加药物在胃的吸收，而MyCapssa®的目标是增加药物在小肠部位的吸收。因此MyCapssa®使用的是肠溶胶囊，通过在明胶胶囊上涂覆Acryl-EZE®（甲基丙烯酸酯）来防止奥曲肽在胃内的分解。该胶囊内包含油性悬浮液，亲水的奥曲肽、C_8和聚乙烯吡咯烷酮（PVP）微粒会悬浮在含有单辛酸甘油酯和三辛酸甘油酯的油混合物中，此外，为了防止悬浮液中的颗粒聚集，还使用了非离子表面活性剂聚山梨酯80。虽然在这些成分中主要起到增强药物渗透作用的是C_8，然而，众所周知，使用高浓度的附加添加剂，例如PVP、单辛酸甘油酯和聚山梨酯80等，可以增强药物渗透的作用。

3. 环孢素A口服制剂

环孢素A（cyclosporine A，CyA）是一种由11个氨基酸组成的亲脂性环状多肽，在临床上被作为有效的免疫抑制剂，用于预防各种器官移植中的同种异体移植排斥反应，以及治疗全身和局部自身免疫性疾病。

Sandimmune®是环孢素A的第一个口服制剂商品，其将环状亲脂性十一肽与含有长链单甘油酯、双甘油酯和甘油三酯的非离子表面活性剂相结合，可使药物的整体口服生物利用度提高25%~30%。然而，Sandimmune®的个体差异性较大，不同患者的药物代谢动力学（PK）差别较大，这是由于制剂成分的脂解作用、肠道上皮细胞表面的P-糖蛋白（P-gp）对环孢素的外排作用以及细胞色素P450 3A4的肠道代谢作用不同。为了克服油基Sandimmune®的缺点，研究人员开发了一种自纳米乳化给药系统（SNEDDS），预浓缩物在体内分散后会形成小于150 nm的油滴，这种改进后的制剂Neole®可更好地控制液滴大小，使药物快速均匀释放，还可以增加药物的肠道通透性、抑制P-糖蛋白的外排作用以及P450的代谢作用。Neole®的临床试验表明，与Sandimmune®相比，其口服生物利用度有所提高，剂量与药物AUC之间的相关性也有所改善。

四、蛋白质和多肽类药物的口服制剂研究进展

1. 胰岛素口服"龟丸"制剂

2019年，受豹纹陆龟身体构造的启发，MIT的Robert Langer教授携手Traverso带领他们的团队研发了一种新型药丸——可食用的自我定向毫米级敷贴器（SOMA），采用口服"龟丸"制剂为患者输送胰岛素（图11-5）。

该制剂是一种由聚己内酯和高密度不锈钢制成的保护性胶囊，其外形结构和豹纹陆龟的壳一样；胶囊的重心能保证其自定位，并能在达到稳定后抵抗外力影响（例如流体流动、蠕动）。与摇摆玩具的原理类似，因为豹纹陆龟有一个移动的重心和高曲率的上壳，所以豹纹陆龟能够自我定位到最佳的直立位置。除此之外，豹纹陆龟的下半部有一个低曲率的壳，还有一个角，其他物品摆动的时候很容易被推倒，然而豹纹陆龟的形状特征可以使其一直保持稳定。

胶囊里面还内置了一个由不锈钢弹簧承载的7 mm长的小针头，里面含有胰岛素和聚环氧乙烷，并由可生物降解的糖轴包裹。一旦被吞下，胶囊就会在重力的作用下自动调整，并稳定在胃黏膜上。随后糖轴自动降解，弹簧释放导致针头插入胃壁，从而注射一剂药物（该过程无痛，因为胃壁没有痛觉感受器）。一旦糖轴完全溶解，药丸就会从胃壁脱落并进入肠道，随粪便排出。

因此该制剂可以通过自动定位与胃肠道组织接触，然后制剂中由活性药物成分制成的毫米柱将直接通过胃黏膜，使药物成功被吸收，同时还避免了穿孔。相关研究结果表明，该制剂在大鼠和猪身上已经试验成功，证实了其安全性。此外，使用胰岛素作为模型药物，也证明了SOMA提供的有效药物成分的血浆水平与皮下注射的水平相当。

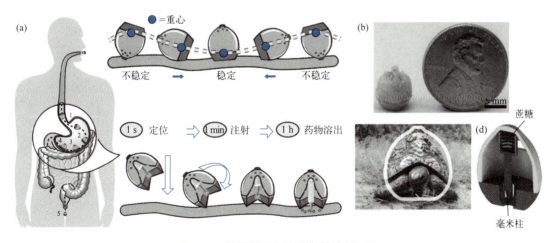

图11-5 胰岛素口服"龟丸"制剂SOMA

（a）SOMA定位于胃壁，并向黏膜注射药物。药物会溶解，制剂其余部分会排出体外；（b）SOMA实物图（左下角）；（c）豹龟的形状与SOMA的形状的比较。SOMA快速定向，并在胃环境中保持稳定；（d）SOMA使用固定在蔗糖（棕色）中的压缩弹簧来提供用于释放药物的毫米柱（蓝色）插入的力。在启动后，弹簧保持密封在装置内。

2. 智能口服胰岛素脂质体

浙江大学顾臻教授团队开发了一种葡萄糖响应型和Fc受体靶向型的口服胰岛素脂质体，该胰岛素递送系统由葡萄糖响应的苯硼酸共轭透明质酸（HA-PBA）构成的外壳和以Fc受体

（FcRn）为靶标的载有胰岛素的脂质体核心组成（图11-6）。

研究人员选用人免疫球蛋白Fc片段来修饰脂质体的表面，以用于FcRn介导的跨皮细胞转运，FcRn在小肠上皮细胞的顶端区域表达，可以通过Fc部分与IgG结合，从而促进蛋白质通过肠上皮细胞进入循环。

PBA外壳和脂质体表面邻苯二酚基团之间的硼酸酯包覆在脂质体核心上，可以防止胰岛素在胃肠道中的泄漏和消化，葡萄糖与PBA的竞争结合使得制剂具有葡萄糖响应的特性，可用于按需吸收胰岛素。其原理是HA外壳在餐后血糖增加的情况下能够快速脱离，暴露出可以促进肠道吸收胰岛素脂质体的Fc基团，最终在血液中释放胰岛素，降低血糖水平，实现有效的餐后血糖调节。体内研究结果表明，脂质体有效地减少了1型糖尿病小鼠的餐后血糖波动，并降低了低血糖的风险。

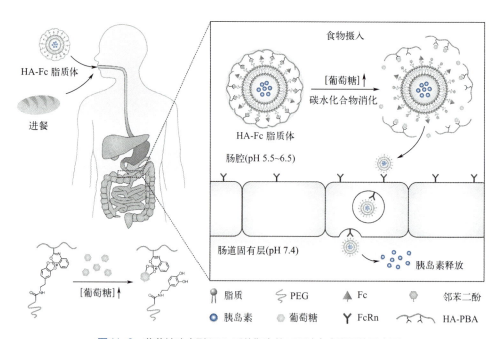

图11-6　葡萄糖响应型和Fc受体靶向的口服胰岛素脂质体示意图

思 考 题

1. 影响蛋白质和多肽类大分子药物生物利用度的因素有哪些？请结合一例具体药物论述。

2. 蛋白质和多肽类药物的口服制剂研究在不断进展中，请查阅最新文献，介绍一种蛋白质和多肽药物的口服制剂最新研究。

（钱程根）

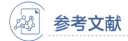

参考文献

[1] 吴正红, 周建平. 工业药剂学[M]. 北京: 化学工业出版社, 2021.

[2] Aroda V R, Blonde L, Pratley R E. A new era for oral peptides: SNAC and the development of oral semaglutide for the treatment of type 2 diabetes [J]. Rev Endocr Metab Disord, 2022, 23 (5): 979-994.

[3] Verma S, Goand U K, Husain A. Challenges of peptide and protein drug delivery by oral route: Current strategies to improve the bioavailability [J]. Drug Dev Res, 2021, 82 (7): 927-944.

[4] Zhu Q G, Chen Z J, Paul P K. Oral delivery of proteins and peptides: Challenges, status quo and future perspectives [J]. Acta Pharm Sin B, 2021, 11(8): 2416-2448.

[5] Yang Y X, Zhou R Y, Wang Y F, et al. Recent advances in oral and transdermal protein delivery systems [J]. Angew Chem Int Ed Engl, 2023, 62 (10): e202214795.

[6] Kim J C, Park E J, Na D H. Gastrointestinal permeation enhancers for the development of oral peptide pharmaceuticals [J]. Pharmaceuticals (Basel), 2022, 15(12): 1585.

第十二章

核酸给药系统

本章学习要求

1. 掌握：核酸药物的种类和作用原理。
2. 熟悉：各类核酸药物与制剂的设计原理。
3. 了解：核酸药物的临床转化进程。

第一节 概述

核酸药物是指以核酸分子为核心设计而成，通过直接干预遗传物质转录、调控过程来治疗疾病的药物。与传统的小分子药物和抗体药物相比，核酸药物具有设计简便、研发周期短、靶向特异性强、治疗领域广泛和长效性等优点，目前在遗传疾病、肿瘤、病毒感染等疾病的治疗上应用广泛，有望成为继小分子药物和抗体药物后的第三大类药物。

一、核酸药物的分类

核酸（nucleic acid）是一种生物大分子，包括脱氧核糖核酸（DNA）和核糖核酸（RNA）。这两类分子在生物体内的主要作用是携带和传递遗传信息。核酸药物能够用于疾病的预防、诊断和治疗。

一般认为核酸药物分为小分子核酸药物和mRNA类药物，而小核酸药物又包括反义寡核苷酸（ASO）、小干扰RNA（siRNA）、微RNA（miRNA）、小激活RNA（saRNA）以及核酸适配体（aptamer）等多种类型。核酸药物的类型和特征见表12-1。

（一）反义核酸药物

反义核酸药物是指以序列特异性方式与mRNA序列结合的短单链DNA或RNA分子，它们可以通过抑制特定蛋白质的翻译或促进靶向mRNA的降解来调节基因表达。

表 12-1 核酸药物的类型和特征

种类	目标	作用部位	作用机制	概要
siRNA	mRNA	细胞内（细胞质）	mRNA 切割	依据RNAi的原理，与目标mRNA序列互补的双链RNA或短发夹RNA（shRNA）等
miRNA	microRNA	细胞内（细胞质）	互补序列结合microRNA	双链RNA，单链发夹RNA的miRNA或mimic（模拟生物体内源的miRNA）可用于调控疾病相关的miRNA的功能
反义核酸	mRNA、miRNA	细胞内（细胞核/细胞质）	降解mRNA和miRNA，抑制剪接	单链RNA/DNA，与目的mRNA或miRNA结合，降解或抑制，或在剪接时跳过外显子
适配体	蛋白质（细胞外）	细胞外	功能性抑制	单链RNA/DNA，以与抗体/DNA相似的方式与靶蛋白结合
RNA诱饵	蛋白质（转录因子）	细胞内（细胞核）	转录抑制	与转录因子结合的序列位点相同的双链DNA，进而调控该转录因子影响的基因
核酶	RNA	细胞内（细胞质）	RNA切割	具有酶切功能的单链RNA，能够结合并裂解靶标RNA
CpG oligo	蛋白质（受体）	细胞膜表面	诱导免疫	具有非甲基化的胞嘧啶鸟嘌呤二核苷酸（CpG）的寡核苷酸（oligonucleotide，单链DNA）

反义核酸药物的优点：①可用于治疗传统药物不能治愈的基因疾病；②反义治疗与基因治疗更安全有效、不良反应更少；③用于反义药物的费用比传统药物更为低廉。ASO药物的缺点：①不易获得定向于靶组织的反义药物；②易受到体内广泛存在的核酸酶破坏，血浆半衰期短；③导入细胞的主要途径是通过细胞膜穿入或吞引，效率低。

目前，反义核酸药物的制备主要通过化学合成，剂型大多采用普通的注射剂。

(二) siRNA

siRNA分子是双链RNA分子，可以通过触发特定mRNA序列的降解，从而沉默靶基因的表达。与反义核酸相比较，siRNA具有以下特征：①高特异性，RISC指导的靶mRNA的识别是高度特异的，甚至1~2 nt的差异都会丧失RNAi的功能；②高效性，RNA合成酶的合成功能解释了RNAi高效性和持久性，因此，在低于反义核酸几个数量级的浓度下就可以发挥功能；③稳定性，在3′端有两个突出的TT碱基（T，即胸腺嘧啶）的siRNA相对稳定，不容易被降解，因此相对于需要进行化学修饰来提高稳定性的反义核酸而言，稳定性有很大的提高；④可传递性，RNAi效应可以在不同细胞之间甚至某些生物体之间进行传递，并且可以遗传给下一代；⑤时间性，其抑制基因表达的作用与特定发育阶段相关，可以随意控制在任何发育阶段。

(三) miRNA

miRNA与靶mRNA互补配对，降解mRNA，从而抑制其翻译。miRNA具有多种生物学功能，一个miRNA可同时负调控多个mRNA，而一个mRNA也被多个miRNA进行负调控。

开发miRNA药物的主要难点在于增加其稳定性和递送系统的选择，目前暂无上市药品。

（四）saRNA

小分子双链RNA（dsRNA）是以目的基因启动子为靶点设计的互补RNA。saRNA是针对特定靶基因序列人工合成的长度为21 nt的dsRNA。saRNA通过招募和激活RNA聚合酶Ⅱ使mRNA表达增加。目前，saRNA的主要研究方向为激活肿瘤相关基因，主要为上调抑制细胞增殖、分化、转移和侵袭的基因表达，进而达到抑制肿瘤生长和转移的目的。MiNA Therapeutics公司获得靶向p21的saRNA专利。其产品MTL-CEBPA联合索拉非尼治疗肝癌已处于临床试验阶段。

（五）适配体

适配体（aptamer）是指能够与靶标分子相结合的单链核酸片段，包括DNA和RNA，长度一般为15~60个核苷酸，其以独特的空间结构与相应的配体进行高亲和力和强特异性的结合，与其他核酸药物通过碱基配对来发挥作用不同。适配体是类似于抗体，依靠自身的三维结构与配体结合，具有靶分子范围广、与配体作用亲和力高、特异性强、高度稳定性、安全经济、制备方法简单等优点。

适配体的作用方式、亲和特性、药代动力学方面均类似于治疗性单抗，但其又具有独特优势：①通过体外筛选技术可人为调控适体的特异性和亲和力；②适体药物本身分子质量小，一般为8~15 kDa，而抗体是150 kDa，容易被靶细胞吸收；③尚未有证据显示适体药物有任何免疫原性或毒性，抗体蛋白的异源性很难克服；④适体药物冻干后可于室温下储存数年，适当溶解后又立刻恢复其功能构象，而抗体的蛋白本质决定了它容易变性；⑤适体药物系化学合成，造价低，易于大量生产。但适体药物在生物体内很快被核酸酶降解，或因分子量小而被机体迅速清除，故需对其进行各种修饰，以适应作为治疗性用药的要求。在Aptamer领域中，Macugen已在美国获得批准，用于治疗年龄性黄斑变性。

（六）mRNA类药物

mRNA类药物由成百上千个核苷酸组成，它不同于以寡核苷酸为基础的药物类别，mRNA药物能够直接导入靶细胞，以蛋白质的形式表达。mRNA药物相较于传统小分子药物、抗体药物，具有明显的优势：①相对更加容易的靶点选择和药物设计，极大地推进了药物研发周期；②mRNA药物主要在细胞质中发挥功能，极少整合到基因组；③mRNA药物的半衰期相对较短，代谢产物纯天然，没有持续和累积毒性。卡里科和魏斯曼的工作在很大程度上解决了一直困扰mRNA成药的核心问题，即外源导入的mRNA分子的高免疫原性。但是，mRNA类药物还需要解决其他几个关键问题：①抗原的稳定与高效表达；②能否实现靶向特定类型的细胞或者组织。

二、核酸药物的合成

核酸药物的本质就是腺嘌呤（A）、鸟嘌呤（G）、胞嘧啶（C）、胸腺嘧啶（T）或尿嘧啶（U）排列组合形成的DNA或RNA分子，尽管常常还需要一些特殊的修饰，但合成过程是相对简单的。

如果是低于100个碱基的序列，大部分可以通过固相化学合成，根据设计的序列一个碱基一个碱基地连起来，合成过程相对简单，更容易保证批次间稳定性和进行质量控制。化学合成得到的核酸药物在其作用特点上具有生物药的特异性、靶点广泛的特点，在合成过程上又具有小分子化学药物的标准化特点。

如果是高于100个碱基的长链核酸，一般采用体外酶法合成或生物发酵的方式进行，这两种方式得到的核酸药物对后期纯化工作有较高的要求。

三、全球已上市的核酸药物

近年来，随着相关研究和技术的进步，核酸药物迎来快速的发展，全球上市的核酸药物数量逐年递增，截至2023年6月，已有22款核酸药物获批上市，其中有16款小核酸药物，包括10款反义寡核苷酸药物、5款siRNA药物、1款核酸适配体以及6款mRNA疫苗。已上市核酸药物中，12款针对遗传疾病、6款针对传染性疾病、2款针对眼科疾病、1款针对心血管疾病、1款针对代谢性疾病，大部分药物是针对遗传性疾病。全球已上市的核酸药物见表12-2。

表12-2 全球已上市的核酸药物

分类	通用名	商品名	公司	适应证	靶点	修饰/递送	获批年份
ASO	Fominvirsen	Vitravene®	伊奥尼斯制药（Ionis）	巨细胞病毒性视网膜炎	CMV UL123	硫代	1998（已退市）
	Mipomersen	Kynamro®	伊奥尼斯制药（Ionis）	纯合子家族性高胆固醇血症	APOB	硫代/2'-MOE	2013（已退市）
	Nusinersen	Spinraza®	渤健/伊奥尼斯制药 Biogen/Ionis	脊髓性肌萎缩	Exon 7 of SMN2	硫代/2'-MOE	2016
	Eteplirsen	Exondys 51®	赛瑞普特（Sarepta）	进行性假肥大性肌营养不良	Exon 51 of DMD	PMO	2016
	Inodersen	Tegsedi®	伊奥尼斯制药（Ionis）	家族性淀粉样多发性神经病	TTR	硫代/2'-MOE	2018
	Volanesorsen	Waylivra®	伊奥尼斯制药（Ionis）	家族性乳糜微粒血症	ApoC3	硫代/2'-MOE	2019
	Golodirson	Vyondys 53®	赛瑞普特（Sarepta）	进行性假肥大性肌营养不良	Exon 53 of DMD	PMO	2019
	Viltolarsen	Viltepso®	日本新薬	进行性假肥大性肌营养不良	Exon 53 of DMD	PMO	2020
	Casimersen	Amondys 45®	赛瑞普特（Sarepta）	进行性假肥大性肌营养不良	Exon 45 of DMD	PMO	2021
	Tofersen	Qalsody®	渤健（Biogen）	肌萎缩侧索硬化	SOD1	硫代/2'-MOE	2023

续表

分类	通用名	商品名	公司	适应证	靶点	修饰/递送	获批年份
siRNA	Patisiran	Onpattro®	阿里拉姆制药（Alnylam）	家族性淀粉样多发性神经病变	TTR	LNP	2018
	Givosiran	Givlaari®	阿里拉姆制药（Alnylam）	急性肝卟啉症	ALAS1	GalNAc	2019
	Lumasiran	Oxlumo®	阿里拉姆制药（Alnylam）	原发性高草酸尿症1型	HAO1	GalNAc	2020
	Inglisiran	Leqvio®	阿里拉姆/诺华（Alnylam/Nvartis）	高胆固醇血症	PCSK9	GalNAc	2020
	Vutrisiran	Amvuttra®	阿里拉姆制药（Alnylam）	转甲状腺素蛋白淀粉样变性多发性神经病	TTR	GalNAc	2022
适配体	Pegaptanib	Macugen®	辉瑞/Eyetech	新生血管性年龄相关性光斑变性	VEGF-165	PEG修饰	2004（已退市）
mRNA	Tozinameran	Comirnaty®	辉瑞/BioNTech	新型冠状病毒感染	SARS-CoV-2	LNP	2020
	Elasomeran	Spikevax®	莫德纳（Modema）	新型冠状病毒感染	SARS-CoV-2	LNP	2020
	HDT301	Gemcovao®	HDT bio	新型冠状病毒感染	SARS-CoV-2	emulsion nano-lipid	2022
	ARCoVaX	AWcorna®	WALAX沃森生物ABOGN	新型冠状病毒感染	SARS-CoV-2	LNP	2022
	SW-BIC-213	斯维尔克®	Stemi RNA 斯微生物	新型冠状病毒感染	SARS-CoV-2	LPP	2022
	SYS6006	—	石药集团	新型冠状病毒感染	SARS-CoV-2	LNP	2023

数据来源：FDA、1MA、PMDA、NMPA。统计时间截至2023年6月1日。

注：HDT301、ARCoVaX、SW-BIC-213、SYS6006获批紧急使用。

四、核酸药物面临的挑战

核酸药物主要面临的挑战有：①稳定性差；②易被内源性核酸酶降解；③细胞摄取率较低；④易被肾小球滤过而排出体外；⑤核酸的免疫原性；⑥内吞体逃逸。无论是裸露的核酸药物，还是脂质体递送系统，又或是偶联递送系统，最终都是以内吞体的形式进入细胞内。核酸药物需要在细胞质中发挥作用，但核酸药物以内吞体进入细胞后，多数被"困"在内吞体内最终被降解，而无法顺利从内吞体中释放至细胞质中，使得核酸药物的临床应用受到极大的限制。大多数已获批或正在进行Ⅲ期临床试验的核酸药物，要么是局部给药（包括鞘内给药），要么是通过全身循环肝脏给药，研究者们一直在为将核酸药物高效传递到其他组织（如肿瘤组织）中而努力。目前所应用较多的提高核酸药物递送效率的方法包括核酸药物化学修饰和核酸载体修饰。自1990年有学者发现RNA核酸适配体后，核酸适配体与靶蛋白高度亲和性的特点也逐渐引起行业人士的广泛关注。

传统药物主要是化学小分子，而核酸药物是对传统药物在基因水平上的补充，能够直接作用于致病靶基因或者靶mRNA，从根源上对化学药或抗体无法靶向的基因进行特异性调控和靶向，是精准医疗的有效手段之一。然而，将核酸作为治疗药物具有挑战性，因为核酸容易被核酸酶降解，会导致免疫激活，而且核酸的理化特性不利于其顺利进入细胞。因此，安全有效的核酸疗法需要复杂的递送平台技术。

在本章节中，主要介绍已经上市或正在开发的基于核酸的基因药物，这些药物主要通过在DNA或RNA水平上抑制、添加、替换或基因编辑来调节基因的表达。对于每种方式，都会介绍其作用模式，以及其开发背后的设计原理，强调促进其临床转化的关键技术方面，并以临床相关药物产品为例讨论其治疗效果和不良反应。此外，还将探讨这些方式目前是如何实现下一代核酸疗法的，如靶向核酸共轭物、mRNA和基因编辑疗法。

第二节　核酸药物的修饰设计

核酸是脱氧核糖核酸（DNA）和核糖核酸（RNA）的总称，是由许多核苷酸单体聚合成的生物大分子化合物，核苷酸单体由五碳糖、磷酸基和含氮碱基组成。用于基因治疗的核酸药物，设计理念与小分子药物不同，但以化学合成的方式提供用药时，则和小分子药物一样，需满足以下要求：①具有相当程度的化学稳定性和抗酶解稳定性，在体内循环过程中能保持足够数量的完整结构形式；②具有一定的脂溶性，能跨越各种生物膜到达作用部位；③在作用部位有足够浓度的药物分子；④对于靶标具有高特异性识别；⑤产生预期的治疗效果，副作用无或只有极少。而核酸药物分子，无论碱基组成如何，结构上与内源性核酸分子无异，极易被各种核酸酶所降解，其核糖-磷酸骨架结构具有负电性，极性大，完全不能满足作为一个药物使用的基本条件。这是核酸药物研发中，高设计效率和低成药比例间的矛盾所在。因此，核酸药物的研发离不开化学修饰，在谈及每一类核酸药物，或一个具体的核酸药物分子时，会同时涉及它们的化学修饰方法。

将核酸类药物基本单位核苷酸中的碱基、磷酸基团、核糖进行化学修饰能够改变核酸类药物的理化性质，使其更加稳定，增强其抵抗内源性内切酶和外切酶降解能力，从而提高递送效率。在早期核酸类药物研究中，许多核酸类药物未经修饰直接进行动物体内研究，导致无法达到预期的沉默效果，或是产生脱靶效应。目前，核酸化学修饰广泛用于ASO、siRNA、miRNA、mRNA等核酸类药物，有助于核酸类药物在疾病治疗中发挥作用。对核酸类药物进行修饰，能够提高其抗酶解能力，保持序列的稳定性并延长半衰期，可以增加药物的脂溶性，降低免疫原性。同时，化学修饰可以提高靶向性，如在核酸序列的末端引入细胞表面特异性识别的配体或适配体，能够提高核酸类药物的沉默效率和催化反应效率等。

一、碱基修饰

对碱基的修饰主要为碱基的取代基修饰或碱基的替换，嘧啶碱基的5位和嘌呤碱基的8

位是常用的取代位点。常用的碱基修饰类型有假尿苷、2-硫尿苷、$N1$-甲基假尿苷、5-甲基尿苷、5-甲氧基尿苷、$N6$-甲基腺苷、5-甲基胞苷、N-乙基哌啶-6-三唑修饰腺嘌呤、6'-苯基吡咯胞嘧啶等，见图12-1。

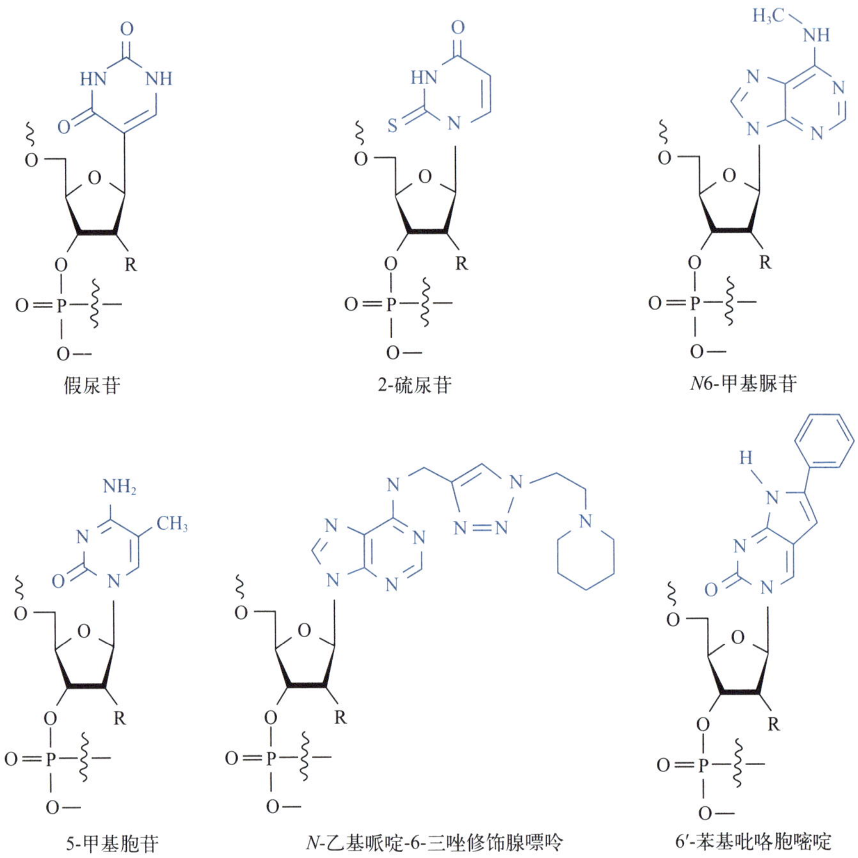

图12-1　几种碱基修饰的结构图

二、磷酸基团修饰

磷酸基团的修饰常在非桥连氧原子上进行，应用较为广泛的是硫原子取代磷酸基团的一个非桥连氧原子，从而形成硫代磷酸酯键。硫代磷酸酯键有利于提高核酸的抗酶解能力、与血浆蛋白的结合能力，从而延长其在体内的循环时间。然而，硫代修饰的不足之处在于其与靶序列的结合力较弱，且高含量的硫代磷酸酯键可能会带来细胞毒性和免疫刺激等副作用。因此，硫代磷酸酯键的位置和数量对于递送效率也很重要。如Alnylam公司在siRNA反义链5'端和3'端的前两个核苷酸处分别引入两个硫代磷酸酯键，在有义链5'端的前两个核苷酸处引入两个硫代磷酸酯键，可以得到较好的沉默效果。改造后的硫代磷酸酯键存在Sp、Rp两种构型，见图12-2。

三、核糖修饰

核糖修饰主要有两种类型，一种是在其2'位引入不同大小和极性的基团，常见的有2'-

甲氧基、2′-甲氧基乙氧基和2′-脱氧-2′-氟等；另一种是在2′位及其他核糖位点同时进行修饰，如锁核酸、磷酰二胺吗啉寡聚体（phosphorodiamidate morpholino oligomer，PMO）等，见图12-3。

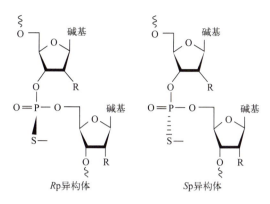

图12-2　硫代磷酸酯的Rp、Sp结构示意图

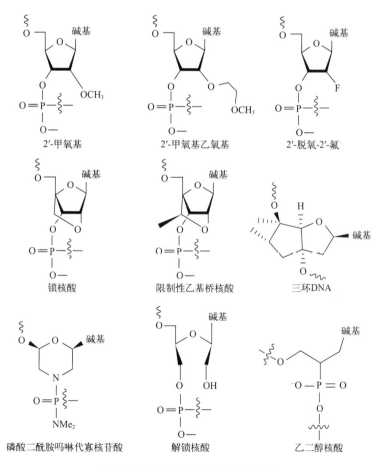

图12-3　几种核糖修饰的结构示意图

2′位修饰对于抑制核酸酶的水解很重要。2′-甲氧基修饰是目前应用较广泛的核糖修饰手段，可以增强药物与靶mRNA的结合性、抑制核酸酶的水解、减弱体内免疫原性，并赋予

核酸结构一定的脂溶性。2′-甲氧基乙氧基是2′-甲氧基的类似物，具有相似的性质，但对靶mRNA的亲和力和抗酶解能力更强。2′-脱氧-2′-氟修饰可以提高siRNA的亲和力和稳定性。在核糖的2′、4′位甚至整个糖环进行修饰也会产生较好的效果。

锁核酸是一种核酸构象的限制性修饰，采用C3′-内切构象，其可以仅用较短的序列来保持较高的靶亲和力和抗酶解能力。但短序列锁核酸的脱靶效应和毒性问题较为严重，因此实际应用中常采用解锁核酸、限制性乙基桥核酸、三环DNA、乙二醇核酸来替代，并且将这四种核糖修饰与硫代磷酸酯修饰组合运用可以获得更好的治疗效果。PMO和肽核酸修饰带来的电中性结构可以提高核酸类药物的稳定性和亲和力。PMO的水溶性较好，应用较为广泛，目前一些PMO修饰的siRNA和miRNA已进入临床试验阶段。PMO还可以进一步修饰，如引入穿膜肽和带正电性的氨基，以提高其跨膜能力。

四、核糖-磷酸骨架的修饰

核糖-磷酸骨架的整体修饰主要有PMO和肽核酸（peptide nucleic acid，PNA）两种方式。它们的电中性结构带来的是结合亲和性高和抗酶解稳定性的特点。而且，PMO骨架还具有相当好的水溶性，在核酸药物的修饰应用上比PNA多。PMO反义核酸以高亲和性结合各种RNA，达到抑制mRNA翻译和干扰RNA剪接的结果，已成功用于核酸药物的修饰和基因功能的研究。PMO也用在siRNA和miRNA的修饰上，有几个核酸药物已处于临床试验阶段。基于PMO的应用潜力，进一步的修饰包括引入穿膜肽和引入带正电性的氨基，以提高其透膜能力。

五、化学修饰的反义寡核苷酸

反义寡核苷酸（antisense oligonucleotide，ASO）是一种短链核酸，通过高度化学修饰，可以选择性地结合细胞内靶RNA，从而在转录后水平上调控蛋白质合成。ASO可以通过以下机制发挥作用：

（1）改变前mRNA的加工和剪接　ASO可以结合pre-mRNA的特定区域，影响其剪接位点的选择，从而产生不同的mRNA异构体。

（2）竞争性抑制　ASO可以与转录因子或其他调节蛋白竞争结合靶RNA，从而阻断其功能。

（3）立体阻断　ASO可以结合mRNA的翻译起始位点或其他关键区域，从而阻止核糖体或其他因子的结合，抑制蛋白质的翻译。

（4）降解目标RNA　ASO可以招募RNase H1或Argonaute 2等内源性酶，切割与ASO结合的RNA，从而降低其稳定性和表达水平。

由于ASO能够与pre-mRNA相互作用，因此它们能够靶向剪接过程，并大大增加了可供选择的RNA序列数量，这也有助于提高ASO的特异性和减少脱靶效应。然而，任何基于核酸的治疗策略都需要考虑潜在的脱靶结合毒性。

与其他核酸药物相比，ASO具有较小的分子大小和精确的序列设计，这使得它们具有更强的治疗潜力。例如，miRNA对基因的调控依赖于目标mRNA 3′非翻译区与miRNA种子序列之间的部分互补性。而ASO-RNA结合，受目标RNA与完整ASO分子之间完全互补性的严格调控，完整ASO分子的长度通常在13～30个核苷酸之间。这种严格的结合特异性与ASO的功效直接相关，但如果发生脱靶结合，则会造成脱靶毒性。由于ASO体积较小，因此可以通过多种给药途径将其输送到目标组织。在体内，未修饰的ASO药物会被血清核酸酶迅速降解，并通过肾小球过滤从血液循环中清除。因此，对ASO核苷、核碱基和核苷间骨架进行化学修饰对于改善药代动力学和药效学，同时保持目标亲和力和疗效至关重要。由于具有治疗效果的ASO经过大量修饰，因此不需要递送载体。生产过程中有限的下游加工降低了生产相关的成本。

ASO最早一个上市产品为福米韦森（vitravene），是一种基于脱氧核苷酸的ASO，用于抑制巨细胞病毒（CMV）RNA的翻译，以治疗CMV视网膜炎。福米韦森通过竞争性抑制干扰病毒基因组的环化，并招募RNase H1阻断病毒蛋白质的翻译。使用与内源性miRNA互补的ASO或模仿miRNA的ASO也能间接改变目标基因的表达。虽然特异性较低，但这种方法可同时靶向受共同miRNA调控的多个基因，通常可提高这些基因的表达。ASO还可以通过不依赖于RNA分裂的机制（如立体阻断）上调基因表达。通过选择性地靶向上游开放阅读框和非编码RNA中翻译抑制因子的结合基序，ASO结合可将翻译重定向到下游开放阅读框，并通过阻断负调控因子的可及性增加mRNA翻译。同样，ASO还可通过改变5′封端和多聚腺苷酸化来改变前mRNA的加工，并影响mRNA的剪接。两种ASO药物Exondys 51®（eteplirsen，依特立生）和Spinraza®（nusinersen，诺西那生钠）均于2016年获得批准，分别诱导外显子跳过和内含子保留，用于治疗进行性假肥大性肌营养不良和脊髓性肌萎缩（spinal muscular atrophy，SMA）。

早期ASO的研究在体外实现了RNA靶点结合，但在体内却受到核酸酶降解和系统性清除的阻碍。在ASO骨架内引入硫代磷酸酯连接可提高ASO的抗核酸酶能力、降低亲水性并促进血清蛋白结合，从而在保持RNase H1活性和阴离子电荷的同时延长循环寿命。不过，第一代ASO具有免疫刺激作用，与未经修饰的同类产品相比，其目标结合亲和力较低。相比之下，磷酰二胺修饰的吗啉寡聚体具有更高的目标RNA亲和力和稳定性，且不带电荷，这会降低血清蛋白的结合力和循环寿命，而且由于不能激活RNase H1，因此只能依靠立体封堵（steric blockade）的调控机制。ASO核苷化学取得了广泛的进展。例如2′核糖、2′-O-甲基（2′-OMe）、2′-O-甲氧基乙基（2′-MOE）、2′-O-氨基丙基（2′-O-AP）和2′-氟取代修饰等。这些2′取代基会影响ASO分子构象，从而提高RNA目标结合亲和力，还能提高抗核酸酶能力（2′-氟修饰除外）。另外，2′位点修饰吗啉寡聚体的ASO也不会招募RNase H1。

Spinraza®是一种经过硫代磷酸酯和2′-MOE修饰的ASO，已被美国FDA批准用于治疗遗传性SMA。SMA是一种常染色体隐性遗传疾病，由运动神经元存活基因1（SMN1）的功能缺失突变引起。SMN1基因突变导致存活运动神经元蛋白（SMN）缺乏，并引起运动神经元变性。SMN1及其同源物SMN2的DNA序列都编码SMN，但SMN2基因内含子的碱基替换导致这两个基因的主要mRNA产物是不同的剪接异构体。SMN1 mRNA产生全长的SMN，而SMN2 mRNA缺少第7号外显子，产生截短的、无功能的SMN。一小部分SMN2转录本保留了第7号外显子，如果患者有较多的SMN2拷贝数，则其SMA表型较轻。Spinraza®的机制就是利用这种效应来治疗SMA。ASO与SMN2 pre-mRNA结合，改变剪接以促进外显子7的包含，并增加从SMN2 mRNA翻译出的全长SMN的比例。由于Spinraza®并不针对SMA的致病基因，因此ASO的结合并不取决于SMN1的突变类型，这意味着Spinraza®适用于所有SMA患者。

Spinraza®通过鞘内注射给药，用于治疗儿童和成人SMA。最初，患者会接受四次初始负荷剂量的Spinraza®（第1、15、31和61天），每次12毫克，随后每四个月接受一次维持剂量。由于血液中的ASO无法穿透血脑屏障，将Spinraza®直接注入脑脊液中，可确保药物到达中枢神经系统内的靶点。

六、N-乙酰半乳糖胺配体修饰的siRNA

小干扰RNA（siRNA）是一种长20～25个核苷酸的短双链RNA分子，可以通过Argonaute蛋白（Argonaute蛋白是RNA介导的转录后基因调控的关键蛋白，它为非编码小RNA提供锚位点，达到降解靶基因或者抑制翻译的目的）形成复合物，在细胞质中切割靶mRNA，从而导致靶mRNA降解，降低目标蛋白的表达水平。与miRNA相比，siRNA更具有特异性，可以区分仅有一个核苷酸差异的序列。目前已有五款siRNA药物被批准上市，它们可以通过脂质体纳米颗粒或GalNAc共轭技术实现靶蛋白的长期有效抑制。

siRNA具有三个特点：序列较短，可快速固相合成并进行化学修饰；利用真核细胞内天然存在的RNA诱导沉默复合物（RNA-induced silencing complex，RISC）进行靶mRNA切割及降解；仅需在细胞质中发挥作用，无须进入细胞核，递送更容易实现。但是，在没有保护性递送载体的情况下，必须对siRNA进行化学修饰，以确保给药后其在血液循环中的稳定性，其中，N-乙酰化的半乳糖胺（N-acetylgalactosamine，GalNAc）连接是增加siRNA在肝脏中积累和促进细胞摄取的有效方法，GalNAc可以靶向在肝细胞上过表达去唾液酸糖蛋白受体（asialoglycoprotein receptor，ASGPR）。当GalNAc-siRNA与ASGPR受体结合后，受体-配体复合物通过凝集素依赖性受体介导的内吞作用内化。此外，ASGPR的高内化率和循环率可使siRNA分子持续吸收，从而提高靶细胞浓度。

选择性和高效的ASGPR靶向配体、优化的siRNA设计和有利的给药途径是GalNAc-siRNA临床转化的关键因素。ASGPR是一种异构受体复合物，由许多具有碳水化合物识别域的亚基组成。碳水化合物的空间排列和糖分子对于特异性和高效的ASGPR结合至关重要，与半乳糖相比，ASGPR与GalNAc的亲和力更高（高达100倍）。为了进一步提高剂型的亲和力，研究人员开发了三价GalNAc配体，与单价配体相比，这种配体的解离常数在纳摩尔范围，具有比单价GalNAc配体更高的ASGPR亲和力。

最初为ASO疗法设计的骨架化学的策略也被应用于siRNA疗法。用于siRNA的显著修饰包括2′-OMe、2′-氟和硫代磷酸酯连接，以提高代谢稳定性，减少Toll样受体TLR3和TLR7的识别，增加与靶mRNA的结合。对siRNA设计的迭代优化催生了Alnylam公司专有的增强稳定化学（ESC）技术。在该技术的加持下，ESC-GalNAc-siRNA共轭物的稳定性增强，大大增加了肝脏的摄取量，延长了基因沉默的持续时间，其疗效是标准化学修饰的GalNAc-siRNA的十倍以上。因此，在肝细胞酸性细胞内的稳定性是延长活性（长期储存）的关键。

最后，给药途径影响了GalNAc-siRNA共轭物的临床转化，也影响了患者的依从性。由于分子量低，GalNAc-siRNA共轭物适合皮下注射。这延迟了siRNA送达肝脏的时间，但由于ASGPR的高回收能力，仍可实现高效、稳定的基因敲减。目前正在对几种GalNAc-siRNA结合物进行后期临床评估，以治疗心脏代谢疾病或遗传疾病。

七、基于脂质纳米颗粒递送的信使RNA

信使RNA（messenger RNA，mRNA）是一种编码RNA，可以在细胞质中翻译出蛋白质。mRNA已成为治疗疾病的有前途的工具，包括传染病和肿瘤疫苗、蛋白替代疗法、调节细胞命运和基因编辑。mRNA的结构包含多种修饰，如Cap1加帽和poly A加尾，可以促进核糖体翻译、起始因子的结合和防止降解。mRNA转录本的5′和3′端非翻译区对控制半衰期和翻译速率也很重要。mRNA药物的概念始于1990年，Wolf等首次将mRNA注射到小鼠的骨骼肌中，成功表达编码蛋白。然而，mRNA的稳定性较差和免疫原性较高等问题导致相关药物研发进展缓慢，2005年，Katalin Karikó和Drew Weissman开发了mRNA核酸化学修饰技术，该技术既能减少mRNA转染带来的炎症反应，又能增加蛋白质的表达，从而消除了mRNA临床应用道路上的关键障碍，并于2023年获得诺贝尔生理学或医学奖。相关研究表明，相对于质粒DNA，mRNA不仅转染效率高，蛋白表达水平也高，并且mRNA不会插入基因组，仅在细胞质中瞬时表达编码蛋白，不会有基因插入风险。mRNA相对简单和廉价，适合大规模生产和快速应用。此外，由于mRNA可以翻译出任何目的蛋白，具有治疗多种疾病的潜力，是一种非常有潜力的候选药物。

脂质纳米粒（lipid nanoparticle，LNP）系统是一种有效的核酸递送系统，可以保护mRNA免受血清核酸酶活性和免疫成分的影响，并确保药物的生物分布。LNP系统从最初仅由磷脂和胆固醇组成的配方发展至今已有20多年。将最初的小分子药物的脂质递送系统转化为核酸递送系统需要额外的功能，如高效核酸封装、可在血液循环中保持中性表面电荷和避开免疫系统的识别等。生物膜的渗透性要求严重限制了电荷密集的生物大分子（如mRNA）在质膜上的传递。为了克服这一问题，脂质多态相行为可以暂时破坏渗透屏障，让核酸进入细胞。

LNP通常由四种成分组成：可电离阳离子脂质、磷脂、胆固醇和聚乙二醇（PEG）脂质。用于肝细胞基因沉默的LNP配方能以0.095（质量分数，siRNA/脂质）的比例封装siRNA，并生成尺寸分布较窄的粒径约50nm的颗粒；这种尺寸对于使这些纳米粒通过栅栏状的肝脏血管是至关重要的。

可电离脂质的形状和酸电离常数的优化大大提高了LNP的转染效率。DOTMA等永久性阳离子脂质具有毒性，降低了其在体内的转染效率。相比之下，如Moderna公司的可电离脂质SM102，脂质头部基团中可电离的叔胺分子可使脂质在酸性pH条件下为正电荷，而在血液循环中可保持中性电荷。

决定LNP-siRNA转染能力的另一个关键因素是PEG脂质，它是防止颗粒在形成过程中聚集所必需的。然而，PEG脂质会抑制靶细胞的吸收，对转染会起反作用。为了在稳定性和转染能力之间找到最佳平衡点，研究人员开发了多种烷基链修饰的PEG脂质，例如ALC-0159、DMG-PEG。当LNP进入细胞后，这些PEG脂质可迅速从LNP中解离，从而产生具有转染能力的系统。临床前研究确定，带有可扩散PEG脂质的LNP可在肝脏中快速积累，循环半衰期小于15分钟。这种快速积累和肝细胞转染效率源于载脂蛋白吸附。

LNP-siRNA的制造需要快速、可重复的程序。这是通过乙醇加载技术实现的，该技术是在高浓度乙醇[约40%（体积分数）]存在下将预成形的LNP（pH 4）与核酸混合。随后开发的一种更高通量的快速混合工艺将溶解在乙醇中的脂质与水缓冲液（pH 4）中的核酸通过一个微流控系统结合在一起，从而实现了核酸在LNP系统中的高效负载。微流控混合技术产生的LNP-siRNA系统具有很高的包埋效率（大于85%）和较窄的尺寸分布。研究表明，这种结构包括一个疏水性油核，主要由中性可离子化脂质组成，周围是与脂质复合的siRNA，呈双层排列，每个颗粒的siRNA拷贝数具有异质性。

截至2023年底，已有多种基于LNP技术开发的基因治疗药物、mRNA-LNP疫苗上市。

第一个获批的LNP递送的基因药物为patisiran（Onpattro®），它是一种依靠LNP技术递送siRNA靶向治疗遗传性转甲状腺素蛋白淀粉样变性病（hereditary transthyretin amyloidosis，hATTR）的药物。这种疾病是由转甲状腺素蛋白（transthyretin，TTR）基因突变引起的，该基因的突变会造成体内异常TTR的聚集和堆积，并表现出多器官系统的全身性病变。由于TTR由肝细胞在肝脏中表达并分泌到血液循环中，Alnylam公司开发了一个靶向肝细胞的LNP递送系统Onpattro®，该递送系统由D-Lin-MC3-DMA、磷脂酰胆碱、胆固醇和PEG脂质组成，比例为50∶10∶38.5∶1.5（摩尔分数）。Onpattro®利用LNP-siRNA在肝细胞中的高积累和这些细胞中特异性TTR基因沉默来抑制突变TTR的表达。

继成功开发出第一种RNAi药物Onpattro®之后，LNP技术目前正在促进mRNA在蛋白质替代疗法和疫苗开发中的应用。LNP-mRNA编码的抗原正被用于皮下、肌内或体内免疫接种。与基于病毒或DNA的疫苗相比，mRNA有几个优点：无感染性、无整合性，只需细胞质传递。两种LNP-mRNA疫苗也在抗击SARS-CoV-2疫情中发挥了重要的作用。名为mRNA-1273的制剂在一项有30420名志愿者参与的Ⅲ期临床试验中取得了94.1%的有效率（疫苗与安慰剂的随机比例为1∶1）。第二种制剂BNT162b2在一项有43448人参与的Ⅲ期临床试验中，对病毒感染的保护率达到95%，目前这两种基于mRNA-LNP技术开发的新冠疫苗已在全球广泛使用。类似的策略也被用于生产癌症免疫疗法的个性化疫苗。这种方法包括对患者的健康组织和肿瘤组织进行测序，然后生产编码单个癌症特异性新表位的mRNA疫苗。这些疫苗在临床前癌症模型中具有良好的治疗效果，目前正处于乳腺癌（NCT02316457）和黑色素瘤（NCT02410733）临床评估的早期阶段。LNP-mRNA疫苗诱导的瞬时蛋白质表达非常适合抗感染和抗癌，但其他应用，如蛋白质替代疗法，则需要重复或长期给药。

八、核酶和脱氧核酶

对于核酶和脱氧核酶的修饰，则以不影响其催化能力为前提，主要在其识别臂部位进行抗酶解稳定性修饰，如引入硫代磷酸骨架、2′-OMe和2′-MOE，以及LNA修饰等。在催化结构域的修饰可能带来催化活性的损失。针对血管内皮细胞生长因子受体1（vascular endothelial growth factor receptor 1，VEGFR1）mRNA的核酶药物RPI.4610（angiozyme），在催化结构域和识别臂上进行了大量的修饰，包括硫代磷酸骨架、2′-OMe和2′-C-烯丙基取代，以及3′端的稳定性修饰。

九、CRISPR/Cas9基因编辑技术

对于CRISPR/Cas9基因编辑技术，其引导序列sgRNA（single-guide RNA）如采用化学合成方法提供，则需要对其进行化学修饰，以提高其抗酶解稳定性和对于错配的敏感性，包括核糖的2′-F、2′-OMe、cEt修饰和硫代磷酸骨架等。

第三节　核酸药物载体

核酸类药物能通过调控基因的转录和表达过程而发挥药物疗效，其具有研发周期短、特异性强、能从根本上调控致病基因等诸多优势，是当今生物医药研发中较具潜力的药物类型之一。

目前核酸药物在体内的应用面临多重挑战：首先，由于体内存在大量核酸酶，核酸分子很容易被降解，难以单独进行全身性给药，极大影响了核酸药物的成药性；其次，核酸药物必须进入细胞质或细胞核才能发挥作用，而核酸分子尺寸通常较大，亲水性很好，且因分子链中存在大量磷酸根，在正常生理pH条件下带负电荷，很难穿透细胞膜进入细胞。因此，核酸药物递送载体及相关递送技术的发展是基因治疗技术实现临床应用的重要基础。将核酸类药物中的磷酸基团等进行结构修饰可以改变核酸类药物的理化性质，化学修饰虽可以在一定程度上提高核酸类药物的稳定性和递送效率，但核酸类药物的大尺寸性、负电荷性导致其难以透过细胞膜，难以在体内发挥作用，因此选择合适的药物载体对核酸类药物治疗具有重要意义。

对于理想的核酸药物载体具有以下特点：①载体具有良好的生物相容性，不会对核酸药物造成破坏或相互作用，不会引起机体的免疫反应；②载体能长时间在血液中循环，并免于核酸酶的降解；③载体具有较强的靶向性和特异性，能携带核酸药物富集于病灶处；④载体携带药物抵达靶器官或靶细胞后能够顺利释放药物，空白载体能被机体降解或排出体外。自20世纪80年代，人们使用病毒载体将外源性基因递送至体内特定细胞以后，脂质体、聚合物、金属纳米粒等相继被用作核酸类药物的载体，这提高了药物的稳定性和生物相容性。递送系统可分为病毒载体和非病毒载体，病毒载体在基因治疗中应用较多，但其免疫原性、致瘤性和有限的载药量使得其在核酸药物中应用相对较少；而非病毒载体应用相对更多，如聚合物类（polymer）、脂质类（liposome或LNP）。

一、病毒载体

基于病毒对细胞天然的感染性，病毒载体有望成为有效的核酸类药物递送方法，常用的病毒载体包括慢病毒、腺病毒和腺相关病毒（AAV）。

慢病毒载体是在人免疫缺陷病毒基础上改造而成的病毒载体系统，它能通过逆转录高效地将目的基因导入动物和人的原代细胞或细胞系，对分裂细胞和非分裂细胞均具有感染能力。目前常用三质粒体系构建病毒载体，将表达外壳的质粒和插入目的片段的表达质粒完全分开，从而提高递送的安全性。如CAR-T细胞疗法常采用慢病毒为递送体系来实现体外T淋巴细胞中CAR的表达，以提高T淋巴细胞对癌细胞的识别和攻击能力。

腺病毒因没有整合能力，降低了随机插入的风险，感染效率较高，适用于疫苗研制领域，但腺病毒载体的安全性需要进一步优化。

腺相关病毒是微小病毒科家族的成员之一，是一类无法自主复制、无被膜的二十面体微小病毒，AAV的免疫原性较小，实际应用中去除了其整合到宿主基因组的能力，提高了腺相关病毒载体的安全性。但腺相关病毒的载体容量比较小，且从感染到表达的时间比较长。

二、非病毒载体

常用的非病毒载体有脂质纳米颗粒、外泌体和蛋白载体等。

脂质纳米粒（lipid nanoparticle，LNP）是由可电离脂质、饱和磷脂、胆固醇和聚乙二醇组成的纳米颗粒。LNP包裹的核酸类药物在体内稳定性高，半衰期长；而且LNP的可调控性强，可以通过改变脂质纳米粒的粒径、表面电荷、组成等来改善整个递送体系的渗透性和靶向性；由于LNP的主要成分为各种脂质，与细胞膜成分相似，所以递送体系的免疫原性相对较弱，生物相容性高；而且LNP制备技术较为成熟，应用范围广，可以递送靶向药物或疫苗。但LNP仍存在一些缺点及挑战，其保存条件较为苛刻，需要在低温、无光照和干燥条件保存，不易于长期保存或运输；且LNP的价格昂贵，成本较高。

外泌体是由不同细胞释放到细胞外基质的小膜性囊泡，大小为40～150 nm，可以参与通信，由于外泌体的维度达到纳米级别，因此其被认为是最有前景的药物传递工具。相比较于其他核酸载体，外泌体具有许多优势：①外泌体由于内源性来源，具有相对较低的细胞毒性和免疫原性，并且在体液中更加稳定；②外泌体具有双层膜，能给药物提供更好的保护；③外泌体膜表面有特异性配体，提高药物递送的特异性与靶向性；④膜表面有跨膜与锚定蛋白，增强内吞作用，跨越生物屏障的能力强；⑤可以逃逸免疫吞噬反应。目前已有许多利用外泌体进行核酸递送的研究，随着CRISPR基因编辑技术的兴起，人们也尝试利用外泌体递送CRISPR/Cas9，通过基因编辑手段治疗癌症。外泌体药物递送研究也面临许多挑战，虽然外泌体相关理论已经取得重大进展，但仍需要开发大规模生产外泌体的新技术；传统药物装载外泌体的效率低，需找寻更高效的新型载药技术；除外，复杂的内环境也会对外泌体递送产生一定的干扰。

蛋白载体具有良好的生物相容性与可降解性，毒性弱且具有两亲性，非常利于递送核酸类药物，但其复杂的制备过程、高成本、高难度的产业化生产也限制着蛋白载体的发展。

总之，自首次提出利用基因疗法治疗疾病以来，生物学和技术上的重大突破已催生出多种安全、有效的平台技术。重要的是，目前已获批准的核酸疗法和正在研发中的核酸疗法往往是以前治疗手段有限或没有治疗手段的患者的重要治疗选择。这些技术在临床上的成功应用激发了人们对提高组织特异性（如ASO和siRNA共轭物），和扩大潜在应用范围（尤其是基于LNP的mRNA疫苗和基因编辑递送系统）的极大兴趣。虽然目前获批的大多数核酸疗法旨在治疗罕见病，但它们的传输技术现在正被用于更广泛应用的基因药物，并在大流行病时期实现了疫苗的快速开发。此外，这些基因药物还促进了基因编辑疗法等新方法的临床转化。尽管核酸疗法的广泛应用仍面临着一些挑战，包括制造、毒性和社会经济问题，但核酸疗法将在未来对许多没有治疗方案的疾病产生革命性的影响。

思 考 题

1. 简述核酸药物的分类。
2. 核酸药物是怎么起治疗作用的？
3. 核酸药物是否一定要有递送载体才能发挥作用？
4. 脂质纳米粒技术包含多少种组分？各组分的作用是什么？

（平渊、陈宇轩、吴紫珩）

参考文献

[1] 王菲菲，符合，任进，等．siRNA药物研究进展[J]．中国新药杂志，2022, 31 (5): 427-434.
[2] 王妍雯，梁瑞，李斌．核酸药物的发展回顾[J]．张江科技评论，2023, (3): 27-29.
[3] 何军林．核酸药物的研究进展[J]．国际药学研究杂志，2017, 44(11): 1028-1051.

[4] 王峻峰, 谭曼曼, 王颖, 等. 核酸类药物的修饰和递送研究进展[J]. 浙江大学学报(医学版), 2023, 52(4): 417-428.

[5] 董然然. 外泌体作为核酸载体在癌症治疗中的研究进展[J]. 生物化工, 2023, 9(4): 193-196.

[6] Nelson J, Sorensen E W, Mintri S, et al. Impact of mRNA chemistry and manufacturing process on innate immune activation [J]. Sci Adv, 2020, 6(26): eaaz6893.

[7] Valenzuela RAP, Suter S R, Ball-Jones A A, et al. Base modification strategies to modulate immune stimulation by an siRNA [J]. Chembiochem, 2015, 16 (2): 262-267.

[8] Wahba A S, Azizi F, Deleavey G F, et al. Phenylpyrrolocytosine as an unobtrusive base modification for monitoring activity and cellular trafficking of siRNA [J]. ACS Chem Biol, 2011, 6(9): 912-919.

[9] Hu B, Zhong L P, Weng Y H, et al. Therapeutic siRNA: state of the art [J]. Signal Transduct Target Ther, 2020, 5(1): 101.

[10] Iwamoto N, Butler D, Svrzikapa N, et al. Control of phosphorothioate stereochemistry substantially increases the efficacy of antisense oligonucleotides [J]. Nat Biotechnol, 2017, 35(9): 845-851.

[11] Shen W, Liang X H, Sun H, et al. 2'-Fluoro-modified phosphorothioate oligonucleotide can cause rapid degradation of P54nrb and PSF [J]. Nucleic Acids Res, 2015, 43(9): 4569-4578.

[12] Khvorova A, Watts J K. The chemical evolution of oligonucleotide therapies of clinical utility [J]. Nat Biotechnol, 2017, 35(3): 238-248.

[13] Liao T, Li X, Tong Q, et al. Ultrasensitive detection of microRNAs with morpholino-functionalized nano-channel biosensor [J]. Anal Chem, 2017, 89(10): 5511-5518.

[14] Warren T K, Shurtleff A C, Bavari S. Advanced morpholino oligomers: a novel approach to antiviral therapy [J]. Antiviral Res, 2012, 94(1): 80-88.

[15] Nielsen P E. Peptide nucleic acids(PNA)in chemical biology and drug discovery [J]. Chem Biodivers, 2010, 7(4): 786-804.

[16] Kamola P J, Kitson J D A, Turner G, et al. *In silico* and *in vitro* evaluation of exonic and intronic off-target effects form a critical element of therapeutic ASO gapmer optimization [J]. Nucleic Acids Res, 2015, 43(18): 8638-8650.

[17] Manning K S, Rao A N, Castro M, et al. BNANC Gapmers revert splicing and reduce RNA foci with low toxicity in myotonic dystrophy cells [J]. ACS Chem Biol, 2017, 12(10): 2503-2509.

[18] Janas M M, Jiang Y, Schlegel M K, et al. Impact of cligonucleotide structure, chemistry and delivery method on in vitro crto toxicity[J]. Nucleic Acids Ther, 2017, 27(1): 11-22.

[19] Hendel A, Bak R O, Clark J T, et al. Chemically modified guide RNAs enhance CRISPR-Cas genome editing in human primary cells[J]. Nat Biotechnol, 2015, 33(9): 985-989.

[20] Maude S L, Frey N, Shaw P A, et AL. Chimeric antigen receptor T cells for sustained remissions in leukemia [J]. N Engl J Med, 2014, 371(16): 1507-1517.

[21] Kim S M, Yang Y, Oh S J, et al. Cancer-derived exosomes as a delivery platform of CRISPR/Cas9 confer cancer cell tropism-dependent targeting [J]. J Control Release, 2017, 266: 8-16.

[22] Wang C, Zhang Y B, Dong Y Z. Lipid Nanoparticle-mRNA Formulations for Therapeutic Applications [J]. Acc Chem Res, 2021, 54(23): 4283-4293.

[23] Gupta A, Andresen J L, Manan R S, et al. Nucleic acid delivery for therapeutic applications [J]. Adv Drug Deliver Rev, 2021, 178: 113834.

[24] Kulkarni J A, Witzigmann D, Thomson T B, et al. The current landscape of nucleic acid therapeutics [J]. Nat Nanotechnol, 2021, 16(6): 630-643.

第十三章

微生物治疗系统

本章学习要求

1. 掌握：溶瘤细菌的种类和作用原理。
2. 熟悉：各类溶瘤微生物制剂的设计原理。
3. 了解：溶瘤微生物的临床转化进程。

第一节 概述

微生物治疗涉及使用活体微生物、微生物的代谢产物或其遗传物质来治疗疾病。这些微生物可以是细菌、病毒、真菌或寄生虫，它们可以通过多种机制发挥作用，包括竞争性排斥病原体、增强宿主的免疫反应、产生有益的代谢物或直接作用于疾病病理过程。

微生物治疗主要包括以下几种。

一、肠道菌群疗法

肠道菌群（gut microbiota）指在消化道内生存的复杂微生物群落。肠道微生物群主要包括细菌群、真菌群、古细菌群、病毒群、原虫等，其中数量最多的是细菌群。细菌群主要由厌氧菌、兼性厌氧菌和需氧菌组成，其中专性厌氧菌占99%以上。肠道菌群及其相关菌群是造成许多代谢和炎症紊乱的源头，在哺乳动物的代谢、炎症和免疫耐受中发挥着不可或缺的作用。因此，通过调节肠道微生物群落可以实现多种细菌感染、代谢性疾病、自身免疫疾病和神经系统疾病等。

粪菌移植是一种将健康人粪便中的功能菌群移植到患者肠道，重建肠道微生态，以治疗肠道内外疾病的方法，已被美国医学会、欧洲专家共识推荐用于成人复发性艰难梭菌感染。相较传统治疗方法（口服甲硝唑、万古霉素、非达霉素），粪菌移植总体治愈率达92%，不良反应多数为一过性的发热、腹泻、腹痛等，且极少有严重不良事件报道。

肠道微生物群的组成和功能可能影响宿主的能量代谢、胰岛素敏感性和炎症反应等，与 2 型糖尿病的发生发展有关；肥胖个体的肠道微生物群多样性通常较低，某些促炎菌群如厚壁菌门的某些种类可能增多，而有助于维持能量平衡的菌群如拟杆菌门的某些种类可能减少；肠道菌群失调和内毒素水平的升高，可能通过影响脂质代谢和炎症反应，促进非酒精性脂肪性肝病的发生；肠道微生物群影响宿主的脂质代谢、炎症反应和血压调节等途径，可能与心血管疾病的发生风险有关。在 2 型糖尿病和肥胖的治疗中，通过调节肠道菌群可以改善胰岛素抵抗。

炎症性肠病（IBD）与肠道微生物群的组成和代谢变化（肠道菌群失调）有关。然而，证明肠道菌群失调与 IBD 之间明确的因果关系较为困难。因为，肠道菌群失调不仅改变了肠道微生物群的组成，还改变了其代谢物，从而对宿主产生广泛的影响。与此相反，IBD 的慢性炎症又通过改变肠道的氧化和代谢环境，促进了肠道菌群失调。目前研究表明，肠道微生物群在 IBD 的发病中同时起到促炎和抗炎的作用。

肠 - 脑轴是指肠道微生物群与中枢神经系统之间的双向通信系统，影响人体情绪、认知功能、压力反应以及多种神经系统疾病的发生和发展。首先，肠道微生物可以产生多种神经递质，如 5- 羟色胺（5-HT）、多巴胺、γ- 氨基丁酸（GABA）等，调节机体情绪、认知功能和疼痛感知等；其次，肠道微生物群通过影响肠道免疫系统的发育和功能，间接影响中枢神经系统；最后，肠道微生物的代谢产物，如短链脂肪酸（SCFA）可以影响神经细胞的功能和神经系统的健康。在阿尔茨海默病和帕金森病的治疗中，通过调节肠道微生物群落可能有助于改善认知功能和减缓疾病进展。

二、益生菌疗法

益生菌包括乳杆菌类、双歧杆菌类、粪链球菌和乳酸乳球菌等，这类细菌不仅可以通过分泌短链脂肪酸、蛋白质、肽、激素和神经活性化合物等调节肠道微生物群，从而治疗或延缓疾病进展，还可以通过其代谢能力降解或吸收代谢性疾病产生的不利代谢物及有害外源物质，减少肠道对其吸收，从而减轻对机体影响。因此，益生菌治疗可以增强宿主免疫反应，改善肠道健康，减少病原微生物感染。益生菌治疗不仅可以用于治疗消化系统疾病，如肠易激综合征、炎症性肠病等，还具有治疗过敏、心血管疾病和肿瘤等多种潜力。消化系统疾病包括 IBD、肠易激综合征（IBS）、腹泻、便秘和幽门螺杆菌感染等。

三、噬菌体疗法

噬菌体疗法的概念可以追溯到 20 世纪初，当时 Félix d'Herelle 首次提出了"细菌噬菌体"一词，并开始尝试使用噬菌体治疗志贺菌病等细菌感染。在抗生素被发现之前，噬菌体疗法被广泛认为是防治细菌感染的可行策略。随着抗生素耐药性问题的出现，噬菌体疗法的高度特异性、精准靶向性和安全性使得噬菌体疗法在治疗耐药细菌感染方面具有独特的优势。病例报告显示，一位糖尿病患者因多重耐药菌鲍曼不动杆菌感染并发展为坏死性胰腺炎，经过噬菌体治疗后恢复健康；噬菌体疗法还在治疗黏附侵袭性大肠埃希菌引起的炎症性肠病、酒精性肝炎和结直肠癌等方面显示出潜力。通过基因编辑技术改造噬菌体、发展噬菌体载体技术以及使用多种噬菌体混合物，扩大治疗的细菌范围，提高治疗效果，降低抗性产生可能。尽管噬菌体疗法具有巨大的潜力，但在临床应用中仍面临一些挑战，如噬菌体的高度特异性同时也限制了其应用范围，需要精确匹配特定细菌；需要确定合适的噬菌体剂量，以确保治疗效果并减少副作用；噬菌体在体内的半衰期和清除速率需要进一步研究，以保证治疗效果等。

四、溶瘤细菌/溶瘤病毒疗法

溶瘤细菌和溶瘤病毒疗法是微生物治疗的新兴领域，它们利用微生物的天然特性来选择性地攻击和破坏肿瘤细胞。溶瘤细菌通过在肿瘤微环境中繁殖并释放毒素来抑制肿瘤生长，而溶瘤病毒则通过感染并杀死癌细胞来发挥抗肿瘤作用。这些治疗方法尤其是在传统治疗方法无效或产生抗药性的情况下对癌症治疗显示出了显著的优势。我们将在后续章节详细介绍溶瘤细菌和溶瘤病毒。

第二节　溶瘤细菌

一、溶瘤细菌概述

"肿瘤免疫治疗之父"威廉·科利最早提出利用细菌治疗癌症的设想，利用活链球菌治疗肿瘤患者，尽管两名患者好转，但另两名死于链球菌感染，这启发科利通过加热灭活细菌。科利于1893年正式研发出灭活菌液制剂"科利毒素"，这是最早的癌症疫苗，但因治疗效果不稳定而未得到医学界权威的认可。然而，细菌疗法自此作为肿瘤免疫治疗的重要分支受到广泛关注。相比灭活细菌，活细菌不仅具有肿瘤靶向性和在瘤内特异性定植的独特能力，还能够依赖鞭毛更好地渗入瘤内组织。

至1900年，法国巴斯德研究所的Charles Calmette和Camille Guérin研发出了由减毒的牛结核分枝杆菌悬液制成的活细菌制剂，也就是BCG卡介苗，常用于儿童结核病的预防。BCG于1959年首次应用于癌症免疫治疗，1990年被美国FDA批准应用于治疗非肌层浸润性膀胱癌。随着细菌疗法的研究不断深入，研究者发现细菌表面结构或代谢产物也能激活免疫系统以发挥抗肿瘤作用，这一类细菌被称为溶瘤细菌。目前常用的溶瘤细菌包括破伤风梭菌、丁酸梭菌、猪霍乱沙门菌、沙门菌、霍乱弧菌、单核细胞增生李斯特菌等致病菌，以及大肠埃希菌、嗜酸乳杆菌、植物乳杆菌、两歧双歧杆菌、短芽孢杆菌等非致病菌等。

（一）溶瘤细菌的抗肿瘤效应

溶瘤细菌可以特异性靶向肿瘤部位，并改善肿瘤部位的免疫抑制微环境，具体如下：

首先，肿瘤组织脉管系统混乱且不规则，导致肿瘤中心区域呈现为缺氧环境，这一缺氧区域可以为专性或兼性厌氧菌在系统给药后定植和增殖提供场所。据报道，静脉注射鼠伤寒沙门菌3天后，小鼠肿瘤部位的细菌数与正常器官的比例超过10000∶1。相反，传统化疗药物仅依赖被动分布和有限渗透，很难通过全身给药进入这些血管稀疏的坏死区域，通常导致肿瘤复发。

其次，肿瘤部位的复杂微环境导致局部免疫细胞功能抑制，而细菌组分如肽聚糖、脂多糖（LPS）和脂磷壁酸可以与固有免疫细胞如树突状细胞（DC）和巨噬细胞表达的模式识别受体（PRR）结合，刺激免疫系统识别和杀死肿瘤细胞。例如，沙门菌LPS可以增加IL-1β的表达，并通过炎症小体和Toll样受体4（TLR4）介导的信号通路发挥抗肿瘤作用；

革兰氏阴性菌的鞭毛结构还可以通过与树突状细胞上的Toll样受体5（TLR5）结合，促进各种促炎细胞因子、NO、H_2O_2和趋化因子表达，增强$CD8^+$ T细胞介导的杀瘤作用，并下调Treg细胞的抑制功能。

最后，利用合成生物学手段基于细菌开发肿瘤疫苗以刺激适应性免疫系统。包括如下几种方法：①将佐剂掺入或克隆到细菌中；②克隆高免疫原性抗原作为新抗原的替代物；③编码引起免疫原性的细胞因子，激活抗肿瘤免疫反应；④将检查点抑制剂克隆到细菌中；⑤免疫抑制巨噬细胞或髓源抑制性细胞（myeloid-derived suppressor cell，MDCS）的消耗。例如，改造减毒单核细胞增生李斯特菌递送重组表达的肿瘤特异性抗原；或者工程化改造减毒沙门菌分泌IL-2等细胞因子。不同的细菌以不同的方式参与先天免疫系统，肿瘤相关巨噬细胞（TAM）从免疫抑制性肿瘤M2表型到抗肿瘤表型M1的复极化；李斯特菌可以选择性消除外周和肿瘤相关MDSC；促进肿瘤部位树突状细胞的成熟。$CD8^+$ T细胞是适应性抗肿瘤免疫应答的主要参与者。细菌感染通过增强近端T细胞受体（TCR）信号传导建立炎症环境，使$CD8^+$ T细胞对低密度肿瘤抗原敏感。溶瘤细菌疗法的典型代表见表13-1。

表13-1 溶瘤细菌疗法的典型代表

项目	沙门菌	梭菌	大肠埃希菌 ECN	李斯特菌	分枝杆菌
分类	革兰氏阴性菌	革兰氏阳性菌	革兰氏阴性菌	革兰氏阳性菌	革兰氏阳性菌
常见改造	减毒株，提高细菌肿瘤定植能力，提高激活免疫系统能力，基因工程增强溶瘤作用	减毒株	特异性表达功能性蛋白	减毒株	减毒株
作用机制	肿瘤治疗模式微生物，便于基因工程改造，携带细胞毒性蛋白	产生破坏肿瘤的细胞毒素，诱导转录因子表达，抑制肿瘤增殖和转移	具有生物安全性，对免疫系统敏感	引起适度的体液免疫，激活刺激因子	激活局部和全身免疫反应
针对肿瘤类型	黑色素瘤	晚期实体瘤	黑色素瘤、乳腺肿瘤等	宫颈癌等	复发性浅表性膀胱癌
代表产品	VNP20009	Convyi-NT	SYNB1891	ADXS11-001	BCG

（二）非活菌疗法

在细菌治疗领域，非活菌疗法作为一种新兴的替代策略，展现出了独特的优势。这类疗法涵盖了细菌微细胞、细胞壁衍生物、外膜囊泡以及其他细菌衍生疗法。细菌微细胞，作为小型、无染色体的细菌颗粒，继承了其母株的天然与重组特性，却不具备分裂能力和传染性。它们不仅易于通过重组工程技术进行改造，如搭载溶瘤蛋白，还能以有限的代谢活性或通过被动扩散稳定携带小分子细胞毒性药物。位点特异性免疫调节剂（SSI）是另一类代表性的非活菌疗法，由特定细菌病原体构成。通过皮下给药，SSI能够诱导器官内先天免疫细胞的聚集与活化，模拟其原生菌株引起的感染反应。例如，源自肺部病原体的QBKPN，能够激发针对肺部肿瘤的特异性免疫反应，促进巨噬细胞的募集与 M1 型极化、NK 细胞的激活，以及 NKG2D 通路的增强。在小鼠模型中，QBKPN 已证实能减轻肺癌患者负担，并在肺癌患者中降低 PD-1 和 PD-L1 的表达水平。

二、溶瘤细菌的基因工程改造

细菌在肿瘤部位的趋化定植及其免疫原性使其成为免疫治疗的理想候选者。据报道，不同肿瘤组织内都检测到多种细菌定植；此外，通过向肿瘤内输送益生菌可促进抗肿瘤免疫，这为溶瘤细菌的肿瘤治疗应用提供了理论基础。近年来，随着合成生物学、材料科学和基因编辑工具的发展，细菌的基因工程化改造可以进一步增加肿瘤靶向性、改善免疫微环境和提高菌株安全性。

（一）增加肿瘤靶向性

营养缺陷型突变体的构建是提高细菌靶向性最常用的策略。根据正常组织和肿瘤部位所含营养成分的差异，可以设计突变体，使其只能在肿瘤组织中定植和存活。其中，沙门菌 A1 和 SF104 是这一策略的成功应用案例。沙门菌 A1 是一种亮氨酸和精氨酸营养缺陷型菌株，而沙门菌 SF104 的基因 aroA 发生突变，表现出对芳香族氨基酸的需求，这两种突变都可以使细菌在肿瘤部位特异性富集，同时避免其在正常组织中聚集。

此外，合成工程化黏附素，专门用于结合特定的癌症表达分子，如新抗原或癌细胞中丰富的其他分子，可以提高某些细菌对肿瘤的天然亲和力。例如，通过在鼠伤寒沙门菌 VNP20009 上表达癌胚抗原（CEA）的特异性单链抗体片段，观察到肿瘤部位的细菌聚集增加。另一项研究中，通过将抗 CD20 抗体结合到沙门菌表面，增加了细菌对 CD20$^+$ 淋巴瘤的侵袭性，同时减少了非特异性聚集。

（二）改善免疫微环境

细菌的基本组分即可激活人体的免疫系统。然而，为了获得更大的免疫调节效果，可以设计工程菌来装载或表达外源性免疫治疗药物，以增强抗肿瘤疗效。

鉴于细菌优先定植于恶性区域并自然刺激固有免疫细胞，基于细菌的治疗可以提高肿瘤组织中免疫激活的基线水平。细胞因子具有促进免疫细胞活化和增殖的能力，通过工程菌传递细胞因子具有特异性高、副作用小的特点。一项研究通过使用减毒鼠伤寒沙门菌合成 IL-18，通过增加肿瘤区域 CD3$^+$/CD4$^+$T 细胞和 DX5$^+$NK 细胞的浸润，IL-1β、TNF-α、IFN-γ、GM-CSF 等细胞因子的表达增加，并观察到抗肿瘤作用。另外一项研究表示人乳头瘤病毒 16 型癌蛋白 E7（HPV-16 E7）在宫颈癌的发病机制中起着关键作用，是宿主细胞免疫所必需的。据报道，口服表达 HPV-16 E7 蛋白的乳酸乳杆菌可导致表达 E7 的肿瘤生长显著延迟，E7 特异性 CD4$^+$T 辅助细胞和 CD8$^+$T 细胞数量显著增加，表明这种基于细菌的疫苗对肿瘤细胞挑战具有深远的保护作用。该口服疫苗还进行了 I 期临床试验，以验证其安全性和免疫原性。

（三）提高菌株安全性

1. 减毒工程菌

虽然细菌具有良好的抗肿瘤特性，但其潜在毒性是其应用的主要障碍。另一方面，活菌制剂的安全性是其临床转化的关键。为了充分利用细菌对抗癌症，研究人员构建多种减毒工程菌，以提高其安全性能。

细菌表面分子是细菌的主要毒力，对这些表面抗原的修饰（如基因敲除）是规避活病原体毒性的主要途径。例如，鸟苷 5'- 二磷酸 -3'- 二磷酸（ppGpp）是一种参与毒力基因表达的信号分子。通过敲除 relA 和 spoT 基因，ppGpp 的合成被阻断，导致其 LD_{50} 比野生菌株增加 105~106 倍。由于能够诱导促炎因子 IL-1β、IL-18 和 TNF-α 的分泌，ppGpp 合成紊乱的细菌也表现出良好的抗肿瘤活性。

2. 诱导表达系统

在使用溶瘤细菌治疗癌症时，可以通过基因工程技术将肿瘤微环境刺激信号相关的诱导表达系统导入到溶瘤细菌的基因中（图 13-1）。这样，只有在特定条件下（比如低氧、低 pH）溶瘤细菌才会表达具有抗肿瘤活性的蛋白或者分子，而在正常组织中由于没有这些特定条件，溶瘤细菌不会表达这些具有对正常组织毒性的分子，以此来提高细菌疗法的生物安全性。

三、溶瘤细菌与免疫治疗的抗肿瘤联合疗法

研究表明，细菌可以作为免疫治疗剂增强抗肿瘤免疫。此外，细菌还作为一种广泛使用的提高总体疗效的策略，通常用于化疗、放疗、光动力疗法和光热疗法等联合治疗。

（一）联合化疗

传统的化疗缺乏对肿瘤组织的特异性靶向，导致药物全身暴露，这通常会产生剂量限制性毒性。利用工程菌作为药物缓释系统进行药物控制释放，同时利用其免疫原性进行免疫调节，已成为研究的热点。

例如，将低温敏感脂质体附着在沙门菌膜上，在高强度聚焦超声（HIFU）加热的帮助下，介导结肠癌细胞内多柔比星的触发释放，从而在癌细胞的细胞质和细胞核中实现高效药物递送。此外，该菌株还使巨噬细胞极化为抗肿瘤 M1 表型，使 Th1 细胞群富含大量 TNF-α，并降低 IL-10 的表达，从而在联合化疗 - 免疫治疗方式中显示出增强的治疗效果。

除了利用活细菌，细菌外膜囊泡（OMV）是在生长过程中由革兰氏阴性细菌膜自然产生的，最近已成为多种生物医学应用的免疫治疗剂。例如，将载药聚合物胶束封装到细菌外膜囊泡中，细菌成分可以激活免疫反应，而装载药物可以发挥化学治疗和免疫调节作用来清除癌细胞。

（二）联合放疗

细菌辅助放射治疗是一种新的肿瘤治疗方法。通过研究大肠埃希菌与放射治疗相结合的治疗效果，表明在 21 Gy 的辐射和大肠埃希菌产生细胞溶血素 a 的情况下，结肠肿瘤模型中的肿瘤显著缩小。与单独使用细菌治疗相比，携带细胞溶血素 a 的细菌联合放疗可导致更多的肿瘤缓解。

此外，放射治疗后，肿瘤释放大量肿瘤抗原，这些抗原可被树突状细胞吸收和传递，导致特异性适应性免疫反应。然而，在免疫抑制性 TME 中，DC 的数量通常较低，并且通常处于功能障碍状态。例如，将涂有抗原吸附阳离子聚合物纳米粒的沙门菌注射到肿瘤组织中，这种纳米粒可以捕获放疗后释放的抗原，并将其运出肿瘤核心，从而激活肿瘤边缘组织中周围的 DC。研究观察到体外激活的 DC 大量增加，在多个肿瘤小鼠模型中存活时间延长，显

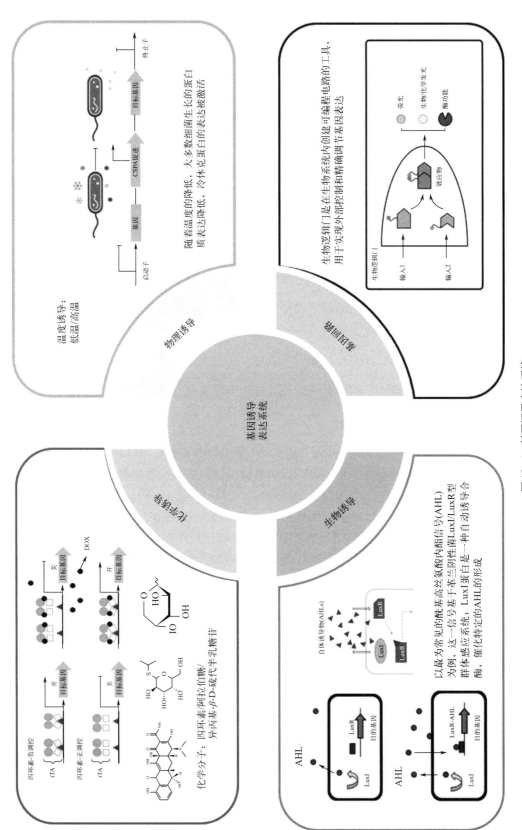

图13-1 基因诱导表达系统

示出增强的全身抗肿瘤作用。

（三）联合光动力疗法和光热疗法

标准的肿瘤治疗具有非特异性杀伤作用和复杂的手术操作，光动力疗法和光热疗法因其非侵袭性、高度特异性和良好的时空控制性而成为新的治疗选择。最近，许多研究试图利用细菌作为载体来装载PDT和PTT的治疗剂，以利用细菌的肿瘤靶向性和免疫激活特性。一项研究将光敏剂包覆的纳米粒子整合到光合细菌聚球藻表面。在660nm激光照射下，光合细菌继续产生氧气，保证了活性氧的产生，增强了光动力疗法的效果。聚球菌作为免疫原性细菌，也通过上调MHC Ⅱ类分子和IL-12的表达来激活局部免疫。同时，这种治疗方法通过上调细胞表面钙网蛋白诱导免疫原性凋亡，并在三阴性乳腺癌模型中显示出良好的治疗效果。

四、溶瘤细菌的临床研究

（一）卡介苗

卡介苗（bacillus calmette-guérin vaccine，BCG vaccine）是一种由牛分枝杆菌（*Mycobacterium bovis*）经过减毒处理后制成的活菌疫苗。最初，卡介苗是作为结核病疫苗开发的，但其在非肌层浸润性膀胱癌（NMIBC）的治疗中也显示出一定的效果。卡介苗治疗膀胱癌的机制，一方面是通过刺激局部免疫反应，增强免疫系统对肿瘤细胞的识别和攻击。另一方面，卡介苗作为一种疫苗，能够诱导机体产生长期的免疫记忆，有助于预防肿瘤复发。卡介苗的活菌能够侵入肿瘤细胞，导致细胞死亡，并释放出肿瘤抗原，进一步激活免疫系统。在临床试验中，卡介苗主要用于治疗非肌层浸润性膀胱癌，特别是在术后作为辅助治疗，以减少肿瘤复发的风险。目前，卡介苗主要与PD1、PDL1抗体联用治疗不同类型的膀胱癌，正处于临床Ⅰ/Ⅱ期临床试验阶段。

（二）李斯特菌

李斯特菌作为一种天然的细胞内病原体，能够有效地进入宿主细胞并在细胞内繁殖。通过将肿瘤抗原编码的基因整合到李斯特菌的基因组中，使李斯特菌在感染免疫细胞（如树突状细胞和巨噬细胞）时，递呈肿瘤抗原，从而激活特异性的免疫反应。李斯特菌的感染可以诱导强烈的免疫反应，包括促进T细胞的增殖和活化。这种免疫激活有助于增强免疫系统对肿瘤细胞的识别和清除。李斯特菌还可以通过改变肿瘤微环境，如降低免疫抑制细胞的数量和活性，从而增强免疫疗法的效果。

单核细胞增生李斯特菌（Listeria monocytogenes，LM）是一种快速生长的革兰氏阳性胞内寄生菌，通过触发吞噬作用感染宿主细胞，不仅能刺激机体产生强烈的天然免疫应答，同时又能诱导特异性$CD8^+$T细胞免疫应答和$CD4^+$T细胞免疫应答，是一种理想的肿瘤疫苗载体。

李斯特菌肿瘤疫苗的研发进程目前处于临床试验阶段，代表性公司有Advaxis。其利用基因工程减毒的LM分泌一种肿瘤抗原融合蛋白，即李斯特菌溶血素O（LLO）。以LM为基础的菌株将多种功能集成到单一的免疫疗法中，让抗原递呈细胞递呈肿瘤抗原，用于特异性T细胞的激活和扩增，使T细胞能够清除肿瘤。目前，基于李斯特菌的相关研究主要集中在新型免疫疗法，ADXS-503是一种基于减毒的单核细胞增多症李斯特菌的免疫疗法，产生针对经常在非小细胞肺癌中发现的 22 种肿瘤抗原的有效 T 细胞反应，包括 11 种热点突变和 11 种肿瘤相关的抗原。13 名帕博利珠单抗治疗后发生进展的患者当中，使用 ADXS-503 后，总体缓解率达到 15.4%，疾病控制率（DCR）为 46%。

（三）长双歧杆菌

长双歧杆菌（*Bifidobacterium longum*）是一种具有潜在溶瘤活性的益生菌，是人体肠道微生物群的正常成员，通常与多种健康益处相关，包括维持肠道健康、增强免疫功能和促进营养吸收。近年来，研究者们开始探索将长双歧杆菌作为一种新型的生物治疗手段，用于治疗癌症。由于肿瘤微环境低氧的特性，它能够特异地靶向肿瘤。在肿瘤微环境中，长双歧杆菌可以通过直接破坏肿瘤细胞或激活宿主的免疫反应来抑制肿瘤生长，还可以激活免疫系统，增强抗肿瘤免疫反应，清除肿瘤细胞。

重组长双歧杆菌 APS001F 经过基因工程修饰产生胞嘧啶脱氨酶（CD）结合麦芽糖，用于治疗晚期或转移性实体瘤，目前正处于临床 Ⅰ/Ⅱ 期临床试验阶段。患者首先接受 APS001F 注射，然后口服 5-氟胞嘧啶（5-FC）。APS001F 会到达肿瘤部位后产生 CD。CD 会将 5-FC 转化为 5-氟尿嘧啶（5-FU），5-FU 是多种癌症的标准化疗药物。基于麦芽糖已被证明可以促进 APS001F 在动物体内的生长和有效性，一些患者还将接受 10% 的麦芽糖注射液。目前，这是第一项将长双歧杆菌用于人类癌症治疗的研究。除此之外，研究发现，长双歧杆菌对促进肝细胞癌（HCC）术后肝功能恢复、提高生存率具有积极作用。

（四）大肠埃希菌

大肠埃希菌 Nissle 1917（escherichia coli Nissle 1917，EcN），是一种被广泛研究的非致病性大肠埃希菌株，它在治疗某些疾病，特别是炎症性肠病（IBD）方面显示出潜在的疗效。近年来，科学家们也探索了 EcN 在癌症治疗中的应用，特别是对实体瘤的治疗。EcN 可以通过与宿主的免疫系统相互作用，激活抗肿瘤免疫反应。增强树突状细胞（DC）和 T 细胞的活性，从而提高免疫系统对肿瘤细胞的识别和清除能力。

由 Synthetic Biologics 公司通过基因工程改造 EcN 开发了一种合成生物学产品 SYNB1891 用于治疗晚期或转移性实体瘤和淋巴瘤。SYNB1891 作用机制是在肿瘤微环境中产生环状二腺苷磷酸（c-di-AMP），这是一种强效的干扰素基因刺激因子（STING）通路激动剂。STING 通路是细胞内的一种免疫传感器，能够识别病原体 DNA 并激活免疫反应，增强免疫系统对肿瘤细胞的攻击。目前临床溶瘤细菌产品见表 13-2。

表13-2 目前临床溶瘤细菌产品

细菌种类	基因改造	临床阶段	肿瘤类型	阶段
减毒牛型结核分枝杆菌	度伐单抗联合 BCG	Ⅲ	非肌层浸润性膀胱癌	NCT03528694
	阿特唑单抗联合 BCG	Ⅲ	原发性高危非肌层浸润性膀胱癌	NCT03799835
	纳武单抗联合 BCG	Ⅲ	高危非肌层浸润性膀胱癌	NCT04149574
	派姆单抗联合 BCG	Ⅲ	高危非肌层浸润性膀胱癌	NCT03711032

续表

细菌种类	基因改造	临床阶段	肿瘤类型	阶段
减毒李斯特菌	22种肿瘤相关抗原的肺癌特异性免疫疗法	I/II	非小细胞肺癌	NCT03847519
	携带前列腺癌抗原疫苗	I	转移性前列腺癌	NCT02625857
	携带胰腺癌相关抗原疫苗	II	胰腺癌	NCT01417000
	携带胰腺癌相关抗原疫苗（PD1、CTLA4抗体）	II	胰腺癌	NCT03190265
	携带胰腺癌相关抗原疫苗（PD1抗体）	II	胰腺癌	NCT02243371
	携带胰腺癌相关抗原疫苗、化疗药物	I	恶性胸膜间皮瘤	NCT01675765
长双歧杆菌	表达IL-12	I	晚期/转移性实体瘤	NCT04025307a
	基因工程修饰产生胞嘧啶脱氨酶（CD）结合麦芽糖	I/II	晚期/转移性实体瘤	NCT01562626
大肠埃希菌	表达二磷酸酶	I	晚期/转移性实体瘤和淋巴瘤	NCT04167137a
鼠伤寒沙门菌	编码小鼠血管内皮生长因子受体2	I/II	复发性和进展性胶质母细胞瘤	NCT03750071a
	表达存活蛋白	I	多发性骨髓瘤	NCT03762291a
	DNA抗原疫苗载体	I	复发性神经母细胞瘤	NCT04049864a
	敲除msbB1、PurI基因后携带甲硫氨酸酶	I/IIa	肝癌、头颈癌、肺癌、肉瘤、黑色素瘤	IND申请
	鼠伤寒沙门菌SL7207的必需基因asd置于缺氧靶向启动了控制的结构中	I/II	晚期或转移性实体瘤	IND申请中
诺维梭菌	戈氏梭菌芽孢	II	晚期恶性实体肿瘤	IND申请中

五、溶瘤细菌产品

（一）减毒沙门菌（SGN1）

沙门菌是一类最常用的溶瘤细菌，其可借助自身的固有免疫组分如鞭毛蛋白和脂多糖激活宿主的固有免疫系统，招募免疫细胞和细胞因子直接杀死肿瘤细胞。除此之外，沙门菌还可以诱导针对细菌定植和肿瘤细胞的固有免疫和适应性免疫应答。研究显示，沙门菌通过外壁的脂多糖激活Toll样受体4（TLR4）受体，触发炎症小体，增加巨噬细胞和树突状细胞（DC）分泌促炎因子的水平；在利用沙门菌鞭毛蛋白作为疫苗进行免疫治疗的研究中发现，鞭毛蛋白可以激活Toll样受体5（TLR5）来提高CD8$^+$T细胞依赖性抗肿瘤反应，并降低调节性T细胞（Treg）的含量；此外，鞭毛蛋白不仅可以通过TLR5激动剂诱发NK细胞介导的抗肿瘤应答，还可以活化NK细胞分泌IFN-γ，同时激活固有免疫和适应性免疫。

VNP20009是通过将沙门菌的脂多糖合成相关基因和嘌呤代谢相关基因敲除的一种兼性厌氧菌，基于已证实的临床安全性、可特异性趋化靶向肿瘤和明确的全测序基因组被广泛用于肿瘤治疗。以VNP20009为底盘的SGN1是全球首个进入临床试验阶段的可精准靶向并快速溶解肿瘤的细菌载体基因工程生物制品。其作用机制是基于大多数肿瘤都依赖甲硫氨酸这一事实，利用减毒沙门菌携带甲硫氨酸酶，它可以优先在肿瘤中复制和积累，并在肿瘤中特异表达甲硫氨酸酶使肿瘤缺乏必需氨基酸，并激活T细胞对肿瘤细胞的杀伤，实现对肿瘤的靶向治疗。SGN1作为一种高效且针对广谱实体肿瘤的溶瘤产品，其研发进展受到了广泛关注。SGN1在临床上通过瘤内注射或静脉给药，在晚期肺癌、肝癌、肉瘤、软骨肉瘤、胰腺癌和食管癌患者中疗效显著，肿瘤明显消退且患者生存期显著延长。SGN1已经获得了美国FDA临床研究（IND）的批准，将开启美国Ⅰ期和Ⅱa期临床试验。

（二）减毒沙门菌（YB1）

YB1是通过基因重组技术将鼠伤寒沙门菌SL7207的必需基因asd置于缺氧靶向启动子控制的结构中，由此产生YB1菌株。YB1利用肿瘤微环境中的低氧特性，实现对肿瘤的精准靶向。在肿瘤内部，YB1能够大量复制扩增，并释放多种治疗性药物，如抗体、mRNA、蛋白药物和溶瘤病毒等。这些治疗性药物能够抑制肿瘤生长，造成肿瘤溶解，并消除肿瘤转移。YB1作为一种创新的肿瘤治疗平台，在宠物癌症治疗领域的应用已经取得了显著的成效，有效率高达88.2%，治愈案例实现了5年的无癌生存，这一成果为人类癌症治疗提供了宝贵的经验。

目前基于YB1的相关研究主要集中于抗肿瘤蛋白药物（YB1-TOX）、免疫检查点抗体（YB1-PDL1、YB1-CD47）和溶瘤病毒（YB1-ONV）。其中，YB1-TOX是利用YB1直接向肿瘤细胞输送一种或多种抗肿瘤蛋白药物，用于治疗皮肤表面肉瘤、黑色素瘤和淋巴癌，目前已经完成针对宠物的临床测试，并计划进行GMP标准化生产，用于一期临床试验IND申报。YB1-PDL1和YB1-CD47通过YB1携带并在肿瘤内释放抗PDL1、CD47的人源化抗体，用于治疗黑色素瘤和多种实体瘤。YB1-ONV是通过YB1在肿瘤内增殖的特征，携带溶瘤病毒进入肿瘤细胞，实现真正溶瘤病毒载体静脉注射，通过YB1-ONV释放的溶瘤病毒载体，在肿瘤进一步扩散，逃避免疫系统的追杀，达到增加治疗疗效的作用。

（三）戈氏梭菌

戈氏梭菌芽孢冻干粉（clostridium novyi spore lyophilized powder）在医学和生物技术领域有多种潜在应用，尤其是在癌症治疗中，戈氏梭菌芽孢可以直接注射到肿瘤组织中，利用其在肿瘤微环境中的特异性增殖和溶瘤活性来治疗肿瘤。这种治疗方法的基本原理是，细菌在肿瘤内部繁殖并释放毒素，导致肿瘤细胞的死亡，同时激活免疫系统对肿瘤的攻击。

戈氏梭菌芽孢冻干粉是一种基于细菌的生物制剂，由戈氏梭菌（*Clostridium novyi*）的芽孢制成。戈氏梭菌是一种厌氧、产芽孢的细菌，能够在特定条件下形成耐热、耐干燥的芽孢，这些芽孢可以在没有活细胞的情况下存活很长时间。戈氏梭菌在肿瘤乏氧区生长产生胶原酶Ⅳ、脂肪酶等水解酶类，有效而不加区分地溶解肿瘤组织，包括快速分裂肿瘤细胞、乏氧区"休眠"肿瘤细胞、基质细胞及纤连蛋白和胶原蛋白等细胞外基质，彻底破坏TME，快速分裂肿瘤细胞。这在一定程度上克服了肿瘤异质性带来的肿瘤治疗耐药性难题，甚至对晚期和放化疗治疗失败患者也有突出疗效。

目前，该药已完成治疗晚期恶性实体肿瘤Ⅰ期临床研究。结果显示，所有受试者均未发生剂量限制毒性，未发生严重不良事件和导致退出不良事件，未发生导致停止、暂停或调整用药不良事件，表现出良好安全性。同时，该药表现出对晚期软组织肉瘤的抗肿瘤疗效。

六、溶瘤细菌面临的挑战

纵观全球癌症免疫治疗领域细菌疗法的发展之路，以不同类型的溶瘤细菌为载体开发的细菌疗法在实验中取得的疗效也不尽相同，有的遇到瓶颈停滞不前，有的效果突出大放异彩，目前溶瘤细菌疗法面临的挑战聚焦于安全性和有效性问题上。以下为几种典型溶瘤细菌的相关疗法所遇到的挑战：

（一）卡介苗（BCG vaccine）

卡介苗是由减毒牛型结核杆菌悬浮液制成的活菌苗，具有增强巨噬细胞活性、加强巨噬细胞杀灭肿瘤细胞的能力、活化T淋巴细胞，以及增强机体细胞免疫的功能。治疗性卡介苗是成熟上市的细菌药物产品，主要用于膀胱癌术后灌注。BCG结核菌作为溶瘤细菌已经用于临床治疗浅表性膀胱癌超过30年，其临床效果显著。不过其缺点也很明显，即应用范围比较局限，仅能用于治疗浅表层膀胱癌，而且缺乏基因工程修改的手段。

（二）双歧杆菌属

其是一种革兰氏阳性、不运动、细胞呈杆状、一端有时呈分叉状、严格厌氧的细菌属，双歧杆菌是人和动物肠道菌群的重要组成成员之一。作为一种重要的肠道有益微生物，双歧杆菌对人体健康具有生物屏障、营养作用、抗肿瘤作用、免疫增强作用、改善胃肠道功能、抗衰老等多种重要的生理功能。研究发现，双歧杆菌具有抗结肠癌的作用，可能是通过影响肠道菌群代谢、提高宿主免疫应答；黏附及降解潜在致癌物，预防肠道癌症；改变肠道菌群；产生抗癌抗诱变物质；提高宿主的免疫应答；影响宿主的生理活动来实现。双歧杆菌-芽孢梭菌类溶瘤细菌的优点是属于专性厌氧菌，不会在正常器官分布；其缺点则是仅仅能在非常大的肿瘤分布，而且仅能靶向肿瘤的坏死区，氧气浓度低于0.01%，这个区域里面根本没有活的肿瘤细胞，因此治疗效果有限。

（三）李斯特菌

李斯特菌是革兰氏阳性菌，属厚壁菌门，它主要以食物为传染媒介，是最致命的食源性病原体之一。李斯特菌也被广泛应用于癌症治疗领域细菌载体的研究，强生及其子公司Aduro Biotech就曾以李斯特菌作为抗原载体推进临床试验研究，2014年，强生与Aduro的李斯特菌项目CRS-207与GVAX药物联合使用以治疗胰腺癌的临床方案更是获得了美国FDA的突破性疗法的认定，试验进入了临床Ⅱ期，但后续实验结果却不尽人意，Aduro最终放弃了对CRS-207项目的推进计划，从菌株本身而言，李斯特菌的优点是可以携带肿瘤抗原，但缺点有两方面：一是很多肿瘤抗原并不明显，因此特异性抗体对于肿瘤的治疗有限；二是该菌种会在正常器官分布，影响人体健康。

(四)鼠伤寒沙门菌

在各种细菌类型中,关于鼠伤寒沙门菌的研究最多,至少有10个的基于鼠伤寒沙门菌基因工程改造的减毒菌株在临床前开展过研究,当中港药溶瘤生物制药有限公司的核心技术产品YB1是第一个采用合成生物学技术为治疗肿瘤专门设计的沙门菌改造菌株。关于沙门菌等兼性厌氧菌的减毒改造比比皆是,过往许多研究的出发点都是通过化学药物诱导等制造减毒细菌或者做一些营养代谢基因的突变,虽然可以实现肿瘤靶向的特点,但是都只能形成一个特定比例,比如肿瘤:肝脏=1000:1,尽管在肿瘤内可以达到10^9 CFU/g,但是在肝脏中也会达到10^6 CFU/g,这样就会造成安全性隐患,另外也会导致细菌的剂量不能注射太多。

七、溶瘤细菌从临床研究中吸取的教训和挑战

选择合适的动物模型和患者对临床研究至关重要。目前已有一些在临床前研究显示出有疗效的工程菌用于人体的临床试验。美国马里兰州的一个实验室利用减毒伤寒沙门菌株VNP20009表达大肠埃希菌胞嘧啶脱氨酶,该菌株在患者肿瘤内将5-氟胞嘧啶(5-fluorocytosine,5-FC)转化为5-氟尿嘧啶(5-fluorouracil,5-FU)。该研究结果显示,三位患者中只有两位的肿瘤中有细菌定植和5-FU生成。最后由于所有患者的临床反应都未达到预期,该研究被终止。美国明尼苏达大学兽医临床科学院在一项兽医犬类临床试验中使用了减毒鼠伤寒沙门菌χ4550,该菌株能够编码IL-2(SalpIL2),然而临床反应并没有达到预期。这些研究显示,临床前研究和实际临床研究的结果存在差异。鉴于活性菌作为治疗剂的独特性质,还需要考虑其临床转化的几个重要问题。

第一,携带抗生素抗性基因的细菌可能含有能够介导水平基因转移的质粒等移动遗传元件,这通常不适合临床研究。第二,与其他小分子等临床试剂不同,活细菌或细菌孢子不能通过加热或过滤来灭菌,这对生产符合《药品生产质量管理规范》(good manufacture practice,GMP)级试验制品提出了挑战。此外,无菌测试的常规需氧和厌氧培养方法是行不通的。因此,须遵循严格的无菌条件,在专用洁净室中进行生产,并且严格监控生产过程的洁净度。虽然不能证明最终产品无杂菌污染,但需要确认它们不含疾病或病理状况的致病因子。第三,活细菌在靶组织中增殖,有效(无论治疗或毒性)剂量与给药时的剂量不一定相关联。有效剂量更多地取决于靶组织的质量,由细菌的可及性、肿瘤坏死或缺氧的程度以及预先存在的肿瘤浸润性炎性细胞的丰度来定义。这些因素决定了全身施用的细菌如何进入靶组织,并且是否会引起增殖和感染。第四,当在临床环境中使用活的生物制剂时,其对公共健康和环境的潜在影响是一个问题,需要妥善解决。

此外,使用溶瘤细菌面临的另一个挑战是,使用溶瘤细菌进行治疗是将肿瘤转变为局部肿瘤破坏性感染,若管理不当则可能会产生严重后果。由于强感染会产生毒性效应,所以平衡各种条件尤为重要。过早地使用抗生素预防可限制毒性,但可能会干预细菌的抗肿瘤作用。而晚期干预具有不可预测的风险。成功控制感染需要跨学科的专家,包括肿瘤学家、传染病专家和介入放射科医生或外科医生来把控侵入性治疗的脓肿或非脓肿形成感染。因此,在确定感染后如何进行干预需要跨学科团队来确定。

第三节 溶瘤病毒

一、溶瘤病毒的概念及溶瘤机制

溶瘤病毒（oncolytic virus，OV）是一类能选择性地感染并杀死肿瘤细胞而不损伤正常细胞的天然或重组病毒，具有特异性复制能力，激发机体产生抗肿瘤免疫反应。

（一）溶瘤病毒的分类

溶瘤病毒所采用的病毒株一般可分为天然病毒株和基因改造病毒株两类。

1. 天然病毒株

天然病毒株包括自主细小病毒、新城疫病毒、呼肠孤病毒等，可在癌细胞中优先进行自然复制，并且对人类无致病性。但天然溶瘤病毒的可控性差，对于肿瘤细胞的杀伤能力有限，且容易激活宿主免疫系统而被清除掉，所以在应用上具有一定的局限性。

2. 基因改造病毒株

基因改造病毒株经过人为基因改造可减弱病毒致病性，增强免疫原性等，可避免病毒引起的全身性免疫应答反应的发生、延长病毒作用的时间、增强病毒杀伤力。目前常用的病毒株包括痘病毒、腺病毒、麻疹病毒和单纯疱疹病毒等。

（二）溶瘤机制

溶瘤病毒介导抗肿瘤活性主要通过两个方式：直接的肿瘤细胞裂解作用和抗肿瘤免疫应答的间接激活作用。

1. 直接溶瘤作用

溶瘤病毒在肿瘤细胞中选择性复制，裂解肿瘤细胞并释放出子代病毒感染邻近细胞，诱导肿瘤细胞死亡。溶瘤病毒选择性复制体现在以下方面。①OV能与肿瘤细胞高表达的某些特定受体选择性结合并感染细胞。例如，柯萨奇病毒CVA21通过肿瘤细胞表面高表达的细胞间黏附分子（ICAM-1）和衰变加速因子感染肿瘤细胞；麻疹病毒通过在乳腺癌、结直肠癌和卵巢癌细胞表面过表达的CD46分子进入肿瘤细胞。②肿瘤细胞中干扰素（IFN）、p53以及RAS/RAF/MEK/ERK等通路异常，病毒更易在其中存活和复制。

2. 间接激活肿瘤免疫

通过肿瘤细胞的坏死来破坏肿瘤微环境，激活生物体的免疫系统诱导全身抗肿瘤免疫反应，包括固有免疫和适应性免疫。

（1）固有免疫　病毒裂解细胞后释放出病原相关分子模式（PAMP）和损伤相关分子模式（DAMP），并由模式识别受体（PRR）感知，刺激多种炎性细胞因子和趋化因子分泌，促进固有免疫系统活化。

（2）适应性免疫　主要由肿瘤特异性T细胞介导，肿瘤细胞裂解后，肿瘤相关抗原和新抗原释放，由抗原呈递细胞呈递给肿瘤特异性T细胞，激活T细胞杀伤肿瘤细胞。

二、已上市的溶瘤病毒产品

目前已有多种病毒被用作OV,迄今为止全球仅4款OV获批上市,分别用于治疗鼻咽癌(nasopharyngeal carcinoma)、黑色素瘤(melanoma)和胶质母细胞瘤(glioblastoma)。已批准溶瘤病毒产品见表13-3。

表13-3 已批准溶瘤病毒产品

公司	产品	病毒种类	适应证	最早获批年份	获批国家/地区
SIA Latima/RIGVIR Group	Rigvir	埃可病毒	黑色素瘤	2004	拉脱维亚
上海三维生物	安科瑞(Oncorine)	腺病毒	头颈部肿瘤	2005	中国
安进	Imlygic	单纯疱疹病毒	黑色素瘤	2015	美国、欧洲、澳大利亚
Daiichi Sankyo	Delytact	单纯疱疹病毒	神经胶质瘤	2021	日本

全球首个上市的溶瘤病毒Rigvir是由拉脱维亚Latima公司研发的一种遗传修饰的ECHO-7肠道病毒。临床案例表明Rigvir溶瘤病毒安全、有效,能提高黑色素瘤患者4~6倍的生存率,并对胃肠道肿瘤、胰腺癌、胆管癌和恶性肉瘤等多种实体肿瘤有明显疗效。

安科瑞是由上海三维生物开发的重组人5型腺病毒,2005年在国内被批准用于对常规放疗或放疗加化疗治疗无效,并以5-FU、顺铂化疗方案进行姑息治疗的晚期鼻咽癌患者,是全球第二款上市的溶瘤病毒产品。研究人员利用基因工程技术敲除了腺病毒中能够阻止细胞死亡的E1b蛋白,E1b缺失加速细胞裂解释放抗原和病毒致敏免疫细胞,继而对肿瘤细胞起到破坏的作用。

Imlygic是由安进开发的一款针对局部不可切除的黑色素瘤的溶瘤病毒产品,于2015年10月被美国FDA批准在美国上市。Imlygic是一个基于单纯疱疹病毒的注射型基因药物,它能够引起局部炎症,导致癌细胞的死亡。同时它所表达的人类GM-CSF蛋白能够有效地聚集树突状细胞,从而增加抗原展示,以引起周边$CD4^+$、$CD8^+T$细胞的免疫反应消灭肿瘤细胞。

Delytact是由日本第一三共和东京大学联合开发的一款针对神经胶质瘤的溶瘤病毒产品,于2021年被日本厚生劳动省批准上市,成为全球首款针对脑部肿瘤的溶瘤病毒产品。Delytact是一款基于第三代单纯疱疹病毒的注射型基因药物,通过基因工程的手段敲除了$\gamma 34.5$、ICP6、$\alpha 47$基因,这些敲除减弱了病毒性、加强了靶向性、增强了病毒复制率,溶瘤病毒的功能性和安全性有了飞跃性的提高。

近年来,由于溶瘤病毒针对实体瘤的显著疗效、靶向性等独特优势,众多生物技术企业开始研究溶瘤病毒疗法,病毒种类和给药途径呈现多样化。全球溶瘤病毒临床研究典型代表见表13-4。

表13-4 全球溶瘤病毒临床研究典型代表

药品	原研企业	在研适应证	全球研发状态
TBI-1401	犹他大学（美国）	黑色素瘤、胰腺癌	申请上市
ADV-TK	天达康生物（中国）	肝癌	III期
Virafir	Candel（美国）	胶质瘤，前列腺癌、非小细胞肺癌等	III期
BDB-201	Seven AND Eight（美国）	黑色素瘤	III期
GC^{0}070	Novartis（瑞士）	非肌层浸润性膀胱肿瘤、膀胱癌等	III期
GL-ONC1	Genelux（美国）	子宫内膜样癌、输卵管癌、卵巢癌等	III期
AN-1004	Oncolytis（加拿大）	乳腺癌、头颈部肿瘤等	III期
JX-594	SillaJen（韩国）	肝细胞癌、肝癌、胰腺癌	III期
BS^{0}01	滨会生物（中国）	转移性黑色素瘤	III期

其中，BS001注射液是全球第一个选择II型单纯疱疹病毒（HSV2）作为载体，并且进入临床研究的溶瘤病毒候选药物，也是中国第一个具有完全自主知识产权的全新型毒株。单药治疗和联合PD-1单抗治疗在临床上均有积极结果，适应证覆盖黑色素瘤、结直肠癌等多种实体瘤。

三、溶瘤病毒临床面临的挑战

尽管溶瘤病毒药物的临床研究进展不断深入，如何提高肿瘤靶向性、选择和优化载体细胞、药物安全性、抗体中和作用以及病毒扩散等技术难点仍待解决。

（1）靶向性　溶瘤病毒治疗肿瘤的关键问题在于提高肿瘤靶向性。野生型病毒对不同类型肿瘤细胞的特异性差异很大，对正常细胞也有一定靶向性；在实体瘤肿瘤微环境下，瘤内注射始终存在局限性，如何开发静脉注射高效靶向的溶瘤病毒同时保证安全性存在很大的挑战。

（2）安全性　病毒具有复杂的生物学特性，基因改造后病毒是否具有致癌性尚未得到明确验证，病毒进入人体是否会发生回复突变仍待研究。

（3）免疫原性　病毒进入人体会引发免疫应答产生抗体中和病毒，降低疗效。同时接受治疗的患者体内的免疫反应会在较短时间内清除溶瘤病毒，增加后续给药的难度。

（4）载体细胞选择　提高病毒对载体细胞的感染效率及细胞释放病毒的时间和地点非常关键。

（5）病毒的扩散　较大的原发性肿瘤会限制病毒的有效扩散，进而降低溶瘤病毒药物疗效。

（6）抗瘤能力　目前在研产品出于安全性考虑都敲除了溶瘤病毒中毒性较大的片段，但是这削弱了病毒的复制和溶瘤能力。

四、溶瘤病毒联合疗法

（一）OV联合化疗

化疗对实体瘤侵入性不足，疗效通常不佳，结合OV疗法可以显著增强抗肿瘤疗效。安科瑞联合化疗治疗头颈癌，不仅可直接在肿瘤细胞中复制导致肿瘤细胞裂解，还可增加肿瘤细胞对于放疗和化疗的敏感性，提高总有效率，而对正常人体细胞无明显的细胞毒作用；ONYX-015联合化疗治疗头颈癌，总有效率达到63%。虽然副作用较大，但未区分化疗的毒性作用。

（二）OV联合免疫疗法

OV疗法虽然能够对局部肿瘤造成杀伤，但免疫反应较弱，持续疗效通常欠佳。联合免疫疗法既可加强抗肿瘤免疫功能，也能减少单药高用量的毒性。

（三）OV联合免疫检查点抑制剂

Imlygic联合伊匹单抗治疗黑色素瘤效果显著提升，安全性总体与对照组单用伊匹单抗差别不大，是目前OV联合免疫药物最有潜力的组合之一；Imlygic还联合帕博利珠单抗治疗黑色素瘤，导致肿瘤微环境中$CD8^+$T细胞浸润增加，PD-L1表达上调。21例晚期黑色素瘤患者客观缓解率（ORR）达62%；一种表达PD-1单链抗体（scFvPD-1）的新型溶瘤单纯疱疹病毒（oHSV），可延缓两种胶质母细胞瘤小鼠模型中的肿瘤生长，并可改善免疫相关不良反应，同时在肿瘤微环境中提供局部直接免疫检查点抑制。

（四）OV联合CAR-T/TCR-T细胞治疗

编码IL-17的溶瘤腺病毒和靶向B7H3的CAR-T细胞联合，不仅促进T细胞增殖，降低T细胞凋亡，也增强B7H3-CAR T细胞在胶质母细胞瘤中的治疗效果。OV还能克服肿瘤细胞抗原丢失或异质性。有研究者设计出一种表达CD19截短体（CD19t）的溶瘤痘苗病毒，感染这种病毒后，CD19阴性的三阴性乳腺癌和胶质瘤细胞特异性表达CD19t，并能够被CD19-CAR T细胞识别和杀伤。

（五）OV联合放疗

放疗引起的细胞学改变促进病毒复制和在肿瘤之间的传播。研究发现携带钠碘转运蛋白（HNIS）的溶瘤痘苗病毒与放射性碘联合治疗三阴性乳腺癌，可增加放射性碘向病毒感染肿瘤细胞的运输，促进放射性物质扩散，最终增强对肿瘤细胞的杀伤。

（六）OV联合靶向治疗

溶瘤病毒HSV1 HF10与EGFR酪氨酸激酶抑制剂厄洛替尼联用，在胰腺癌小鼠异种移植模型中显示出优异的抗肿瘤作用。

此外，溶瘤微生物还包括微藻和真菌等，它们也可以通过直接溶解肿瘤细胞、激活免疫反应、改变肿瘤微环境等抑制肿瘤生长。微藻是一类单细胞的光合微生物，它们在生物分类上既有原核生物（如蓝藻）也有真核生物（如绿藻）。微藻主要栖息于水生环境中，通过光合作用进行能量转换和生长繁殖。与其他微生物相比，微藻具有较高的生物相容性和低毒性，使得它们在生物医学领域具有广泛的应用潜力。微藻富含维生素、色素、矿物质和抗氧剂等活性成分，这些成分不仅对人体健康有益，也为微藻在抗肿瘤治疗中的应用提供了基础。通过基因工程和生物技术的手段，可以设计和改造微藻，增强其氧气释放能力，使其能够更有效地改善肿瘤微环境的乏氧状态，从而增强放射疗法和化学疗法的效果。此外，微藻还可以被设计成肿瘤靶向递送系统，携带抗肿瘤药物或光敏剂，通过光动力疗法等方式实现肿瘤的特异性治疗。

总之，微生物疗法作为一种新兴的治疗手段，在未来的医学领域具有巨大的发展潜力和广阔的应用前景。随着对肿瘤微环境和宿主-微生物相互作用机制的深入理解，微生物疗法将更加精准地靶向肿瘤细胞，同时最小化对正常细胞的影响。通过基因编辑和合成生物学技术，可以设计出更加安全、有效的微生物株，用于特定类型的肿瘤治疗。此外，微生物疗法与其他治疗手段如免疫疗法、化疗和放疗的联合应用，有望实现协同效应，提高治疗效果。未来的研究将致力于解决微生物疗法的安全性问题、优化治疗方案，并推动其从实验室到临床的转化，为癌症患者提供更多治疗选择。

思 考 题

1. 简述微生物治疗的种类。
2. 简述溶瘤细菌的抗肿瘤效应。
3. 简述溶瘤病毒的分类及溶瘤机制。

（曹志婷）

参考文献

[1] Fan Y, Pedersen O. Gut microbiota in human metabolic health and disease[J]. Nat Rev Microbiol, 2021, 19(1): 55-71.

[2] Quraishi M N, Widlak M, Bhala N, et al. Systematic review with meta-analysis: the efficacy of faecal microbiota transplantation for the treatment of recurrent and refractory Clostridium difficile infection[J]. Aliment Pharmacol Ther, 2017, 46(5): 479-493.

[3] Ni J, Wu G D, Albenberg L, et al. Gut microbiota and IBD: causation or correlation?[J]. Nat Rev Gastroenterol Hepatol, 2017, 14(10): 573-584.

第十四章

先进给药系统工程化技术

本章学习要求

1. 掌握：脂质体、脂质纳米粒、脂肪乳和纳米晶等先进给药系统的定义、组成和特点等。
2. 熟悉：脂质体、脂质纳米粒、脂肪乳和纳米晶等先进给药系统的常用工程化制备技术，以及影响产品质量属性的关键因素。
3. 了解：脂质体、脂质纳米粒、脂肪乳和纳米晶等先进给药系统的相关上市产品。

第一节 概述

疾病治疗需求的不断升级对给药系统提出了更高的要求，也促进了给药系统新技术的发展，推动了大量基于先进给药系统的药品上市。

先进给药系统的优势体现在：克服药物体内递送过程的生理障碍，实现高效靶部位药物富集；降低药物毒副作用，提高药物安全性等。而要实现上述的优势，获得质量可控的药品，不仅要求对构建先进给药系统的药用辅料提出更高的功能化需求，而且在制备先进给药系统过程中对工程化技术也提出了特定需求。为此，本章对脂质体、脂质纳米粒、脂肪乳和纳米晶等先进给药系统的工程化技术进行介绍，为先进给药系统制备提供参考。

第二节 脂质体工业化技术

脂质体（liposome）是将药物包封于类脂质双分子层内而形成的微型泡囊体。磷脂与胆固醇是共同构成脂质体的基础物质。其中磷脂类包括天然磷脂和合成磷脂两类；胆固醇具有调节膜流动性的作用，故可称为脂质体"流动性缓冲剂"。

脂质体内部的亲水环境可以装载亲水性药物，而脂质体磷脂分子层之间的疏水空间可装载亲脂性药物。脂质体作为药物载体具有免疫原性低，能够延长药物半衰期，降低药物毒性，并且可提高药物传递效率等特点。自从脂质体被开发为药物载体以来，对脂质体的处方设计、制备工艺和结构修饰一直是脂质体药物开发和创新的研究热点。大量的新型工程化技术的应用使得脂质体稳定性差、包封率低等问题被逐渐解决，并已被应用于抗肿瘤、抗真菌、镇痛、疫苗及光动力疗法等治疗领域（表14-1）。

表14-1　EMA和美国FDA批准上市的13款专利药脂质体

商品名	原料药	上市年份	给药途径	疾病领域
Doxil/Caelyx®	盐酸多柔比星	1995（US）1996（EU）	静脉注射	抗肿瘤
DaunoXome®	柔红霉素	1996（US）	静脉注射	抗肿瘤
AmBisome®	两性霉素B	1997（US）	静脉注射	抗感染
DepoCyt/Depocyte®	阿糖胞苷	1999（US）2001（EU）	鞘内注射	淋巴瘤性脑膜炎
Myocet®	盐酸多柔比星	2000（EU）	静脉注射	抗肿瘤
Visudyne®	维替泊芬	2000（US）2000（EU）	静脉注射	湿性老年性黄斑变性
DepoDur®	硫酸吗啡	2004（US）	局部浸润	术后疼痛
Mepact®	米伐木肽	2009（EU）	静脉注射	抗肿瘤
Exparel®	布比卡因	2011（US）2020（EU）	局部浸润	术后疼痛
Marqibo®	硫酸长春新碱	2012（US）	静脉注射	抗肿瘤
Onivyde®	盐酸伊替利康	2015（US）2016（EU）	静脉注射	抗肿瘤
Vyxeos®	柔红霉素/阿糖胞苷	2017（US）2018（EU）	静脉注射	抗肿瘤
Arikayce®	硫酸阿米卡星	2018（US）2020（EU）	吸入	抗感染

注：EMA为欧洲药品管理局、EU为欧洲联盟、US为美国。

一、脂质体的工业化制备

脂质体作为一类先进给药系统，可控的工业化制备工艺是保证脂质体质量的前提，并且直接影响脂质体的安全性和有效性。在脂质体工业化生产过程中，脂质体载药技术是生产的关键过程，目前根据脂质体形成和载药过程是否在同一步骤完成，可将脂质体的载药工艺分为被动载药和主动载药。其中，被动载药技术指脂质体形成和载药过程同步完成，而主动载药技术则是先形成空白脂质体，然后再将药物荷载于脂质体中。研究表明，被动载药技术和主动载药技术均可以用于生产不同粒径、结构和功能的脂质体。

（一）被动载药技术

1. 薄膜分散法

薄膜分散法（film dispersion method）是制备脂质体的传统方法之一，该方法是先将组成脂质体的药用辅料如磷脂和胆固醇等膜材溶解在挥发性有机溶剂中，然后通过减压蒸发或其他方法去除有机溶剂，使脂质分子在器壁上形成薄膜，接着往脂质薄膜中加入亲水性水合介质如磷酸盐缓冲液，在水合过程中脂质分子自主聚集形成脂质体混悬液，最后通过高压均质、微射流、超声波分散、高速剪切或挤压通过固定孔径的滤膜等均质技术，得到较小粒径且分布均匀的脂质体。

在以上制备过程中，根据药物的溶解特性，脂溶性药物可加入有机溶剂中，在形成脂质薄膜过程实现将药物荷载于脂质体磷脂双分子层的疏水空间，而水溶性药物可溶于水合介质中，在脂质薄膜水合过程中荷载于脂质体的亲水内核。已有研究显示，相比于亲水性药物，薄膜分散法更适用于荷载脂溶性药物。

2. 溶剂注入法

溶剂注入法（solvent injection method）是将磷脂和胆固醇等膜材溶解在乙醇或乙醚等有机溶剂中作为有机相，在磁力搅拌下用注射泵将有机相注入一定体积的水相中，当有机相和水相接触时疏水性脂质分子可自组装形成脂质体，再通过超滤或减压蒸发技术等除去有机溶剂，即得脂质体混悬液，最后经过均质化技术可制备得到粒径符合要求的脂质体。溶剂注入法通常可用于工业化制备空白脂质体，或者用于制备荷载脂溶性药物脂质体。

3. 复乳法

复乳法（double emulsion method），又称二次乳化法，是将磷脂和胆固醇等膜材溶解于适量有机溶剂中并按比例加入少量水相，通过超声或剪切等乳化处理得到油包水（W/O）型乳剂，然后再将上述乳剂加入到大量水相中，并进行二次乳化，得到水包油包水（W/O/W）型乳剂，最后通过减压蒸发去除多余的有机溶剂，即得脂质体。

在脂质体工业化生产中，复乳法已被用于制备多囊脂质体。如美国Pacira Pharmaceuticals公司开发的多囊脂质体制备技术专利——Depofoam技术就是采用复乳法。目前，该技术已经成功应用于多个上市脂质体，如阿糖胞苷脂质体注射液、硫酸吗啡缓释脂质体注射液、布比卡因脂质体注射液等。由复乳法制备的多囊脂质体包含了大量以蜂窝状形式排列的小脂质体，而药物存在于每个小脂质体中。多囊脂质体适合作为水溶性药物的缓释载体，局部注射后，伴随着多囊脂质体的逐步塌陷和小脂质体间融合，药物缓慢释放，通过调整脂质体的组成、粒径等，可以控制药物的释放速率，实现平稳和长效释药的目的。

4. 逆向蒸发法

逆向蒸发法（reverse evaporation method）是在制备过程中将磷脂和胆固醇等膜材溶于有机溶剂，加入待包封药物水溶液并进行短时超声，直到形成油包水型乳剂，再经减压蒸发除去有机溶剂直至达到凝胶态，然后加入缓冲液，经旋转水合使器壁上的凝胶脱落，在减压条件下继续蒸发，得到脂质体混悬液。逆向蒸发法适合包封水溶性药物及大分子生物活性物质，通常未包入的药物可采用凝胶色谱或超速离心法除去，从而获得载药脂质体。

5. 冷冻干燥法

冷冻干燥法（freeze-drying method）是将磷脂和胆固醇等膜材分散于水性介质中，加入支持剂混合均匀，经超声处理和冻干后获得呈蜂窝状物料，然后再将干燥物料分散到含药物的水性介质中，即得脂质体。本方法适用于制备热不稳定药物脂质体。

6. 喷雾干燥法

喷雾干燥法（spray drying method）是将磷脂和胆固醇等膜材溶解于有机溶剂中，经喷雾干燥即得两者混合粉末，然后加入适量缓冲液水化，可得到脂质体。喷雾干燥法通常适用于饱和磷脂，而不适用于天然磷脂。

（二）主动载药技术

主动载药技术是先制备空白脂质体，然后再将药物载于脂质体中。通常主动载药法是利用脂质体内外水相的pH梯度或离子梯度，使水溶性或两亲性药物主动跨过脂质分子层进入脂质体内部水相中，从而实现药物荷载。目前，在工业化生产脂质体过程中常采用的主动载药技术包括pH梯度法、硫酸铵梯度法、醋酸钙梯度法、蔗糖八硫酸酯盐梯度法等，适用于制备包封弱碱性和弱酸性药物脂质体。

1. pH梯度法

pH梯度法（pH-gradient method）制备脂质体的关键在于构建脂质体膜内外pH梯度。首先，空白脂质体的制备可根据需求选择易于工业化生产技术，如薄膜分散法或乙醇注入法等，且在制备空白脂质体过程时所用的水化介质应采用内水相缓冲液，然后采用适合的方法调整空白脂质体外水相pH，从而造成脂质体膜内外pH梯度。其次，为实现最大化载药，根据弱酸性或弱碱性药物在不同介质中的解离不同，空白脂质体外水相pH还需满足对待包封药物具有良好的溶解作用，且确保待包封药物存在足量的非解离形式，以便在载药过程中药物可有效跨过磷脂双分子层，并在内水相中解离为离子形式而被包封。因此，对于pH梯度法，筛选合适的内、外水相缓冲液是构建脂质体膜内外pH梯度的关键实验。

2. 硫酸铵梯度法

硫酸铵梯度法（ammonium sulfate gradient method）是利用化学平衡移动原理设计的一种主动载药法。该法选择适当浓度的硫酸铵溶液来制备空白脂质体，使脂质体内水相包封硫酸铵溶液，然后经透析除去外水相中的硫酸铵分子，从而形成硫酸铵梯度。脂质体内水相中的硫酸铵分子发生解离形成铵离子（NH_4^+），并可进一步解离成为氨分子（NH_3）和氢离子（H^+）。由于NH_3的跨膜速率和渗透系数远远大于硫酸根（SO_4^{2-}），所以NH_3分子可跨膜离开脂质体内水相扩散到脂质体外水相中。随着NH_3分子向外扩散，脂质体的内水相中开始积累相应量的H^+，进而在脂质体内外建立pH梯度。根据膜内外离子平衡原理，可促使存在于外水相的分子态弱碱性药物逆梯度跨膜进入脂质体内水相中，并形成解离型分子而包封于内水相。此外，盐酸多柔比星等弱碱性药物还可以与脂质体内水相中的SO_4^{2-}成难溶性盐，跨膜能力更低，包封率更高，因此该技术也被用于工业化制备多柔比星脂质体。

3. 醋酸钙梯度法

醋酸钙梯度法（calcium acetate gradient method）也是通过调整内外水相pH来制备载药脂质体的一种主动载药法。空白脂质体内水相的醋酸钙分子可形成游离醋酸，由于醋酸的跨膜能力远大于钙离子，钙离子保留在脂质体内部，弱酸性药物进入脂质体内水相后可形成解离型分子而累积于脂质体内，因此可持续驱动弱酸性药物向内水相聚集，从而实现高效包封。

4. 蔗糖八硫酸酯盐梯度法

在制备阿糖胞苷/柔红霉素复方脂质体（Vyxeos®）中，脂质体内水相为葡萄糖酸铜，阿糖胞苷在葡萄糖酸铜缓冲液中被动地进入内水相，而柔红霉素则通过葡萄糖酸铜产生的梯度差，跨膜后与 Cu^{2+} 络合主动包载于内水相。此外，伊立替康脂质体（Onivyde®）的制备工艺与盐酸多柔比星脂质体（Doxil®）工艺类似，先使用乙醇注入法制备空白脂质体，然后利用主动载药将盐酸伊立替康包载于内水相，而不同之处在于 Onivyde 采用蔗糖八硫酸酯盐梯度载体，原因在于蔗糖八硫酸酯盐部分具有高价负电性，伊立替康与蔗糖八硫酸酯盐形成的复合物更稳定，因此具有更高的载药效率和稳定性。

二、难点与展望

脂质体作为复杂制剂，目前小试制备不同性能的载药脂质体较易实现，但用于工业化生产脂质体的技术却进展缓慢，一方面脂质体生产工艺的复杂性和脂质体微纳结构的特性使过程化参数的获取和分析难以实时进行，因此不利于对生产过程的影响因素如机械力或者化学压力等进行深入研究，难以形成系统性理论。另一方面，由于药物性质的差异，脂质体工业化生产线设备需大量定制，因此也一定程度制约了脂质体产品的开发和仿制。为此，基于现有的脂质体工业化生产技术开展深入的基础研究和应用基础，将推动脂质体工业化生产技术的发展。

第三节　脂质纳米粒工业化技术

脂质纳米粒（lipid nanoparticle，LNP）是一种具有均匀脂质核心的脂质囊泡，自从 2018 年第一个基于 LNP 技术递送 siRNA 产品 Onpattro® 成功批准上市以来，LNP 技术已被广泛用作核酸药物的高效递送载体，并在核酸疫苗开发获得前所未有的关注度。LNP 通常由四种成分所组成，包括：可离子化脂质、胆固醇、聚乙二醇（polyethylene glycol，PEG）化脂质和辅助磷脂。其中，可离子化脂质在生理环境下呈现中性而体现出较高安全性，在酸性缓冲介质中可离子化脂质带正电荷可捕获负电性核酸药物并形成 LNP，实现高效荷载核酸药物。另外，当 LNP 进入到细胞后可离子化脂质可促进 LNP 在酸性内体中发生膜融合作用，从而将核酸药物释放至胞质内并发挥生物活性。胆固醇则有助于填充 LNP 脂质之间的空隙，从而提高 LNP 稳定性和促进膜融合作用。PEG 脂质成分有助于控制和维持颗粒粒径，延长循环时间。LNP 配方中的辅助磷脂如 DSPC 和 DOPE 等可提高 LNP 结构稳定性，以及在生产和长期存储期间的稳定性。通过优化制备 LNP 的处方和工艺，可获得多功能的 LNP 核酸药物，实现靶向特定组织和细胞，从而显著提高核酸药物的安全性和有效性。现以 LNP 荷载 mRNA（mRNA-LNP）为例阐述 LNP 工业化生产技术，具体工艺包括：mRNA 原液复融、mRNA 的包封、超滤纯化、除菌过滤、无菌灌装以及包装储存运输等单元操作。

一、脂质纳米粒工业化制备

（一）mRNA 原液复融和脂质溶解

mRNA 稳定性差，mRNA 原液需经冷冻储存或运输，因而 mRNA 复融工艺对保持 mRNA 的结构稳定性至关重要。目前，mRNA 的复融设备与质粒 DNA 原液复融设备类似，然而需要注意的是 mRNA 分子的稳定性要远低于质粒 DNA，复融过程中需要避免重结晶而导致的mRNA失活。因此，需采取合适的复融设备，目前行业内mRNA原液复融仍以水浴/空气浴为主，而复融后的mRNA原液需加入一定量的缓冲液。研究表明，不同的缓冲液对mRNA-LNP的关键质量属性会产生显著影响，因此对于缓冲液的使用应在mRNA制剂工艺设计中加以考虑。此外，生产过程中mRNA的任何变化（如序列、长度或二级结构等）可能对mRNA-LNP的关键质量属性（如粒径大小和分布、形态以及表面特性）产生影响，因此保证mRNA水相一致性是生产符合标准mRNA-LNP的前提。

对于mRNA-LNP处方中的脂质成分，目前工业生产过程均采用乙醇为溶剂来溶解，从而获得有机相。研究表明，各脂质成分比例的细微差异都可能会影响mRNA-LNP的理化属性，如形态、粒径大小、表面电荷及包封效果等，因此最终会导致药效和安全性的差异。

（二）mRNA包封

良好的mRNA包封工艺是制备稳定、均一、收率高mRNA-LNP的关键，同时也是避免mRNA被RNA酶降解、有效递送至靶点、穿过细胞膜并在胞内释放以及发挥生物活性的保证。目前，上市mRNA-LNP的包封工艺均采用微流控技术。微流控技术是指基于微观尺度下，在几十至几百微米的通道内处理或操纵微小流体的一种技术。在微流控混合技术的选择上，工业常使用冲击式射流混合法，即将mRNA-LNP处方中的脂质成分与mRNA分别溶解在乙醇和缓冲介质中，获得有机相和水相，利用高压泵将两相溶液注入制备系统的两条入口通道，通过两相在腔体中进行对冲，利用流体动力学让mRNA-LNP处方各个组分充分地混合，完成mRNA-LNP的制备。该方法相对简便快速，条件温和，同时容易实现生产放大。通常在制备mRNA-LNP过程中，两相溶液总流速和流量比是影响混合效果的重要工艺参数，直接影响mRNA-LNP的粒径、电荷和包封率等关键质量属性，因此需严格控制上述工艺条件才可获得质量可控的mRNA-LNP。

（三）超滤纯化

mRNA包封后需要去除未包封的mRNA、有机溶剂、脂质材料等，并调整mRNA-LNP浓度、置换溶剂缓冲体系、调节pH值等，此步骤通常通过切向流过滤来实现。切向流过滤是一种压力驱动的，根据分子尺寸大小的膜分离过程，常用于对生物药物进行的纯化、浓缩以及缓冲液置换。与直流过滤相比，切向流过滤的料液并非通过单一通路通过滤膜，而是通过多次再循环的方式切向通过滤膜表面，比膜截留分子量大的成分得到了保留，然而小分子和缓冲液通过了膜。这种切向循环流动而形成冲扫作用可降低被截留成分在膜表面的积聚，提高单位膜表面积的处理能力。基于膜结构设计，常见的切向流过滤方式可分为中空纤维过滤和平板膜包过滤两种形式。其中，中空纤维过滤的液流处于一种接近温和层流的状态，更有利于保护产品的结构完整性，而平板膜包过滤可耐受更高操作压力，具有更高通量。通常，影响切向流过滤的因素包括膜材质、截留分子量、泵驱动形式、管路设计等配置，以及跨膜压、剪切力等过程参数。因此，选择超滤纯化工艺时需充分考虑样品稳定性和产率，选择最合适的切向流技术，从而获得质量属性稳定的mRNA-LNP。

（四）除菌过滤

为保持mRNA的生物活性，mRNA-LNP一般采用0.22 μm过滤器以截留细菌等微生物污染物，以确保终产品的无菌性。目前，mRNA-LNP除菌过滤操作可采用现有的成熟技术，所选用的过滤器包括囊式滤器或套筒式滤器,而常见滤膜材质有聚醚砜、聚偏二氟乙烯等。

(五) 无菌灌装

以mRNA-LNP疫苗无菌灌装为例,目前所用mRNA-LNP疫苗包装容器为西林瓶,在工业化生产过程中可按照西林瓶无菌灌装技术进行。由于该灌装过程为开放式操作过程,需对影响产品无菌性的因素进行充分考量。

(六) 包装储存运输

由于mRNA-LNP产品的特殊性,目前mRNA-LNP的储存方式为冷冻储存,因此在整个储存和运输过程均需要对温度进行监测,防止因温度偏差而出现产品质量问题,从而确保mRNA-LNP的安全性和有效性。

二、难点与展望

LNP技术的出现极大促进核酸药物临床转化和应用。目前,LNP工业化技术仍处于不断探索和更新阶段,限制LNP工业化的核心因素包括:新型可离子化脂质材料的设计和规模制备、新型核酸药物的设计和规模制备、新型生产设备的开发和改造以及新型包封工艺和储存运输技术的开发等。为此,要获得产品质量稳定、对冷冻储存和运输的要求低,且更利于流通和临床应用核酸药物,需在原辅料、配方体系、生产设备以及制备工艺上获得突破,从而进一步完善LNP技术平台。

第四节　脂肪乳工业化技术

乳剂是指两种互不相溶的液体,其中一相液体以液滴状态分散在另一相液体中所形成的非均相分散体系。通常一相是水或水溶液,用水相(W)表示;另一相是与水不相溶的有机溶剂,用油相(O)表示。形成液滴状态的液体称为分散相、内相或非连续相。另一相液体则称为分散介质、外相或连续相。乳剂通常为热力学和动力学不稳定体系。为了得到稳定的乳剂,除水相、油相外,还必须加入第三种物质——乳化剂。

脂肪乳剂,简称为脂肪乳,是指将药物溶于脂肪油、植物油中作为油相,以磷脂为乳化剂使油相分散于水相中,并经进一步乳化形成的微粒分散体系。1962年非含药营养型脂肪乳Intralipid实现工业化生产并在瑞典上市,用作营养补充剂。随后,脂肪乳被用于难溶性药物载体,即载药脂肪乳,而载药脂肪乳其处方组成与营养型脂肪乳基本一致。目前,已上市的载药脂肪乳所荷载的药物包括前列地尔、地塞米松棕榈酸酯、地西泮、丙泊酚、依托咪酯、氟比洛芬酯、氯维地平和阿瑞匹坦等,具有广泛的临床应用前景(表14-2)。

表14-2　已上市的部分载药脂肪乳

商品名	药物	油相	乳化剂	国内上市年份
Liple®	前列地尔	大豆油	PC/油酸	1998
Diprivan®	丙泊酚	大豆油	蛋黄卵磷脂	1999

续表

商品名	药物	油相	乳化剂	国内上市年份
Etomidaat-Lipuro®	依托咪酯	大豆油/MCT	蛋黄卵磷脂/油酸钠	2002
Diazepam-Lipuro®	地西泮	大豆油/MCT	蛋黄卵磷脂/油酸钠	2002
Lipo-NSAID®	氟比洛芬酯	大豆油	蛋黄卵磷脂	2004
Vitalipide®	维生素A、维生素D_2、维生素E、维生素K_1	大豆油	蛋黄卵磷脂	2005
Limethason®	地塞米松棕榈酸酯	大豆油	蛋黄卵磷脂	2010
ALYPROST®	前列地尔	大豆油	磷脂酰甘油	2010
Propofol MCT®	丙泊酚	大豆油/MCT	蛋黄卵磷脂/油酸	2013
Cinvanti®	阿瑞匹坦	大豆油	蛋黄卵磷脂/油酸钠	2021

注：MCT为中链甘油三酯（median chain triglyceride）。

一、脂肪乳制备工艺

脂肪乳的制备核心过程需利用外加能量对油相和水相进行混合乳化。根据外加能量的来源，可将脂肪乳的制备技术分为高能乳化法和低能乳化法。工业上一般使用高能乳化法，主要包括高压均质法和高压微射流法。

（一）高压均质法

高压均质法（high pressure homogenization method）是最常见工业化脂质乳制备技术。通常油水两相混合后需采用高速剪切技术先制备具有一定流动性的初乳，然后再利用高压均质机的高压泵将初乳泵入均质阀中，此过程初乳获得高流速，在经过狭小均质阀导出过程中初乳产生强烈的剪切力、碰撞力等强作用，从而导致初乳粒径变小。在生产过程中，脂肪乳的乳滴粒径及其分布可通过改变均质压力、均质时间或均质次数加以控制。

（二）高压微射流法

高压微射流法（high pressure micro-jet method）是一种新型的纳米制剂制备技术，具有能在不破坏药物活性成分情况下获得理想的粒径大小和粒度分布的优点。高压微射流装备采用的是动态高压微射流复合物理粉碎原理，利用液压泵或动力电机使流体产生稳定高压，并高速进入微射流金刚石交互容腔内（Y型或Z型），在交互容腔内的微孔道中流体进行强烈的高速撞击、高速剪切，然后进入辅助容腔内使压力快速降低。在整个处理过程中，流体受到的作用包含高速撞击、高剪切力、空穴作用、高频振动等，从而达到粉碎的目的。通常，影响高压微射流技术的粒径大小和粒度分布的因素主要有：处理压力、循环次数、制剂性质以及表面活性剂或者稳定剂等。高压微射流技术作为一种纳米级分散处理技术，用于制备脂肪乳时乳液所接受能量均匀，因此乳滴粒径分布更加均一，易于线性放大。

二、脂肪乳的工业生产流程

工业生产中脂肪乳的流程可以分为：初乳准备阶段、均质阶段、干乳制备阶段和灌装阶段。

1. 初乳准备阶段

水相和油相按照一定比例进入乳化机进行乳化，乳化机出料至配制有剪切设备的乳化罐，进行进一步的乳化操作。根据产品特性和取样结果，可以通过管线设备对初乳罐的物料进行循环多次乳化，保证产品质量。

2. 均质阶段

乳化罐样品经取样检测确认乳化合格后，乳化罐内的初乳液通过管线进入高压均质机或高压微射流法进行均质操作，均质完成的乳剂进入周转罐。一般工业配备两个周转罐，满足产品的多次均质需求。均质完成后得到粒径分布均匀的脂肪乳，进入成品罐。均质过程是整个工艺中决定最终脂肪乳质量的关键步骤。乳滴越小，乳剂就越稳定。通过调整均质次数及压力可以改变乳滴的粒径使其在期望范围内。

3. 干乳制备阶段

部分乳剂可以通过冷冻干燥法、喷雾干燥法、减压蒸馏法等形成干乳剂，其中冷冻干燥法在注射给药中应用最多。干乳剂可以减少脂肪乳在后续灭菌、贮存和运输过程中易发生分层、破裂，或药物易降解等问题。

4. 灌装阶段

根据药物特性与脂肪乳形态采用合适的灭菌方法或无菌灌装方式。工业上常使用旋转灭菌柜对脂肪乳进行灭菌。

三、难点与展望

脂肪乳的工业生产工艺较成熟，且能够耐受高压蒸汽灭菌，因此脂肪乳作为难溶性药物递送系统的应用前景十分广阔。由于脂肪乳是热力学和动力学均不稳定体系，处方和工艺的微小变化对产品质量属性影响显著，因此仍难以获得普适性的工业生产技术，不同药物间的制备工艺仍存在较大差异。对脂肪乳研究的不断深入以及辅料和制剂设备的不断发展，同时对工程设计中相关细节的深入探究，将对脂肪乳生产工艺发展具有推动作用。

第五节　纳米晶工业化技术

纳米晶体药物是指将原料药直接微粉化处理至纳米级的药物颗粒，仅含活性成分和稳定剂，稳定剂的作用是减少药物晶体的聚集，提高产品的稳定性。纳米晶体药物不严格局限于药物颗粒的结晶形式，根据生产技术的不同，将药物微晶加工成药物纳米颗粒可能会产生无定形产品。所以，晶体状态的纳米药物颗粒和无定形状态的纳米药物颗粒，统称为纳米晶（nanocrystalline）。纳米晶通过将药物纳米化增加比表面积和增加饱和溶解度，从而提高难溶性药物的溶出速率和生物利用度。目前，国外上市纳米晶产品主要有：醋酸甲地孕酮口服混悬液（Megace ES）、非诺贝特片剂（TriCor）、帕利哌酮注射混悬剂（Invega Hafyera）、眼用奈帕芬胺混悬液（Ilevro）及美洛昔康纳米混悬液（Anjeso）等。

一、纳米晶工业化制备

纳米晶的制备方法通常分为三大类：第一类是直接将药物颗粒减小至纳米级颗粒的方法，又称为Top-down法，包括介质研磨法、高压均质法等；第二类是从药物的过饱和溶液中沉淀出药物纳米晶体，又称为Bottom-up法，如溶剂-反溶剂沉淀法、超临界流体法、溶剂蒸发法和喷雾干燥法等；第三类结合法，是Top-down法和Bottom-up法结合起来制备纳米晶体。

(一) Top-down法

1. 介质研磨法

介质研磨法（medium grinding method）是纳米晶的第一代制备技术，分为干法研磨和湿法研磨两种，工业上主要采用湿法介质研磨。湿法介质研磨法是将研磨介质（瓷球、玻璃球、氧化锆珠或钢球）、分散介质（通常为水）、稳定剂和药物装入研磨室中，高速转动使药物、研磨介质和器壁相互碰撞，产生持续且强烈的撞击力和剪切力，为药物颗粒微粉化提供所需能量，从而制得纳米晶。纳米晶的粒度大小取决于研磨时间、表面活性剂含量、药物硬度、黏度、温度、能量输入、研磨介质的尺寸等因素。此外，纳米晶的粒度分布主要受研磨珠的数量、尺寸和研磨的温度影响。通常，增加研磨珠数量会增加药物碰撞的概率，但同时又会因静电作用的存在使粒子聚集。研磨珠的粒径越小，彼此间的空隙就越小，因此粒径越小的研磨珠制备的纳米晶粒径就更小。目前，介质研磨法已被广泛用于口服给药的药物纳米晶生产。如Rapamune®片剂中的西罗莫司纳米晶和Emend®片剂中的阿瑞匹坦纳米晶均采用介质研磨法制备，上述两种药物纳米晶可有效提高药物的生物利用度，且与传统剂型相比使用更便捷。此外，美洛昔康纳米混悬液（Anjeso®）也是采用介质研磨法制备得到的注射用镇痛药物。介质研磨法适用于在水和非水溶剂均不溶的药物，制备工艺简单，成本低，适合大规模生产，但也存在着一些问题，如研磨过程漫长，批量制备受限于设备容量，研磨过程中研磨珠的碎屑可能掉落，污染产品等。

2. 高压均质法

高压均质法（high pressure homogenization method）是一种将物料通过高压力和高速率旋转达到粉碎、均质和混合的技术，可分为微射流技术（micro-jet technology）和活塞-裂隙均质技术（piston-fracture homogenization technology）。微射流技术是通过高压喷射液体，使药物混悬液快速通过均质室，在管道内反复改变方向，形成空穴效应、撞击效应和剪切效应，减小药物微粒粒径。活塞-裂隙均质技术是使用活塞间隙均质器进行均质化，药物混悬液经活塞推进高速穿过狭小的均质裂隙，因此受到强大的剪切力、冲击力作用而被粉碎。同时，在狭小的均质裂隙内流体速率和动压力随管径的进一步减小而急剧增加，裂隙中静压力低于室温下水的蒸气压，促进间隙中液体沸腾形成气泡并形成强大的压力波，当混悬液离开裂隙时，静压力增加至正常大气压，水停止沸腾并且气泡破裂产生空化力，进一步促进药物颗粒破碎。高压均质法制备的纳米晶粒径主要受到均质压力和均质次数的影响。压力越大，流体在狭缝处的流速就越大，产生能量越高，粒径就越小。但是，并非所有的药物都能在高压力下实现粒子的破裂，有的药物需要增加均质次数来反复均质，所以要根据药物的硬度和性质来设置具体的工艺参数。通常，均质次数越多，粒子分布范围越窄。高压均质法低成本、技术简单，已被用于生产不同的纳米晶产品，且该工艺容易从实验室规模转化为大规模生产规模，如抗精神病药棕榈酸帕利哌酮缓释注射液（Invega Sustenna®）和降脂药非诺贝特片剂（TriGlide®）均采用高压均质技术制备纳米晶。

（二）Bottom-up 法

1. 溶剂-反溶剂沉淀法

溶剂-反溶剂沉淀法（solvent-antisolvent precipitation method）是将药物溶液（溶解于与水互溶的有机溶剂）和反溶剂（通常为水或者水性介质）充分混合，形成水相过饱和溶液，使药物成核并沉淀，最终形成纳米级药物晶体。

最早应用于工业化生产的溶剂-反溶剂沉淀法是 Hydrosols 技术和 NanoMorph 技术，两种技术的差异在于药物晶体存在的形式不同。Hydrosols 技术是最早利用沉淀原理制备纳米晶的水溶胶方法，其过程是将药物溶解在溶剂中，再加入到非溶剂中形成分散的药物纳米晶体。NanoMorph 技术是用于制备无定型纳米晶体的方法，将药物溶解于能与水混溶的溶剂中，再沉淀在含聚合物的水溶液中形成纳米晶，溶液中的聚合物能限制晶体的生长和聚集。影响溶剂-反溶剂沉淀法的因素很多，包括两相溶剂混合和药物沉淀时间、药物浓度、有机相与水相的比例、表面活性剂的浓度和溶解特性等。第一款纳米晶药物 Gris-PEG（灰黄霉素超微晶体缓释片）采用沉淀法制备灰黄霉素纳米晶。溶剂-反溶剂沉淀法制备过程简单，但需使用有机溶剂，存在溶剂残留风险，并且沉淀后的晶体再分散性、规模放大效应和样品稳定性均存在一定难度。

2. 喷雾干燥法和溶剂蒸发法

喷雾干燥法（spray drying method）和溶剂蒸发法（solvent evaporation method）是利用物理方法除去药物溶液中的溶剂，使药物结晶形成纳米晶体的一种技术。喷雾干燥技术广泛应用于纳米晶体的生产，其中涉及流体在热的干燥气体中经雾化器雾化，雾化流速、雾化器直径、流体特性和设备都影响着纳米晶的粒径和形态。冷冻干燥是另一种蒸发溶剂制备纳米晶体的技术。该方法将有机溶剂溶解的药物与冻干保护剂的反溶剂混合，混合溶液快速冷冻并干燥，在冷冻或者干燥的过程中药物结晶，冻干保护剂的含量和冷冻速率是药物结晶的关键参数。冻干保护剂含量较高时，药物结晶发生在冷冻阶段；冻干保护剂含量较低时，药物结晶发生在干燥阶段。该方法的缺点是纳米晶体的粒径均一度较差，并且需要优化参数才能实现对粒径的精准控制。

（三）结合法

介质研磨法、高压均质法和沉淀法是药物纳米混悬液的三种主要制备方法，但是单独使用一种方法难以有效降低药物粒径，达到预期要求，因此通常需将多种制备方法联合应用，即结合法，以获得理想的粒径、分散性和稳定性。如 NanoEdge 技术由沉淀法和高压均质法结合而成，操作时先将药物溶解在有机溶剂中，再与水性溶剂混合，因药物在水性溶剂中溶解度低而形成亚稳定晶型或无定型沉淀，之后将形成的药物沉淀利用高压均质法等高能技术增强其结晶度并降低粒径，从而形成更加稳定结构。和其他沉淀法一样，有机溶剂在混悬液中的残留是该方法其最明显的缺点。

二、难点与展望

目前，基于纳米晶技术上市的产品已有 20 多种，其适应证包括镇痛、精神分裂、抗真菌、抗炎等领域。将药物通过纳米晶技术处理后，不仅可提高难溶性药物口服生物利用度，还可用于制备高载药量的静脉注射型制剂和长效缓释制剂，是提高药物成药性的有效方法。

尽管纳米晶工业化技术较为成熟且易于工业化生产，但药物纳米晶仍是亚微米的胶体分散体系，同样存在着热力学和动力学不稳定性，因此对纳米晶工业化技术深入研究，解决生产过程的粒径控制和有机溶剂残留等关键问题将推动纳米晶药物的进一步发展。

思 考 题

1. 简述工业化生产中pH梯度法载药技术的基本原理和过程。
2. 简述工业化生产中硫酸铵梯度法载药技术的基本原理和过程。
3. LNP工业化技术的基本单元操作有哪些？
4. LNP的工业化技术有哪些优势和劣势？
5. mRNA-LNP的未来发展方向是什么？
6. 脂肪乳的均质工艺有哪些方法？各有什么优缺点？
7. 简述纳米晶药物的常用制备方法和原理。

（苏志桂）

参考文献

[1] 吴正红, 周建平. 工业药剂学[M]. 北京: 化学工业出版社, 2021.

[2] 平其能, 屠锡德, 张钧寿, 等. 药剂学[M]. 北京: 人民卫生出版社, 2013.

[3] 国家药典委员会, 中华人民共和国药典[M]. 2020年版. 北京: 中国医药科技出版社, 2020.

[4] Petersen G H, Alzghari S K, Chee W, et al. Meta-analysis of clinical and preclinical studies comparing the anticancer efficacy of liposomal versus conventional non-liposomal doxorubicin[J]. J Control Release, 2016, 232: 255-264.

[5] Nieto J, Alvar J, Rodríguez C, et al. Comparison of conventional and lipid emulsion formulations of amphotericin B: Pharmacokinetics and toxicokinetics in dogs[J]. Research in veterinary science, 2018, 117: 125-132.

[6] Eygeris Y, Gupya M, Kim J, et al. Chemistry of lipid nanoparticles for RNA delivery[J]. Accounts of Chemical Research, 2022, 55(1): 2-12.

[7] Hou X O, Zaks T, Langer R, et al. Lipid nanoparticles for mRNA delivery[J]. Nature Reviews Materials, 2021, 6(12): 1078-1094.

[8] Ajinc A, Maier M A, Manoharan M, et al. The Onpattro story and the clinical translation of nanomedicines containing nucleic acid-based drugs[J]. Nat Nanotechnol, 2019, 14(12): 1084-1087.

[9] Luozhong S, Yuan Z, Sarmiento T, et al. Phosphatidylserine lipid nanoparticles promote systemic RNA delivery to secondary lymphoid organs[J]. Nano Lett, 2022, 22(20): 8304-8311.

[10] Xie W, Chen B, Wong J. Evolution of the market for mRNA technology[J]. Nat Rev Drug Discov, 2021, 20(10): 735-736.

[11] Sato Y, Okabe N, Note Y, et al. Hydrophobic scaffolds of pH-sensitive cationic lipids contribute to

[12] Nakamura K, Aihara K, Ishida T. Importance of process parameters influencing the mean diameters of siRNA-Containing lipid nanoparticles (LNPs) on the in vitro activity of prepared LNPs[J]. Biol Pharm Bull, 2022, 45(4): 497-507.

[13] Boisrame-Helms J, Toti F, Hasselmann M, et al, Lipid emulsions for parenteral nutrition in critical illness[J]. Prog Lipid Res, 2015, 60: 1-16.

[14] Hui M Q, Mi Y N, Ma Y F, et al, Preparation and evaluation of lipid emulsion containing 13 vitamins for injection without anaphylactoid reactions[J]. Int J Nanomedicine, 2021, 16: 3317-3327.

[15] Driscoll D F, Pharmaceutical and clinical aspects of lipid injectable emulsions[J]. JPEN J Parenter Enteral Nutr, 2017, 41 (1): 125-134.

[16] Fontana F, Figueiredo P, Zhang P, et al. Production of pure drug nanocrystals and nano co-crystals by confinement methods[J]. Adv Drug Deliver Rev, 2018, 131: 3-21.

[17] Arzi R S, Sosnik A. Electrohydrodynamic atomization and spray-drying for the production of pure drug nanocrystals and co-crystals[J]. Adv Drug Deliver Rev, 2018, 131: 79-100.

Note: The text starting with "miscibility with phospholipids and improve the efficiency of delivering short interfering RNA by small-sized lipid nanoparticles[J]. Acta Biomater, 2020, 102: 341-350." appears at the top, being the continuation of reference [11] from the previous page.

第十五章

先进给药系统体内过程

本章学习要求

1. 掌握：药物通过生物膜的转运机制，以及药物转运体与药物体内过程；各种给药方式的吸收途径，及其影响因素；药物代谢的基本概念和影响药物代谢的因素。
2. 熟悉：药物分布过程，以及药物排泄的过程及特点。
3. 了解：药物吸收、分布、代谢和排泄的研究策略。

第一节 概述

药物经不同的给药途径进入体内后会经过吸收（absorption）、分布（distribution）、代谢（metabolism）及排泄（excretion）等环节，这些过程与药物的分子结构特征、制剂特征和机体的生理特征有关，三者结合最终决定药物的体内过程及其疗效。

吸收是指药物从用药部位进入体循环的过程；分布是指药物进入体循环后向各组织、器官或体液转运的过程；药物在吸收及进入体循环后，经肠道菌群或体内酶系统的作用，结构发生转变的过程称为代谢或生物转化；药物及其代谢物排出体外的过程称为排泄；以上过程通常简称为 ADME 过程。药物的 ADME 过程常常涉及药物的多重跨膜转运，药物转运体是介导该过程的重要分子载体。本章在简要阐述药物的跨膜转运机制、药物转运体及其作用和药物代谢机制的基础上，分别对药物的吸收、分布、代谢和排泄的过程及其常见体内、体外研究策略进行介绍。

一、生物膜的结构与药物跨膜转运机制

细胞膜是细胞表面包裹着的一层极薄的膜，使细胞内的生命物质与外部环境隔离开来。除细胞膜外，在真核细胞中还有构成各种细胞器的膜，称为细胞内膜。细胞膜和细胞内膜统称为生物膜（biological membrane，biomembrane）。生物膜的结构主要是由脂膜和脂蛋白等

相互作用，以非共价键方式相互缔合而成的脂双层结构。膜脂分子均为两亲性分子，即都有亲水性末端和疏水性末端，排列呈连续的双层结构。膜蛋白是生物膜执行功能的物质基础，其功能主要包括物质转运、催化代谢、细胞运动、细胞连接、信号转导和支持保护等。生物膜具有流动性、不对称性和半透性的特质。药物通过生物膜的过程称为膜转运（membrane transport），药物在体内的吸收、分布、代谢和排泄的过程中均涉及级联的膜转运过程。

药物的跨膜转运按照驱动力和转运机制可分为被动转运（passive transport）、主动转运（active transport）和膜动转运（cytosis）。

被动转运是在膜两侧存在药物浓度差或电位差，以电化学势能差为驱动力，将药物从高浓度侧转运到低浓度侧，它包括简单扩散（simple diffusion）和促进扩散（facilitated diffusion）。简单扩散也称为单纯扩散，是药物跨膜转运的主要方式，包括跨细胞脂质途径、亲水通道途径和细胞间膜孔途径。促进扩散亦称易化扩散，是药物在细胞膜上转运体的帮助下，由高浓度侧向低浓度侧跨膜转运的过程。

主动转运是药物由膜上转运体介导，逆浓度梯度或电化学梯度差，从低浓度侧向高浓度侧转运的过程；一些生命必需的营养物质和有机酸碱等弱电解质的离子型等均是以主动转运方式通过细胞膜。包括原发性主动转运（直接利用细胞内代谢的能量ATP）和继发性主动转运（间接利用细胞代谢的能量）。

膜动转运是利用膜流动性来进行转运，也就是膜可以主动变形将某些物质摄入细胞内或从细胞内释放到细胞外的过程，包括入胞作用（endocytosis）和出胞作用（exocytosis）。具体作用过程是，物质借助于细胞膜上某些蛋白质的特殊亲和力而附着于细胞上，通过细胞膜的内陷形成小泡，包裹药物的小泡逐渐与细胞膜表面断离而将物质摄入细胞的转运过程，称为入胞作用或内吞作用。与入胞作用相反，某些大分子物质通过形成小泡从细胞内部转移至细胞表面，小泡的膜与细胞膜融合从而将物质排出细胞的转运过程，称为出胞作用或胞吐作用。

二、药物转运体及其作用

转运体，又称膜转运体（membrane transporter），是一类镶嵌型膜蛋白，它将物质从膜的一侧转运到另一侧。按照转运时是否需要转运体，又可分为转运体介导的转运和非转运体介导的转运。

转运体能识别并转运其生理学底物或内源性底物，例如转运糖、氨基酸、核苷酸和维生素等营养物质进出细胞。转运体还能识别与其生理学底物结构相似的外源性物质，包括药物、环境中的毒物和有害异物，其中将介导药物跨膜转运的转运体称为药物转运体（drug transporter）。

根据转运底物穿越细胞膜方向的不同，可将药物转运体分为内流型药物转运体（influx drug transporter）和外排型药物转运体（efflux drug transporter）。内流型药物转运体是将底物转运进入细胞的转运体，包括寡肽转运体、L-氨基酸转运体、葡萄糖转运体、核苷转运体、胆酸转运体和有机离子的转运体等（表15-1）；外排型药物转运体是将底物泵出细胞的转运体，主要包括P-糖蛋白[P-gp，是ABC转运体中最具代表性的蛋白，因其在肿瘤细胞产生多药耐药（multiple drug resistance，MDR）中的作用被称为多药耐药蛋白1，编码其蛋白的基因也被称为MDR1或ABCB1]、多药耐药相关蛋白和乳腺癌耐药蛋白等（表15-2）。

表15-1 内流型药物转运体的分类及其药物底物

转运器家族	家族成员	基因代码	典型药物底物
寡肽转运器（oligopeptide transporter，PEPT）	PEPT1	SLC15A1	寡肽、头孢菌素类、青霉素类
	PEPT2	SLC15A2	β-内酰胺类抗生素
	PHT1	SLC15A4	组氨酸、寡肽
	PHT2	SLC15A3	组氨酸、寡肽
L型氨基酸转运器（L-type amino acid transporter，LAT）	LAT1	SLC7A5	大的中性L-氨基酸、三碘甲状腺原氨酸、甲状腺素
	LAT2	SLC7A8	左旋多巴、α-甲基多巴、美法仑
	LAT3	SLC43A1	中性氨基酸
有机阳离子转运器（organic cation transporter，OCT）	OCT1	SLC22A1	更昔洛韦、四乙胺、N-甲基烟酰胺
	OCT2	SLC22A2	金刚烷胺、美金刚、四乙胺
	OCT3	SLC22A3	西咪替丁、沙美特罗、布地奈德
有机阳离子/卡尼汀转运器（organic cation/carnitine transporter，OCTN）	OCTN1	SLC22A4	维拉帕米、四乙胺、奎尼丁
	OCTN2	SLC22A5	四乙胺、奎尼丁、美吡拉敏
	CT2	SLC22A16	多柔比星
有机阴离子转运器（organic anion transporters，OAT）	OAT1	SLC22A6	阿德福韦、甲氨蝶呤、齐多夫定
	OAT2	SLC22A7	齐多夫定、四环素、甲氨蝶呤
	OAT3	SLC22A8	甲氨蝶呤、齐多夫定、伐昔洛韦
	OAT4	SLC22A11	布美他尼、青霉素、甲氨蝶呤
有机阴离子转运多肽（organic anion transporting polypeptide，OATP）	OATP1A2	SLCO1A2	非索非那定、沙喹那韦、阿片受体激动剂
	OATP1B1	SLCO1B1	普伐他汀、青霉素、利福平
	OATP1B3	SLCO1B3	缬沙坦、替米沙坦、普伐他汀
	OATP1C1	SLCO1C1	溴磺酚酞
	OATP2A1	SLCO2A1	前列腺素E3
	OATP2B1	SLCO2B1	普伐他汀、雌酮、非索非那定
	OATP3A1	SLCO3A1	青霉素
	OATP4C1	SLCO4C1	ADMA、L-高精氨酸
葡萄糖转运器（glucose transporter，GLUT）	GLUT1	SLC2A1	D-葡萄糖、DHA、氨基葡萄糖
	GLUT2	SLC2A2	葡萄糖
	GLUT4	SLC2A4	葡萄糖、氨基葡萄糖
	GLUT5	SLC2A5	果糖
	GLUT7	SLC2A7	葡萄糖、果糖
浓缩型核苷转运器（concentrated nucleoside transporter，CNT）	CNT1	SLC28A1	氟尿嘧啶、拉米夫定
	CNT2	SLC28A2	米佐利滨、利巴韦林、齐多夫定
	CNT3	SLC28A3	吉西他滨
平衡型核苷转运器（equilibrative nucleoside transporter，ENT）	ENT1	SLC29A1	腺苷、阿糖胞苷、胞嘧啶
	ENT2	SLC29A2	腺苷、克拉宾、阿糖胞苷

表15-2 外排型药物转运体的分类及其药物底物

转运器家族	家族成员	基因代码	典型药物底物
多药耐药蛋白 （multidrug resistance protein，MDR）	MDR1	ABCB1	紫杉醇、长春碱、沙喹那韦
	MDR3	ABCB4	秋水仙碱、多柔比星
多药耐药相关蛋白 （multidrug resistance-associated protein，MRP）	MRP1	ABCC1	长春新碱、多柔比星、甲氨蝶呤
	MRP2	ABCC2	长春新碱、顺铂、格帕沙星
	MRP3	ABCC3	长春新碱、甲氨蝶呤、依托泊苷
	MRP4	ABCC4	呋塞米、氢氯噻嗪、利托那韦
	MRP5	ABCC5	甲氨蝶呤
	MRP6	ABCC6	伊马替尼、顺铂
	MRP7	ABCC10	紫杉醇、埃博霉素、依坡霉素类、长春碱类
乳腺癌耐药蛋白 （breast cancer resistance protein，BCRP）	BCRP	ABCG2	甲氨蝶呤、依托泊苷、柔红霉素

根据基因代码的不同，药物转运器又可分为溶质载体转运体（solute carrier transporter，SLC转运体）和ATP-结合盒转运体（ATP-binding cassette transporter，ABC转运体）。SLC转运体是跨膜载体的大型超家族，负责各种内源性和外源性化合物的细胞运输，参与调节细胞膜上代谢物、营养素、离子和药物的转运。SLC转运体不仅在药物处置中扮演重要角色，而且在药物-药物相互作用中发挥着重要作用，并具有作为药物递送靶标的巨大潜力。ABC转运体是一类以ATP为能量来源，运转多种物质的运输超大蛋白家族，存在于多种肌体组织中，主要负责细胞内及细胞外的物质转运，其底物包括蛋白质、多肽、糖类及其代谢产物等，具有许多生理和病理功能，如调节胰岛素分泌、促进胆固醇外排、有抗炎作用等。ABC转运体的缺陷或突变直接或间接地诱发血糖、血脂等的紊乱。因此，ABC转运体有可能成为糖脂代谢性疾病，以及动脉粥样硬化、恶性肿瘤等临床疾病防治的重要靶点。

药物转运体分布在很多组织和器官中，特别是药物的重要处置器官和部位，如小肠、肝、肾、血脑屏障和胎盘屏障等处，能影响药物的消化道吸收、分布、代谢和排泄。与其他细胞内蛋白类似，药物转运体的表达也受多环节基因表达的调控，包括基因水平、转录水平、转录后水平、翻译及翻译后水平的调控。因此可以通过表观遗传修饰（如DNA甲基化、组蛋白修饰、microRNA转录后调控）在核苷酸序列不变的情况下，基因表达产生修饰从而调控药物转运体的表达。多项研究表明，组蛋白去乙酰酶抑制剂在多种细胞系上可以上调P-gp的表达。又如，OCT2转运体是介导抗癌药物奥沙利铂转运进入肾脏的关键转运体，但其在人肾癌组织中表达水平较低，研究者发现通过表观遗传的方法激活OCT2的表达，可以提高奥沙利铂的抗癌疗效。有关疾病因素对药物转运体的表达调控也有报道，如有研究者发现急性肾损伤会导致有机阴离子转运体（OAT）的表达和功能下调，进而影响某些临床治疗药物以及内源性物质的消除。以上反映了机体和药物相互作用，以及疾病过程中转运体动态调节的特征，有助于进一步理解药物反应的多样性，为临床合理用药以及治疗新方法提供新方向。此外，药物转运体的表达及功能还会受到饮食情况、昼夜节律、激素等因素的调控，其深入机制有待研究。

第二节　药物的吸收及其研究策略

一、概述

药物由给药部位进入血液循环的过程称为药物吸收（absorption）。静脉注射是将药物直接注入血管，不存在吸收过程。除此之外，其他血管外给药途径（包括口服给药、肌内或皮下注射给药、吸入给药及皮肤给药等）都存在药物经血管壁进入血液循环的过程。不同给药途径下药物的吸收过程各异，影响药物吸收的因素包括药物因素和生理因素。药物因素如药物的理化性质和剂型。大量研究发现，药物的理化性质如脂溶性、分子量、解离度、溶出速率（溶解度、粒子大小及表面积）和稳定性等，均可影响其跨生物膜的被动吸收。剂型因素主要是指不同剂型、不同制剂工艺、各种辅料、药物间及药物与辅料间的相互作用等对药物吸收的影响。这些因素与药物的吸收、药效的合理发挥有密切关系。如在口服剂型中，吸收速率的大致次序为：水溶液剂＞乳剂＞混悬剂＞散剂＞胶囊剂＞片剂＞包衣片剂＞肠溶衣片剂。同时，药物的吸收均涉及药物与机体相互作用，并伴随着级联跨膜转运过程，生理因素也是影响药物吸收的重要因素。如消化系统各因素（胃排空速率、胃肠蠕动速率、胃肠液pH、胃肠道的代谢和转运因素）、循环系统各因素（如胃肠血流速率、肝首过效应、肝肠循环和淋巴系统）等生理因素也会影响药物的口服吸收，同时不同疾病时人体的正常生理功能发生改变也会影响药物吸收。

除静脉注射给药外的注射给药途径也都存在吸收过程，药物的吸收与从注射部位向附近组织及血管内皮扩散、分配的因素密切相关。例如，注射部位的血流量和血流速率、药物的理化性质、剂型是常见的影响因素。因此，通过汇总分析不同给药途径在体内吸收过程的研究策略，揭示其中的关键调节因素对于研究各给药途径在体内的吸收过程具有重要意义，对提高药物的疗效和优化给药方案有着重要价值。

二、口服药物吸收的研究策略

口服药物给药后需要经过胃肠道吸收至体循环从而发挥疗效。小肠由于吸收面积大、血流量丰富、与药物接触时间长的特点成为口服药物吸收的主要部位。药物在消化道内的吸收特性对于指导各种制剂的处方设计、工艺制备、生物利用度的提高和安全性使用均具有重要意义。

研究药物在消化道吸收的方法有体内法（in vivo）、在体法（in situ）和体外法（in vitro）。科学地选择肠吸收研究方法可以获得药物经胃肠道的吸收特征，包括吸收动力学、有效吸收部位、吸收机制、影响吸收的因素，并可为预测制剂经口吸收的效果提供重要基础。

（一）体内法

体内法是以整体动物机体为研究对象，进行药动学研究。药物口服给药后，研究药物在血中的浓度随时间变化的曲线，计算出药动学参数，进而评价药物吸收的程度和速率。此外，在给药后特定时间，将动物处死后检测消化道内药物残留量、消化道黏膜、尿液以及各个脏器中的药物浓度，以评价药物体内吸收特征，从而获得体内动态数据。此方法由于试验周期长、操作相对复杂、影响因素较多、动物个体差异大等原因，很少用于药物吸收机制的研究，一般用于研究药物体内药动学特征。

（二）在体法

在体法是建立在整体动物水平上的试验，能保持血液的供应与肠道神经系统的完好，且与体内法相比其干扰因素大大减少，能够较为准确地反映药物在肠道的真实吸收情况，常用于研究药物的渗透和吸收动力学。在体法由于是建立在整体动物水平之上，因此个体差异较大，对实验动物的数量有一定要求，以保证最小的数据变异。常用的在体法包括肠襻法、单向灌流法、循环灌流法等试验模型。

1. 肠襻法

将大鼠麻醉、打开腹腔，选择研究部位的肠段进行结扎形成肠襻。然后将含有一定浓度药物的人工肠液注入肠襻，经一定时间吸收后，取出肠襻，收集冲洗肠腔的液体，测定药物剩余量，同时也可以测定血中药物浓度。

2. 单向灌流法

以大鼠为实验动物，在麻醉状态下选取实验肠段插管结扎，用预热至37℃的生理盐水冲洗肠内容物，最后排空生理盐水。采用恒流泵将药液以一定的流速灌入肠道，测定不同时间点药液流入口与出口处药物浓度，以药物的消失速率评价肠道吸收药物的速率。有研究表明，此法测得的吸收速率相对稳定，得到的相关指标与人体吸收指标有较好的相关性。这是美国食品药品管理局（FDA）认可的研究药物吸收的模型之一。

3. 循环灌流法

选择大鼠为实验动物，在麻醉状态下选取实验肠段，两段切口并进行插管结扎，用预热至37℃的生理盐水冲洗肠内容物，最后排空生理盐水。采用泵循环构成回路，使药液在指定肠腔内以一定速度循环灌流。在不同时间点测定灌流液中药物的浓度，依据灌流前后药物浓度差，计算出药物透过肠上皮细胞的吸收速率。但有研究表明，由于循环灌流的时间较长（4～6 h）、速度较快（2～5 mL/min），因此对肠道的吸收环境循环大，药物的吸收结果与真实情况发生较大偏差。

（三）体外法

体外法是将消化道完全取出进行试验，常见的体外试验模型包括外翻肠囊法、离体肠段法等，其原理均为以离体肠段作为研究对象，在保证其体外生理活性的条件下模拟药物在体内肠道中的吸收过程。

1. 外翻肠囊法

一般取禁食12小时的大鼠，麻醉状态下剪取实验所需肠段10 cm，用37℃的Krebs-Ringer溶液（pH 7.4）冲洗。用圆头玻璃棒将肠段翻转，使黏膜侧在外、浆膜侧在内。洗净内容物后，一端固定于试管上，另一端结扎。将肠囊置于盛有100 mL含药Krebs-Ringer溶液的烧杯中，并于恒温震荡水槽中37℃保温。肠囊内注入Krebs-Ringer溶液1.5 mL，使肠囊内液体（受药体系）的液面高于肠囊外液体（供药体系）的液面，持续通入空气。定时从肠管内取样，并补加空白的Krebs-Ringer溶液。通过测定药物浓度的变化，计算药物由黏膜向浆膜侧的转运速率。还可改变黏膜侧药物浓度，检测药物转运与浓度的依赖性，用于探讨药物的转运机制。此外，还可以通过加入能量抑制剂（二硝基苯酚、氰化钠等）或转运体专属性抑制剂等揭示药物转运机制。

2. 离体肠段法

具体操作步骤为取出离体肠段后剪开形成具一定表面积的小肠块，固定在装有缓冲液的扩散池中间，通入空气搅动缓冲液来控制不搅动水层的厚度，并提供组织氧气。药物加入供应室，在接收室取样测量药物不同时间的累积量。通常向黏膜及浆膜缓冲液中加入谷氨酰胺或葡萄糖等作为能量，使组织具有最大可能的存活能力和存活时间。此法也可以用于研究其他限制药物吸收的因素，通过改变供应室的化合物组成来研究离子、pH及其他物质对药物吸收转运的影响；且可以通过黏膜及浆膜缓冲液中取样测定黏膜到浆膜或反方向上的药物流量，以确定药物是被动扩散还是载体介导的转运吸收。

3. 细胞模型

细胞模型是体外评价药物吸收的重要手段，具有所需药量少、分析方法简单快速的优点，有助于控制实验室条件并从细胞和分子水平研究药物的吸收机制，可作为体内研究的补充。目前常用的细胞模型有Caco-2（人结直肠腺癌细胞）、MDCK（犬肾细胞）、TC7（人结肠癌细胞）等。

（1）Caco-2细胞模型法　Caco-2细胞模型是研究药物吸收的经典模型，可以用来研究小肠表皮细胞药物的转运和代谢。Caco-2细胞来源于人体结肠上皮癌细胞，可在培养过程中自发形成肠道上皮样分化，并具有类微绒毛结构及紧密连接等类似小肠上皮细胞刷状缘侧分化特征的单细胞层，同时表达部分主动转运体如P-gp。Caco-2细胞自1989年被提出用于小肠的吸收特性研究以来，目前已成为研究药物跨膜被动转运的通用模型，且已被美国FDA批准作为标准的通透性筛选方法用于可溶性药物的吸收研究。

实验前需将Caco-2细胞以合适的密度接种于Transwell小室中，常规培养15～21天可自发进行上皮样分化和形成紧密联结，分化出绒毛面（肠腔侧）和基底面（肠壁侧）。常用细胞单层跨膜电阻（transepithelial electrical resistance，TEER）、标志物的表观渗透系数（P_{app}）评价Caco-2细胞单层模型的建立，其中TEER测定是一种简单权威的评价方法。当TEER大于$200\,\Omega\cdot cm^2$即表明完整细胞单层和细胞间紧密连接的形成，而当TEER呈现降低趋势时则提示细胞的完整性可能被破坏。P_{app}可以通过测定特定标志物从顶侧（apical，AP）向基底侧（basolateral，BL）的扩散，反映整个细胞单层膜的通透情况，也常用于对被动扩散药物的体内吸收研究。

（2）MDCK细胞模型法　MDCK细胞系源于美国小型犬的肾近曲小管上皮细胞，是典型的分泌型上皮细胞株。MDCK细胞接种在Transwell半透膜之上后能分化带有刷状缘膜的柱状上皮并形成紧密连接，是理想的上皮细胞模型。与Caco-2细胞相比，MDCK细胞具有培养周期短、生长迅速的特点，能在较短时间内快速达到融合。由于细胞单层的TEER更低，更接近于小肠，故MDCK细胞常被选择性用于研究药物在小肠的吸收和转运机制。然而，由于只表达少量P-gp转运体，MDCK-MDR1细胞系是在MDCK细胞系的基础上，通过转染人类MDR1基因，诱导P-gp高表达的改良细胞系。MDCK-MDR1细胞系可用于P-gp对其底物转运的专属性研究，是肾脏药物相互作用评估、药物体外肾毒性快速筛选等的理想模型。

（3）TC7细胞模型法　TC7细胞属于人结肠癌细胞系，是Caco-2细胞经甲氨蝶呤处理后分离得到，其CYP3A表达比Caco-2细胞高，但P-gp的表达比Caco-2细胞低，是Caco-2细胞的良好替代，是药物经小肠吸收和生物转化作用评价的良好模型。

三、眼部给药的吸收研究策略

眼部由结膜、角膜、巩膜和虹膜等多层组织构成。药物的眼部吸收包括角膜吸收和结膜吸收两种途径。角膜位于眼部外层，呈透明状，无血管，有丰富的神经末梢，是影响药物经眼部吸收的主要因素。通过角膜吸收的药物，进入房水经前房到达虹膜和睫状肌，然后被局部血管网摄取，可发挥局部治疗作用。结膜覆盖着眼球前部除角膜以外的外表面，结膜内有着丰富的血管和淋巴管。药物经结膜吸收后，经巩膜转运至眼球后部，再经结膜血管网进入体循环。脂溶性药物一般经角膜渗透吸收，亲水性药物及多肽和蛋白质类药物不易通过角膜，主要经结膜和巩膜途径吸收。

由于兔眼的生理解剖结构和人眼相近，常选择家兔作为实验动物来研究药物经眼部给药后的吸收过程。例如，阿昔洛韦对治疗单纯疱疹性角膜炎有较好的疗效，以家兔作为实验对象，采用微量注射器于眼结膜囊内滴加阿昔洛韦，给药后于预定时间点抽取房水样本，测定给药后不同时间点房水中的药物浓度，以研究其眼部吸收的动力学过程。

离体角膜法是考察药物角膜透过率的常用方法。主要操作步骤：取出处死后的家兔眼球，去除角膜表面结缔组织，手术刀穿刺后沿角膜边缘2~4 mm处剪开分离出角膜，GBR缓冲液冲洗。改良型Franz立体扩散池由内径相同的供给池和接收池两部分组成，将角膜上皮层面向供给池固定于扩散池中间。给药后于不同时间点从接收池吸取样品，测定接收池中的药物浓度，计算药物累计透过量和表观渗透参数等。此外，还会采用接触角法和泪液消除法来评价眼部给药制剂的眼部滞留能力。

四、口腔黏膜和鼻黏膜给药系统的吸收及其研究策略

（一）口腔黏膜给药的吸收及其研究策略

与传统口服给药较为相似，口腔黏膜给药服用方便，且不易损伤、修复功能好，是重要的黏膜给药途径。口腔黏膜给药的优点主要有：给药方便，起效迅速、能避开肝脏及胃肠道的首过效应等。口腔黏膜覆盖于口腔表面，分为上皮层、基底层、固有层和黏膜下层。一部分上皮层细胞分化形成角质层，另一部分为非角质化组织，角质化上皮是药物透过黏膜吸收的主要屏障，非角质化上皮很薄，细胞间连接不紧密，药物穿透能力大于角质化上皮。基底层起连接和支持作用，具有选择性和通透性。固有层是致密的结缔组织。黏膜下层是疏松的结缔组织，结缔组织中富含毛细血管和神经末梢，药物由此入血并汇总至颈内静脉，不经肝脏而直接进入心脏，可避免肝脏的首过效应。

口腔黏膜表面有黏液，由糖蛋白和水构成，还有少量的蛋白质、酶、电解质和核酸。一般认为，口腔黏膜的渗透性能介于皮肤和小肠黏膜之间，通透性依次为：舌下黏膜＞颊黏膜＞硬腭黏膜。药物经口腔黏膜的吸收以被动扩散为主，低分子量的水溶性药物主要通过细胞间通道穿过口腔黏膜，低分子量的脂溶性药物可经细胞内通道透过黏膜。此外，由于口腔黏膜细胞间存在类脂质成分，一些脂溶性药物也能经细胞间通道透过黏膜吸收。

药物经口腔黏膜给药可发挥局部或全身治疗作用。起局部治疗作用的剂型多为溶液剂、气雾剂、口腔片剂等，易受唾液冲洗作用的影响，而缩短保留时间，这就要求制剂能迅速释

放且在作用部位保持较长时间。起全身治疗作用的制剂主要有舌下片、黏附片等，主要是通过舌下黏膜和颊黏膜吸收。舌下黏膜通透性高，药物吸收快，缺点是易受唾液冲洗，保留时间短。颊黏膜给药能够避免肝脏的首过效应以及胃肠道中的酶解和酸解作用，且受唾液冲洗作用的影响小，有利于多肽类、蛋白质药物的吸收。

口腔黏膜给药的吸收研究策略有在体法和体外法。在体法：口腔灌流给药装置可用于口腔黏膜给药在体研究，它能紧密固定在给药部位，保持恒定的给药面积，药物溶液通过导管从体外进入灌流装置，直接与口腔黏膜接触，避免口腔外环境的不利因素。药物吸收量可通过测定给药后的血药浓度或灌流液的药物残留量而获得。体外法：人的口腔黏膜来源困难，猪和狗的口腔黏膜组成与人相似、方便易得，因此常采用猪和狗的口腔黏膜来进行透过性试验研究。体外试验装置可采用垂直或平行扩散池，也可采用流通扩散池，将离体口腔黏膜置于扩散池的供给室与接收室之间，药物应用于黏膜表面，在规定时间内测定接收室的药物浓度，计算累计透过量和渗透速率。

（二）鼻黏膜给药的吸收及其研究策略

鼻黏膜内血管丰富、渗透性高，可利用鼻黏膜给药从而发挥局部或全身治疗作用。鼻黏膜给药可以避开肝脏及胃肠道的首过效应，其吸收程度和速率有时可与静脉注射相当，且方便给药。鼻黏膜上皮仅由一层纤毛柱状上皮细胞构成，其纤毛结构大大增加了有效吸收面积。上皮细胞下有许多大而多孔的毛细血管和丰富的淋巴网，促进药物向血液和组织渗透，使药物迅速通过血管壁进入体循环、脑，或通过雾化吸入，直达气道、肺静脉等处吸收，避开首过效应。

鼻黏膜吸收主要包括经细胞的脂质通道和细胞间的水性孔道两种途径，其中以脂质途径为主。脂溶性药物吸收好，生物利用度一般可接近静脉注射。鼻黏膜上水性孔道分布比较丰富，许多亲水性药物或离子型药物从鼻黏膜吸收优于其他部位黏膜，一些在胃肠道中难吸收的药物如磺苄西林、头孢唑林也可经鼻黏膜吸收。鼻黏膜给药的缺点是鼻腔的血液循环和分泌机制对外界影响或病理状况均很敏感，如外界温度和湿度变化、鼻腔息肉、慢性鼻炎引起的鼻甲肥大都会降低鼻腔吸收程度。

鼻黏膜给药的吸收研究方法有体外法、在体法和体内法。

1. 体外法

常用与透皮研究类似的扩散池来研究药物的鼻黏膜渗透性能，一般采用家兔、绵羊、狗等大型动物的离体鼻黏膜组织。体外试验的关键是要始终保持体系的漏槽状态，即供给池药物浓度应远远高于接收池，一般为接收池药物浓度的5~10倍。

2. 在体法

大鼠是研究鼻黏膜给药的最理想模型动物。大鼠经麻醉后固定，将食管和气管暴露，并逆行气管插管。于食管开口插入聚乙烯管直至鼻腔后部。将鼻腔通向口腔的鼻腭通道封死，以防药液从鼻腔流入口腔。将药液泵入食管插管，药物通过鼻腔吸收后经鼻孔流出，流入药物贮库后再次通入鼻腔进行循环。定时取样测定循环液中的残留药物浓度，计算药物从鼻腔中的清除速率常数或药物鼻黏膜吸收速率常数。在体法能避免药物从口腔或其他途径吸收，结果准确可靠，是研究鼻黏膜吸收最常用的方法。

3. 体内法

体内法常在人或大鼠、家兔、狗、绵羊、猴等动物体内进行。用注射器配合一根柔软的聚乙烯塑料管,将药液滴入鼻腔,取仰卧位1min,定时采集血样,测定血药浓度,进行鼻黏膜吸收动力学研究以及生物利用度研究。

五、吸入给药的吸收及其研究策略

肺部吸收表面积大,毛细血管网丰富,而且肺泡上皮细胞层薄,其特殊的生理结构使肺部给药具有起效快的特点。同时,肺部的生物代谢酶活性低,使蛋白质和多肽类药物可以通过肺泡表面快速吸收而不丧失生物活性,避免肝脏首过效应。除用于治疗肺部疾病如哮喘、肺部感染性疾病或慢性阻塞性疾病外,也可经过肺部给药起全身治疗作用。吸入给药主要是经口腔给药,通过咽喉直接进入呼吸道中、下部。

对于吸入制剂的药物吸收机制,目前开展的研究还比较少,一般由3种机制发挥作用:跨细胞运输、细胞间吸收、通过衰老细胞所引起的细胞缺陷吸收。对于小分子药物(分子量小于40000),细胞间吸收占主要地位;而对于大分子多肽蛋白质(分子量大于40000),跨细胞运输则更为重要。常用的吸入给药的药物研究策略主要有细胞模型、离体肺模型和动物模型。

(一)细胞模型

与体内或离体方法相比,细胞模型方法在研究药物渗透过程及其机制方面有很多优势,如操作简单、可控,适合高通量筛选,且不涉及动物伦理学。考虑到肺上皮细胞是吸入药物体内吸收的屏障,实验室常采用气-液界面(air-liquid interface,ALI)培养法来培养肺上皮细胞模型,此模型更适用于模拟体内气血屏障,用于研究药物的表观渗透系数(P_{app}),进一步研究药物的吸收机制。Calu-3细胞系是一种人肺腺癌细胞系,此细胞系经气液界面培养形成的单层细胞模型最为常用。其他永生化细胞系[永生化细胞系来源于原始细胞,绕过正常的细胞衰老过程,具有更长的寿命,如A549(人非小细胞肺癌细胞)、16HBE14o(人支气管上皮样细胞)和BEAS-2B(人正常肺上皮细胞)]细胞模型也被使用。

(二)离体肺模型

离体肺灌流模型常选家兔、大鼠和豚鼠作为实验对象,将肺从体内分离出来,保存在人工试验条件下。该离体器官模型保留了组织的结构和功能,因此与体外单层细胞模型相比,该模型与体内的情况更为相似。

具体操作步骤是首先将从体内分离出的肺置于受控的人工离体"胸腔"系统中或保持原位,通过蠕动泵循环灌注或单次灌注生理缓冲液代替血液循环。灌流开始以后,将药物以气溶胶或灌流溶液等形式给到离体肺模型,于预定时间点采集一系列灌注液样品,测定其中药物浓度,从而确定药物在肺部吸收百分比随时间的变化,得出表观速率常数和非吸收半衰期等参数。

(三)动物模型

肺部的组织结构复杂,体外很难模拟生理状态,因此在体动物模型仍然是研究吸入制剂体内吸收过程的关键模型,常用的动物模型为大鼠。将大鼠麻醉后仰卧固定,暴露其气管,用微量注射器经穿刺法将药液注入肺深部。然后于不同时间点眼眶取血测定药物浓度,确定药物吸收程度。

六、直肠和阴道给药系统的吸收研究策略

直肠或阴道给药可用于局部治疗或发挥全身作用，可避免胃肠道首过效应。药物经直肠吸收的途径有两条：一是通过直肠上静脉，经门静脉而入肝脏，在肝脏代谢后再转运至全身；二是通过直肠中、下静脉和肛门静脉进入下腔静脉，绕过肝脏直接进入体循环。因此，栓剂插入直肠的深度越浅，药物绕过肝脏的量越多。栓剂距肛门口2cm处时，药物生物利用度远高于距肛门口4cm处给药；而当栓剂距肛门口6cm时，大部分药物吸收进入门静脉-肝脏系统。直肠黏膜为类脂膜结构，药物主要通过类脂质途径透过直肠黏膜。直肠壁上的黏液层含有蛋白水解酶和免疫球蛋白，是药物扩散的屏障且会造成药物的降解。

阴道血管丰富，血流经会阴静脉丛流向会阴静脉，最终进入下腔静脉，可避免肝脏首过效应。阴道上皮细胞具有多层细胞，是阴道药物吸收的主要屏障。阴道给药多为局部作用，常用于阴道抗炎、杀菌、灭滴虫的治疗。

七、经皮给药的吸收及其研究策略

经皮给药后药物透过皮肤吸收进入血液循环并达到有效血液浓度。皮肤由角质层、表皮层、真皮层和皮下组织组成。角质层是由10～20层死亡的扁平角质细胞组成的层状结构，厚度约15～20 μm，是药物渗透的主要屏障，也可利用角质层的贮存能力和低运输能力，达到透皮制剂缓释和控释的目的。表皮层由活细胞组成，厚度约为50～100 μm，细胞内主要是水性蛋白质溶液，可能成为脂溶性药物的渗透屏障。真皮平均厚度为1～2 mm，毛发、毛囊、皮脂腺和汗腺等皮肤附属器分布其中，含有电解质和大量水分，不成为药物的吸收屏障。皮下组织是一种脂肪组织，分布有血液循环系统、汗腺和毛囊，一般不会成为药物的吸收屏障。皮下脂肪组织可作为脂溶性物质的贮库。

药物敷贴于皮肤后，穿过角质层，透过皮肤，由毛细血管吸收进入体循环的过程称经皮吸收或透皮吸收。经皮吸收的途径有两种，一是经皮制剂敷贴于皮肤后，药物首先从制剂中释放到皮肤表面进入角质层，然后透过表皮扩散到真皮，被毛细血管吸收进入血液循环，这是药物经皮吸收的主要途径。二是通过毛囊、皮脂腺和汗腺等皮肤附属器吸收，由于皮肤附属器所占面积太小，因此其不是主要吸收途径。皮肤附属器是离子型药物通过皮肤的主要通道。

经皮给药吸收的研究策略有体内法和体外法。体内法是经皮给药系统应用于皮肤后，间隔一定时间抽取血样，测定血药浓度，绘制药-时曲线，计算经皮吸收的药量。体外法是目前研究较多的测定药物透皮速率的方法，又叫离体皮肤法。它是将剥离的动物皮肤夹在扩散池的供给池和接收池中间，药液放置于皮肤的角质层面（供给池侧），间隔一定时间后检测接收池中的药物浓度，计算通过单位面积皮肤的速率。常用的透皮扩散池有单室扩散池、双室扩散池、流动扩散池等。

第三节 药物的分布及其研究策略

一、概述

药物的分布（distribution）是药物从给药部位吸收或经静脉注射进入血液后，在循环系统作用下，可逆地分配到体内各脏器、组织、体液和细胞的过程。

药物在体内的分布过程主要包括三个步骤：①药物入血后随血流到达各个组织器官；②从血液透过毛细血管壁向组织间液转运；③从组织间液通过细胞膜向细胞内转运。因此，整个分布过程会受到诸多因素影响，药物的理化性质和机体生理因素是影响分布过程的重要因素。如药物分子的大小、脂溶性、极性、pK_a、血浆蛋白结合能力、组织亲和力，以及机体的器官血流量、膜通透性、转运体等均会影响药物的分布。其中，药物与组织的亲和力决定组织分布的程度，组织器官的血流灌注速率和药物的生物膜透过性决定药物分布的速率。

（一）药物的性质对体内分布的影响

1. 药物理化性质的影响

药物理化性质影响药物从组织液中跨细胞膜进入细胞，绝大多数药物以简单扩散的方式透过细胞膜。药物跨膜转运时，分子量越小，扩散速率越快。药物的化学结构也会影响药物的分布，如戊巴比妥的2位氧原子被硫原子取代后形成硫喷妥，后者的脂溶性显著增强，且更容易透过血脑屏障而迅速分布于中枢神经系统并起效。此外，脂溶性较高的药物更容易经过跨膜转运分布于细胞内。除被动转运外，部分药物还可通过转运体的转运作用或受体介导的内化作用，将药物从细胞外的低浓度区域向细胞内的高浓度区域转运，这个过程也受药物的化学结构和立体构象等理化性质的影响。

2. 剂型因素的影响

一些新剂型，特别是脂质体、纳米粒、微球及微乳等微粒具有定位分布的特性，能使药物选择性分布于靶器官和靶细胞内，从而提高药物疗效。

（二）机体生理因素对药物体内分布的影响

1. 血液循环对分布的影响

药物是通过血液循环向体内各组织分布的。除了中枢神经系统以外，药物通过毛细血管壁的速率快慢，主要取决于血管循环的速率。通常血流量大，血液循环好的器官和组织，药物的转运速率和转运量相应较大；反之，药物的转运速率和转运量相应较小。由于各个组织器官的血管分布数量及大小不同，故血流量不同。如脑、肺、心脏、肝脏、肾脏等器官血流丰富，属于快速循环器官；肌肉和皮肤组织等次之；而脂肪和结缔组织及骨骼等血流分布较小，属于慢循环器官。

2. 血管通透性对分布的影响

药物从循环系统进入组织，须先从毛细血管壁中渗出。药物通过毛细血管壁的方式主要包括被动扩散、通过管壁微孔及静压作用。其中，被动扩散是药物从毛细管进入组织液的主要转运方式，通常高脂溶性药物比极性药物更容易通过被动扩散方式透过毛细管壁。管壁微孔是决定毛细血管通透性的重要因素。根据内皮细胞和基底膜形态的不同，体内各组织的毛细血管可分为有孔型、窦状系型和连续型。在炎症、肿瘤等病理条件下，毛细血管壁完整性降低，管壁微孔变大，从而使血管通透性增大，最终改变药物的分布特征。

3. 药物与血浆蛋白结合率的影响

由于药物与血浆蛋白结合后形成的结合型药物不易向组织细胞扩散，因此药物的分布过程主要取决于血浆中游离药物的浓度，故药物与血浆蛋白的结合程度影响其表观分布容积。若药物的血浆蛋白结合率高，血浆中游离药物的比例就低，药物进入组织的能力越小，表观分布容积越小。临床上常将血浆蛋白结合率作为影响药效的重要因素，可以通过改变药物的血浆蛋白结合率来改变血浆中游离药物的浓度，进而改变药效。

4. 药物与组织亲和力的影响

药物进入体内后，除了与血浆蛋白发生结合外，还可与组织液或细胞内的蛋白质、脂肪、多糖或DNA等大分子结合。药物与组织亲和力及血浆蛋白结合力共同决定其体内的分布程度，对药物在组织内的累积及消除速率有重要影响。组织亲和力强的药物，在组织中的浓度也高于血浆中游离药物的浓度，例如，碘可以选择性蓄积于甲状腺。

5. 生理性屏障（如血脑屏障、胎盘屏障等）的影响

高血流灌注器官不一定意味着高的组织分布比例，转运体是重要的调节因素。例如，脑微血管内皮细胞的血管侧内表面存在P-gp和其他外排转运体，有助于降低药物的血脑屏障渗透性及脑分布。研究药物分布及其调节因素有助于了解各组织中药物浓度与生物效应的关系，对于改善药物体内过程、指导合理用药有着重要意义。

二、药物分布的研究策略

药物分布与药物疗效及副作用的产生密切相关，因此需要准确、灵敏及动态的分析技术以更好地了解药物的体内分布特征。传统的药物分布研究主要依靠给药后分离各器官组织并通过色谱、质谱等方法进行药物浓度测定。近年来，一些新技术也越来越广泛地应用于药物分布研究，如微透析法、基质辅助激光解吸电离质谱成像（MALDI-MSI）荧光标记法、放射自显影技术等。这些新技术在药物分布方面的应用对于安全用药和新药开发，都具有十分重要的意义。

（一）色谱法

高效液相色谱法（high performance liquid chromatography，HPLC）是在药物的吸收、分布、代谢和排泄研究方面应用最为广泛的一种分析技术，但该方法有检测灵敏度低的缺陷。液质联用技术是液相色谱与质谱技术相结合的一种方法，具有能快速分析目标化合物、高灵敏度和高准确度等优点，目前已大规模应用于药物及其代谢产物在体内各组织和器官中的含量测定。在具体应用中，首先需要对新建立的液质分析方法进行方法学考察，如对方法的准确度、精密度、线性范围、基质效应等指标进行考证，以保证分析方法的可靠性。

（二）微透析法

微透析（microdialysis）法是一种可在活体动物身上进行实时、动态采样的新技术，且采集的样品无须前处理即可直接进样分析，在药物体内过程研究中的应用逐渐广泛。其主要

原理是：将一种具有透析作用且可连续灌注透析液的微细探针植入透析组织部位，待透析液与组织液平衡后从透析液取样，测定透析液中受试药物的浓度。例如，微透析法能够植入脑内特定部位，对其进行动态、连续地取样，为研究药物的脑区分布和血脑屏障渗透提供精密可靠的方法。研究人员通过在活体大鼠体内置入微透析探针，利用脑微透析在线取样技术，研究左旋奥硝唑大鼠灌胃给药后的脑内药动学并评价其血脑屏障通透性。

实际应用中需注意该法不适宜对高分子量、高蛋白结合率和高脂溶性的药物进行药代动力学研究。

（三）基质辅助激光解吸电离质谱成像法

基质辅助激光解吸电离质谱成像法（MALDI-MSI）作为最早的质谱成像技术，无须任何标记，不需对样本进行复杂处理，即可对组织切片中的内源性或外源性分子的组成、相对丰度及分布情况进行高通量、全面、快速检测。利用MALDI-MSI检测药物及其代谢产物在机体中的分布，可以确定药物是否到达作用位点，从而制订合适的给药方式等。例如，有学者利用此方法研究了抗肿瘤药物长春碱在SD大鼠体内及脑内的组织分布。但目前这一技术不适用于大体积样品的成像分析，且仍无法对物质进行可靠的常规定量。

（四）荧光标记法

荧光标记法（fluorescence marker method）是一种非放射性的标记技术，它是将能发射荧光的物质共价结合或物理吸附在待测药物的某个基团上，使待测药物也能具有能被定性及定量检测的荧光特性。荧光标记技术具有操作简单、稳定性好、灵敏度及选择性均较高等特点，已被作为活体成像工具广泛应用于研究药物体内组织分布的动态过程。例如，研究者利用荧光标志物FITC标记羧甲基壳聚糖研究其在大鼠体内的分布情况，实验结果表明腹腔注射给药后羧甲基壳聚糖迅速分布于肝、脾和肾，其中肝脏分布最多。

此外，荧光标记药物可以采用流式细胞仪、激光共聚焦显微镜等更丰富多样的技术手段对药物进行检测和观察。且与同位素标记检测相比，荧光标记检测的安全性更高，因此在药物检测中的应用更加广泛。荧光标记法的缺点是无法提供可靠的量化结果，有时荧光标记可能改变化合物的活性或结合。

（五）放射自显影技术

放射自显影（autoradiography，ARG）是根据放射性核素示踪原理和射线使感光材料感光的特性，探测放射性核素或其标记化合物在生物组织中分布状态的一种显影技术。该技术采用放射性同位素标记药物分子，然后以图形形式表达标志物分布，实现定量地评估药物的吸收、分布、代谢和排泄过程，为药物的发现和开发提供了一种高度敏感的方法。美国FDA已将放射性同位素药物给药后的药动学数据作为新药安全评级的重要依据，并制定了相关指南。定量全身放射自显影（quantitative whole-body autoradiography，QWBA）是检测药物组织分布常用的技术，可以为研究人员提供药物在动物完整器官、组织和细胞中的可视化结果，能直观反映药物在体内的分布情况和不同时间的动态变化。与传统方法相比，该方法可以减少动物使用量，降低工作量，大大缩短实验时间。例如，有研究人员用放射性物质标记拉坦前列素，将标记后的药物经眼部给药进入大鼠体内，后采用QWBA技术测定拉坦前列素在猴子体内的组织分布情况。结果表明，拉坦前列素穿透角膜，被水解并缓慢释放到眼球前部的作用部位。眼内药物浓度在 1 h 后达到最大值，消除半衰期为 3~4 h。在胃肠道、肾脏、胆囊和膀胱均有分布。

第四节　药物的代谢及其研究策略

一、概述

药物进入机体后，在体内各种酶及体液环境作用下发生一系列化学反应，导致药物化学结构改变，这个过程称为药物的代谢（metabolism）。一般情况下，药物代谢产物较母体药物的极性大，有利于该代谢产物经肾脏排出体外；但是也有部分药物的代谢反应，如含氨基及肼基的药物的乙酰化或含酚羟基药物的甲基化，其导致代谢物的极性较母体药物低，不利于药物的排泄。

不同的药物经代谢后其药理作用会发生不同变化。大多数药物经代谢后药理活性降低或丧失；也有部分药物本身没有药理活性，在体内代谢后转化为有药理活性的药物；代谢也可能产生与母体药物药理作用不同的生理活性，甚至无毒的药物经代谢后可能生成具有毒性的代谢产物。药物代谢直接影响药物的有效性和安全性，因此，掌握药物的代谢规律对于临床合理用药、给药途径设计、制剂优化处方等都有重要的指导意义。

（一）药物体内代谢途径

药物在体内的代谢反应是一个复杂的化学反应过程，主要经历两个步骤，即 I 相代谢和 II 相代谢。I 相代谢又称为官能团反应，是在药物分子上产生结构改变、生成初级代谢物的反应，包括药物的氧化、还原、水解、异构化等反应，反应的结果是引入或转化成某些极性较大的官能团，如羟基、羧基、氨基和巯基等。如茶碱在体内可被氧化为二甲基尿酸和甲基尿酸；氯霉素经还原反应后生成氨基代谢物等。催化 I 相代谢的酶主要是为肝微粒体中的 CYP450 酶，因此肝是药物在体内代谢的重要场所。II 相代谢即结合反应，在尿苷二磷酸葡萄糖醛酸转移酶（UDP-glucuronosyltransferase，UGT）、谷胱甘肽 S 转移酶（glutathione S-transferase，GST）、磺基转移酶（sulfotransferase，SULT）和 N- 乙酰基转移酶（N-acetyltransferase，NAT）的作用下，药物或其 I 相代谢产物的极性基团与内源性物质如葡糖醛酸、甘氨酸、硫酸等形成结合物。生成的结合物通常没有活性、极性较大，易从体内排出。

（二）药物的代谢部位与首过效应

1. 肝脏

肝脏血流丰富，且存在大量 I 相代谢和 II 相药物代谢酶，是药物代谢最重要的器官。肝中最主要的代谢酶是 CYP450 多功能酶系，该酶系至少有 12 个亚族，大约 70%~80% 临床常用药物主要由 CYP1、CYP2 和 CYP3 这三个家族的药物代谢酶介导 I 相代谢，是药物代谢消除的限速步骤。此外，肝中还有单胺氧化酶（MAO）、双胺氧化酶（DAO）、醇脱氢酶、酯酶、环氧化物水解酶等 I 相代谢酶。

肝中的 UGT、GST、SULT 和 NAT 等是参与药物 II 相代谢的酶。其中 UGT 催化的葡糖醛酸结合反应最为常见，该酶是存在于细胞内质网中的糖蛋白，能够催化含醇羟基、酚羟基、羧酸、硫醇等各种活性基团的亲脂性底物与葡糖醛酸结合，是多种物质清除至体外的关键途径。

肝组织匀浆经高速离心后除去细胞核、线粒体，再经超速离心，沉淀下来的细胞内质网囊泡碎片即为肝微粒体（microsome），属亚细胞成分，其中含有大量药物代谢酶，成为肝微粒体酶系，常用于药物代谢研究。

2. 肠道

肠道和肝脏一样，也含有大量代谢酶，是口服药物肝外代谢的主要部位。肠道代谢酶主要由肠黏膜上皮细胞代谢酶和肠道菌群代谢酶组成。肠道中的药物代谢酶主要分布于肠黏膜上皮细胞中，含有多种Ⅰ相和Ⅱ相代谢酶，Ⅰ相代谢酶中主要为细胞色素P450酶系（cytochrome P450 enzyme system，CYP450），其中CYP3A4含量最高，许多临床常用药物可由CYP3A4代谢，这是口服生物利用度偏低的原因之一。且随着肠段下降，CYP450酶系的含量和活性均逐渐降低，近端小肠中含量高于远端小肠。小肠上皮细胞中的Ⅱ相代谢酶有UGT、SULT和GST等，主要催化药物发生结合反应，以葡糖醛酸结合和硫酸结合为主。水杨酰胺口服给药时的血药浓度及药-时曲线下面积比同样剂量静脉给药时要小得多，这是因为水杨酰胺有60%以上在肠道黏膜中发生了结合反应，导致口服生物利用度降低。

除肠黏膜上皮细胞外，肠道菌群中也含有大量代谢酶，主要以水解酶和还原酶为主，还有少量氧化酶、酯化酶等。如，肠道菌群中的水解酶有β-葡糖醛酸糖苷酶、β-鼠李糖苷酶、β-葡萄糖苷酶和硫酸酯酶，主要是将肠道内的糖苷类药物水解为具有生物活性的苷元，从而提高疗效。肠道菌群中的还原酶有硝基还原酶和亚硝基还原酶等，肝中无此酶。因此，含硝基和亚硝基基团的药物体内代谢过程主要在肠道菌群中完成。细菌在肠道中呈纵向分布，近端细菌含量低于远端小肠，药物在肠道菌群中的代谢主要发生在回肠和结肠。

3. 其他组织

除以上常见的药物代谢组织外，药物代谢反应亦可在脾脏、肾脏、脑、血浆、肺、皮肤、胎盘等其他组织或器官中进行。肾中的药物代谢酶主要分布在肾皮质和肾髓质，包括Ⅰ相代谢酶CYP450酶系、单加氧酶和脱氢酶等，和Ⅱ相代谢酶UGT、SULT、GST和NAT等，其代谢主要是以Ⅱ相代谢为主，Ⅰ相代谢次之。抗抑郁、镇痛类及抗精神病类等药物能在脑中代谢，产生活性代谢物而发挥药效，如镇痛药吗啡可在脑中经UGT代谢生成活性产物吗啡-6-葡糖醛酸苷发挥药效。肺部除具有呼吸功能外还具有代谢功能，但其含有的代谢酶含量和活性均较低，对药物代谢的能力有限，目前仅发现茶碱等为数不多的药物可在肺中代谢。

4. 首过效应

某些经胃肠道给药的药物，未进入血液循环之前在肠道和肝脏被代谢酶代谢，从而使进入血液循环中的原型药量减少的现象，称为首过效应。首过效应分为消化道首过效应和肝首过效应。有些药物在经过消化道时，经各种消化酶以及肠道内微生物的作用，可能发生代谢反应，导致药物在肠道中代谢失活，此为消化道首过效应。而有些药物经胃肠道吸收后，入体循环之前先经肝门静脉进入肝脏，在肝脏内被部分代谢，此为肝首过效应。涉及首过效应的部位主要有肠腔、肠壁和肝脏。肠腔内和肠壁上的代谢酶、肠道正常菌群产生的代谢酶均可使药物发生代谢，使其生物利用度明显降低。有些药物的首过效应强烈，大部分被代谢而失去活性，如胰岛素口服经蛋白水解酶作用几乎完全失活。

因此，可以通过改变药物剂型或给药途径完全或者部分避免首过效应。例如，可以采用直肠下部给药等方式，使药物不经过上消化道酶代谢和肝脏首过效应，直接进入体循环，从而减少首过效应导致的损失。或将药物制成经皮给药的贴剂、经呼吸道吸入的气雾剂、经口腔黏膜吸收的舌下给药制剂等，均可通过避免首过效应来提高生物利用度。如硝酸甘油因其首过效应极强，口服基本无效，临床上采用舌下、黏膜、皮肤给药等方式。

二、药物代谢的研究策略

药物的代谢研究主要包括代谢途径的推断、代谢产物的分离鉴定、代谢的速率和程度、主要参与的药物代谢酶以及药物对代谢酶的诱导或抑制作用等，其研究方法主要包括体内法和体外法。

（一）体内法

药物体内代谢研究一般是指在整体动物水平上进行，受试对象给药后，测定药物及其主要代谢物在血浆、尿、粪便及胆汁中的浓度。同时，对可能的代谢产物（包括Ⅰ相和Ⅱ相代谢物）进行初步的分析和鉴定，计算药物相关代谢参数如清除率、生物半衰期等。

1. 探针法

探针法（probe method）也称"鸡尾酒"（cocktail）探针药物法，主要的技术原理是同时给予几种经不同代谢酶代谢的药物，据各代谢物与原型药物的比例或速率，来反映肝代谢能力和各自药物代谢酶的活性。探针法最关键的步骤在于选择合适的探针药物，理想的探针药物应具有半衰期短、呈线性动力学、一种代谢物的形成由一种酶催化、代谢物不应形成次级代谢产物、底物间无相互作用等条件。如咖啡因、胆茶碱主要经CYP1A2代谢，红霉素主要经CYP3A4代谢，奥美拉唑主要经CYP2C19代谢，氯唑沙宗主要经CYP2E1代谢，这些药物均可作为相应同工酶（同工酶系指生物体内催化相同反应而分子结构不同的酶）的在体探针药物，用其清除率反映同工酶的活性，用于研究与该同工酶有关的其他药物的代谢。

2. 体内指标法

体内指标法是利用某些内源性物质及其代谢产物的水平变化，反映某些药物代谢酶或代谢途径的变化。如可的松在体内由肝微粒体CYP3A催化生成6β-羟基可的松，然后经尿排泄出体内。因此可以选择将尿中6β-羟基可的松的生成量作为CYP3A活性的指标。

3. 基因敲除动物

随基因敲除技术的发展，将药物代谢酶基因敲除的动物模型已经应用于药物代谢的研究，这提供了一个与人体内环境很近似而又基于整体动物水平的高通量药物筛选模型。目前已有多个CYP450酶亚型基因敲除小鼠模型，这些模型已被广泛用来研究特异性P450酶亚型在药物代谢中的作用。动物模型已经成功构建，特定CYP亚型基因缺失的动物已应用于药物代谢研究。如应用肝脏C-反应蛋白（C-reactive protein，CPR是第一个被认为是急性时相反应蛋白，在急性创伤和感染时其血浓度急剧升高）特异性敲除小鼠模型来研究肝脏P450酶在代谢环磷酰胺的作用，发现模型小鼠体内环磷酰胺的清除速率远远低于正常小鼠，由此可表明P450酶介导的氧化反应是环磷酰胺清除过程中的关键步骤。由于基因敲除动物模型法存在建模时间长、无法大规模生产、供货渠道单一且价格昂贵等问题，其应用受到了一定限制。

此外，还可以采用微透析技术实时、动态了解药物在体内的代谢情况，并可获得有关药物代谢中间过程的信息。

（二）体外法

体外代谢研究可排除体内诸多因素的干扰，实验结果相对可靠，且具有快速、简便的特点，适合大批量药物筛选。目前体外代谢研究常用的方法主要有离体肝灌流法、肝微粒体体外温孵法、原代肝细胞培养法、肝切片法和重组代谢酶体法等。

1. 离体肝灌流法

具体操作流程如下：动物在麻醉状态下将肝组织分离至体外保持37℃，并迅速进行门静脉插管，将灌流液经插管进入肝脏，由下腔静脉插管回到循环泵中，形成循环。在预定时间点取灌流液并进行检测，测定药物及其代谢物的浓度，或对代谢产物进行分析和鉴定。该方法可同时进行胆管插管，测定药物及其代谢物在胆汁中的排泄情况。该方法的难点在于，为保证肝药物代谢酶的活性，肝脏离体后应尽快插管，插管后应立即灌流。

2. 肝微粒体体外温孵法

肝微粒体由肝组织的匀浆液通过差速离心法制得，辅以辅酶，可在体外模拟生理条件下的药物代谢过程。它包含了药物代谢中的Ⅰ相和Ⅱ相代谢酶，可用于药物代谢物的结构鉴定和代谢途径研究。由于该模型具有制备过程简单且易于储存、适用于药物高通量筛选等优点，是目前应用最多的体外模型。在新药早期研发阶段，也可用此模型对候选化合物的药物代谢动力学（pharmacokinetics，PK）特点进行筛选，以初步确定该化合物是否有继续开发的价值。还可通过此模型测定药物的酶动力学参数，推测药物的体内清除率。

3. 原代肝细胞培养法

原代肝细胞培养法是在制备的肝细胞中加以氧化还原型辅酶，在模拟生理温度及生理环境条件下进行生化反应。该法保持了完整细胞的功能，与正常生理状况接近，在研究药物代谢途径和消除速率方面与在体实验具有可比性。不足之处是，在细胞培养过程中，细胞间的连接和正常的空间结构丧失，且某些CYP同工酶难以表达。

4. 肝切片法

利用切片机将新鲜肝组织切成具有一定厚度的切片，实验时与药物共同孵育，从而建立孵育体系考察药物代谢。肝切片不仅可以完整地保留所有肝药酶及各种细胞器的活性，还保留了细胞间的连接及一定的细胞间质。另外，肝组织切片还可在较长的孵育时间内保持代谢活性。因此，使用肝切片技术比使用游离肝细胞、重组酶或微粒体模型更能反映药物在体内生理情况下的真实代谢过程。该法特别适用于比较不同组织器官的代谢差异和代谢的种属差异。

5. 重组代谢酶法

重组代谢酶法是利用基因工程及细胞工程将调控CYP酶表达的基因整合到大肠埃希菌或昆虫细胞中，经细胞增殖和表达以及分离纯化得到纯度较高的、单一的CYP同工酶。重组代谢酶模型主要用于鉴别参与药物代谢的特异性同工酶，研究药物代谢酶的多态性，以及为药物相互作用的研究提供方向。该方法的不足之处在于制备技术难度大，对于某些化合物来说，重组酶与其他体外酶系统的亲和性有明显差异。

第五节 药物的排泄及其研究策略

一、概述

药物的排泄是指体内药物以原型或代谢产物的形式通过肾脏、胆汁等排泄器官排出体外的过程。药物排泄过程是多个环节、多级跨膜转运及多种药物转运体协同作用的结果,其排泄速率直接影响血药浓度的变化,与药物的疗效、药物疗效的维持时间,以及药物的毒副作用密切相关。当药物的排泄速率增大时,血药浓度降低,药效减弱甚至无效。若受药物相互作用或疾病等因素影响,药物的排泄速率降低,血药浓度增加,则可能会产生毒副作用。因此,可以通过深入研究药物的理化性质和制剂,以及机体生理状况等因素对药物排泄机制和排泄过程的影响,从而探究关键药物转运体与药物的相互作用规律,对于优化临床用药方案、提高药物治疗的安全性有重要价值。

二、药物排泄的研究策略

(一)药物经肾脏排泄的研究方法

肾脏是机体排泄药物及其代谢物的主要器官,绝大多数药物以原型或其代谢产物的形式经肾脏排泄,如青霉素、头孢菌素类、氨基糖苷类等药物主要通过肾脏排泄。药物在肾脏中排泄的过程包括肾小球滤过、肾小管主动分泌和肾小管重吸收三个过程。肾小球滤过是游离的药物原型或其代谢产物随血液循环经过肾小球毛细血管时,在肾动脉血的流体压作用下进行滤过;与蛋白结合的药物体积过大,无法透过肾小球滤过。肾小管分泌是将药物从血液转运至肾小管液排泄,是主动转运过程。肾小管重吸收是指被肾小球滤过的水分和某些物质在通过肾小管时部分或全部转运到血液中的过程。研究药物经肾脏排泄的方法有在体法和离体肾灌流法。

1. 在体法

将麻醉后的大鼠固定在操作台上,暴露其颈静脉并进行双侧输尿管插管。给药后于设定的时间点收集血液、收集尿液、记录尿量,并测定血液中的药物浓度,测定尿液中药物及其代谢物浓度,计算累积排泄量,直至排泄完成。

该方法可计算尿药排泄速率和尿药排泄分数,同时可检测药物是否为肾脏转运体的底物。例如,有学者采用在体法考察西咪替丁(肾脏OCT2和MATE转运体的底物)对普鲁卡因酰胺肾排泄的影响及机制,结果显示,西咪替丁抑制了普拉克索的肾脏排泄,提示普拉克索的肾脏排泄过程可能涉及OCT2和多种药及毒性化合物外排转运体(multidrug and toxic compound extrusion transporter,MATE)转运体的参与。

此外,也常采用大鼠代谢笼方法考察药物的排泄。此方法对大鼠的生理状态影响小,且保证了粪便和尿液的完全分离收集,尿液不会被污染,也不会进入粪便收集管,可以得到更为可靠的样品。

2. 离体肾灌流法

将动物麻醉状态后进行左肾动脉插管，以一定的流速将灌流液泵入，然后再进行肾静脉和输尿管插管；在体灌流平衡一段时间后，摘离左肾置于特定的体外装置继续进行灌流。该离体灌流法技术能在一定时间内维持肾脏的生理生化功能，且在离体肾灌流过程中可多次取灌流液，分析测定其中药物及其代谢物。灌流过程中可通过调节灌流介质的成分和流速，控制进入肾脏中药物的量，确定受试物在肾脏中发生的变化。灌流结束后也可对肾脏进行组织学观察，了解药物对肾组织的影响。此方法可特异性考察肾脏对药物的处置情况，从而能够在器官水平研究药物排泄的机制和影响因素。

（二）药物经胆汁排泄的研究方法

胆汁排泄是除肾脏排泄外最主要的排泄途径。某些药物，如地高辛和多柔比星等主要经胆汁排泄。胆汁排泄的研究策略主要分为体内和体外两个方面。

胆管插管术是研究胆汁排泄的常用体内研究方法，该方法通常以啮齿类动物为模型，通过胆管插管引流胆汁，可用于研究药物的胆汁排泄程度以及外源物与转运体的相互作用。具体的操作步骤是将大鼠麻醉后仰卧固定，于上腹部剪开腹膜后找到胃和十二指肠，沿十二指肠降部肠系膜找出透明的管状物，内有淡黄色液体，此为胆管。在胆管接近十二指肠开口处向肝脏方向做"V"字形切口，插入导管固定，引出体外，缝合腹部。待动物清醒后给药，给药后即可在不同时间点收集胆汁，直至药物排泄完全。记录胆汁体积，测定胆汁中药物浓度，计算累积排泄量和排泄分数。

研究药物经胆汁消除的体外常用方法是"三明治"培养原代肝细胞模型。原代肝细胞是模拟肝脏代谢和转运体外排或摄取的重要工具。"三明治"培养法是在两层胶原之间培养人或鼠的原代肝细胞，并在底层铺鼠尾胶以便肝细胞贴壁，上层铺基质胶使其易于形成肝板样结构，从而维持肝细胞极化状态，保持肝细胞的代谢活性及调节机制以模拟肝脏功能。此方法培养几天后，肝细胞会形成完整胆小管网络并保持紧密连接，且能正常表达肝脏转运体，可用于研究转运体相关功能。将这种方法培养的肝细胞模型置于含钙的标准缓冲液中孵育时，其紧密连接体保持完整，摄取进入肝细胞的药物可在转运体作用下外排至胆管；当此肝细胞模型放置在无钙缓冲液中孵育时，其紧密连接体遭到破坏，管腔内药物扩散进入细胞培养液中。因此，通过测定药物在含钙和无钙缓冲液孵育条件下的细胞蓄积量，可计算胆汁排泄指数。

此外，也有肝胆动态显像技术单光子发射计算机断层成像（single photon emission computed tomography，SPECT）用于药物胆汁排泄的研究。

（三）其他排泄途径

除肾脏和胆汁排泄之外，药物在体内还会经乳汁、唾液、粪便、肺、汗腺和毛发等其他途径进行排泄。如气体性以及挥发性药物可以随肺呼气排出体外，其排泄量视肺活量及吸入量而异；水杨酸、尿素等主要通过汗液分泌而排出体外；某些有毒物质，如砷会经毛发进行排泄；洋地黄毒苷、奎宁等药物主要经粪便排泄；替诺福韦、白三烯受体拮抗剂等药物经乳汁的排泄量较大。

思 考 题

1. 简述常见的药物转运体的分类及其功能。
2. 对于口服后有明显肝首过效应的药物，请设计新的剂型来提高其生物利用度。
3. 影响药物分布的因素有哪些？
4. 简述药物Ⅰ相代谢和Ⅱ相代谢的定义。
5. 简述药物排泄的途径有哪些。

（何伟、杨培）

参考文献

[1] 王广基. 药代动力学理论与实践[M]. 北京: 人民卫生出版社, 2022.

[2] 张淑秋, 王建新, 刘中秋. 生物药剂学与药物动力学[M]. 北京: 中国医药科技出版社, 2021.

[3] 朱家壁. 现代生物药剂学[M]. 北京: 人民卫生出版社, 2011.

[4] Olsson B, Bondesson E, Borgström L, et al. Controlled Pulmonary Drug Delivery (Advances in Delivery Science and Technology)[M], New York: Springer-Verlag New York Inc, 2011.

[5] Dong W, Han B Q, Feng Y L, et al. Pharmacokinetics and Biodegradation Mechanisms of a Versatile Carboxymethyl Derivative of Chitosan in Rats: *In Vivo* and *In Vitro* Evaluation[J]. Biomacromolecules, 2010, 11(6): 1527-1533.

[6] Trim P J, Henson C M, et al. Matrix-Assisted Laser Desorption/Ionization-Ion Mobility Separation-Mass Spectrometry Imaging of Vinblastine in Whole Body Tissue Sections[J]. Analytical Chemistry, 2008, 80(22): 8628-8634.

[7] Prideauxa B, Stoecklia M. Mass spectrometry imaging for drug distribution studies[J]. Journal of Proteomics, 2012, 75(16): 4999-5013.

[8] Sakagami M. *In vitro*, *ex vivo* and *in vivo* methods of lung absorption for inhaled drugs[J]. Advanced Drug Delivery Reviews, 2020, 161-162: 63-74.

[9] Sjöquista B, Johanssonb A, Stjernschantza J, et al. Pharmacokinetics of Latanoprost in the Cynomolgus Monkey3rd Communication: Tissue distribution after topical administration on the eye studied by whole body autoradiography[J]. Drug Research, 1999, 49(3): 240-249.

[10] 林铭, 赵欣, 孙懿, 等. 基质辅助激光解吸电离质谱成像技术及其在新药研发中的应用[J]. 中国新药杂志, 2019, 28(19): 2341-2345.

[11] 孙雪影, 刘李. 疾病状态下有机阴离子转运体表达和功能的变化及其机制研究进展[J]. 药学进展, 2023, 47(7): 532-541.

[12] Jeong Y S, Balla A, Chun K H, et al. Physiologically-Based Pharmacokinetic Modeling for Drug-Drug Interactions of Procainamide and *N*-Acetylprocainamide with Cimetidine, an Inhibitor of rOCT2 and rMATE1, in Rats[J]. Pharmaceutics, 2019, 11(3): 108.

[13] 时正媛, 胡欣, 陈晓辉, 等. 微透析法研究活体大鼠脑内左旋奥硝唑药动学[J]. 中国新药杂志, 2011, 46(21): 1661-1664.

[14] 刘飞, 薛冰, 顾月清. 荧光标记在药物分析领域的应用进展[J]. 药学进展, 2011, 35(2): 64-69.